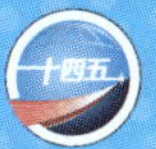

国家卫生健康委员会“十四五”规划教材
全国高等学校药学类专业第九轮规划教材
供药学类专业用

药学分子生物学

第 6 版

主　编　**张景海**

副主编　**肖建英　崔荣军**

编　者（以姓氏笔画为序）

王　爽（哈尔滨医科大学）
王红胜（中山大学药学院）
田　浤（中国药科大学）
李淑艳（齐齐哈尔医学院）
肖建英（锦州医科大学）
宋永波（沈阳药科大学）
张景海（沈阳药科大学）
陈　红（华中科技大学药学院）
崔荣军（牡丹江医学院）
康　宁（天津中医药大学）
彭金咏（大连医科大学）
楼　滨（复旦大学药学院）

人民卫生出版社
·北　京·

图书在版编目（CIP）数据

药学分子生物学 / 张景海主编 . —6 版 . —北京：人民卫生出版社，2023.6（2024.11重印）
ISBN 978-7-117-34629-0

Ⅰ. ①药… Ⅱ. ①张… Ⅲ. ①药物学 – 分子生物学 – 高等学校 – 教材 Ⅳ. ①R915

中国国家版本馆 CIP 数据核字（2023）第 045426 号

药学分子生物学
Yaoxue Fenzi Shengwuxue
第 6 版

主　　编：张景海
出版发行：人民卫生出版社（中继线 010-59780011）
地　　址：北京市朝阳区潘家园南里 19 号
邮　　编：100021
E - mail：pmph @ pmph.com
购书热线：010-59787592　010-59787584　010-65264830
印　　刷：人卫印务（北京）有限公司
经　　销：新华书店
开　　本：850 × 1168　1/16　　印张：22
字　　数：636 千字
版　　次：2000 年 11 月第 1 版　　2023 年 6 月第 6 版
印　　次：2024 年 11 月第 2 次印刷
标准书号：ISBN 978-7-117-34629-0
定　　价：79.00 元

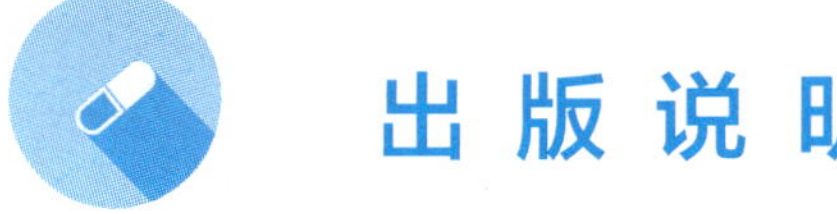

出版说明

全国高等学校药学类专业规划教材是我国历史最悠久、影响力最广、发行量最大的药学类专业高等教育教材。本套教材于 1979 年出版第 1 版，至今已有 43 年的历史，历经八轮修订，通过几代药学专家的辛勤劳动和智慧创新，得以不断传承和发展，为我国药学类专业的人才培养作出了重要贡献。

目前，高等药学教育正面临着新的要求和任务。一方面，随着我国高等教育改革的不断深入，课程思政建设工作的不断推进，药学类专业的办学形式、专业种类、教学方式呈多样化发展，我国高等药学教育进入了一个新的时期。另一方面，在全面实施健康中国战略的背景下，药学领域正由仿制药为主向原创新药为主转变，药学服务模式正由“以药品为中心”向“以患者为中心”转变。这对新形势下的高等药学教育提出了新的挑战。

为助力高等药学教育高质量发展，推动“新医科”背景下“新药科”建设，适应新形势下高等学校药学类专业教育教学、学科建设和人才培养的需要，进一步做好药学类专业本科教材的组织规划和质量保障工作，人民卫生出版社经广泛、深入的调研和论证，全面启动了全国高等学校药学类专业第九轮规划教材的修订编写工作。

本次修订出版的全国高等学校药学类专业第九轮规划教材共 35 种，其中在第八轮规划教材的基础上修订 33 种，为满足生物制药专业的教学需求新编教材 2 种，分别为《生物药物分析》和《生物技术药物学》。全套教材均为国家卫生健康委员会“十四五”规划教材。

本轮教材具有如下特点：

1. 坚持传承创新，体现时代特色 本轮教材继承和巩固了前八轮教材建设的工作成果，根据近几年新出台的国家政策法规、《中华人民共和国药典》(2020 年版)等进行更新，同时删减老旧内容，以保证教材内容的先进性。继续坚持“三基”“五性”“三特定”的原则，做到前后知识衔接有序，避免不同课程之间内容的交叉重复。

2. 深化思政教育，坚定理想信念 本轮教材以习近平新时代中国特色社会主义思想为指导，将“立德树人”放在突出地位，使教材体现的教育思想和理念、人才培养的目标和内容，服务于中国特色社会主义事业。各门教材根据自身特点，融入思想政治教育，激发学生的爱国主义情怀以及敢于创新、勇攀高峰的科学精神。

3. 完善教材体系，优化编写模式 根据高等药学教育改革与发展趋势，本轮教材以主干教材为主体，辅以配套教材与数字化资源。同时，强化“案例教学”的编写方式，并多配图表，让知识更加形象直观，便于教师讲授与学生理解。

4. 注重技能培养，对接岗位需求 本轮教材紧密联系药物研发、生产、质控、应用及药学服务等方面的工作实际，在做到理论知识深入浅出、难度适宜的基础上，注重理论与实践的结合。部分实操性强的课程配有实验指导类配套教材，强化实践技能的培养，提升学生的实践能力。

5. 顺应“互联网 + 教育”，推进纸数融合 本次修订在完善纸质教材内容的同时，同步建设了以纸质教材内容为核心的多样化的数字化教学资源，通过在纸质教材中添加二维码的方式，“无缝隙”地链接视频、动画、图片、PPT、音频、文档等富媒体资源，将“线上”“线下”教学有机融合，以满足学生个性化、自主性的学习要求。

众多学术水平一流和教学经验丰富的专家教授以高度负责、严谨认真的态度参与了本套教材的编写工作，付出了诸多心血，各参编院校对编写工作的顺利开展给予了大力支持，在此对相关单位和各位专家表示诚挚的感谢！教材出版后，各位教师、学生在使用过程中，如发现问题请反馈给我们(renweiyaoxue@163.com)，以便及时更正和修订完善。

人民卫生出版社

2022 年 3 月

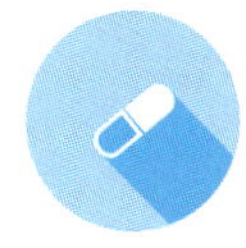

主编简介

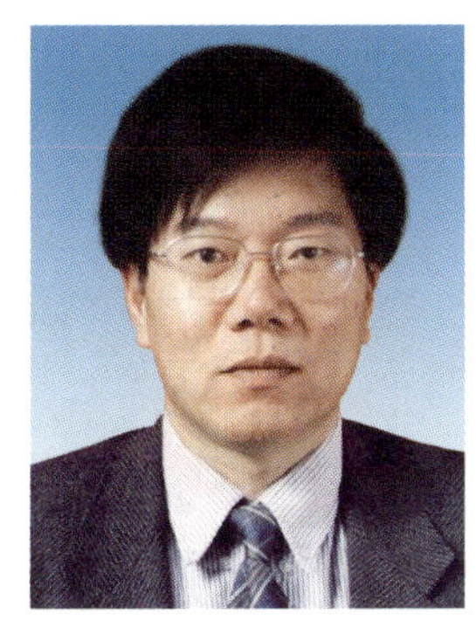

张景海

二级教授，沈阳药科大学生命科学与生物制药学院、医疗器械学院首任院长，教龄39年。主讲本科生生物化学、药学分子生物学、医疗器械概论以及研究生高等生物化学、生物大分子分离纯化与检测等课程，作为编者、副主编参与人民卫生出版社《生物化学》教材多版编写工作。主要从事基于离子通道为靶点的无成瘾性镇痛药、抗肿瘤药等原始创新生物药物的研究与开发；围绕新型免疫诊断快速检测交叉技术、靶向分子影像探针等开展应用基础与产业化研究。先后主持国家科技重大专项-重大新药创制、国家自然科学基金委员会、霍英东教育基金会等30余项科研项目。担任中国生物化学与分子生物学学会常务理事，辽宁省生物化学与分子生物学学会理事长，辽宁省生物物理学会、医学信息与健康工程学会副理事长，曾任中国药学会生化与生物技术药物专业委员会副主任委员。

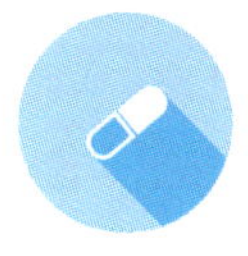

副主编简介

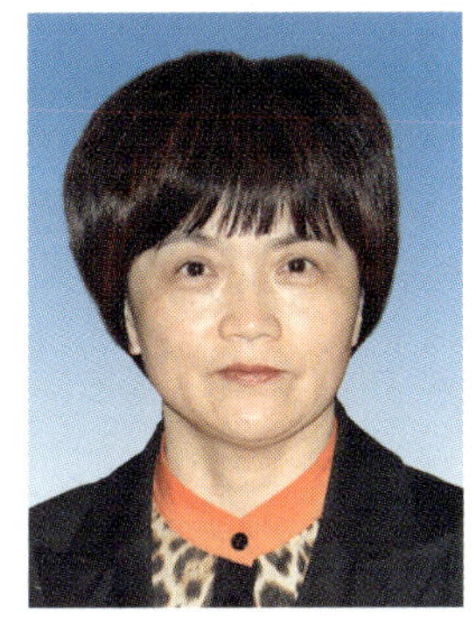

肖建英

锦州医科大学生物化学与分子生物学专业教授，中国医科大学理学博士，教龄 38 年，主讲本科生物化学、药学分子生物学等多门课程，主编、参编教材 18 部，主持省级以上教学研究课题 10 余项，发表教学研究论文 30 余篇，获辽宁省教学成果奖 6 项，为辽宁省本科生生物化学和研究生医学分子生物学两门省级精品课程负责人，生物化学辽宁省优秀教学团队带头人。先后荣获辽宁省优秀教师、辽宁省本科教学名师等荣誉称号。

主要学术方向是小鼠胚胎早期发育及肿瘤发生发展分子机制研究，先后主持国家自然科学基金及各类省级项目 10 余项，发表学术论文 100 余篇，已培养研究生 46 名。学术兼职：辽宁省生物化学与分子生物学学会副理事长、中国生物化学与分子生物学会基础医学专业分会委员、中国解剖学会医学发育生物学分会委员等。

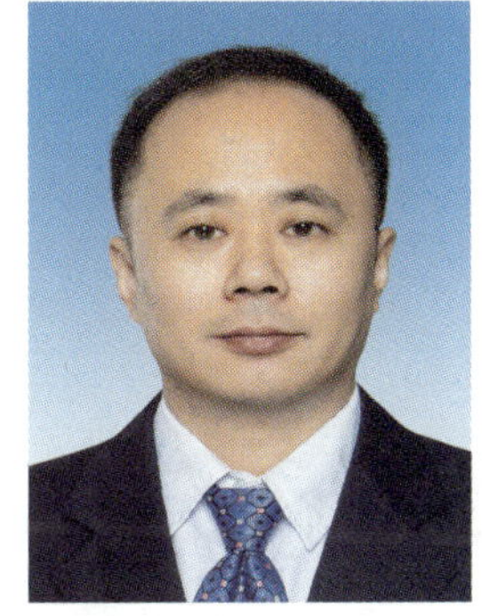

崔荣军

牡丹江医学院生物化学与分子生物学教研室主任、教授、硕士生导师；中国生物化学与分子生物学学会教学委员会委员，第三届青年教学委员会副主任委员、黑龙江省生物化学与分子生物学学会常务理事。

从事生物化学与分子生物学教学 25 年，主编、副主编和参编教材 23 部。发表论文 60 余篇，其中教研论文 16 篇、国际期刊论文 18 篇。曾获黑龙江省优秀教育科研工作者，黑龙江省教育厅教学成果奖 2 项；黑龙江省科技厅科学技术进步奖 1 项，黑龙江省教育厅科研成果奖 3 项，黑龙江省中医药管理局科研成果奖 1 项，黑龙江省卫生健康委员会科研成果奖 1 项。

前　言

《药学分子生物学》作为生物医药领域药学类及其相关专业的教材已经使用20余年。根据2021年在北京召开的全国高等院校药学类专业第九轮规划教材主编人会精神，教材仍坚持重点阐述基本理论、基本知识、基本技能，广泛借鉴各院校在使用本教材以及在教学实践中反馈的意见、建议，充分结合各院校药学、中药学等相关专业定位以及生物医学工程专业（服务于医疗器械行业的诊断试剂、无源器械等产业领域）特色方向与内涵，以分子生物学基本理论与技术为核心，拓展其在生物医药等领域的应用，我们开展了《药学分子生物学》（第6版）的编写。本教材正文中不仅增加了学习目标、知识链接、思考题，同时数字内容提供了课件、动画、拓展阅读、目标测试等内容，以及与之配套的《药学分子生物学学习指导与习题集》（第2版）。无论是内容还是形式，都力求全方位覆盖和创新。内容贴合前沿技术、方法和研究热点知识，突出实用性和理论性的结合，使教材具备相对系统、全面的药学分子生物学知识体系。

衷心感谢本教材前三版主编史济平教授及所有编委同仁的辛勤工作，确定主题并搭建具有特色的框架和内容体系，并建设成为“十二五”普通高等教育本科国家级规划教材。感谢本教材第4版两位副主编杨保胜教授和颜真教授以及全体编委们的辛勤工作，在保留第3版绝大部分内容体系的基础上，将教材知识框架总体上划分为基础篇与应用篇，侧重在应用篇适当增加分子生物学在药学领域应用方面的相关内容，教材也更名为《药学分子生物学》。同时，也感谢第5版副主编杨保胜教授和黄泽波教授以及全体编写组成员，使得第5版在第4版的基础上，进一步完善和拓展了教材内容。

《药学分子生物学》（第6版）全书共分为两篇十二章。第一篇药学分子生物学基础（第1~6章）内容的广度与深度，定位为适用于化学药、中药、生物药、医疗器械、生物医药领域的药学、中药学等各类专业以及生物医学工程专业特色方向的本科生。本篇内容仍是以基因、复制、转录、翻译为主线，辅以基因损伤与修复、转录和翻译的调控等的基本理论、基本知识。同时，完善了目前生命科学研究的热点及其应用中具有广泛性的常用分子生物学技术，以及细胞信号转导等基础内容。第二篇药学分子生物学应用（第7~12章）内容是以药物基因组学、药物转录组学、药物蛋白质组学、药物代谢组学为主线，辅以外源基因表达与生物技术药物的基本理论、基本知识、基本技术介绍。此外，生物信息学技术不仅在生物大分子的三维结构模建、功能预测、结构与功能关系等研究得以广泛应用，也在生物医药领域应用日趋活跃，并极大促进了新药研发、药物靶标发现与确认、个体化以及合理用药、疾病诊断新靶标筛选与确认以及多指标组合式检测体系应用等领域的发展。为此，本篇中对药物生物信息学也进行了适当的介绍。

《药学分子生物学》（第6版）的编写规划以第5版为基础，不仅进一步完善了分子生物学理论和技术在生物医药领域的研发与应用内容，而且适当更新补充了常用分子生物学技术内容，拓展了生物信息学基础与应用的深度和广度。编委是来自全国11所高校相关研究方向的专家，每一章都凝聚了独特学术思想、教学心得，大家在百忙之中精心组织素材，斟字酌句编写，付出了大量努力，在此对全体编委的无私奉献深表谢意。同时，特别感谢副主编肖建英教授和崔荣军教授以及宋永波教授为此倾注的大量心血。沈阳药科大学以及人民卫生出版社也给予了热情关怀与大力支持，在此一并致以衷心感谢和崇高敬意。

由于编者的知识面、学术水平的局限，以及对分子生物学尤其对与生物医药各领域关系的认知有限，教材出现瑕疵、疏漏、片面乃至错误等不足之处在所难免，恳请使用本教材的广大同仁、师生与读者批评指正，以便再次印刷时修正。

张景海

2022年12月于北国药苑

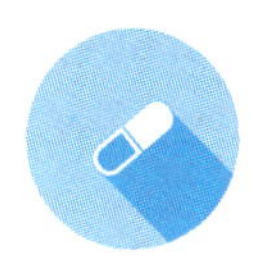

目　录

绪　论

生物学经历了漫长的研究与发展过程。古代人在发现、生产、应用食物的过程中，为了更好地生存与发展，逐步积累了动植物相关知识；在防治瘟疫疾病的过程中，积累了医学、药学（中医药体系）知识。14 世纪至 16 世纪，解剖学和生理学等知识已经在自然科学中占有重要地位；17 世纪，显微镜的发明，标志着揭示微观生物界奥秘的开始。18 世纪，动物学、植物学等学科知识的积累，在揭示自然科学奥秘的工作中发挥了越来越重要的作用，集前人之大成的动、植物分类学也为后续系统的分类学发展奠定了基础。19 世纪，作为生物学基础之一的细胞学说和达尔文进化理论先后建立，细胞学、遗传学、微生物学、组织学、胚胎学等学科均取得重大进展；化学、物理学等学科与生物学进一步交叉融合，形成诸如生物化学、生物物理等新型学科。20 世纪，在其他自然科学发展及其成果强有力的推动作用下，生物学从原理到方法均受到了化学、物理学、数学等学科的深远影响并得以迅速发展：微观上向着生物大分子的水平发展，宏观上向着系统生物学的水平发展。

"分子生物学（molecular biology）" 这个术语最早是在 20 世纪 40 年代被使用，是一门在分子水平上研究生物大分子的结构和功能，从而揭示生命现象的学科。肺炎链球菌转化实验证明遗传信息的携带者是 DNA 而不是蛋白质，噬菌体侵染细菌过程中 DNA 足以完成噬菌体的全部生命过程，这些伟大的科学发现奠定了遗传学理论的新基石——物种遗传物质基础；20 世纪 50 年代初，Watson、Crick 等人阐明 DNA 双螺旋结构，为充分揭示遗传信息的传递规律铺平了道路，被誉为 "分子生物学第二大基石"，也标志着分子生物学的新纪元。分子生物学的兴起使生物学的面貌焕然一新，为生物学的发展注入了新鲜血液，被誉为 "生物学的革命"，这不仅使得生物学跨入了精确科学的行列，也极大促进了生命科学的快速发展，为探索生命奥秘、维护人类健康贡献力量。

一、分子生物学的发展

1938 年，美国数学家 Warren Weaver（沃伦·韦弗）在一份支持生物学研究的文件中，首次使用了 "分子生物学" 这一名词。英国生物大分子晶体分析学家 W.T.Astbury（阿斯特伯理）于 1950 年，以 "分子生物学" 为题在美国进行公开讲演。分子生物学的诞生是生物化学和生物物理学两大学科深入发展并相互交叉促进的必然结果，而今分子生物学学科的发展突飞猛进，始终引领着生命科学的最新潮流，分子生物学的发展历程虽不长，却出现了一系列具有重大意义的事件：

1940 年，科学家们终于全部阐明了组成蛋白质的 20 种氨基酸。

1941 年，George Wells Beadle（比德尔）和 Edward Tatum（塔特姆）在链孢霉菌的突变与代谢缺陷研究中，提出 "一个基因一个酶" 学说，被誉为 "分子生物学第一大基石"。

1944 年，Oswald Theodore Avery（艾弗里）等人在肺炎链球菌转化实验中，发现遗传信息的携带者是 DNA 而不是蛋白质。

1950 年，Linus Carl Pauling（鲍林）等提出了蛋白质的 α 螺旋结构，描述了蛋白质分子中肽链的一种构象。

1952 年，Alfred Day Hershey（赫尔希）和 Martha Chase（蔡斯）在 T2 噬菌体侵染细菌实验中，证实了 DNA 在噬菌体侵染细菌的过程中进入细菌细胞体内，且 DNA 足以完成噬菌体的全部生命过程。

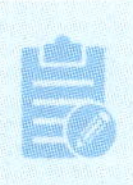

1953 年，James Watson（沃森）和 Francis Harry Compton Crick（克里克）等人阐明 DNA 双螺旋结构，被誉为“分子生物学第二大基石”，标志着分子生物学的新纪元。

1955 年，Frederick Sanger（桑格）阐明了第一个蛋白质的结构——胰岛素的一级结构，开创了蛋白质序列分析的先河。

1958 年，Francis Harry Compton Crick（克里克）提出遗传信息传递规律中心法则。

1958 年，Matthew Meselson（梅塞尔森）和 Franklin Stahl（斯塔尔）证实了 DNA 半保留复制。

1961 年，Francois Jacob（雅各布）和 Jacques L.Monod（莫诺）共同提出了操纵子的概念，被誉为“分子生物学第三大基石”。

1965 年，Sutheland（萨瑟兰）提出 cAMP 是激活“激素——第一信使”的“第二信使”，这一成就进一步促进了对 cGMP 等一系列第二信使的研究的开展以及细胞信号转导研究的开启。

1967 年，研究人员发现了可将 DNA 分子连接起来的 DNA 连接酶。

从 1961 年到 1967 年，M.W.Nirenberg（尼伦伯格）等人完成了全部 64 种遗传密码的破译与确认（1968 年共享了诺贝尔生理学或医学奖）。

1970 年，H.O.Smith（史密斯），K.W.Wilcox（威尔科特斯）和 T.J.Kelley（凯利）分离了第一种限制性核酸内切酶。

1973 年，H.Boyer（博耶），P.Berg（伯格）等人建立并发展了重组 DNA 技术，使分子生物学开始了一个新时代。

1974 年，Ada L.Olins（奥林斯）、Donald E.Olins（奥林斯）、Roger David Kornberg（科恩伯格）等提出核小体模型并得到多方证明。

1975 年，César Milstein（米尔斯坦）和 George J.Klir（克勒）建立了杂交瘤技术，使获得单克隆抗体成为现实（1984 年获得诺贝尔生理学或医学奖）。

1975 年，H.Temin（特明）、R.Dulbecco（杜尔贝科）和 D.Baltimore（巴尔的摩）发现了在 RNA 肿瘤病毒中存在以 RNA 为模板，逆转录生成 DNA 的逆转录酶。

1980 年，Frederick Sanger（桑格）因设计一种测定 DNA 分子核苷酸序列的方法而获得诺贝尔化学奖。该测序方法至今仍被广泛使用，成为分子生物学最重要的研究手段之一。此前由于他在蛋白质一级结构分析技术的贡献，早在 1958 年就获得了诺贝尔化学奖，是唯一一位两度获得诺贝尔化学奖的科学家。

1982 年，第一个由基因工程菌生产的药物——胰岛素在美国和英国获准使用。

1988 年，PCR 技术问世。

1990 年，生命科学的登月计划——国际人类基因组计划启动，即借助先进的 DNA 测序技术及相关基因分析，探明人类基因组（genome）全部核苷酸的序列。

1995 年 9 月，*Narure* 杂志发表了人类全基因组物理图，以及 3 号、16 号和 22 号人染色体的高密度物理图谱。

1996 年，完成了酵母基因组 DNA（1.25×10^7bp）的全序列测定工作。

1997 年，英国爱丁堡罗斯林研究所培养出第一只克隆羊——多莉。

1999 年，中国正式加入“人类基因组计划”（human genome project，HGP），负责 1% 的人类基因组序列测定工作。

2000 年 6 月 26 日，中国、日本、德国、英国、美国、法国公布了人类基因工作框架。

2003 年人类基因组序列图绘制成功，人类基因组计划的目标全部实现，HGP 计划重心转向后基因组学（post genomics）。“基因组学”主要解决人类基因组的“结构”。后基因组学，包括环境基因组学（environmental genomics）、肿瘤基因组学（cancer genomics）和药物基因组学（pharmacogenomics），研究内容是基因的识别、鉴定以及基因功能信息的提取鉴定。由此，基因组的研究由结构基因组学研

究向功能基因组学转变。此外，转录组学、蛋白质组学、代谢组学等，以及与上述组学密切关联的药物组学等各种组学诞生并得到快速发展。另外，结构生物学和功能生物学也在不断发展。

21 世纪，诺贝尔生理学或医学奖和化学奖的研究贡献呈现了多彩的分子生物学以及与其他学科深度融合的结晶。获得诺贝尔生理学或医学奖的研究包括：2000 年的神经系统信号转导；2001 年至 2010 年的细胞周期关键调节因子及其调控机制、器官发育和细胞程序性死亡遗传调控机制、医学核磁共振成像技术、嗅觉受体和嗅觉系统的组织方式、幽门螺杆菌与胃炎和胃溃疡关系、RNA 干扰——双链 RNA 引发的沉默现象、胚胎干细胞与基因特异性修饰（基因打靶）、人乳头状瘤病毒（HPV）和人类免疫缺陷病毒（HIV）与疾病关系、端粒和端粒酶保护染色体的机制、临床试管受精技术；2011 年至 2021 年的先天免疫激活机制和树突细胞及其与获得性免疫关系、成熟细胞可重新编程而呈现多能性、细胞囊泡运输与调节机制、大脑定位系统神经细胞 - 定位细胞、寄生虫感染新疗法和疟疾新疗法［威廉·C. 坎贝尔（爱尔兰）和大村智（日本）发明的阿维菌素，从根本上降低盘尾丝虫病和淋巴丝虫病发病率；屠呦呦（中国）发现的青蒿素，使疟疾患者死亡率显著降低］、细胞自噬机制、昼夜节律（生物钟）控制机制、负性免疫调节治疗癌症新疗法、细胞感知和适应氧气供应、丙型肝炎病毒、温度和触觉感受器。与分子生物学关联的诺贝尔化学奖的研究包括：2002 年的利用核磁共振谱学解析溶液中生物大分子三维结构，2003 年的细胞膜上水通道和离子通道结构和作用机制，2004 年的泛素介导蛋白质胞内降解及调控机制，2006 年的真核转录分子基础，2008 年的绿色荧光蛋白（GFP）及其改造，2009 年的核糖体结构和功能，2012 年的 G 蛋白偶联受体，2014 年的超分辨率荧光显微技术，2015 年的 DNA 修复机制，2017 年的冷冻电子显微镜用于生物分子高分辨率结构解析，2018 年的酶定向进化和多肽、抗体噬菌体展示技术，2020 年的新一代基因组编辑 CRISPR/Cas9。

21 世纪以来，分子生物学及相关领域一些开创性研究成果及其应用依旧层出不穷。如，2021 年获准上市的 mRNA 疫苗，将蛋白质生物合成模板 mRNA 与新型纳米材料等技术有机结合并在人体内实现表达，此研究成果及其应用，改变了传统、现代疫苗的制造模式，也可将其引入基因治疗、细胞治疗等领域。再如，新一代 AlphaFold 人工智能系统，在国际蛋白质结构预测竞赛（CASP）上精确预测了蛋白质的三维结构，准确性可与冷冻电子显微镜、X 射线晶体学等实验技术相媲美。

二、分子生物学研究的基本内容

生物系统大致分为分子、分子组合体、功能单元体、细胞、组织、器官、系统、生命个体、种群、群落、生态、生物圈等层次。在一个或几个层次上是不可能把生命及其过程完全搞清楚，需要在不同层次进行系统性研究。分子生物学不是最高层次，而是各层次的基础，其发展也有赖于其他层次、其他学科的协同发展和相互促进。分子生物学研究也是基于生物体遵循的基本原则：①构成生命体各类分子的单体，在不同生物中都是相同的；②生命体内一切大分子的构成，都遵循共同的规则；③某一特定生命体的属性，是其所拥有的核酸和蛋白质分子所决定的。

分子生物学研究的最基本范畴，是在分子水平上研究生命体及其功能单元的组成、结构和功能的科学。它的中心内容是通过对生命体的物质基础——核酸（酶）、蛋白质（酶）为核心的生物大分子的组成、结构、功能及其相互作用等的研究，阐明生命的分子基础，从而探索生命的奥秘。

分子生物学最早探索的科学问题是遗传物质的基础以及蛋白质合成的机制。从广义来讲，蛋白质（酶）和核酸等生物大分子及其功能单元的结构、功能、作用机制以及在遗传信息和细胞信息传递中的作用等研究内容，都属于分子生物学的范畴。此外，还包括分子生物学技术及其应用等方面的研究内容，以及应用分子生物学技术研究所取得的理论成就等。其主要研究领域包括核酸体系、蛋白质体系、蛋白质 - 核酸体系和蛋白质 - 脂质体系（即生物膜）。从狭义来讲，分子生物学研究范畴侧重于核酸（基因）的分子生物学，从基因展开，围绕 DNA 复制、转录（后加工）、翻译（后加工）及其上述过程的调控等，同时也涉及与上述过程相关的酶和蛋白质的结构、功能以及结构与功能的关系。近年来，

重要调控过程中的相关蛋白，尤其是对非编码核糖核酸（non-coding RNA，ncRNA）的结构与功能方面的分子生物学研究，越来越广泛而深入。

目前，分子生物学研究的主要内容包括如下方面：

1. 结构分子生物学 生物大分子发挥生物学功能时，必须具备两个前提——特定的三维结构和构象变化。结构分子生物学主要关注生物大分子特定的三维结构、结构构象运动变化及彼此间关系、环境影响因素等与其生物学功能关系。研究内容主要是生物大分子的特定三维结构、构象运动、结构与构象变化之间的关系，以及在环境影响下结构与构象的变化对其生物学功能的影响等。生物大分子结构解析技术方法，从早期的圆二色谱、旋光色散技术发展到了晶体X射线衍射技术，从多维核磁共振发展到了电子衍射、中子衍射和各种频谱技术。目前，冷冻电子显微镜技术已成为研究生物大分子、聚合体（物）等空间结构的热点，最主要优势是获得的三维结构更接近其在生物环境中的状态。

2. 重组DNA技术 重组DNA技术（基因工程）包括胞外和胞内两种类型。胞外重组DNA技术结合基因扩增（制备）技术，充分挖掘和发挥DNA限制性内切酶、DNA连接酶和基因载体等特性与作用，重组DNA通过转化、转导、转染等方式导入宿主细胞，使重组的外源目的DNA在宿主细胞内实现大量的复制、转录、翻译，最终获得扩增目的DNA或目的DNA的转录产物、表达产物等功能性评价。其核心是该技术在细胞外，根据人们预期设计完成了DNA的定向重组。胞内重组DNA技术则集合了生物学研究成果之大成——从早期的DNA同源重组技术到最新的DNA编辑技术。前者是在DNA的两条相似（同源）链之间DNA片段的交换（重组）；后者利用经基因工程改造的核酸酶，在基因组中特定位置产生位点特异性双链断裂，诱导细胞通过非同源末端连接或同源重组来修复上述的双链断裂处，修复过程中将人为的外源目的基因重组到该位置，即目标基因的定点“编辑”——重组。

3. 基因表达调控 基因决定了物种特性的遗传，而蛋白质实现了物种个体的表型。在个体发育生长过程中，其每个遗传信息是否表达以及表达时序的变化（时序调节），同时伴随着内外环境的变化而不断加以修正（环境调控）。基因表达的调控主要发生在转录水平和翻译水平上，原核生物转录和翻译在同一时间和空间内发生，其调控主要发生在转录水平；真核生物的核膜结构屏障使得转录和翻译过程在时间和空间上被分隔开，而且还存在转录、翻译后加工修饰等现象，因此其基因表达调控显然发生在转录和翻译水平以及其转录、翻译后加工修饰过程。此外，真核细胞特定的基因表达调控，也有细胞信号转导及其网络化整合结果所提供的信息。再者，同一个基因，在不同组织细胞内的表达产物结构也存在差异，这种差异除了在转录、翻译后加工修饰过程中会发生之外，RNA编辑也是造成差异的“始作俑者”，即在成熟mRNA水平上，通过核苷酸的缺失、插入或者替换等，改变原有基因可读框编码信息。

4. 细胞信号转导及其网络学 细胞信号转导及其网络学研究与分子生物学密不可分。当信号分子（配体）与细胞相应的受体（主要为蛋白质）结合后，启动受体分子变构（结构变化），激活关联性生物分子的生成与变化、修饰与去修饰、聚集与解聚等而改变其活性状态，通过级联信号放大系统进一步强化其影响与作用，进而影响细胞生理生化效应，或通过作用靶标打开或关闭某些基因表达。信号转导并不是单一转导调控，而是相互交叉彼此影响。这些转导调控相互影响的方式至少有两种：一是在受体分子变构激活后，引发的一系列关联分子响应以及对自身信号通路的反馈调节，其中的关联分子也能参与其他信号转导通路的调控；二是不同受体分子被激活的信号通路分子，彼此间相互参与调节而影响调控，这种复杂性、关联性等就是细胞信号转导及其网络学所关注的。

5. 生物组学和生物信息学 生物组学，不仅仅针对人类，也包含所有生命体，如各动物、植物、微生物等陆生生物，海洋生物乃至天空生物。其研究范畴涉及细胞、组织、器官、系统、个体、群体、种类等水平。研究按逻辑关系可将其研究层次划分为基因组学、转录组学、翻译（蛋白）组学、代谢组学等基本层面，在上述的基础上衍生了专业化组学、目标（目的）性组学、领域性组学等，如专业化组学的

脂类组学、糖组学、免疫组学、药物组学等，目标性组学的结构组学、功能组学、比较组学等，领域性组学的医学组学、工业组学、农业组学、药学组学、中医药组学等。生物组学的核心，是在细胞、组织到群体等不同水平上，研究正常、非正常（如疾病）、进化（自然进化和人工进化）、外界干预等状况，诠释基因、RNA（编码、非编码）、蛋白质及其他生物分子的代谢及其产物的组成、结构、功能及其变化的物质基础与关联性。人类以及其他物种的基因组全序列研究结果的呈现，极大扩展了生物组学发展的深度与广度，加快了人类认识自然改造自然的步伐。

生物信息学是生物学、化学、数学、计算机科学、信息工程和统计学等学科交叉融合产生的新学科，主要研究内容是使用生物算法和相关的软件工具采集、处理、存储、分析和解释生物数据，构建生物大分子、聚合体等三维结构模型，研究分子间相互作用，设计最优受体、配体结合方式以及进行结果预测分析等。生物信息学已成为生命科学领域的重要组成部分，是当今生命科学与其他自然科学有机结合的重大前沿领域之一，是自然科学的核心领域之一，极大促进了生命科学和其他自然科学的发展。

三、分子生物学与生物医药

随着分子生物学的不断发展，在诸多传统学科的基础上，又发展起来新的学科，如分子遗传学、分子微生物学（也称微生物分子学）、分子病毒学、分子肿瘤学、分子免疫学、分子药理学、分子毒理学、分子细胞生物学（也称细胞分子生物学）、分子影像学、分子诊断学等。

分子生物学及其技术应用最主要、最广泛、最深层的领域，是从疾病的预防、诊断、治疗到康复等各层次的人类健康领域。分子生物学在分子水平探讨人类疾病的发生、发展及其机制，并将成果应用于临床；生物医药（包括化学药物、中药、生物药和医疗器械）研究目的是将成果应用于人类疾病的预防、诊断、治疗和康复。由于分子生物学的新理论、新技术渗入到生物医药研究各领域，药物学从以化学、药学、工程学为主要模式，转化为分子生物学、生物信息学、化学、药学、医学、工程学等相结合的研究与开发模式。这促使药理学、毒理学等学科转为分子作用模式，也使药品的制造转为化学、生物技术、工程学及其相互结合的模式。药学分子生物学的概念也就应运而生，它是将分子生物学的相关理论和技术应用于药学的各领域——药物学（化学药、中药、生物药）、药理学、毒理学、药物转化与代谢、临床药学、制药工程、药物分析、药物制剂等的一门学科。本教材内容仍以狭义分子生物学的基本原理、技术等基础方面为主线，同时融入药学各领域的实践应用内容进行阐述，未及部分请参阅其他有关教材或著作。

分子生物学的发展和研究成果在医学、生物医药相关领域中的广泛渗透，解决了大量医学、生物医药的重大前沿课题，包括基因结构与功能关系、蛋白质结构与功能关系、基因表达调控机制及其分子基础、疾病发生发展及其机制的分子基础、器官移植、再生医学、基因与细胞治疗、新药研发、医疗器械产业的新型诊断试剂与高端医用材料等。

（一）药物靶标机制以及新适应证

1. 小分子药物 药物靶标（药靶）是指存在于组织细胞膜上、膜内，能与药物分子特异性结合并赋予药物效应的特定分子，绝大多数为蛋白质或核酸。药物通过与靶标分子功能区域结合，抑制或提高或阻断靶标的生物活性，从而发挥预防、治疗疾病的作用。随着分子生物学研究的深入，新型药物靶标及其靶点（功能区域）的筛查、确认、研究等，已成为新药研发的最重要手段。

随着人类基因组计划的完成、基因功能的发现，以及各种高通量筛选方法的普及，新型药物靶标已成为了创新药物研发的一个重要环节。药物靶标理论在锁钥假说、受体理论、药物靶标模型等学说的基础上逐步发展而成，目前也是创新药物聚焦度最高的研发热点。如 G 蛋白偶联受体等膜上受体、核受体、配体门控性离子通道以及电压门控性离子通道，是开发率最高的四类药物靶标。

他汀类降血脂药物，在临床的主要适应证是降低胆固醇和低密度脂蛋白。该类药物通过可逆

地抑制β-羟-β-甲戊二酸单酰辅酶A(HMG-CoA)还原酶的活性,使细胞内胆固醇的含量有一定程度的降低,导致细胞表面低密度脂蛋白(LDL)受体数增加,从而加速了由受体介导的低密度脂蛋白胆固醇(LDL-C)的分解代谢及血液中LDL-C的清除。此外,他汀类药物还通过抑制LDL-C的前体——极低密度脂蛋白胆固醇(VLDL-C)在肝脏中的合成,进而抑制LDL-C的生成。针对该类药物的作用靶标——HMG-CoA还原酶,也可以利用生物信息学技术研究该靶标(靶点-功能区域)与配体的相互作用关系,寻找更有效、特异性更高的抑制HMG-CoA还原酶活性的位点,从而设计出新型降血脂药物候选化合物。

在单因素疾病发病机制研究中,科学家发现遗传学上的微妙改变导致药物作用的变化,而这一变化与基础药动学和药效学无关。例如,遗传性高脂血症可诱发冠状动脉粥样硬化。研究人员通过基因分析定位明确患者具有编码胆固醇酯转运蛋白(CETP)的两个等位基因,并且发现其中一个与动脉粥样硬化的发展有密切关系,它对高密度脂蛋白(HDL)胆固醇代谢起关键作用。与此同时,降血脂药物——普伐他汀,通过降低胆固醇酯转运蛋白水平,可以治疗冠状动脉粥样硬化。上述研究通过基因型预测,确定哪些患者能够使用普伐他汀,用于治疗遗传性高脂血症诱发的冠状动脉粥样硬化。因此,疾病发病机制的阐明有助于对疾病的精准治疗,有助于发现针对疾病的关键基因及其特效药。

基因的多态性对于药物作用的影响,可导致药动学或药效学的差异性,或者在某些情况下,可根据遗传因素的差异划分疾病的亚型。基因型影响药动学,已有P450等位基因的差异对于药物代谢的影响得到证实。通过严格定义的多态性来鉴定等位基因编码的酶,如CYP2D6和CYP2C19,基因型实验已能够预测在个体中这些酶何时处于药物代谢的低水平状态——以P450基因型为基础的个体化治疗。

2. 中药 利用分子生物学技术,可在分子水平探讨中药各组分作用靶标乃至靶点与机制,以及各组分彼此间如何协同作用而产生预期药效。从中药各种有效成分的结构,与已知药物靶标活性区域结构的对接(生物信息学范畴)等,分析、预测新的临床适应证,或指导复方中药的合理减方、复方中药加方以提高疗效、降低不良反应、拓宽适应证等。

3. 生物药 除了利用分子生物学技术制造传统经典的生物药外,还可通过多功能结构域的融合蛋白、多功能化抗体、衍生化抗体、病毒型疫苗等策略,实质性拓展生物药的应用范围与领域。

(二) 中药资源

针对一定空间范围内可作为传统中药、民族药及民间草药使用的,符合物种多样性、遗传多样性和生态环境多样性和可持续利用性的动、植物,以及合宜自然条件形成传统的道地药材,人们不仅仅可以利用核酸分析结果,从分子水平实现中药更精准的分类、鉴定等,也可利用DNA重组、细胞工程、组合生物学、转基因等分子生物学技术,培育出品质优良的中药及其新品种,人工栽培濒危物种和资源枯竭的有限品种,如冬虫夏草、高山红景天等。从基因、RNA、蛋白质、代谢产物等不同角度,系统性解析道地药材的属性基因、表达及其表达调控等分子基础和有效物质基础,从而有效地保护、开发我国的中药资源。

(三) 医疗器械——诊断试剂

医疗器械是指直接或者间接用于人体的仪器、设备、器具、体外诊断试剂及校准物、材料以及其他类似或者相关的物品,包括所需要的计算机软件。其效用主要通过物理等方式获得,不是通过药理学、免疫学或者代谢的方式获得,或者虽然有这些方式参与但是只起辅助作用。其目的是疾病的诊断、预防、监护、治疗或者缓解,机体损伤的诊断、监护、治疗、缓解或者功能补偿,生理结构或者生理过程的检验、替代、调节或者支持,生命的支持或者维持等。在我国,医疗器械分为体外诊断试剂、无源器械和有源器械三大类,无源与有源器械的区别在于是否通过电力驱动实现功能。如,无源器械的医用口罩、医用防护用具等,有源器械的血压心率检测仪、呼吸机、麻醉机等。

诊断试剂是指采用免疫学、微生物学、生物化学、分子生物学等原理或方法,制备用于对疾病的诊

断、检测及流行病学调查等的诊断试剂，可分为体内诊断试剂和体外诊断试剂两大类。体内诊断试剂，包括传统经典的如钡试剂和新型的如分子影像探针等，试剂需要进入体内完成检测诊断目的；体外诊断试剂，顾名思义是在体外实现指标的检测分析，总体上可分为临床生化、免疫诊断和分子诊断试剂。诊断试剂研发的根本，是利用分子生物学技术结合其他技术，一方面制造蛋白、核酸原料，另一方面筛选确定新型检测诊断标志物（靶标）。

分子诊断的核心是检测分析靶标核酸（DNA、RNA），涉及目标（靶标）核酸存在与否以及序列变化状况。分子生物学技术的核心之一——聚合酶链反应（PCR），由于其在最短的时间内能大量扩增的特性得以广泛应用，同时又衍生出了新型 PCR，如原位 PCR、实时定量 PCR、点突 PCR、链置换扩增技术等。此外，基因等温扩增技术、生物芯片技术、核酸探针技术、核酸序列分析技术等，极大地完善了分子诊断的检测技术体系，并在该领域中大放异彩。在传染性病原体的筛查、检测、诊断、分类等检验中，因其快速、灵敏、准确、高通量等优势，在疫情防控中发挥不可估量的作用；临床血液学中，血液病特别是白血病的分型必须依赖分子生物学技术，这已成为常规诊疗手段；在其他出血性疾病，如血友病的基因家系的研究和优生预测方面，分子生物学技术也取得让世人瞩目的成绩；临床微生物检测中，分子生物学技术可用于识别一些难以捕捉的病原微生物及新病原微生物的确认以及耐药菌、微生物的亚群分析，这对临床治疗和监测提供了有应用价值的信息。

免疫诊断的核心是利用抗原 - 抗体特异性高、亲和力强的属性，通过一方（抗原或抗体）标记的信号及其强度，实现另一方（标志物 - 靶标）的定性定量分析。免疫诊断的检测方法涉及比浊法，乳胶法，凝集法，层析、渗透免疫胶体金法和免疫量子点法（也称试纸条法），酶联免疫吸附测定（ELISA），荧光、化学发光、电化学发光、时间分辨等免疫检测法。

随着分子生物学的发展及人们对疾病过程的认识加深，传统的医学检验技术已不能完全适应微量、快速、准确、全面的要求，如生物芯片等符合新需求的新技术，在生物监测领域的表现让人拭目以待。所谓的生物芯片技术是指将大量探针分子（核酸、蛋白质等）固定于支持物上（通常支持物上的一个点代表一种分子探针），并与标记的样品杂交或反应，通过自动化仪器检测杂交或反应信号强度，定性定量分析样品中的靶标的一门技术。常用生物芯片包括 DNA 芯片或基因芯片和蛋白质芯片。DNA 芯片或基因芯片（DNA-Chip）是最重要的一种生物芯片（bio-chip），它在 DNA 检测诊断及核酸测序技术等方面得以广泛应用。蛋白质芯片，又称蛋白质阵列或蛋白质微阵列，它将大量的蛋白质、蛋白质检测试剂或检测探针作为配基，以预先设计的方式固定在玻片、硅片或纤维膜等固定载体上组成密集的阵列，经荧光扫描等检测芯片上各点的荧光强度，来分析蛋白质之间或蛋白与其他分子之间的相互作用，以及定性定量分析样品中的靶标。生物芯片检测是一种高通量、高灵敏度、高特异性且微型化、自动化的分析技术，促进医学从第二阶段医学“系统、血管、组织和细胞层次”转化为“DNA、RNA、蛋白质及其相互作用层次”的第三阶段医学，并已快速应用于临床。

（四）基因治疗与细胞治疗

基因治疗是将特定核酸转入到患者病变组织细胞内，针对缺陷、异常、突变的基因进行纠正或补偿以使其发挥正常功能，从而达到治疗疾病的目的。其策略包括基因置换、基因增补、基因失活等。早期主要用于单基因遗传病（分子病）治疗，现已扩展到肿瘤、心血管疾病、自身免疫病、感染性疾病、神经系统疾病等危害较大且尚无有效治疗的疾病。

细胞治疗是指利用某些具有特定功能的细胞，采用生物工程方法获取和 / 或通过体外扩增、特殊培养等处理后，使这些细胞具有增强免疫、杀死病原体和肿瘤细胞、促进组织器官再生以及机体康复等治疗功效，从而达到治疗疾病的目的。

（五）生物医药产业

分子生物学技术结合其他技术应用于原料药生产，是当今生物医药发展的一个重要方向，使生物医药有望成为 21 世纪的支柱产业之一，并实现实质性、全面性“绿色”产业革命。该技术一方面可用

于改造传统的制药工业，如利用特定基因改造制药所需要的工程菌种或创建新的工程菌种，从而提高抗生素、维生素、氨基酸等原料药以及小分子药物及其重要中间体等的产量、质量、效益等；另一方面可提高重组蛋白质类药物产品的规模、质量、效益等。

分子生物学技术在生物医药领域已经被大量使用。重组人胰岛素是利用该技术生产的世界上第一个基因工程产品，目前上市的重组药物已达百种以上；杂交瘤技术、细胞工程等使单克隆抗体产业化成为现实，并广泛应用于疾病的诊断、治疗、疗效评价等；人源化抗体技术的建立与应用，使分子生物学技术应用的安全性得到质的提升。分子生物学技术在医药工业中的应用还包括：

1. 应用重组技术、组合生物技术等，通过工程化微生物生产预期代谢产物（如维生素类、氨基酸、抗生素以及生物多聚体及其前体等）。

2. 亚单位、合成肽、疫苗以及重组疫苗、基因工程疫苗的制造。

3. 应用基因工程、细胞工程等技术，生产重组细胞因子、激素、血液因子、酶等经典蛋白药物以及抗体及其衍生类药物，制造重组蛋白质类医用材料。

4. 反义药物、小干扰 RNA 以及其他种类核酸药物的制造。

5. 利用转基因动物或转基因植物生产医药功能蛋白。

6. 免疫诊断的抗体、抗原的生产，分子诊断的核酸引物以及核酸扩增酶等的制造。

7. 酶工程的人工定向进化改造。

8. 中药材的分子水平分类与鉴定、人工培育，预期代谢产物种类、含量提升以及定向改良。

（张景海）

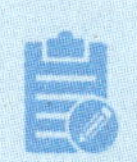

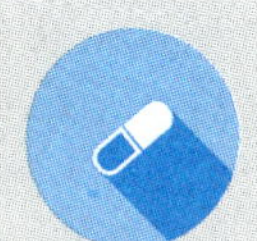

第一篇 药学分子生物学基础

第一章

基因与基因组

第一章
教学课件

学习目标

1. **掌握** 基因和基因组的概念；原核基因和真核基因的特点和功能。
2. **熟悉** 基因突变的类型；原核基因组和真核基因组的特点。
3. **了解** 基因与疾病的关系；线粒体基因的结构特点和功能；基因组学的研究内容；人类基因组计划的研究内容；基因组学在药学中的应用。

基因是细胞和生物体遗传的基本单位，所有的生物体都依靠基因储存遗传信息。人类的基因通过生殖细胞从亲代传向子代，进而传递遗传性状。

第一节 基 因

一、基因的概念及分类

（一）基因的概念

现代分子生物学认为，基因（gene）是核酸分子（DNA 或某些 RNA）上具有特定遗传效应的核苷酸序列的总称，一般指位于 DNA 或某些 RNA 分子上编码特定功能产物如蛋白质（多肽）或 RNA 分子的一段核苷酸序列。基因是基因组序列上的遗传单位，有调节区、转录区和 / 或其他功能序列区。基因的化学本质是 DNA（RNA 病毒除外）。在细胞中基因是含有编码区和非编码区的 DNA 序列。

1854—1863 年，孟德尔（Mendel）进行豌豆杂交实验，在他发表的《植物杂交实验》论文里采用了"天性"（anlage）和"因子"（elemente）来描述控制豌豆性状的神秘遗传物质。1900 年，德国植物学家 Carl Correns 发表关于植物杂交的研究论文，用"天性"（anlage）一词讨论控制性状的遗传物质。1889 年，荷兰生物学家 Vries 以达尔文创造的"泛生论"（pangenesis）一词为基础，提出了"泛生子"（pangene）一词。1909 年，丹麦植物学家 Wilhelm Johannsen 在"pangene"的基础上，首次提炼出"基因"（gene）一词。之后 Morgan 及其学生创立了染色体学说，提出基因是遗传的基本单位并且在染色体上呈直线排列，由此发表了著名的《基因论》。1936 年 Beadle 和 Taturm 等提出了"一个基因决定一种酶"的学说，但后来的研究表明，基因除了决定酶之外，还决定其他蛋白质，于是有人提出"一个基因决定一种蛋白质"的假说。此后，人们又发现有些蛋白质是由几条多肽链组成的，因此又提出"一个基因决定一条多肽链"的假说。当时虽然提出了一系列的理论，但人们对基因的认识还仅仅处于推测阶段。

真正对基因的物质基础及本质的认识，始于 1944 年 Avery 等人的工作，他们用实验方法直接证明了 DNA 是生物的遗传物质。1953 年 Watson 和 Crick 在前人工作的基础上，对 DNA 的分子结构进行了深入的研究，提出了 DNA 分子的双螺旋结构模型，这个模型不但显示了 DNA 分子的空间结构形式，还揭示了 DNA 分子具有自我复制功能。1958 年 Crick 证明了生物遗传的中心法则，即 DNA 分子中蕴含的遗传信息以合成 RNA 的方式被"转录"出来，一些携带蛋白质一级结构信息的 mRNA 可以通过"翻译"过程合成蛋白质。1961 年 Crick 又提出了 DNA 分子上的三个相邻的核苷酸构成一

个三联体,决定多肽链上的一个氨基酸,即特定的核苷酸三联体构成了遗传密码,并指出“DNA 分子中碱基的精确序列就是携带有遗传信息的密码”。1966 年,Nirenberg 和 Khorana 用人工合成的不同核苷酸组合成的 RNA 片段研究破译了全部遗传密码(genetic code),揭示了遗传信息蕴藏于 DNA 链上 4 种碱基的不同组合中。从此人们认识到,基因是具有特定遗传效应的 DNA 片段,它决定细胞内 RNA 和蛋白质的合成,并进一步决定生物的性状。1963 年 Nass 等人首次发现线粒体中存在 DNA,1981 年 Anderson 等发表了完整的人线粒体 DNA 序列。1972 年 Fiers 等测定了噬菌体 MS2 衣壳蛋白的基因序列。1977 年 Sharp 和 Roberts 发现了真核生物的基因为不连续的断裂基因(split gene)或割裂基因(interrupted gene)。

基因的发现
(拓展阅读)

(二) 基因的分类

按照基因在细胞内分布的部位,可分为核基因和核外基因。核基因存在于细胞核内,位于染色体上;核外基因分散在细胞质内,又称胞质基因(细胞器基因),如线粒体基因。无论核基因还是核外基因,根据基因的功能和性质又可分为以下两类:

1. 编码蛋白质的基因　这类基因转录生成的 mRNA 能通过遗传密码指导蛋白质合成。根据编码蛋白的生物学功能,又分两类。①结构基因:编码各种结构蛋白和酶;②调节基因:编码阻遏蛋白或激活蛋白,调控其他基因或基因产物的活性。

2. 非编码 RNA 的基因　这类基因只转录产生相应的 RNA,而不翻译成蛋白质,称为非编码 RNA(non-coding RNA,ncRNA)基因。ncRNA 主要分为组成性非编码 RNA 和调控性非编码 RNA。组成性非编码 RNA 除 rRNA 和 tRNA 外,还包括催化性小 RNA(又称核酶)、核仁小 RNA(small nucleolar RNA,snoRNA)、核小 RNA(small nuclear RNA,snRNA)和胞质小 RNA(small cytoplasmic RNA,scRNA)等。调控性非编码 RNA 包括非编码小 RNA(small non-coding RNA,sncRNA)、长非编码 RNA(long non-coding RNA,lncRNA)和环状 RNA(circular RNA,circRNA)等。

非编码 RNA 基因占据了生物体基因数目的很大一部分,远远超过编码基因。转录生成这些 RNA 的 DNA 序列均被称为 RNA 基因,如 rRNA 基因(rDNA)、tRNA 基因(tDNA)。非编码 RNA 的共同特点是都能从基因组上转录而来,通常不编码蛋白质,但是它们仍表现出许多重要的生物学功能:包括参与 RNA 剪接和修饰、基因表达调控、蛋白质的稳定和转运、染色体的形成和结构稳定等。

除以上两类基因外,还有一类一般不称为基因的 DNA 序列结构,它们是不转录的 DNA 区段,但对基因的表达起调控作用,如启动子和增强子等。

二、基因的结构与功能

(一) 基因的结构

在原核生物(如细菌)中,编码功能相关的结构基因常成簇排列,几个结构基因共用一个启动子,转录生成一个 mRNA 分子,然后翻译成相应蛋白质,操纵元件 / 序列与这几个结构基因相邻并控制该 mRNA 分子的转录,这样的结构和功能单位称为操纵子(operon),操纵子中包含了若干个结构基因及其调控序列。有些原核生物由于其体内所含的 DNA 分子较小,为了使有限的 DNA 分子编码更多的遗传信息,往往会出现基因重叠、共用一些功能序列的现象,又称“重叠基因”。

结构基因(structure gene)编码多肽链和特定 RNA 分子。下面以真核生物的结构基因为例,介绍基因的基本结构。

真核生物的结构基因由编码序列和非编码序列两部分组成,编码序列在 DNA 中是不连续的,被非编码序列分隔开(图 1-1),因此称为割裂基因或断裂基因。

1. 外显子和内含子　真核生物的结构基因中含有编码序列,它们在转录后被保留下来作为蛋白质分子的合成信息,参与蛋白质的合成,这些参与编码的序列称为外显子(exon);非编码序列也能够转录成 RNA,但在 mRNA 成熟过程中被剪切掉,这些非编码序列称为内含子(intron)。外显子和内含

子相间排列，共同组成结构基因。每个基因的内含子数目比外显子少 1 个。内含子和外显子同时出现在最初合成的 mRNA 前体中，在合成后被剪接加工为成熟的 mRNA（详见第三章）。如鸡的卵清蛋白基因全长为 7.7kb，有 8 个外显子和 7 个内含子，最初合成的 mRNA 前体与相应的基因是等长的，而成熟 mRNA 分子的长度仅为 1.2kb。一个结构基因往往包含多个外显子和内含子。在不同的结构基因中外显子的数量不同，少者数个，多者数十个。基因越大，外显子与内含子的数目越多。外显子的数量是描述基因结构的重要特征之一。

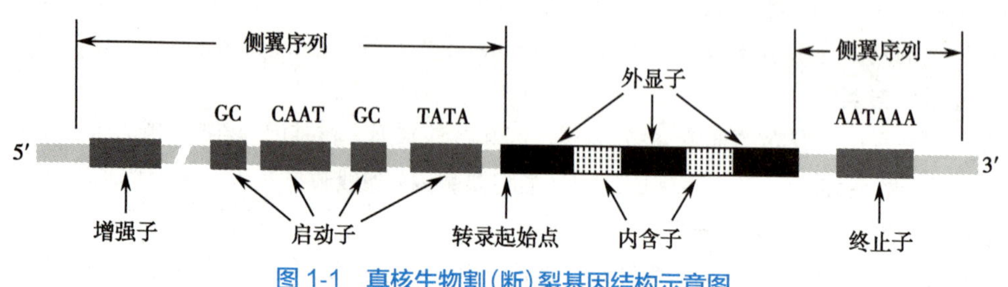

图 1-1　真核生物割（断）裂基因结构示意图

高等真核生物的绝大部分结构基因都有内含子，少数基因如编码组蛋白的基因没有内含子。此外，编码 rRNA 和一些 tRNA 的结构基因也含有内含子。原核生物的基因基本没有内含子。病毒的结构基因常与宿主基因的结构特征相似，有些感染真核细胞的病毒基因也含有内含子。在不同种属中，外显子序列通常比较保守，而内含子序列则变异较大。外显子与内含子接头处有一段高度保守的序列，即内含子 5′ 端大多数以 GT 开始，3′ 端大多数以 AG 结束，这一共有序列（consensus sequence）是真核基因中 RNA 剪接的识别信号。

为方便叙述调控序列和编码序列的关系，人们将一个基因的 5′ 端称为上游，3′ 端称为下游。为标定基因信息的具体位置，将基因序列中开始 RNA 链合成的第一个核苷酸所对应的碱基记为 +1，在此碱基上游的序列记为负数，向 5′ 端依次为 −1、−2 等；在此碱基下游的序列记为正数，向 3′ 端依次为 +2、+3 等；0 不用于标记碱基位置。

2. 调控序列　在结构基因的两侧有一段不被转录的序列称为侧翼序列，它们对基因的表达调控起重要作用。这些调控序列又称为顺式作用元件（cis-acting element），包括启动子、上游调控元件、增强子、沉默子、绝缘子和加尾信号等（图 1-2）。顺式作用元件需要直接或间接结合相应的酶或蛋白因子才能发挥对基因表达的调节作用，这些酶或蛋白因子称为反式作用因子（trans-acting factor）（详见第三章）。

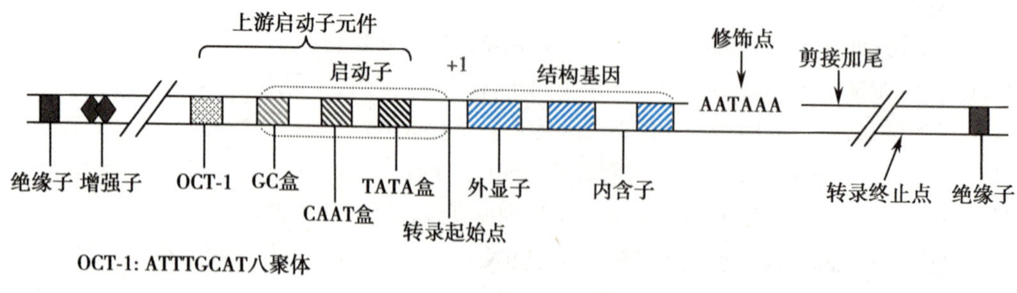

图 1-2　真核基因及调控序列的一般结构

（1）启动子：启动子（promoter）是一段特定的直接与 RNA 聚合酶及其转录因子（或其他蛋白质）相结合、决定基因转录起始与否的 DNA 序列。启动子具有方向性，一般位于基因转录起始位点上游 100~200bp 处，启动子本身通常不被转录；但编码 tRNA 基因的启动子序列可以位于转录起始点的下游，这些启动子的 DNA 序列可以被转录。不同的启动子对 RNA 聚合酶的亲和力不同，所结合的反

式作用因子也不同，因此，基因转录活性也不相同。

真核生物主要有3类启动子（图1-3），分别对应于真核细胞内的3类RNA聚合酶（RNA pol Ⅰ、RNA pol Ⅱ和RNA pol Ⅲ）和相关蛋白质。①Ⅰ类启动子富含GC碱基对，主要启动rRNA基因的转录。Ⅰ类启动子包括核心启动子（core promoter）和上游启动子元件（upstream promoter element，UPE）两部分，能增强转录的起始。②Ⅱ类启动子具有TATA盒（TATA box）特征结构，主要启动编码蛋白质的基因和一些snRNA基因的转录。典型的Ⅱ类启动子由TATA盒或下游启动子元件（downstream promoter element，DPE）和起始元件（initiator element，Inr）以及几个上游调控元件如增强子组成。有的Ⅱ类启动子在TATA盒的上游还有CAAT盒和GC盒等特征序列，共同组成启动子。③Ⅲ类启动子包括A盒、B盒和C盒，启动tRNA基因、5S rRNA基因和U6 snRNA基因等RNA基因的转录。

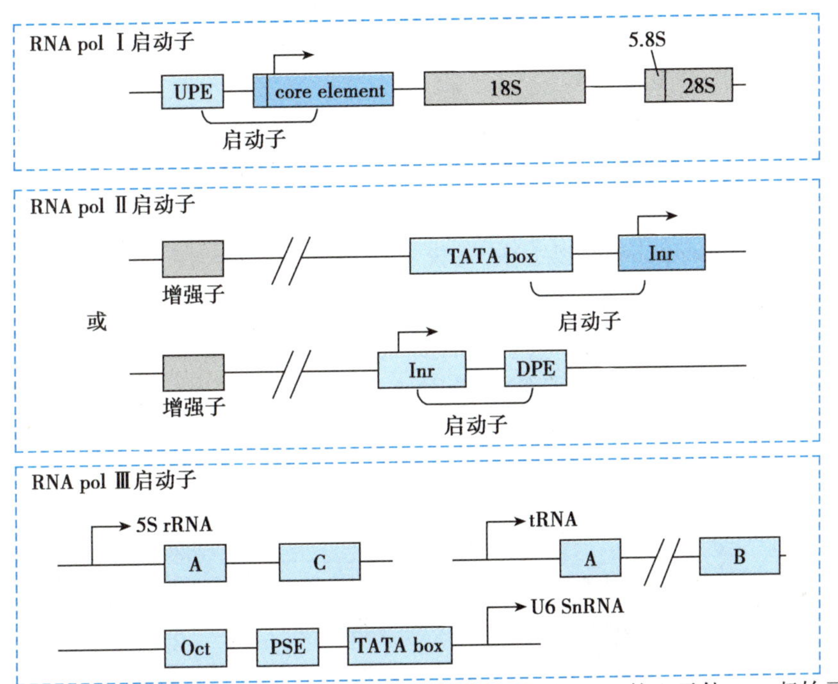

UPE：上游启动子元件（upstream promoter element）；Core element：核心元件；Inr：起始元件（initiator element）；DPE：下游启动子元件（downstream promoter element）；Oct：八聚体寡核苷酸结合序列（8-base-pair binding sequence）；PSE：近侧序列元件（proximal sequence element）。

图1-3　真核基因的3类启动子

（2）增强子：增强子（enhancer）是真核基因最重要的调控序列，决定着每一个基因在细胞内的表达水平，它可以特异性地与某些细胞或组织中的特异转录因子结合，使启动子启动转录的能力大大增强。增强子的功能与其所在位置和序列方向无关，但大部分位于基因的上游，有时增强子序列也可位于内含子之中。增强子可以远距离实施调节作用（通常为1~4kb），个别情况下可以调控30kb以外的基因。通常数个增强子序列形成一簇，不同的增强子序列结合不同的调节蛋白。

（3）沉默子：沉默子（silencer）是具有抑制基因转录功能的特定DNA序列，是一种负性调节元件，当其结合一些特异反式作用因子时，对基因的转录起阻遏作用，使基因沉默。沉默子与增强子类似，其作用亦不受序列方向的影响，也能远距离发挥调节作用，并可对异源基因的表达起作用。

（4）绝缘子：绝缘子（insulator）通常位于增强子或沉默子与启动子之间，可以阻碍增强子或沉默子对启动子的作用，进而发挥转录调控功能。绝缘子与增强子类似，其作用亦不受序列方向的影响。

（二）基因功能概述

基因的基本功能包括三个方面，①储存生物性状的遗传信息：即利用4种碱基的不同排列荷载

遗传信息。②遗传信息传递：通过复制将所有的遗传信息稳定和忠实地遗传给子代；生物体的遗传性和变异性同时存在，以适应环境条件的变化。生物的遗传性是基因稳定性的表现，变异性是基因突变的表现，变异性维持了生物进化并产生了生物多样性。③作为基因表达的模板：基因表达是基因所携带的遗传信息表达出表型的过程。通过基因表达，控制细胞内各种 RNA 及蛋白质和酶的有序合成，从而决定生物的表型。总之，作为基因的 DNA 序列不但能储存遗传信息、复制遗传信息，还能将遗传信息转录到 mRNA，然后按照 mRNA 上的遗传密码翻译成蛋白质，从而实现基因决定性状的功能，这也称为遗传信息传递的中心法则。

1. 遗传信息的储存　DNA 分子上有 4 种核苷酸，可组成 64 种不同的三联体，它们除了含有起始密码和终止密码外，还包括编码蛋白质分子中常见的 20 种氨基酸的密码。

2. 基因的复制　基因的复制（replication）以 DNA 复制为基础，DNA 分子通过自我复制将遗传信息从亲代 DNA 分子传递给子代 DNA 分子。DNA 的复制过程具有以下 3 个特点：半保留复制、双向复制和半不连续复制（详见第二章）。

3. 基因的表达　基因的表达（gene expression）是指细胞在生命过程中，DNA 分子中的遗传信息通过转录和翻译形成具有生物活性的蛋白质或通过转录形成具有特定功能的 RNA，进而决定生物体特定性状的过程。

（1）转录：转录（transcription）是以 DNA 的模板链为模板，在启动子的控制下，从转录起始点开始，以碱基互补的方式，合成 RNA 的过程（详见第三章）。以 DNA 为模板合成的 RNA 分子必须经历一系列转录后加工和修饰方可成熟为有功能的终产物。

一般而言，RNA 是 DNA 的转录产物。和 DNA 一样，RNA 在生命活动中发挥着重要的作用。RNA 的种类、大小、丰度和结构比 DNA 分子复杂得多，因此其功能比 DNA 更具多样性（表 1-1）。

表 1-1　动物细胞内主要的 RNA 种类及功能

名称	缩写	定位	主要功能
信使 RNA	mRNA	细胞质	蛋白质合成的模板
核糖体 RNA	rRNA	细胞质	核糖体组成成分
转运 RNA	tRNA	细胞质	转运氨基酸
核内不均一 RNA	hnRNA	细胞核	成熟 mRNA 的前体
核小 RNA	snRNA	细胞核	参与 hnRNA 的剪接和转运
核仁小 RNA	snoRNA	核仁	参与 rRNA 的加工和修饰
微 RNA	microRNA	细胞质	翻译调控
胞质小 RNA	scRNA	细胞质	信号识别颗粒的组成成分
线粒体信使 RNA	mt mRNA	线粒体	线粒体内蛋白质合成的模板
线粒体核糖体 RNA	mt rRNA	线粒体	线粒体内核糖体的组成成分
线粒体转运 RNA	mt tRNA	线粒体	在线粒体内转运氨基酸
端粒酶 RNA	telomeraseRNA	细胞核	端粒酶的成分
长非编码 RNA	lncRNA	细胞核	与细胞分化有关
干扰小 RNA	siRNA	细胞核	转录调控
环状 RNA	circRNA	细胞核	可作为生物标志物，并可调控基因表达及疾病的发生发展等

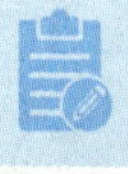

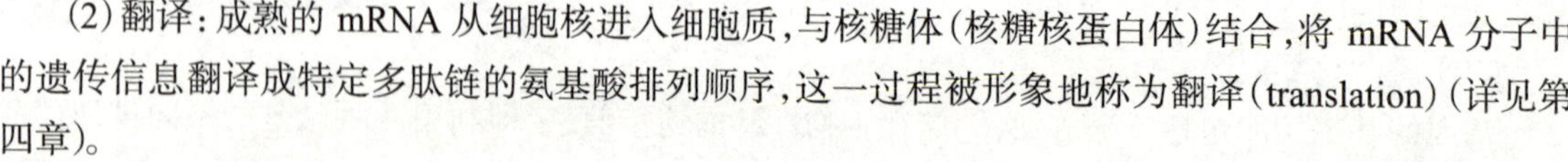

（2）翻译：成熟的 mRNA 从细胞核进入细胞质，与核糖体（核糖核蛋白体）结合，将 mRNA 分子中的遗传信息翻译成特定多肽链的氨基酸排列顺序，这一过程被形象地称为翻译（translation）（详见第四章）。

(3) 基因表达的调控：基因表达是基因转录及翻译的过程。无论原核生物还是真核生物，基因表达调控体现在基因表达的全过程中，基因的表达主要有以下几个层面的调控：DNA 水平的调控、转录水平的调控、转录后水平的调控、翻译水平的调控和翻译后水平的调控(详见第三章和第四章)。

(三) 基因突变与疾病

1. 基因突变 DNA 是生物遗传信息的载体，DNA 的遗传保守性是维持生物物种相对稳定的最主要因素。然而，DNA 不可避免会受到各种内、外环境因素的影响。各种体内外因素所导致的 DNA 分子中发生碱基对的增添、缺失或改变，而引起的基因结构的改变，称为基因突变(gene mutation)。基因突变可以发生在生殖细胞，也可以发生在体细胞。基因突变具有随机性、稀有性、可逆性、多向性、可重复性、多效应性、少利多害性等共同的特性。引起基因突变的因素包括体内因素和体外因素，体内因素常见于 DNA 复制错误、DNA 结构自身的不稳定性以及机体代谢过程中产生的活性氧等；体外因素常见于物理因素、化学因素和生物因素等。

基因突变常见于以下几种类型：

(1) 点突变：DNA 分子上单个碱基的改变称为点突变(point mutation)，常见类型包括转换和颠换。转换(transition)发生在同型碱基之间，即嘌呤代替另一嘌呤，或嘧啶代替另一嘧啶。颠换(transvertion)发生在异型碱基之间，即嘌呤变嘧啶或嘧啶变嘌呤。

按照遗传信息的改变方式，点突变又可分为同义突变(samesense mutation)、错义突变(missense mutation)和无义突变(nonsense mutation)3 类(详见第二章和第四章)。

1) 同义突变：多指简并密码子中的第 3 个碱基的突变，该突变并不影响所翻译氨基酸的种类，即不改变基因的表达产物。实质上在绝大多数情况下，这种突变并不发生突变效应。

2) 错义突变：指一对碱基的改变使编码某一氨基酸的密码子变为另一氨基酸的密码子。如错义突变的碱基改变使 DNA 中的一个终止密码子变为编码某一氨基酸的密码子，称为终止密码子突变(terminator codon mutation)，也称延长突变。如 UAA → CAA，由终止密码子变成了编码谷氨酰胺，结果会形成延长的异常多肽链。

3) 无义突变：指由于碱基的改变，使得某一氨基酸的密码子变为终止密码子，基因的表达产物是截短的多肽。

(2) 缺失或插入：缺失(deletion)是指一个碱基或一段核苷酸从 DNA 分子上丢失，插入(insertion)是指原来没有的一个碱基或一段核苷酸插入到 DNA 分子中。缺失或插入可以导致移码突变(frame-shift mutation)。

(3) 倒位或转位：倒位(inversion)或转位(transposition)是指 DNA 链重组使其中一段核苷酸方向倒置，或从一处迁移到另一处。

(4) DNA 链断裂或共价交联：DNA 双链中一条链断裂称单链断裂(single strand broken，SSB)，DNA 双链在同一处或相近处断裂称为双链断裂(double strand broken，DSB)。DNA 损伤可以产生多种交联形式。DNA 分子同一条链内两个碱基以共价键结合，称为 DNA 链内交联(DNA intrastrand cross-linking)。DNA 分子中一条链上的碱基与另一条链上的碱基以共价键结合，称为 DNA 链间交联(DNA interstrand cross-linking)。DNA 分子与蛋白质以共价键的形式结合，称为 DNA-蛋白交联(DNA protein cross-linking)。

2. 基因突变引起的疾病 人体的发育、组织分化是细胞中的 DNA 分子所携带的遗传信息依照精确的时空程序与环境相互作用，逐步表达的结果。当遗传信息的表达程序出现错误时，细胞的功能状态随之改变，导致人体某些器官结构和功能的异常，进而发生疾病乃至死亡。基因突变改变了基因原有的结构与功能，导致生物体原有的遗传性状发生改变，其中一部分基因突变可导致遗传病或具有遗传倾向的疾病甚至肿瘤的发生。如血友病是凝血因子基因的突变、地中海贫血是珠蛋白的基因突变等；具有遗传倾向的高血压病、糖尿病、精神分裂症等系多基因变异与环境因素共同作用的结果；

肿瘤是体细胞基因突变的结果。一旦鉴定出与疾病相关的基因序列的改变，确定基因表达产物对生物功能的影响就比较容易，这将有利于设计出针对靶向突变蛋白的特异性药物。截至2023年1月5日，在线人类孟德尔遗传（Online Medelian Inheritance in Man，OMIM）数据库记载的人类遗传性状（疾病）条目达26 740种（表1-2）。

表1-2 OMIM数据库统计的遗传性状（疾病）条目（2023年1月5日）

类型	常染色体	X连锁	Y连锁	线粒体	总计
基因序列已知，有基因描述	16 067	760	50	37	16 915
已知基因序列和表型	27	0	0	0	27
分子基础已知，并有表型描述	6 129	370	5	34	6 538
分子基础不明，符合孟德尔表型或位点	1 393	113	4	0	1 510
其他，类似孟德尔表型	1 645	102	3	0	1 750
总计	25 261	1 345	62	71	26 740

基因突变引起的疾病主要有以下几类：

（1）单基因病：单基因遗传病简称单基因病（single gene disorder），是指受一对等位基因控制而发生的遗传病，其传递方式遵从孟德尔定律。习惯上根据致病基因所在染色体和等位基因显隐关系的不同，并按遗传方式的不同，将单基因病分为下列5种类型①常染色体显性遗传：一种性状或疾病受常染色体上的显性基因控制的遗传方式。威廉姆斯综合征（Williams syndrome，WS）是一种罕见的常染色体显性遗传病，是由染色体7q11.23区域缺失所致，该区域包含24~28个基因，这些基因异常导致一系列病理改变。患儿常有典型的小精灵面容，主要表现为身体瘦小，发育迟缓，有轻、中度的智力障碍，易出现心血管异常、行为心理异常和内分泌异常等。多合并先天性心脏病，尤其是主动脉瓣狭窄、肺动脉狭窄或肺动脉瓣狭窄。②常染色体隐性遗传：控制某种性状或疾病的基因位于常染色体上，该基因表现为隐性的遗传方式。苯丙酮尿症（phenylketonuria，PKU）是由于苯丙氨酸羟化酶（phenylalanine hydroxylase，PAH）基因突变导致的一种常染色体隐性遗传病。先天性苯丙氨酸羟化酶缺陷患者，不能将苯丙氨酸羟化为酪氨酸。因此，苯丙氨酸经转氨基作用生成苯丙酮酸。苯丙酮酸的堆积对中枢神经系统产生毒性，导致患儿生长发育迟缓、智力低下，伴有毛发色淡，尿液有鼠尿臭味。*PAH*基因定位于染色体12q22-q24.1，由13个外显子和12个内含子组成，迄今已经发现*PAH*基因的一千余种突变。*PAH*基因的突变具有位置多变、类型多样及异质性等特点，因此，不同地区、不同种族其突变类型不尽相同，发病率也不一样。③X连锁显性遗传：控制一种性状或疾病的基因位于X染色体上，其性质又是显性的遗传方式。X连锁显性低血磷性佝偻病/骨软化症（X-linked dominant hypophosphatemic rickets/osteomalacia，XLH）是一种十分罕见的骨骼矿化异常性疾病，是遗传性低血磷性佝偻病/骨软化症（hypophosphatemic rickets/osteomalacia，HR）中最常见的类型。患者临床表现轻重不一，个体异质性大，常于幼年起病，身高生长缓慢伴有骨骼疼痛，主要生化特点是低磷血症。XLH发病的分子机制是X染色体上与内肽酶同源的磷调节基因（phosphate-regulating gene with homology to endopeptidases on the X chromosome，*PHEX*）突变失活，导致成纤维细胞生长因子23（fibroblast growth factor-23，FGF23）在体内的堆积，进而引起低磷血症和骨骼矿化障碍。④X连锁隐性遗传：控制一种性状或疾病的基因位于X染色体上，其性质为隐性的遗传方式。假性肥大型肌营养不良是一类最常见的X连锁隐性遗传性肌肉疾病，分为杜氏肌营养不良症（Duchenne muscular dystrophy，DMD）和贝氏肌营养不良症（Becker muscular dystrophy，BMD）。DMD预后不良，通常在19岁左右因呼吸和心力衰竭死亡。BMD临床症状与DMD类似，但相对较轻。该病主要累及男性，女性多为无症状携带者。该病的发病机制是位于X染色体Xp21.2区的*DMD*基因（也称抗肌萎缩蛋白基因）突变所致，该基因是迄今为止已知的人类最大基因之一（2 500kb），包括79个外显子和78个

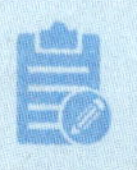

内含子。⑤ Y 连锁遗传：控制一种性状或疾病的基因位于 Y 染色体上，该基因随 Y 染色体的传递而传递。Y 连锁遗传性疾病比较少见。

沃纳综合征
（拓展阅读）

(2) 线粒体遗传病：线粒体 DNA（mitochondrial DNA，mtDNA）呈裸露的环状双螺旋结构，由于缺乏蛋白质保护和 DNA 损伤修复系统，容易受到损伤而发生突变，其突变率远高于核基因组 DNA 突变率。由于 mtDNA 突变所引起的疾病称为线粒体遗传病（mitochondrial genetic disorders）。线粒体遗传病以母系遗传居多，因每个卵细胞中有几十万个 mtDNA 分子，每个精子中只有几百个 mtDNA 分子，受精卵 mtDNA 主要来自卵细胞，因此卵细胞 mtDNA 突变产生疾病的概率更高。线粒体遗传病（如 Leber 遗传性视神经病）发病有一个阈值，只有当异常的 mtDNA 超过阈值时才发病。女性携带者的细胞内突变的 mtDNA 未达到阈值时不发病，但可将突变的 mtDNA 传递到子代，如子代突变 mtDNA 超过阈值就会发病。

(3) 多基因病：多基因遗传是指生物和人类的许多表型性状由不同座位的较多基因协同决定，每对基因的表型效应是微小的，但各对基因的作用累加起来就会产生一个明显的表型效应。如人类的身高、体重和血压等均属多基因遗传性状。一些常见病（如高血压、糖尿病、精神分裂症等）的发生都有一定的遗传基础，常表现出家族聚集倾向，这类由多对微效基因和环境因素双重影响所引起的一类疾病称为多基因病（polygenic disease）。在多基因病的发生中，遗传因素和环境因素共同作用并决定一个个体是否易患某种遗传病的可能性称为易患性（liability）。易患性高，个体发病的可能性就高，反之则低。当一个个体的易患性达到一定程度，即阈值（threshold），这个个体就要患病。

另外，体细胞内基因突变可导致肿瘤等体细胞遗传病（somatic cell genetic disorder）。绝大多数肿瘤属于多基因病范畴，涉及多种基因（包括癌基因、抑癌基因、凋亡调节基因、DNA 修复基因等）的改变。如遗传性乳腺癌属于多基因常见病，乳腺癌易感基因（breast cancer susceptibility gene，*BRCA*）1 号（*BRCA1*）和 2 号（*BRCA2*）的基因突变可提高个体的乳腺癌发病风险。

3. 基因诊断与基因治疗　基因诊断（gene diagnosis）与基因治疗（gene therapy）是现代分子医学的重要内容之一。

(1) 基因诊断：又称分子诊断（molecular diagnosis），是在 DNA 水平或 RNA 水平对某一基因进行分析，从而对特定的疾病进行诊断。基因诊断的特点主要有①基因诊断是以基因结构（患者自身基因或外源性病原体基因）及其表达产物（RNA 或蛋白质）为检测对象，以特定基因为目标，直接检测致病基因，属于“病因诊断”，特异性强。它不仅可以对患病者进行确诊，还可以检测出致病基因携带者，以及一些疾病的易感者。②基因诊断常运用 PCR 和核酸杂交技术，检测微量的病原体基因及其拷贝数极少的各种基因突变，灵敏度高，用微量检测样品即可进行诊断。③基因探针可以是任何来源、任何种类，其检测目标可为一个特定基因，也可为一种特定的基因组合，可以是内源基因，亦可是外源基因。被检测的基因是否处于活化状态对基因诊断来说并不重要，可对那些有组织和分化阶段特异性的基因及其异常进行检测和诊断。因此基因诊断适用性强，诊断范围广。④人类绝大部分疾病都可以在分子水平进行基因诊断，甚至在表型未发生改变之前进行早期诊断，基因诊断的过程更加快速、直接。⑤检测样品获取便利，而且来源广泛，包括血液、尿液、唾液、精液、羊水和绒毛、毛发和组织块等。

(2) 基因治疗：是指运用重组 DNA 技术，将正常基因导入有缺陷基因患者的细胞中去，以替代或补偿缺陷基因，或抑制基因的过度表达，使细胞恢复正常功能，达到根治疾病的目的。基因治疗可分为生殖细胞基因治疗和体细胞基因治疗两种途径。基因治疗的基本策略包括：缺陷基因精准的原位修复、基因增补、基因沉默或失活、导入自杀基因等。基因治疗的基本程序包括：目的基因的制备、靶细胞的选择、载体的选择、目的基因的转移和治疗基因表达的检测。基因治疗方法包括直接体内疗法和间接体内疗法。

目前，基因治疗已经进入到临床应用阶段，已被批准的基因治疗方案达到200种以上，包括遗传病、肿瘤、获得性免疫缺陷综合征（AIDS）和其他疾病等。

第二节　基　因　组

基因组（genome）一词是1920年德国科学家Hans Winkles将基因（GENe）和染色体（chromosOME）两个词组合而成，用于描述生物的全部基因和染色体的组成。

不同学科对基因组有不同的表述：从形式遗传学（即经典的孟德尔遗传学）角度，基因组是指一个生物体所有基因（遗传和功能单位）的总和；从细胞遗传学（染色体遗传学）角度，基因组是指一个生物体（单倍体）所有染色体的总和，如人类的22条常染色体和X、Y染色体；从分子遗传学角度，基因组是指一个生物体或一个细胞器所有DNA分子的总和，如真核生物的核基因组和线粒体基因组。现代分子生物学将基因组定义为，细胞或生物体中一套完整的单倍体遗传物质的总和。

不同生物体的基因组大小和复杂程度各不相同。表1-3列出了不同生物正常单倍体染色体数、碱基对（或碱基）数目及编码的基因数。

表1-3　部分生物基因组中正常单倍体染色体数及编码基因数

生物	碱基数/Mb	基因数	染色体数
枯草芽孢杆菌（*Bacillus subtilis*）	4.22	4 536	1
大肠埃希菌（*Escherichia coli*）	4.64	4 639	1
酿酒酵母（*Saccharomyces cerevisiae*）	12.16	6 600	16
果蝇（*Drosophila melanogaster*）	143.73	13 968	4
秀丽隐杆线虫（*Caenorhabditis elegans*）	100.29	19 985	6
小鼠（*Mouse*）	2 728.22	22 202	20
人（*Homo sapiens*）	3 096.65	19 813	23
噬菌体T_4（Phage T_4）	0.17	288	1
乙型肝炎病毒（Hepatitis B virus）	0.003 2	4	1

注：截至2023年1月5日。

一、原核生物基因组

原核生物的结构相对简单，繁殖迅速，容易获得突变株。原核生物基因组也比较简单，结构基因数量和功能的类型远远多于病毒基因组，但与真核基因组相比，其基因组还是很小的，所能容纳的基因数量有限。细菌的基因组包括染色体DNA和质粒（plasmid）DNA。

（一）原核生物基因组特点

1. 通常仅由一条环状双链DNA组成　基因组DNA虽与蛋白质结合，但并不形成染色体结构，只是习惯上将之称为染色体。细菌染色体DNA在细胞内形成一个致密区域，即类核。

2. 基因组中只有一个复制起点，具有操纵子结构　操纵子是指几个功能上相关联的结构基因串联在一起，构成信息区，连同其上游的调控区（包括启动子和操纵基因）以及下游的转录终止信号所构成的基因表达单位，所转录的RNA为多顺反子（polycistron）。启动子是RNA聚合酶结合的区域；操纵基因是基因表达调控中各种调控蛋白作用的部位（详见第三章）。

3. 结构基因多为连续编码　结构基因通常是连续的，没有内含子，因此转录后不需要剪切，转录产物的寿命比较短，有些在mRNA 3′端还没有合成完，5′端已经开始降解。

4. 基因组中重复序列很少，且多为单拷贝基因 大多数原核生物基因组没有高拷贝数的全基因组范围的重复序列。编码蛋白质的结构基因多为单拷贝基因，但编码 rRNA 的基因往往是多拷贝的，这有利于核糖体的快速组装，便于快速合成急需的蛋白质。

5. 编码序列一般不会重叠 原核生物基因组中只有少数基因存在基因重叠，这是与病毒基因组的不同点。

6. 编码区在基因组中所占的比例远远大于真核基因组而小于病毒基因组 编码区在基因组中所占的比例约为 50%，非编码区主要是一些调控序列。

7. 基因组中具有多种功能的识别区域 如复制起始区、复制终止区、转录启动区和终止区等。

8. 基因组中存在可移动的 DNA 序列 可移动的 DNA 序列（mobile genetic elements）包括插入序列和转座子等。

（二）大肠埃希菌基因组

大肠埃希菌（*Escherichia coli*，*E.coli*）基因组是人们了解得比较清楚的原核基因组，其遗传物质主要是染色体 DNA 及质粒。大肠埃希菌的染色体 DNA 是环状双链分子，全长约为 4.6×10^6bp，约有 4 609 个基因。大肠埃希菌中几乎所有的基因都是单拷贝基因，基因组中绝大多数是编码序列，很少有非必需的 DNA。已鉴定的基因多是一些编码酶类的基因及编码核糖体大、小亚基蛋白质的基因。在大肠埃希菌中，功能相关的结构基因串联在一起组成操纵子结构，由一个启动子调控转录。质粒是独立于许多细菌染色体外的共价闭合的环状双链 DNA 分子，是能独立复制的最小遗传单位，随着细菌分裂，能够稳定的将遗传性状传递给子代细胞。天然质粒经过改造后，可作为基因工程的良好载体被广泛应用（详见第十二章）。

知识链接

操纵子的发现

1961 年，法国科学家 F. Jacob 和 J. L. Monod 发表“蛋白质合成中的遗传调节机制”一文，提出操纵子学说，开创了基因调控研究的新领域。当年，F. Jacob 和 J. L. Monod 在研究大肠埃希菌的乳糖代谢调节机制时发现，与乳糖代谢相关的基因中有部分基因作为合成蛋白质的模板，还有部分基因只是发挥了调节或者操纵作用。他们根据基因的功能把基因分为结构基因、调节基因和操纵基因，证实只有环境中有乳糖存在时，乳糖代谢酶基因才能被诱导开放，合成代谢乳糖的三种酶（β- 半乳糖苷酶、通透酶和乙酰基转移酶）。同时，他们分离纯化了代谢乳糖的三种酶。

因在基因调控领域的巨大贡献，F. Jacob 和 J. L. Monod 于 1965 年荣获诺贝尔生理学或医学奖。

二、真核生物基因组

真核生物基因组比较庞大，比原核生物基因组大得多。真核生物基因组包括细胞核基因组和细胞器基因组（线粒体基因组、叶绿体基因组）两部分，尽管所有真核生物的细胞核基因组的基本物理结构都相似，但在不同生物中基因组大小有很大差异。最小的真核生物细胞基因组长度不到 10Mb，最大的超过了 100 000Mb。真核生物基因组包括结构基因、顺式作用元件、多基因家族、重复序列及端粒等。

（一）真核生物基因组特点

1. DNA 都是双链线状且往往不止一条 真核生物的基因组 DNA 都是双链线状的，并与蛋白质结合形成染色体，而且染色体数目往往不止一条，而是多条。真核生物基因组除了配子（精子和卵子）为单倍体外，体细胞内的基因组都是双倍体，即有两份同源的基因组。

2. 大多数结构基因为割(断)裂基因并受一系列顺式作用元件调控 在大多数真核生物的结构基因中,其编码序列在DNA分子上是不连续的,这类基因被称为割(断)裂基因。在真核生物结构基因的内部存在许多不编码蛋白质的间隔序列,即内含子;编码区则称为外显子。

3. 结构基因的转录产物为单顺反子 真核生物一个结构基因转录生成一条mRNA,即mRNA是单顺反子(monocistron),翻译成一条多肽链。但由于存在不同的剪接机制,所以转录的最终产物可以不同。

4. 基因组内非编码序列远多于编码序列 真核生物基因组内大约只有10%的序列编码蛋白质、rRNA、tRNA等,非编码的序列占90%以上。

5. 基因组中含有大量重复序列和多基因家族 即在基因组中有许多重复出现的核苷酸序列,重复序列长度可长可短,短的仅含2个核苷酸,长的多达数百乃至上千个核苷酸,重复频率也不尽相同。在真核基因组中存在多基因家族和假基因。

6. 基因组DNA的末端都有端粒结构 真核生物染色体线性DNA分子的末端存在一种特殊的结构,称为端粒(telomere)。端粒是由DNA序列和蛋白质形成的复合体,在维持染色体的稳定性和DNA复制的完整性中具有重要的作用(详见第二章)。

7. 基因组还包括细胞器基因组 几乎所有真核生物都有线粒体基因组,所有能进行光合作用的真核生物都有叶绿体基因组。

知识链接

断裂基因的发现

1977年以前,人们一直认为mRNA分子与其转录模板DNA的长度一致,这种现象在细菌中被证明是正确的。1977年,冷泉港实验室的R. J. Roberts和麻省理工学院的P. A. Sharp带领他们各自的研究小组,以DNA排列序列接近于高等动物的腺病毒作为研究对象,将成熟的mRNA与其对应的DNA区段杂交,在电子显微镜下观察,发现DNA片段的长度要长于相应的mRNA。表明在腺病毒基因编码区(外显子)之间存在非编码的间隔序列(内含子),这就是断裂基因。R. J. Roberts和P. A. Sharp的发现改变了科学家以往对进化的认识,对于现代生物学的基础研究、肿瘤以及其他遗传性疾病的研究具有重要的意义。他们也因此荣获1993年诺贝尔生理学或医学奖。

原核生物与真核生物的基因组有显著差异,两者的比较见表1-4。

表1-4 原核生物与真核生物基因组比较

	原核生物基因组	真核生物基因组
DNA分子	一条,环状双链	多条,线状双链
结构基因与调控序列	操纵子的形式	割裂基因受顺式作用元件调控
重复序列	很少	大量重复序列和多基因家族
结构基因与转录产物	转录产物为多顺反子,单拷贝	转录产物为单顺反子,多拷贝
编码序列是否连续	结构基因是连续的,无内含子	编码序列不连续,有内含子
重叠基因	很少	很少
编码区在基因组中的比例	远大于真核而小于病毒基因组	非编码区远多于编码区
可移动的DNA序列	有	有
细胞器基因组	无	有,线粒体(叶绿体)基因组
端粒	无	有

(二) 人类基因组

前述的真核基因组的结构特点基本上都适用于人类基因组。人类基因组包括细胞核基因组和线粒体基因组，其组成成分如图 1-4。

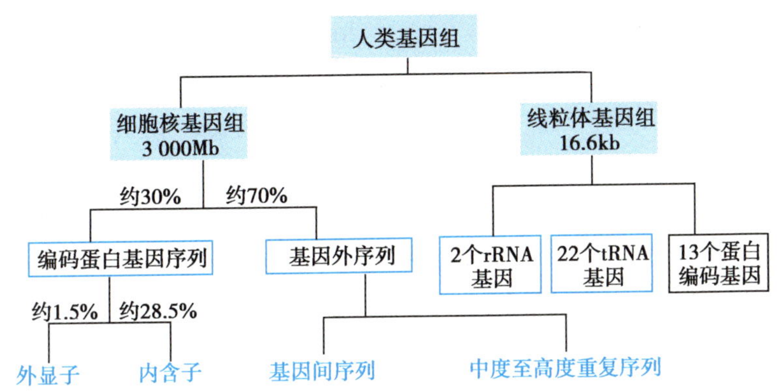

图 1-4　人类基因组的组成

1. 人类基因组中的基因数量及分布　人的染色体基因组 DNA 长约 3.0×10^9bp，包含 22 条常染色体和 2 条性染色体，染色体大小在 47~250Mb 之间。按平均 1 000 个碱基编码 1 种蛋白质计算，足以编码 3.0×10^6 种蛋白质，目前基于基因组序列测定的编码基因数目约 2 万个。人的基因组中，编码序列仅占全基因组的 1%；在一个基因的全部序列中，编码序列约占 5%。人类染色体上的基因分布见表 1-5，其中，最长的染色体是第 1 号染色体，约 248.96Mb，含有 5 485 个基因；最小的是第 21 号染色体，约 46.71Mb，含有 827 个基因。一些遗传性疾病（如阿尔茨海默病、肌萎缩性侧索硬化症和唐氏综合征等）相关的基因，均位于第 21 号染色体。人类基因在染色体上不是均匀分布的，每个染色体都有不同的基因丰富区和基因较少区。这说明人的基因组中仅有少部分 DNA 具有编码功能，而绝大部分 DNA 序列不具编码功能，它们常构成基因之间的间隔序列、基因内的插入序列、高度重复序列以及中度重复序列等（图 1-4）。

表 1-5　人类染色体上的基因数量分布

染色体	碱基数 / Mb	基因数	染色体	碱基数 / Mb	基因数	染色体	碱基数 / Mb	基因数
1	248.96	5 485	9	138.4	2 470	17	83.26	2 651
2	242.19	4 213	10	133.8	2 368	18	80.37	1 091
3	198.3	3 214	11	135.09	3 129	19	58.62	2 619
4	190.22	2 688	12	133.28	2 762	20	64.44	1 460
5	181.54	2 851	13	114.36	1 512	21	46.71	827
6	170.81	3 298	14	107.04	2 182	22	50.82	1 258
7	159.35	3 019	15	101.99	1 963	X	156.04	2 327
8	145.14	2 388	16	90.34	2 099	Y	57.23	589

注：截至 2023 年 1 月 5 日。

2. 人类基因组中的重复序列　真核生物基因组中含有大量重复序列（repeat sequence）。一般根据其碱基序列重复出现的程度，将基因组中的 DNA 序列分为高度重复序列（highly repetitive sequence）、中度重复序列（moderately repetitive sequence）和单拷贝序列（single copy sequence）或低度重复序列（lowly repetitive sequence）。

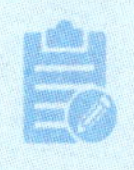

（1）高度重复序列：高度重复序列是基因组中存在的有数千到几百万个拷贝的 DNA 重复序列。这类重复序列一般较短，长度为 10~200bp，在哺乳类基因组中重复频率为 10^6 左右，占基因组 DNA 序列长度的 10%~60%，在人基因组中，高度重复序列约占基因组长度的 20%。高度重复序列按其结构特点分为卫星 DNA（satellite DNA）和反向重复序列（inverted repeat sequence）等。

1）卫星 DNA：卫星 DNA 的重复单位一般由 2~10bp 组成，也有部分卫星 DNA 的重复单位在 20~200bp 之间。在人基因组中卫星 DNA 约占 10% 以上。这种 DNA 序列在用等密度 CsCl 离心时可以从主沉淀带附近分出小沉淀带而与其他 DNA 序列分开，故被称为卫星 DNA。这种序列可以集中在某一区域串联排列。串联重复序列的特点是具有一个固定的重复单位，该重复单位头尾相连形成高度重复序列片段。编码区和非编码区均有串联重复序列。串联重复单位长短不等，重复次数少至数次，多至数百次甚至几十万次。卫星 DNA 可分为 3 类，①大卫星 DNA（macrosatellite DNA）：总长度为 100kb 到数个 Mb，根据浮力密度不同，分为Ⅰ、Ⅱ、Ⅲ、Ⅳ和 α、β 卫星 DNA；各类型都由不同的重复序列家族组成。如卫星序列Ⅱ和Ⅲ的重复单位为 5bp，分布于几乎所有染色体；卫星序列Ⅰ的重复单位为 25~48bp，分布在大多数染色体着丝粒异染色质区和其他异染色质区。②小卫星 DNA（minisatellite DNA）：总长度为 0.1~20kb，重复长度在 15~70bp 之间，往往位于近端粒处。小卫星 DNA 又可分为两类，一是高度可变的小卫星 DNA：该卫星 DNA 重复单位为 9~24bp，重复次数变化很大，呈高度多态性。二是端粒 DNA：存在于端粒，主要组分是串联的短片段重复序列（TTAGGG）*n* 组成的 2 ~20kb 的 DNA 区段。③微卫星 DNA（microsatellite DNA）：微卫星 DNA 的重复单位为 2~5bp，重复次数 10~60 次，其总长度常小于 150bp。微卫星 DNA 的长度在个体之间表现为高度多态性，这种个体特异性的多态性图谱可作为 DNA 指纹鉴定的基础。

2）反向重复序列：反向重复序列是由两个相同序列的互补拷贝在同一条 DNA 链上反向排列而成，又称倒位重复序列。反向重复序列的单位长度约为 300bp 或略短，其总长度约占人基因组的 5%，多数是散在而非群集于基因组中。反向重复序列间可有一至几个核苷酸的间隔，也可以没有间隔，没有间隔的又称为回文结构（palindrome）。

高度重复序列的功能主要包括以下几个方面，①参与复制水平的调节：反向重复序列常存在于 DNA 复制起点区附近，是一些蛋白质（包括酶）的结合位点。②参与基因表达的调控：DNA 的重复序列可以转录到 hnRNA 分子中，而有些反向重复序列可以形成发夹结构，有助于稳定 RNA 分子。③参与染色体联会：α 卫星 DNA 主要分布在染色体的着丝粒和端粒等部位，其功能可能与减数分裂中染色体的联会有关。④与 DNA 指纹鉴定有关：不同种属的高度重复序列的核苷酸序列不同，有种属特异性，但相近种属又有相似性。同一种属中不同个体的高度重复序列的重复次数不同，可作为每个个体的特征用于 DNA 指纹鉴定。

（2）中度重复序列：中度重复序列指在真核基因组中重复数十至数千次的核苷酸序列，其长度多数为 100~500bp。这类重复序列散在分布于基因组中，少数在基因组中成串排列在一个区域，大多数与单拷贝基因间隔排列。中度重复序列在基因组中所占比例在不同种属之间差异很大，通常占 10%~40%，约占人基因组的 12%。依据重复序列的长度，中度重复序列可分为以下两种类型：

1）短散在核元件：短散在核元件（short interspersed nuclear element，SINE）又称为短散在重复序列（short interspersed repeat sequence），是以散在方式分布于基因组中的较短重复序列，重复片段平均长度为 100~500bp，与单拷贝序列间隔排列，其拷贝数达 10^5 以上。如 *Alu* 家族、*KpnI* 家族和 *Hinf* 家族等，为灵长类基因组特有。

Alu 家族是哺乳类动物，包括人类基因组中含量最丰富且研究最多的一种散在重复序列，在人类基因组中平均每 6 000bp DNA 就有一个 *Alu* 序列，在单倍体人基因组中 *Alu* 序列可重复 30 万 ~ 50 万次，占人基因组的 3%~6%。其重复单位长度约为 300bp，由于序列中有限制性核酸内切酶 *Alu* 的酶切位点（AG↓CT）而得名。可被限制性核酸内切酶 *Alu* 切成 130bp 和 170bp 两段。*Alu* 序列的功能

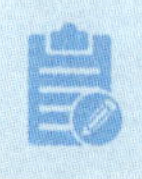

可能与基因转录的调节、hnRNA 的加工以及 DNA 复制的启动有关。*Alu* 序列也可作为天然的遗传标记。

KpnI 家族是中度重复序列中仅次于 *Alu* 家族的第二大家族，其重复序列中含有限制性核酸内切酶 *KpnI* 的酶切位点，可被水解为 4 个不同的片段而得名。*KpnI* 家族成员呈散在分布，在人基因组中拷贝数为 3 000~4 800 个，约占人基因组的 1%。

Hinf 家族以 319bp 长度的串联重复存在于人类基因组中，因其重复序列中含有限制性核酸内切酶 *Hinf* 的酶切位点而得名。

2）长散在核元件：长散在核元件（long interspersed nuclear element，LINE）又称为长散在重复序列（long interspersed repeat sequence），是以散在方式分布于基因组中的较长的重复序列，重复片段平均长度为 1 000bp 以上，它们以不同的量分散或分布于整个基因组的不同部位。

中度重复序列中有一部分是编码 rRNA、tRNA、组蛋白及免疫球蛋白的结构基因。人类的 rRNA 基因不是分散于基因组中，通常成簇存在，这样的区域称为 rDNA 区，如染色体的核仁组织区（nucleolus organizer region，NOR）。人类的 rRNA 基因位于 13、14、15、21 和 22 号染色体的 NOR，每个 NOR 平均含有 50 个 rRNA 基因的重复单位。5S rRNA 基因几乎全部位于 1 号染色体 1q42-43，每个单倍体基因组约有 1 000 个 5S rRNA 基因。tRNA 基因分布于多个染色体，一种或多种 tRNA 类型的基因往往串联在一起形成基因簇，但基因间有非转录间隔区分隔。人类有 1 000~2 000 个 tRNA 基因，每种 tRNA 可有十个到几百个基因拷贝。编码 5 种组蛋白的基因各重复单位之间具有高度的序列一致性，成簇地集中在 7 号染色体的长臂上，5 种组蛋白基因串联成一个单元，密集在一个 7.0kb 的重复单元上，再由许多单元串联成一个大簇，可重复 30~40 次。

（3）单拷贝序列（低度重复序列）：单拷贝序列在整个单倍体基因组中仅出现一次或数次，占哺乳类基因组的 50%~80%。在基因组中，单拷贝序列储存了巨大的遗传信息，大多数编码蛋白质（或酶）的基因属于这一类。单拷贝序列的侧翼或间隔序列往往是散在分布的重复序列。由于某些单拷贝序列编码的蛋白质，体现了生物的各种功能，因此对这些序列的研究意义重大。

3. 多基因家族　多基因家族（multigene family）是指核苷酸序列或编码产物的结构具有一定程度同源性，且功能相关的一组基因。同一个家族的基因成员是由同一祖先基因（ancestral gene）进化而来（经过重复和变异）。在多基因家族中的基因，其编码产物常常具有相似的功能，而在基因超家族（superfamily gene）中，则有许多基因的编码产物在功能上毫无相同之处。根据多基因家族内各成员同源程度及家族成员的功能特点，可将多基因家族分为以下几种主要类型。

（1）核酸序列相同或几乎相同：一类是由一个基因产生的多个拷贝，如 rRNA 基因家族、组蛋白基因家族等。上述的 rRNA 基因在 13、14、15、21 和 22 号染色体上是串联排列的；组蛋白基因家族成簇地集中在 7 号染色体的 7q32-36。另一类是一个基因家族中的不同成员成簇地分布在不同的染色体上，如珠蛋白基因家族由 α 和 β 珠蛋白基因簇组成。α 珠蛋白基因簇由 4 个相关的基因和 3 个假基因组成（排列顺序为 $5'\text{-}\zeta\text{-}\psi\zeta_1\text{-}\psi\alpha_2\text{-}\psi\alpha_1\text{-}\alpha_2\text{-}\alpha_1\text{-}\theta\text{-}3'$），集中分布在 16p13.33-13.11。β 珠蛋白基因簇由 5 个相关基因和 1 个假基因组成（排列顺序是 $5'\text{-}\varepsilon\text{-}{}^{G}\gamma\text{-}{}^{A}\gamma\text{-}\psi\beta\text{-}\delta\text{-}\beta\text{-}3'$），集中分布在 11p15。α 和 β 基因簇中不同珠蛋白基因在顺序编排上存在着高度一致性，揭示它们由一个祖先基因进化而来，属于一个基因家族。

（2）核酸序列高度同源：如人类生长激素基因家族包括 3 种，人生长激素（hGH）、人胎盘促乳素（hCS）和催乳素（prolactin）基因。它们之间同源性很高，尤其是 hGH 和 hCS 之间，mRNA 序列有 92% 的同源性，说明它们来自一个共同祖先基因，但 3 种基因并不都排列在一起。hGH 和 hCS 基因在 17q22-24 的排列次序是：(hGH-N)-(hCS-L)-(hCS-A)-(hGH-V)-(hCS-B)，而催乳素基因位于 6p22.2-21.3。

（3）基因超家族：基因超家族是指一群结构相关的基因，尽管它们现在的功能可能不同，但可能来

源于共同的祖先。人体基因组中有几个大的基因簇，它们位于特殊的染色体区域，在一个基因簇内含有几百个功能相关的基因。最经典的是免疫球蛋白基因超家族，包括 β_2 微球蛋白、MHC Ⅰ类抗原的 α 链、Ⅱ类抗原的 α 链和 β 链、CD4、CD8 等与免疫有关的分子的基因，以后又发现了许多免疫系统内以及与免疫无关的家族成员。

(4)假基因：假基因(pseudogene)是指基因家族中那些不产生有功能基因产物的一类基因，用 ψ 表示。假基因的核苷酸序列与相应的活性基因极为相似，即假基因与相应的活性基因是同源的。如 α 珠蛋白基因簇中的假基因 ψα 与 α 基因相比只是失去了非编码的间隔序列。假基因可能是一种进化遗迹，提示基因组不断经历着改变。根据起源和结构的不同，假基因可分为两类：①经过加工的假基因：这类基因可能曾经有过功能，但在进化中因发生缺失、倒位或点突变等，使基因失去活性，阻碍了正常的转录和翻译功能。人们推测，这类假基因的来源可能是基因转录生成的 RNA 前体，通过剪接加工生成成熟的 mRNA，mRNA 经逆转录生成的 cDNA，在整合到染色体 DNA 的过程中有可能成为了假基因。因此，这类假基因通常没有内含子，缺少基因表达所需的调节序列。②未经过加工的假基因：可能来源于多拷贝或单拷贝基因的突变或基因的不完全复制，经常位于相同基因的有功能拷贝的附近。

4. 线粒体基因组　线粒体是细胞内的一种重要细胞器，是生物氧化的场所。一个细胞可有数百至数千个线粒体。线粒体 DNA(mtDNA)是独立于核染色体外的基因组，也是人类基因组的重要组成部分。mtDNA 的结构与原核生物的 DNA 类似，是环状分子。线粒体基因的结构特点也与原核生物的基因特点相似。

人类 mtDNA 全长为 16 569bp，除与复制及转录有关的一小段 D 环区(D-loop)外，几乎不含非编码区，无内含子，各基因之间排列紧凑，部分区域还出现基因重叠。人类线粒体基因组共有 37 个基因，包括 13 个编码与线粒体氧化磷酸化有关蛋白质的基因、2 种 rRNA(12S 和 16S)基因和 22 种 tRNA 基因(图 1-5)。

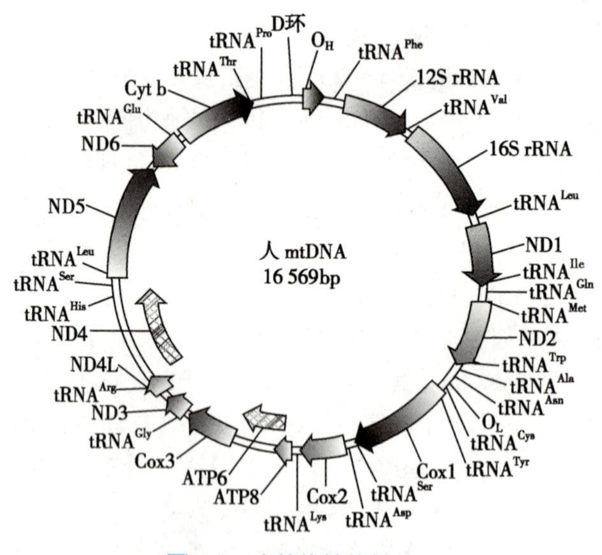

图 1-5　人的线粒体基因图

第三节　基 因 组 学

一、基因组学概述

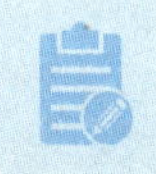

基因组学(genomics)是研究基因组的结构、结构与功能的关系以及基因之间相互作用的科学。

基因组的产物不仅是蛋白质，还有许多功能复杂的 RNA。基因组学作为一门新兴学科，根据其研究目的、研究领域以及研究对象等不同，又分成多种分支学科。根据研究目的不同，基因组学可分为结构基因组学（structural genomics）、功能基因组学（functional genomics）和比较基因组学（comparative genomics）等。根据研究专业领域不同，还可将基因组学分为疾病基因组学（morbid genomics）、药物基因组学（pharmacogenomics）和环境基因组学（environmental genomics）等。

研究细胞、组织或整个生物体内某种分子（DNA、RNA、蛋白质、代谢物或其他分子）的所有组成内容的学科，称为组学（-omics）。基因组学对生物医药学及其他相关学科最重要的影响和贡献就是提供了"组学"的概念、研究策略和技术，有很多例子可以反映生物医药学几乎所有学科的"组化"和"组学化"，各类组学在迅速形成（表 1-6）。

表 1-6　各类组学的分类及名称

分类	组学名称
按照时间先后不同	基因组学、后基因组学
按照研究对象不同	基因组学、转录组学、蛋白质组学、代谢组学、糖组学、调控组学、群体基因组学、甲基化组学、组蛋白修饰组学、非编码 RNA 组学
按照研究目的不同	结构基因组学 / 结构蛋白质组学、功能基因组学 / 功能蛋白质组学、比较基因组学 / 比较蛋白质组学、病理基因组学 / 病理蛋白质组学等
按照专业领域不同	疾病基因组学、药物基因组学 / 药物蛋白质组学、环境基因组学 / 环境蛋白质组学、营养基因组学 / 营养蛋白质组学、免疫基因组学 / 免疫蛋白质组学、肿瘤基因组学 / 肿瘤蛋白质组学、毒理基因组学 / 毒理蛋白质组学、生殖基因组学 / 生殖蛋白质组学、表观基因组学 / 表观蛋白质组学等

（一）结构基因组学

结构基因组学主要通过人类基因组计划（human genome project，HGP）的实施，解析人类自身 DNA 的序列和结构。研究内容是通过对人类基因组作图和大规模测序，揭示基因组全部 DNA 序列，构建人类基因组图谱。其中将基因组采用不同的标志和手段进行分解，使之成为小的结构区域而便于测序，这一过程称为作图。根据采用方法的不同，将绘制出的图谱分为以下四类，即遗传图谱（genetic map）、物理图谱（physical map）、转录图谱（transcription map）和序列图谱（sequence map）。

1. 遗传图谱　遗传图谱又称连锁图谱（linkage map）。通过计算连锁的遗传标记之间的重组频率，确定它们的相对距离，即以具有遗传多态性的遗传标记作为"位标"，遗传学距离作为"图距"的基因组图，一般用厘摩（centi-Morgan，cM）表示，当两个遗传标记之间的重组频率为 1% 时，图距即为 1cM（约为 1 000kb）。cM 值越大，两者之间相对距离越远。遗传图谱的绘制需要应用多态性标志，常用的遗传标志是限制性片段长度多态性（restriction fragment length polymorphism，RFLP）、可变数目串联重复序列（variable number of tandem repeat，VNTR）和单核苷酸多态性（single nucleotide polymorphism，SNP）标志。其中 SNP 的精确度最高，可达 0.5~1.0kb。

2. 物理图谱　物理图谱是通过测定遗传标志在染色体上的实际位置和它们之间的距离，在遗传作图的基础上绘制的更为详细的基因组图谱。即以一段已知核苷酸的 DNA 片段为"位标"，以 DNA 实际长度（Mb、kb 或 bp）为"图距"的基因图谱。物理图谱包括：荧光原位杂交图（fluorescent *in situ* hybridization map，FISH map）、限制性酶切图（restriction map）和克隆重叠群图（clone contig map）等。荧光原位杂交图即通过荧光标记探针与染色体杂交来确定分子标记所在的位置，限制性酶切图是将限制性酶切位点标定在 DNA 分子的相对位置。在这些操作中，构建克隆重叠群图是最重要的一种物理作图。HGP 在整个基因组染色体每隔一定距离，标上序列标签位点（sequence tagged site，STS）为"路标"之后，随机采用酶切位点稀有的限制性核酸内切酶或高频超声破碎技术将每条染色体酶

切为大小不等的 DNA 片段，以酵母人工染色体（yeast artificial chromosome，YAC）或细菌人工染色体（bacterial artificial chromosome，BAC）等作为载体构建 YAC 或 BAC 克隆系，确定相邻 STS 间的物理联系。STS 是指在染色体上定位明确、并且可用 PCR 扩增的单拷贝序列，每隔 100kb 距离就有一个标志。在 STS 基础上构建覆盖每条染色体的大片段 DNA 连续克隆系就可绘制精细物理图谱。可以说，通过克隆重叠群图就可以确定特异 DNA 大片段在特异染色体上的定位，这就为大规模 DNA 测序做好了准备。

3. 转录图谱 转录图谱又称为 cDNA 图或表达图（expression map），是以基因的外显子序列或表达序列标签（expressed sequence tag，EST）为标记，精确地表明这些标记在基因组或染色体上位置的物理图谱。通过从 cDNA 文库中随机挑取的克隆进行测序所获得的部分 cDNA 的 5′ 端或 3′ 端序列称为 EST，一般长 300~500bp。将 mRNA 逆转录合成的 cDNA 或 EST 的部分 cDNA 片段作为探针与基因组 DNA 进行分子杂交，标记转录基因，绘制出可表达基因转录图谱，最终绘制出人体所有组织、所有细胞以及所有发育阶段的全基因组转录图谱。

整个人类基因组 DNA 中，约有 2% 的序列编码蛋白质。对于一个特定的个体来说，其体内所有类型的细胞均包含一套完整的相同的基因组，但成年个体的每一特定组织细胞内一般只有 10% 的基因是表达的；即使是同一种细胞，在其发育的不同阶段，基因表达谱也是不一样的。因此，了解每种组织细胞在不同生长发育阶段、不同生理及病理情况下 mRNA 的转录情况，可以帮助我们了解不同状态下细胞的基因表达情况，推断基因的生物学功能。

转录图谱具有特定的生物学意义，由于 cDNA 具有组织和时间特异性，可绘制一张反映正常或受调控条件下表达的全基因时空图。全基因时空图的作用：①可以了解同一基因在不同组织、不同时间的表达水平；②可以了解特定时间内，不同的基因在不同组织的表达水平，为医药学研究奠定基础；③可提供鉴定基因的探针或直接作为基因诊断的探针；④为估计人类基因的数目提供较为可靠的依据。

4. 序列图谱 人类基因组核苷酸序列图是人类基因组在分子水平上最高层次、最详尽的物理图谱。2002 年 2 月公布的序列图揭示：①人类编码基因总数约 2 万个，低于原来估计数目的一半；②基因组中存在着基因密度较高的“热点”区域和大片段不携带人类基因的“荒漠”区域。如基因密度在第 17、19 和 22 号染色体上最高，在 X、Y、第 4 号和第 18 号染色体上密度较低；③大约 1/3 以上基因组包含重复序列；④所有人都具有 99.99% 的相同基因，任何两个不同个体之间大约每 1 000 个核苷酸序列中会有一个不同，这称为单核苷酸多态性（SNP），每个人都有自己的一套 SNP，它对“个性”起着决定的作用。

上述 HGP 的 4 张图谱被誉为人类“分子水平上的解剖图”，也被称为“生命元素周期表”，为医药学和生命科学的进一步发展奠定了基础。

（二）功能基因组学

功能基因组学又称为后基因组学（post genomics），利用结构基因组提供的遗传信息和产物，通过在基因组或整体水平上全面分析基因的功能，使得生命科学研究从对单一基因或单一蛋白质研究转向对多个基因或多种蛋白质的系统研究。

功能基因组学研究内容包括基因功能发现、基因表达分析及突变检测。鉴定基因功能最有效的方法是观察基因表达被阻断或增加后在细胞和整体水平所产生的表型变异，因此需要建立模式生物体。利用模式生物基因组与人类基因组之间编码顺序上和结构上的同源性，克隆人类疾病基因，揭示基因功能和疾病分子机制，阐明物种进化关系及基因组的内在结构。

（三）比较基因组学

比较基因组学是在基因组图谱和测序基础上，对已知生物的基因和基因组结构进行比较，以了解基因的功能、表达机制和物种进化的学科。比较基因组学可以在物种间和物种内进行，前者称为种间

比较基因组学，后者称为种内比较基因组学，两者均可采用BLAST等序列比对工具。

种内比较基因组学可阐明群体内基因组结构的变异和多态性。不同的人种、族群、群体以及不同的个体，在其遗传性状上，特别是对疾病与病原体的易感性的不同，提示对人类不同基因组研究的重要性。例如鉴别个体间SNP的差异可揭示不同个体的疾病易感性和对药物的反应性，有利于判定不同人群对疾病的易感程度并指导个体化用药，对人类的健康，疾病的诊断、预防和治疗都是很重要的。

种间比较基因组学通过比较不同物种间的基因组，不仅可探索所有生物的基因组进化的连续性、变异性、生物之间亲缘关系的远近、进化过程中基因组“板块”的漂移与组合、基因的分布和基因结构的演化，而且可了解生化代谢途径、生理功能的同一性与特殊性，从而为认识物种的进化、基因功能的演化、基因的调控、疾病和衰老等生命现象的本质提供依据。

（四）药物基因组学

药物基因组学是功能基因组学与分子药理学的有机结合，主要研究基因序列变异以及机体对药物反应的遗传差异，以寻找更为有效的药物作用（详见第七章）。

（五）疾病基因组学

疾病基因组学主要研究与疾病易感性相关的各种基因的定位、鉴定、分离与关联分析，即鉴定疾病相关基因，确定其致病机制。

随着分子生物学的飞速发展及向医学研究和应用领域的广泛渗透，派生出一门全新的学科——基因组医学（genomic medicine）。基因组医学现已从基因组学研究扩展到转录组学、蛋白质组学和表观基因组学的研究，人们希望通过将那些与遗传因素有关的疾病在基因图谱上进行比对，从蛋白质、基因及基因组的水平确定致病基因和疾病易感基因，揭示基因与疾病的关系，遗传背景与环境因素综合作用对疾病发生发展的影响，从而在疾病的预防、早期诊断、风险预测、个体化治疗，以及完善基因治疗等方面为人类健康作出贡献。

二、人类基因组计划

人类基因组计划（HGP）开始于20世纪80年代中期，美国科学家在1985年率先提出HGP。HGP由美国政府于1990年正式启动，预计用15年时间，投资30亿美元，完成3×10^9对碱基的测序，并对所有基因进行绘图和排序。该计划由美国、英国、日本、德国、法国和中国6个国家共同完成。

1993年美国国家人类基因组研究中心修订后的HGP具体研究内容包括：人类基因组作图及序列分析，基因的鉴定，基因组研究技术的建立、创新与改进，模式生物（包括大肠埃希菌、酵母、果蝇、线虫、小鼠、水稻和拟南芥等）基因组的作图和测序，信息系统的建立，信息的储存、处理及相应的软件开发，与人类基因组相关的伦理学、法学和社会影响与结果的研究，研究人员的培训，技术转让及产业开发，研究计划的外延等。

1998年，Perkin-Elmer（简称PE）公司与文特尔领导的基因研究所合作成立了塞莱拉遗传信息公司，并宣布计划在3年内完成人类基因组的测序工作，从而加快了人类基因组的研究步伐。1999年7月7日，中国注册参与国际HGP，负责测定人类基因组全部序列的1%，即承担3号染色体短臂端粒一侧约30cM区域的测序和分析任务。中国的参与改变了自然科学的国际合作格局。

2000年，美国、法国、中国等6个国家16个研究中心组成的国际人类基因组测序协作组公布，人类基因组“工作框架图”完成，85%的基因序列已经组装起来。2000年6月26日，美国国家人类基因组研究所所长弗朗西斯·柯林斯和塞莱拉公司董事长兼首席科学家克莱格·文特尔联合宣布人类基因组工作草图绘制成功。2004年国际人类基因组测序联盟在*Nature*上公布了人类基因组的完成图，认为人类有2万～2.5万个基因。2006年美国和英国科学家在*Nature*网络版上发表了人类最后一条染色体，即1号染色体的基因测序结果，标志着解读人体基因密码的“生命全书”编写完成。

从基因组学的范畴来说，从1990年至2003年，重点研究的是基因组学的最基础的部分，即结构

基因组学的研究。2003 年后重点阐明人类所有基因的功能，即功能基因组学。通过测定人类基因组 DNA 约 3×10^9 对核苷酸的序列，探寻所有人类基因并确定它们在染色体上的位置，明确所有基因的结构和功能，解读人类的全部遗传信息，使人类第一次在分子水平上全面地认识自我。HGP 的最终目的是破译人类 DNA 分子中核苷酸的全部序列以建立人类遗传物质的全套信息数据库，为从整体上揭示人类发育、衰老、死亡和疾病的奥秘提供最基本的数据。

HGP 使基因组学成为科学，并形成了自己的特点，即从全基因组的规模和核苷酸水平来研究生物医学的所有问题。HGP 是人类认识自身，揭开人体奥秘，奠定 21 世纪生物医学发展基础的一个伟大的生命科学工程。

后基因组计划主要探讨基因组的功能，即功能基因组学，包括人类基因组多样性计划、功能基因组学、比较基因组学、环境基因组学和疾病基因组学等。

三、基因组学与药物

临床上存在不同的患者对同一种药物有不同反应的现象，这说明药物疗效和毒副作用存在着一定的个体间差异，这种差异大多源于个体间的基因差异。

药物基因组学伴随着人类基因组计划（HGP）的进行而产生，是功能基因组学与分子药理学的有机结合。药物基因组学以药物效应和安全性为目标，是研究高效和特效药物的重要途径，其主要目的是研究影响药物吸收、转运、代谢和消除等个体差异的基因特性，以及基因变异所致的不同患者对药物的不同反应，同时根据患者的基因差异和药物反应选择更加科学的治疗方案与剂量，提高药物作用的有效性、安全性和经济性。

药物基因组学的研究对实现疾病的个体化医疗和精准医疗、指导药物设计和研发以及进行药物的临床和临床前研究等具有重大意义（详见第七章）。

思考题

1. 比较原核生物基因组和真核生物基因组的结构特点。
2. 讨论人类 DNA 多态性在疾病易感基因查找、基因定位、药物靶基因筛选和个体识别等方面的应用。

第一章
目标测试

（李淑艳）

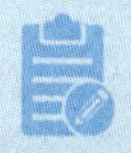

第二章

DNA 的复制以及损伤与修复

学习目标

1. **掌握** DNA 半保留复制模型；参与 DNA 复制的各种酶和蛋白质的作用；DNA 复制过程；逆转录病毒复制；DNA 修复机制。
2. **熟悉** DNA 复制的一般特性；DNA 损伤因素及类型；阻止 DNA 复制的药物。
3. **了解** 特殊类型的复制；DNA 损伤在药物评价中的应用；限制与修饰；DNA 损伤修复系统与药物。

第二章
教学课件

DNA 作为遗传信息的物质基础，通过复制产生两个相同的 DNA，忠实地将遗传信息完整地从亲代细胞传递到子代细胞，这是生物遗传的基础，也是细胞分裂的重要过程。保证 DNA 分子的完整性对于细胞的生存至关重要，但生物体内外存在的一些理化因素会导致 DNA 的损伤，使 DNA 的核苷酸序列改变从而使遗传特征发生改变，影响细胞功能或影响后代。在生物进化过程中，细胞获得了针对不同类型 DNA 损伤的一系列修复系统，以维护遗传信息的稳定性。但 DNA 分子的改变不是全部都能被修复的，这是生物产生变异与进化的基础。DNA 损伤和很多疾病发生有密切关系，如癌症、衰老性疾病、病毒感染等，对于 DNA 损伤修复机制的研究能帮助我们揭示疾病发病机制，从而制订更好的治疗方法。

第一节　DNA 复制

一个细胞分裂前，必须首先合成细胞内的 DNA，产生双倍量的 DNA，然后在细胞分裂时将等量的 DNA 分配到两个子代的细胞中。为了使生物特征稳定遗传到下一代，在细胞增殖周期的 S 期（DNA 合成期），通过 DNA 复制精确地将遗传信息传递给 M 期分裂的子细胞，使一个亲代细胞分裂产生两个具有相同生物特征的子代细胞。所以细胞内携带遗传信息的 DNA 合成过程是一个自我复制的过程。

一、DNA 复制的一般特征

（一）DNA 半保留复制模型

在 Watson 和 Crick 建立 DNA 的双螺旋结构模型后，科学家们推测 DNA 的复制可能有三种方式：①半保留复制（semiconservative replication），②全保留复制（conservative replication），③分散复制（dispersive replication）。为了探究 DNA 的复制方式，1958 年，美国加利福尼亚大学生物化学教授 Meselson 和 Stahl 用放射性同位素标记和密度梯度离心法研究 DNA 亲代原子在子代分子中分布规律（图 2-1）。

DNA 复制可能的三种方式（图片）

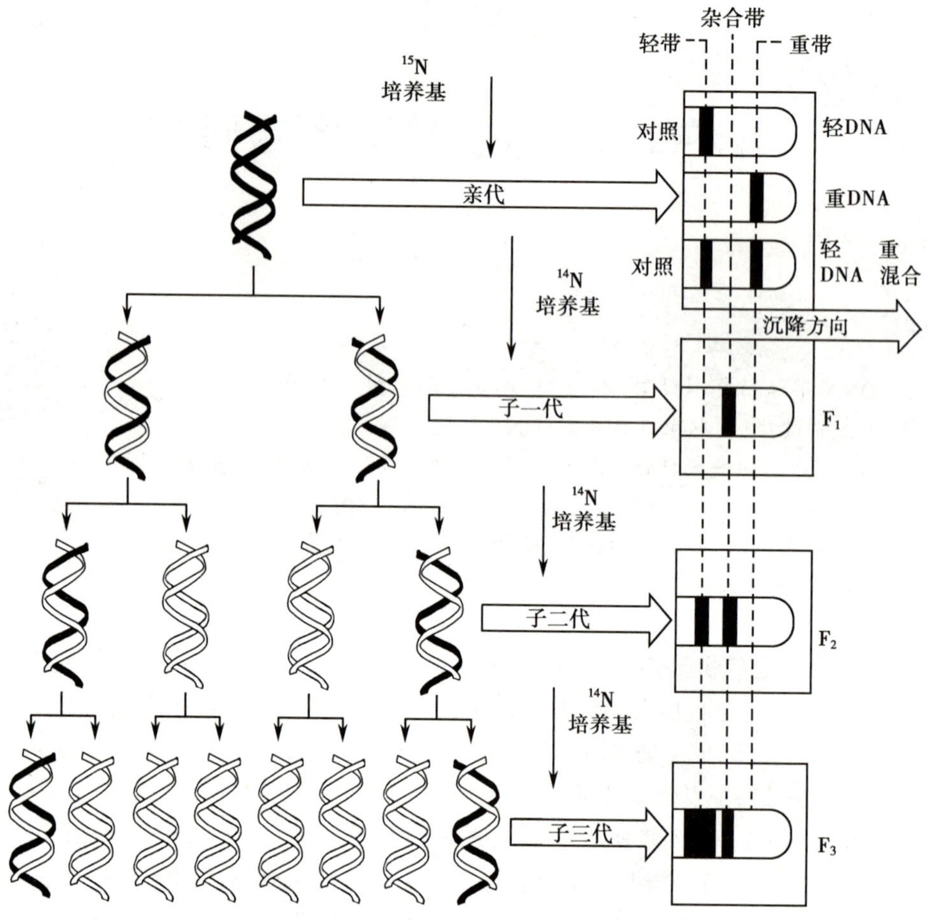

图 2-1　Meselson-Stahl 半保留复制实验

知识链接

Meselson-Stahl 半保留复制实验

1958 年 Meselson 和 Stahl 设计了以大肠埃希菌为材料的密度梯度离心实验。将大肠埃希菌置于 $^{15}NH_4Cl$ 作为唯一氮源的培养基中，培养 14 代后，大肠埃希菌中含氮化合物几乎都被 ^{15}N 标记，收集 ^{15}N 标记的大肠埃希菌，进行密度梯度离心，得到一条 DNA 重带，即 DNA 分子中两条链均为 ^{15}N。然后在培养基中加入 10 倍量的 $^{14}NH_4Cl$，继续培养，在大肠埃希菌分裂一代后取样（子一代），破碎细胞，进行密度梯度离心，得到一条 DNA 中带，即 DNA 分子中一条链上氮为 ^{14}N，另一条链上氮为 ^{15}N。从 $^{14}NH_4Cl$ 培养基中生成的第二代大肠埃希菌（子二代），同样方法获得两条 DNA 带，一条为轻带（两条链上氮都为 ^{14}N），另一条链为中带（一条链为 ^{14}N，另一条链为 ^{15}N），比例相同。同样方法从第三代大肠埃希菌（子三代），获得两条 DNA 带，一条为轻带，另一条为中带，比例 3∶1。只有半保留复制方式能获得此结果。这一实验有力地支持了半保留复制的假说，否定了另外两种可能的复制方式。

这个实验结果证明，DNA 在复制时，亲代 DNA 的每一股链都作为模板，合成子代 DNA 分子，在子代 DNA 分子中一条链来自亲代的 DNA 分子，另一条链是新合成的 DNA 分子。生成两个完全相同的子代 DNA，分配到两个子代细胞中。所以 DNA 的复制是半保留复制（图 2-2）。

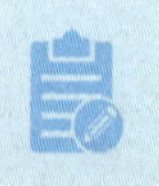

(二) DNA 复制的基本特性

各种生物细胞(如真核细胞、原核细胞、病毒等)的DNA 复制,既有共性也有特性。

1. 复制起始点　实验证明,各种生物的 DNA 复制起始时,总是从基因组上某一特定的区域开始,这个特定的区域是基因组内的一段特殊序列称为复制起始点(origin of replication),跨度从几十到几百个碱基,用 *ori* 或 *O* 表示。

复制起始点(图片)

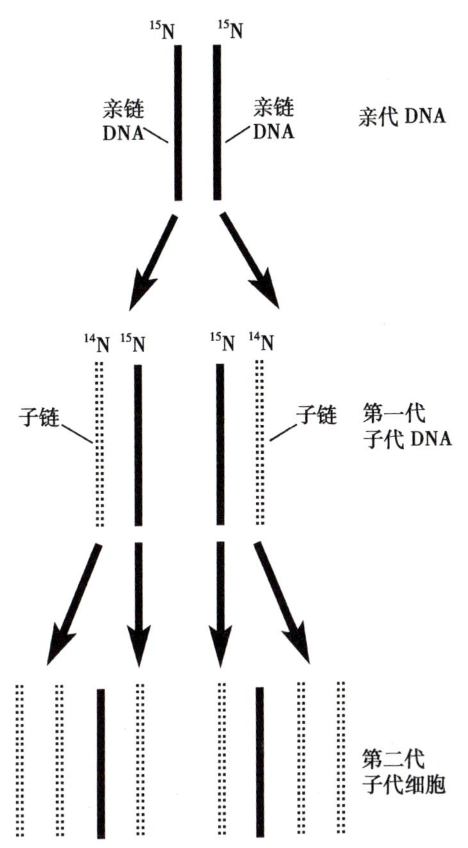

图 2-2　半保留复制模型

复制起始点序列包括起始蛋白结合位点和 DNA 双链易解开的位点。不同生物复制起始点的结构不同,但都有富含 A-T 碱基对的序列特征。DNA 复制从复制起始点开始双向复制(bidirectional replication)或单向复制(unidirectional replication)。

原核生物和真核生物的复制起始点有较大差异,如细菌细胞内只有一个环状 DNA 分子,通常只有一个复制起始点。真核生物在每个线性染色体上有多个复制起始点,如一个人体细胞可达 10 万个复制起始点,由于人体细胞的基因数量多,多个复制起始点有助于加快 DNA 复制。

2. 复制子　DNA 分子复制时,并不是整条链全部打开,而是在复制的局部将链解开,形成复制单位,称为复制子(replicon)。一个复制子包括一个复制起始点及两个起始点之间的 DNA 片段,其中包含复制需要的控制元件。某些生物的复制子还存在复制的终止位点。DNA 复制从起始点开始到终点结束。

对于细菌和病毒这些小的染色体,一个 DNA 分子就是一个复制子,因此整个基因组为一个复制子,称为“单复制子”。原核生物的染色体和质粒,真核生物的细胞器 DNA 都是环状双链分子,从一个固定的起始点开始复制的单复制子。真核生物的染色体 DNA 很长,在整个 DNA 分子中形成多个复制子,称为“多复制子”,多复制子同时进行复制。DNA 复制一经开始就连续复制下去,直至细胞中全部基因组 DNA 复制完成,最终完成整个染色体复制。在一个细胞周期中每个复制子只使用一次。

细菌基因组 DNA 外还有环状 DNA,称为质粒。质粒有独立的复制子并携带基因组以外的遗传信息。一个质粒复制子可能同基因组一起复制(单拷贝复制)或受到其他调控。当质粒的拷贝数多于细菌染色体数目时,复制受多拷贝控制。每个噬菌体或病毒 DNA 含有一个复制子,能在一个感染循环中引发多次复制。

3. 复制叉　当 DNA 复制起始时,解旋酶(helicase)解开 DNA 双链间的氢键,两条单链形成 Y 形结构,这种 Y 形结构称为复制叉(replication fork)(图 2-3)。两条单链分别作为模板各自合成其互补的新生 DNA 链,形成两个新的 DNA 分子,复制叉从复制起始点沿 DNA 链移动,不断扩大直到整个复制子完成复制。

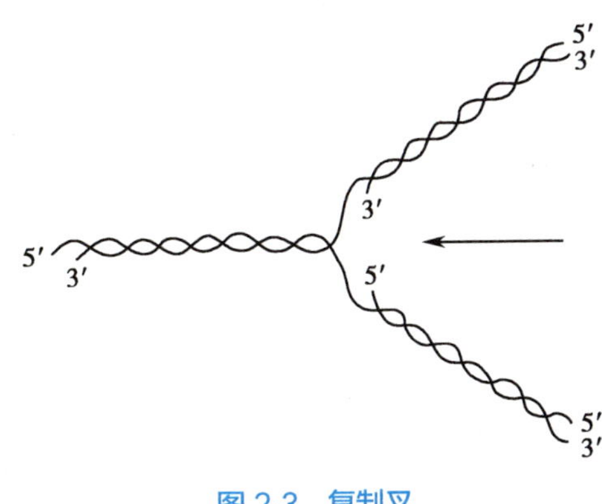

图 2-3　复制叉

4. 复制方向　复制方向即复制叉移动的方向。DNA 复制时,复制叉向哪一边延伸,是单向延伸还是双向延伸?即复制方向如何确定? 1963 年 J.Cairns 用放射性自显影实验解释了这个问题。

知识链接

Cairns 的放射自显影实验

复制开始时，将大肠埃希菌置于含有低强度放射性的 ^{3}H- 胸腺嘧啶脱氧核苷培养基中生长一个周期，当第一次复制周期的末尾前数分钟和第二次复制周期的开始时，把细菌移入含有高活性 ^{3}H- 胸腺嘧啶脱氧核苷培养基中，培养一个短时期后，收集细胞，裂解细胞并提取染色体 DNA 进行放射自显影。

如果是单向复制，自显影图上银颗粒密度应该一端高，一端低。如果是双向复制，则中间一段是低密度的银颗粒，两端是高密度的银颗粒。实验结果得到的自显影图像符合双向复制。

DNA 的复制轨迹从起始点同时向两侧进行复制称为双向复制，有的生物从复制起始点开始，复制叉单方向移动称为单向复制（图 2-4）。

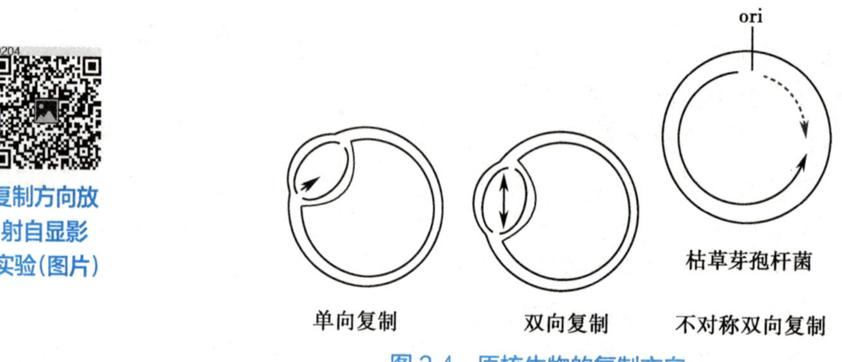

图 2-4　原核生物的复制方向

复制方向大多数是双向复制，少数是单向复制，如质粒 *ColE1*。多数是对称复制；少数是不对称复制，即一条链复制后才进行另一条链的复制，如枯草芽孢杆菌，其 DNA 从原点开始双向复制，一个复制叉移动 1/5 距离便停下来，另一个复制叉走完 4/5 的距离。真核生物线粒体 DNA 复制也是不对称的，DNA 双链中一条链复制 67% 时，另一条链才开始复制。复制子复制是单向还是双向，取决于复制起始点形成一个复制叉还是两个复制叉。

5. 复制终点　DNA 有两种结构形式，一种是环状 DNA，如原核生物；一种是线状 DNA，如真核生物及一些病毒。这两种 DNA 的复制终点不同。

（1）环状 DNA 复制终点：以大肠埃希菌为例（图 2-5）。大肠埃希菌的两个复制叉相向而行，直到某一点相遇，这点称为复制终点。该复制终点为一段约 23bp 的碱基序列。大肠埃希菌的复制终点有两个终止序列（*terD terA* 和 *terC terB*），一个终止序列阻断一个方向的复制叉。终止需要 *tus* 基因的产物，*tus* 基因编码的蛋白能识别 *ter* 信号序列，形成 tus 蛋白 -terDNA 复合物阻止复制叉继续前进。有的环状 DNA 并没有特定的终止位点，如 λ 噬菌体通过简单碰撞而终止复制。

（2）线状 DNA 分子的复制终点：根据半保留复制理论，新链复制开始时，首先在 5′ 端合成一段 RNA 引物，当复制完成后将 5′ 引物切除，这使 5′ 端出现一段空缺，由于 5′ 端没有游离 3′-OH 存在，所以无法通过 DNA 聚合酶将新链中这一段空缺补上，这样随着 DNA 复制的不断进行新合成的 DNA 分子会越来越短。但实际上线状 DNA 的长度是恒定的，为了解释这个问题 1972 年 J.D.Watson 提出了串联体（concatemer）模型，并从 T7 噬菌体分离到了串联体，该模型的解释为：两个 5′ 端有空缺的分子通过 3′ 端突出的重复序列，互补配对，DNA pol Ⅰ从 3′ 端延伸补齐这个缺口，留下最后的裂缝由连接酶封闭。从而产生了一个大分子串联体，再由限制酶在连接处交叉切割，产生 3′ 凹端，由 DNA

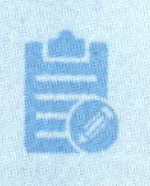

pol Ⅰ在 3′-OH 上延伸填满新的空缺，产生两条完整的双链。

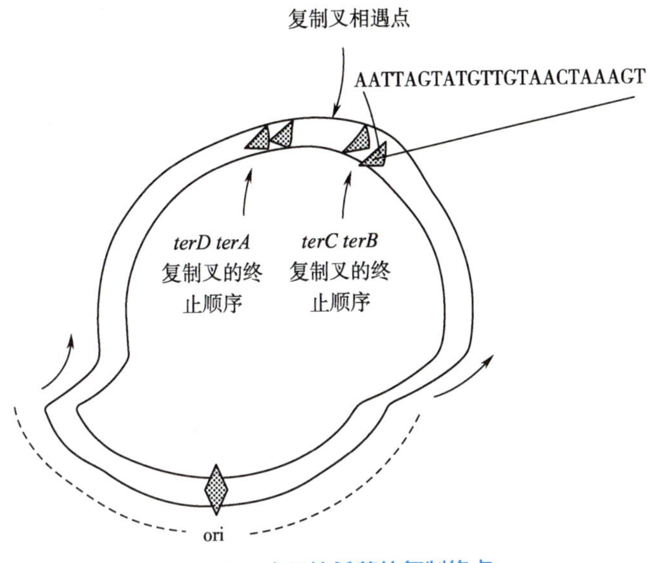

图 2-5　大肠埃希菌的复制终点

真核细胞 DNA 的复制终点与原核细胞不同，真核细胞的线性 DNA 复制至终端后，新合成的 DNA 链上 5′ 端第一个引物被除去，由于 DNA 聚合酶不能从 3′ 向 5′ 方向合成 DNA，所以新链的 5′ 端缩短不能与模板链的 3′ 端齐平。如果这种情况确实存在，那么每复制一次，DNA 将丢失一段基因。为避免这种情况，真核细胞染色体 3′ 端是一段非编码重复序列，有许多短的富含 GC 的重复序列组成，这些重复序列不是以半保留复制形成的，而是通过一种端粒酶合成。端粒酶中含有一个 159~200bp 的 RNA 分子，以这个 RNA 作为模板，在 DNA 3′ 端催化形成许多重复序列。

(三) DNA 复制的酶学

DNA 复制要求高度准确，复制过程涉及亲本链 DNA 双螺旋和超螺旋解开、新链的合成、复制终止等许多步骤，需要许多酶和蛋白质协同作用。目前对大肠埃希菌复制过程的酶研究最为深入。下面以复制过程出现的顺序介绍复制所需的基本酶类和蛋白。

1. 使 DNA 双链解离的酶和蛋白质　DNA 复制的第一步是在复制起始点将 DNA 双链解离形成复制叉，该过程需要一些酶和蛋白质的作用。

(1) DNA 解旋酶（helicase，DNA unwinding）：DNA 解旋酶存在于所有生物体，由不同成员组成超家族，也称为 ATP 水解酶或 DNA 解链酶。其作用方式为利用 ATP 水解产生的能量解开 DNA 双链中的氢键，DNA 解旋酶解离 DNA 双链时具有方向性，有些解旋酶从 3′→5′ 方向解链，另一些从 5′→3′ 方向解链，还有一些两个方向均能作用。有的既能解开 DNA 双链也能解开 RNA 分子中双链结构。

DNA 解旋酶是一种动力蛋白，即能沿 DNA 分子的磷酸二酯键骨架定向移动，分离核酸双链结构包括 DNA 双链，RNA 分子中双链结构或 RNA-DNA 杂交双链。在 DNA 不连续复制过程中，结合于复制叉前面，催化 DNA 双链解链，并具有 ATP 酶活性。DNA 复制时，在复制起始点首先由解旋酶通过水解 ATP 获得能量，沿 5′→3′ 方向解开 DNA 双链。在大肠埃希菌中鉴定得到四种 DNA 解旋酶。其中 *dnaB* 编码的产物 DnaB 在 DNA 复制中起作用。DnaB 与滞后链的模板 DNA 结合，沿 5′→3′ 方向移动，还有一种 Rep 蛋白和先导链的模板 DNA 结合，沿 3′→5′ 方向移动。在真核生物中，也分离纯化了多种 DNA 解旋酶。

(2) 单链 DNA 结合蛋白（single-strand DNA-binding protein，SSB）：解旋酶解开 DNA 双链后为防止解开的 DNA 单链被酶水解及重新结合成双链，SSB 选择性结合并覆盖在单链 DNA 上，每个 SSB

分子可覆盖 32nt。SSB 作用于 DNA 中富含 A-T 区域由“呼吸作用”形成的单链，也可以作用于由解旋酶形成的单链 DNA。大肠埃希菌中的 SSB 以四聚体形式存在，其与 DNA 的结合表现为协同作用。即若第一个 SSB 的结合能力为 1，则第二个 SSB 的结合能力为 10^3。真核生物的 SSB 则不表现出协同作用。

（3）拓扑异构酶（topoisomerase）：由于 DNA 双链是右手螺旋结构，DNA 解旋酶在复制起始点局部解开双链形成复制叉时，复制叉前未解链的 DNA 双链形成更紧密的正超螺旋（拓扑结构）该结构将阻碍 DNA 双链的进一步解链。为了防止并纠正双螺旋拓扑结构，拓扑异构酶与单链 DNA 或双链 DNA 结合，水解 DNA 磷酸键，在 DNA 链上打开一个缺口，使 DNA 链松弛并旋转一定角度后再将缺口连接形成完整 DNA 链，该过程使复制叉前面未解链的 DNA 双链从正超螺旋（紧密型）转变成负超螺旋（松弛型），使复制叉继续向前移动。

拓扑异构酶是细胞内催化 DNA 拓扑学异构体相互转变一类酶的总称，根据作用方式不同可分成两大类：拓扑异构酶Ⅰ（topoisomerase Ⅰ）和拓扑异构酶Ⅱ（topoisomerase Ⅱ）。拓扑异构酶Ⅰ作用为切断 DNA 一条链，通过短暂的单链裂解 - 结合循环而改变 DNA 拓扑异构状态，不需要 ATP 水解提供能量。拓扑异构酶Ⅱ通过切断 DNA 两条链并再封闭而改变 DNA 拓扑结构。拓扑异构酶Ⅰ有大肠埃希菌的 ω 蛋白（ω-protein，分子量为 11 万的单个多肽链）和真核细胞中各种复制过程中起切断 - 连接的酶（nicking-closing enzyme）。拓扑异构酶Ⅱ为细菌中的 DNA 螺旋酶（DNA gyrase），噬菌体 T_4 的拓扑异构酶Ⅱ及真核细胞中依赖 ATP 的拓扑异构酶Ⅱ等。

大肠埃希菌 DNA 螺旋酶由两个 GraA 和两个 GraB 亚基组成四聚体蛋白，有几种作用方式：无 ATP 时切断处于超螺旋状态的 DNA 分子，使超螺旋松弛；有 ATP 时，利用 ATP 水解释放的能量使松弛状态的 DNA 进入负超螺旋结构。人类拓扑异构酶和细菌拓扑异构酶在 DNA 复制和转录过程中，通过同样的机制起作用。

2. DNA 复制过程中的酶

（1）引物酶（primase）：一种依赖 DNA 的 RNA 聚合酶。DNA 复制起始时，引物酶结合到 3′→5′ 模板链的复制起始点，依据模板的碱基序列从 5′→3′ 方向催化 NTP 的聚合，合成与模板 DNA 3′ 端互补的一段短链的 RNA 引物。大肠埃希菌的引物酶由大肠埃希菌 *dnaG* 基因编码，分子量为 60kDa 的一条多肽，只在复制起点处合成 RNA 引物而引发 DNA 的复制。噬菌体 T7 的 Gene4 蛋白、噬菌体 T_4 的 Gene41 和 61 蛋白等均具有引物酶的活性。

（2）DNA 聚合酶：生物催化合成脱氧核糖核酸的一类酶。DNA 聚合酶催化作用的条件：①需要 DNA 作为模板，因此称为依赖 DNA 的 DNA 聚合酶（DNA dependent DNA polymerase，DDDP）；②需要 RNA 作为引物，即不能直接连接两个游离的 dNTP，只能在一段 RNA 引物的 3′-OH 连接 dNTP；③ DNA 合成的方向是 5′→3′。由于 DNA 聚合酶不能百分之百保证聚合过程中连接正确配对的核苷酸，每十亿个碱基对中可能出现一个错配的碱基，DNA 聚合酶还具有识别错配碱基，切除错误碱基并重新连接正确的碱基的校正功能。1957 年，Arthur Kornberg 首先在大肠埃希菌中发现 DNA pol Ⅰ（pol Ⅰ）。pol Ⅰ只有一条多肽链，分子量为 102kDa。它是一个多功能酶，有三种活性：5′→3′ DNA 聚合酶活性，3′→5′ 和 5′→3′ 核酸外切酶活性。3′→5′ 外切酶活性具有校正新合成的 DNA 链错配碱基的功能，保证 DNA 复制的正确性。5′→3′ 核酸外切酶活性可降解 5′ 端的核苷酸。在体外，这种活性可使 DNA 链的缺口平移或链置换。缺口平移是指在切口的 5′ 端切除核苷酸，同时在切口的 3′-OH 末端由聚合酶活性进行聚合反应，由于 pol Ⅰ不能像 DNA 连接酶那样共价连接相邻的 3′-OH 和 5′-P 末端，所以缺口仍存在，只是随着两种反应的进行，缺口从 5′ 端向 3′ 端移动，这种现象称为缺口平移。pol Ⅰ另一个重要特点是可通过温和的蛋白水解反应将 pol Ⅰ的多肽链断裂成两部分：一个是大片段，称为 Klenow fragment，这个片段保留了 5′→3′ 聚合酶的活性和 3′→5′ 外切酶的活性，另一个断裂产物片段较小，具有 5′→3′ 外切酶的活性。pol Ⅰ是大肠埃希菌中最丰富的 DNA 聚合酶，

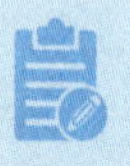

占总活性 95%，其合成速度较慢，为 15~20 核苷酸 / 秒。pol Ⅰ主要在 DNA 修复和 DNA 复制过程中滞后链冈崎片段的合成中起作用。

知识链接

DNA pol Ⅰ在基因工程中的应用

Klenow 酶是 1974 年 Klenow 用枯草芽孢杆菌蛋白酶水解 DNA pol Ⅰ，得到两个片段中的大片段，其分子量为 75kDa，具有 5′→3′ 聚合酶和 3′→5′ 外切核酸酶的活性。用途包括用双脱氧末端终止法进行 DNA 序列分析、用于 cDNA 第二链的合成、在定点突变中用于合成第二链、用引物延伸法（primer extension）制备单链 DNA 探针等。可用于填补 DNA 单链末端成为双链。如果供给 ^{32}P 标记的三磷酸核苷酸，则可使 DNA 带上同位素标记。

当用交错切割的限制酶切得的带有单链黏性末端的 DNA 片段，与被切成平头末端的 DNA 片段连接时，可以先用 Klenow 片段使黏性末端的单链补齐成为平头，然后在 DNA 连接酶作用下把两个 DNA 片段连接起来。

1971 年 Thomas Kornberg 和 Malcolm Gefter 发现了两个新的酶，DNA pol Ⅱ和Ⅲ（pol Ⅱ，pol Ⅲ）。pol Ⅱ具有 3′→5′ 外切酶活性，参与 DNA 修复和 DNA 损伤后复制。在细胞中拷贝数从每个细胞 30~50 到 200~300 个（DNA 损伤的 SOS 修复）。pol Ⅱ与低分子脱氧核苷酸链延长有关。

实验证明，pol Ⅲ是 DNA 真正的复制酶，pol Ⅲ的作用是在先导链和滞后链的引物上进行 DNA 链的延伸。pol Ⅲ又称为 DNA pol Ⅲ全酶（pol Ⅲ holoenzyme），它是一个寡聚酶，由十个不同的亚基组成。其中三个亚基组成了 pol Ⅲ的核心：α、ε、θ。α 亚基有 DNA 聚合酶活性，ε 亚基有 3′→5′ 核酸外切酶活性，θ 亚基功能尚不清楚。但三个亚基聚合在一起才能发挥最大效应。

pol Ⅳ和 pol Ⅴ在 DNA 修复过程中起重要作用。当细胞 DNA 严重损伤，进行 SOS 修复过程中，pol Ⅳ和 pol Ⅴ被诱导产生（增加 10 倍）。能抑制 DNA pol Ⅲ的复制作用，主要进行损伤 DNA 的修复，在跨损伤 DNA 合成（translesion DNA synthesis，TLS），又称为损伤旁路（damage bypass）中起作用。跨损伤 DNA 合成是近年来新发现的又一 DNA 修复机制，其修复方式是利用损伤核苷酸为模板，通过 DNA 聚合酶使碱基掺入到复制终止处进行 DNA 合成，从而延长 DNA 的修复。

真核细胞 DNA 聚合酶包括 pol α，pol δ，pol ε，pol β，pol γ，pol λ，pol μ 和末端脱氧核苷酸转移酶（terminal deoxynucleotidyl transferase，TdT）。这些聚合酶有高度保守的结构域，包括两个螺旋 - 发夹 - 螺旋基序，一个基序位于 8kDa 结构域与下游 DNA 作用，另一个基序位于拇指结构区域与引物酶结合。pol α，pol δ，pol ε 是真核细胞 DNA 复制主要的 DNA 聚合酶，pol α 是由催化亚基 POLA1，调节亚基 POLA2 和引物酶大小亚基（PRIM1 和 PRIM2）4 个亚基组成的复合物。研究表明，pol δ 在复制叉中不仅催化先导链合成，也参与滞后链合成。当 DNA 复制起始后，首先由聚合酶 pol α（具引物酶活性和 5′→3′ 聚合酶活性）作为引发酶合成 RNA 引物引发复制的起始，然后作为 DNA 合成酶在 RNA 引物的 3′-OH 末端进一步合成 DNA 并延伸形成 RNA/DNA 引物杂交分子。接着，复制因子 C（replication factor C，RFC）识别这些引物杂交分子并绑定在末端，之后增殖细胞核抗原（proliferating cell nuclear antigen，PCNA）与 RFC 相互作用于此。与此同时，由于 pol δ，pol ε 比 pol α 复制效率更高，DNA 聚合酶由 pol α 转换为 pol δ 和 pol ε，后续的延伸过程由 pol δ 与 pol ε 完成。而在滞后链上 DNA 的复制过程与先导链非常相似，pol δ 在滞后链上协同侧翼核酸内切酶 -1（Flap endonuclease-1，Fen-1）和 DNA 连接酶 -1 通过冈崎片段的成熟来进行子代 DNA 的合成。pol δ 能维持滞后链上冈崎片段合成时所产生的缺口，随后这个缺口由 DNA 连接酶 -1 来填补。复制叉上的分工实验表明，在先导链上主要是由 pol ε 来主导子代 DNA 的合成，而在滞后链上则由 pol δ 来完成子

代 DNA 的合成。也有学者认为，pol δ 也能主导先导链上子代 DNA 的合成，因为酵母在 pol ε 失活的情况下还能继续成活。在人细胞中，pol δ 和 pol ε 均参与了染色体 DNA 复制，其中 pol ε 在 S- 早期起到了重要的作用，而 pol δ 在 S- 后期扮演重要的作用。pol δ 作为一种基本的聚合酶，在各种形式 DNA 修复过程中通过重新合成 DNA 和缺口填补（gap filling）而起作用。真核生物体内常见的一些修复途径，如错配修复、跨损伤合成、碱基切除修复、核苷酸切除修复、双链断裂修复等过程中均涉及 pol δ。

pol β 作用于 DNA 碱基损伤修复中。DNA 聚合酶 γ 位于线粒体，负责线粒体基因的复制。pol λ 和 pol μ 连接由过氧化氢和电离损伤的 DNA 双链缺口。TdT 是一个特殊的 DNA 聚合酶，催化作用不需要 DNA 模板，TdT 只在淋巴组织中表达，如前 B 细胞，前 T 细胞，作用是在抗体基因重组中在 V、D、J 外显子 3′ 端加上 *n* 个核苷酸，产生抗体多样性。

（3）DNA 连接酶：DNA 连接酶最初在大肠埃希菌中发现。它是一种封闭 DNA 链上缺口的酶，借助 ATP 或烟酰胺腺嘌呤二核苷酸（nicotinamide adenine dinucleotide，NAD）水解提供的能量催化 DNA 链的 5′-PO_4 与另一 DNA 链的 3′-OH 生成磷酸二酯键。但这两条链必须是与同一条互补链配对结合的（T4DNA 连接酶除外），而且必须是两条紧邻 DNA 链才能被 DNA 连接酶催化形成磷酸二酯键。大肠埃希菌和其他细菌的 DNA 连接酶以 NAD 作为能量来源，动物细胞和噬菌体的连接酶则以 ATP 作为能量来源。连接酶的作用机制分三步进行：① ATP+DNA 连接酶（E）⟶ E-AMP+PPi；② E-AMP 上的 AMP 转移到 DNA 的 5′ 磷酸根上使其活化，释放出酶；③活化的磷酸根与相邻的 3′ 羟基形成磷酸二酯键并释放出 AMP。其连接方式：①连接具有互补黏性末端的 DNA 片段；②用 T4DNA 连接酶直接将平末端的 DNA 片段连接起来，或是用末端脱氧核苷酸转移酶给平末端的 DNA 片段加上 poly（dA）-poly（dT）尾巴之后，再用 DNA 连接酶将它们连接起来；③先在 DNA 片段末端加上化学合成的衔接物或接头，使之形成黏性末端之后，再用 DNA 连接酶将它们连接起来。

DNA 连接酶连接方式（图片）

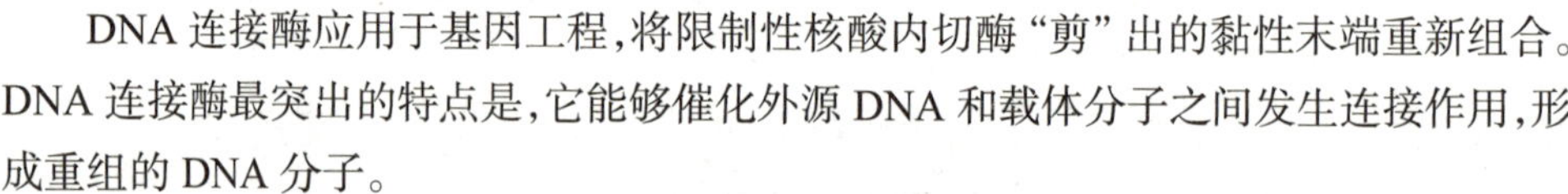
DNA 连接酶应用于基因工程，将限制性核酸内切酶“剪”出的黏性末端重新组合。DNA 连接酶最突出的特点是，它能够催化外源 DNA 和载体分子之间发生连接作用，形成重组的 DNA 分子。

DNA 连接酶在 DNA 重组中作用（图片）

（四）DNA 的复制过程

DNA 的复制大致分为起始、延长、终止三个阶段。

1. 复制起始　首先识别复制起始点。复制起始点具有特殊 DNA 序列，能被复制启动蛋白（replication initiator protein）识别，形成前复制蛋白复合体。不同生物细胞 DNA 复制起始点识别序列不同。原核生物的复制起始点由 5 个共有序列（R1~R5）和 4 个非共有序列（I1~I4）组成，每个共有序列含有 9 个碱基对（5′-TTATCCACA-3′）。由 DnaA 蛋白识别起始点，DnaA 能与该共有序列紧密结合。DnaA 与这些序列的结合的亲和力不同，与 R4、R1 和 R2 的亲和力高，与 R5、I1、I2、I3 和 R3 的亲和力低。DnaA 与复制起始点的这些高亲和力和低亲和力的序列结合形成前复制蛋白复合体。

DNA 复制过程（动画）

古核生物（archaea，曾称古细菌）有 1~3 个复制起始点。这些复制起始点中富含 AT 碱基对序列，由单个复制起始点蛋白识别该富含 AT 序列区域并利用 ATP 水解释放的能量与 DNA 复制起始点结合。

真核细胞有多个复制起始点。目前对于酵母菌的复制起始点了解最清楚，其序列为 TTTTTATG/ATTTA/T。由复制起始复合物蛋白识别并结合到该复制起始序列。复制起始序列一般富含 AT 碱基序列或具有卷曲的 DNA 拓扑结构。

DNA 复制起始时在复制起始点形成的一种蛋白复合体称为“前复制蛋白复合体”，前复制蛋白复合体的形成是细胞周期中的重要过程。不同生物细胞的前复制蛋白复合体组成不同。细菌中，前

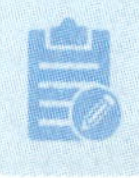

复制蛋白复合体的主要成分为 DnaA，DnaA 占据复制起始点的所有结合位点形成前复制蛋白复合体。古核生物的前复制蛋白复合体与细菌不同，但与真核细胞相似，可作为研究真核细胞前复制蛋白复合体的简单模型。古核生物的前复制蛋白复合体由一个起始点识别复合体蛋白（origin recognition complex，ORC）、细胞周期分裂蛋白 6（cell division cycle 6，CDC6）和一种微型染色体维持蛋白（mini chromosome maintenance protein，MCM）的 6 个同源分子六聚体组成。真核细胞的前复制蛋白复合体最复杂并可调控，由 ORC 蛋白（ORC1-6），CDC6、CDC10 依赖性转录因子（CDT1）和微型染色体维持蛋白（MCM2~7）的异聚体组成。

在每个细胞周期中前复制蛋白复合体只在 M 期后期和 G_1 期前期形成。前复制蛋白复合体在细胞周期中特定时期的形成，以及其他对于前复制蛋白复合体形成的调节机制确保了一个细胞周期中 DNA 只复制一次。

原核细胞中，在复制起始点，DnaA 水解 ATP 使 DNA 解链，DnaA-ATP 能稳定单链 DNA。随后，约 30 个 DnaA 蛋白形成复合物并结合到 9bp 的重复序列上。该复合物解开原点中含 13bp 重复序列的区域形成一个 45bp 的开放复合物（open complex）。DnaB 和 DnaC 复合物结合到该区域形成复合物。在单链结合蛋白 SSB 和 Dna 螺旋酶存在下，DnaB 螺旋酶进一步使 DNA 解旋，形成复制叉（图 2-6）。由于引物酶与 DnaB 螺旋酶紧密结合在一起，所以引物酶被定位到解开的单链 DNA 上合成引物。

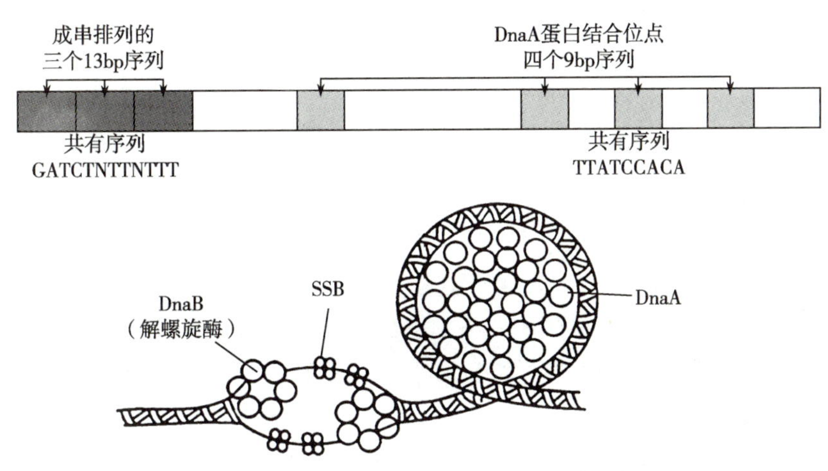

图 2-6 大肠埃希菌 DNA 复制起始模型

真核细胞中，CDC7 和细胞周期依赖性蛋白激酶（cyclin dependent kinase，CDK）使 MCM 六聚体磷酸化，去除 CDC6 并招募 MCM10。MCM10 与 MCM2~7 协同招募 CDC45，CDC45 招募复制体关键成分：DNA 复制酶 α 和引物酶，然后 DNA 复制开始。

2. 复制的延长 DNA 复制延长是以 DNA 为模板在 DNA 聚合酶作用下，将游离的四种脱氧单核苷酸（dATP、dGTP、dCTP、dTTP，简写为 dNTP）聚合成 DNA 的过程。由于 DNA 聚合酶只能连接游离 dNTP 到核酸链的 3′-OH 末端，因此新链 DNA 的合成方向为 5′ → 3′，新链合成方向与 DNA 聚合酶在模板链上移动方向（3′ → 5′）是相反的。DNA 两条新链不能以相同的速度和方向进行延伸。

那么两条链的复制到底是如何进行的？ 1968 年冈崎等人做了一系列同位素脉冲标记实验，研究大肠埃希菌的 DNA 复制。发现在 DNA 复制前期过程中出现一些 DNA 的短片段，这些短片段的含量约为两条新生 DNA 的一半。随后这些短片段连接成长片段，短片段消失（图 2-7）。

1978 年 Olivera 提出了半不连续复制模型（图 2-8）。先导链由 DNA 聚合酶从 5′ → 3′ 方向连续合成一条长的 DNA 链，而滞后链先合成一段段不连续短的 DNA 片段再将短片段连接成 DNA 长片段，称为 DNA 半不连续复制（semidiscontinuous replication）。

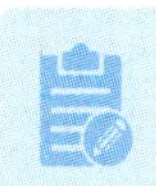

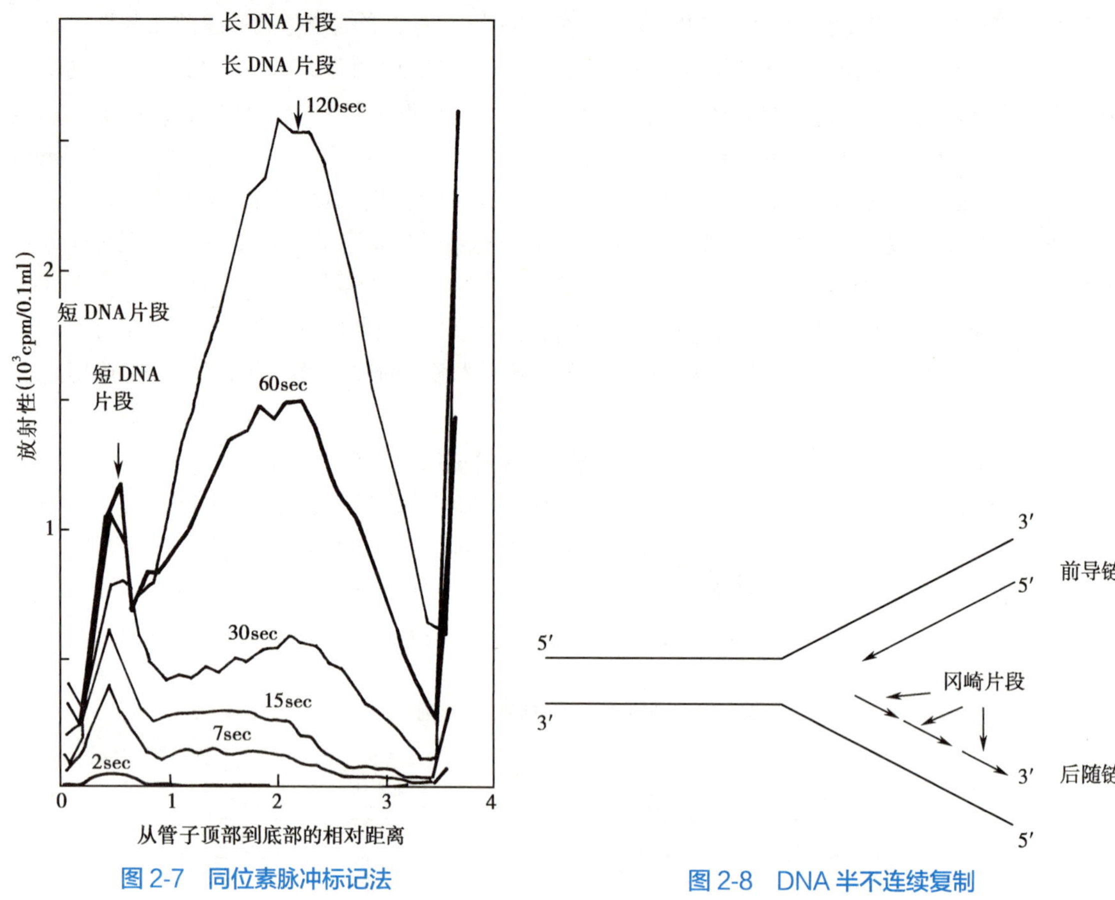

图 2-7　同位素脉冲标记法

图 2-8　DNA 半不连续复制

总体来说，两条新生链的合成进度大致相同，但在复制叉处，DNA 两条链复制是不对称的，即一条子链的合成是连续的，其合成稍领先于另一条不连续合成的子链。前者称为先导链，后者称为滞后链。

由于 DNA 子链的合成是从 5′ 端到 3′ 端方向进行的，所以先导链只需在复制起始点上有一个引物，一旦形成复制叉后，DNA 聚合酶就可沿着亲链模板不断地加上新的核苷酸，合成一条新的连续的子链。而滞后链一定要等先导链开始合成后将滞后链的合成模板暴露出来，合成才得以进行。此时，先由 DNA 引物酶合成与滞后链亲链的碱基互补的约 10 个核苷酸的 RNA 引物，然后在 DNA 聚合酶作用下沿着滞后链模板合成 DNA，一直延伸到前一个 DNA 片段 5′ 端上 RNA 引物为止。这样合成的是一系列不连续的长约 200 个核苷酸的冈崎片段（okazaki fragment），然后由专一识别 DNA/RNA 双链体中 RNA 链的 DNA 修复酶切除 RNA 引物，再由 DNA 聚合酶合成延伸，最后由 DNA 连接酶将冈崎片段连接成一条连续的 DNA 链。

3. 复制的终止　当复制叉移动到达复制终点，复制便终止。原核细胞的复制终点是一段 20bp 的核苷酸序列，该序列结合 Tus 蛋白，形成 Tus-Ter 复合物阻止复制叉前进。如大肠埃希菌的两个复制叉从原点向相反方向两个终点区移动，三个终止位点 *TerE*、*TerD* 和 *TerA* 终止顺时针复制叉。*TerF*，*TerB* 和 *TerC* 终止逆时针复制叉（图 2-9）。

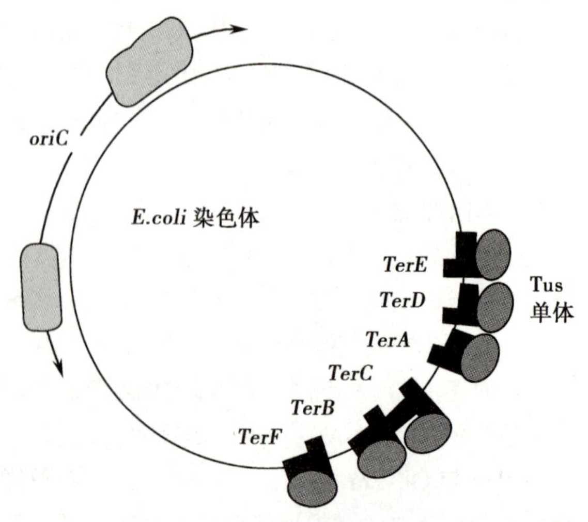

图 2-9　大肠埃希菌基因组的终点区

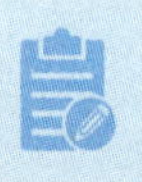

真核细胞的染色体复制涉及核小体结构形成。DNA 复制完成后结合组蛋白形成核小体。组蛋白的同位素标记实验表明在复制过程中组蛋白八聚体经过了解聚和重新装配的过程。

真核细胞染色体是线性 DNA，由于 DNA 聚合酶只能催化 DNA 从 5′→3′ 方向合成，在线性 DNA 5′ 端引物切除后，将造成 DNA 缩短。如果这个问题不解决，真核生物细胞分裂时 DNA 每复制一次 DNA 将缩短一部分，称为 5′ 端隐缩。实际上，为了保证染色体完整性，真核细胞线状 DNA 末端是由简单的不含遗传信息的串联重复序列组成的特殊端粒结构。人的端粒序列是由重复的 TTAGGG 序列组成，重复次数多达数十次甚至上万次，并且能形成 3′ 端突出的反折二级结构。

端粒 3′ 末端回折结构（图片）

5′-TTGGGGTTGGGG（TTAGGG）*n*TTAGGG-3′

3′-AACCCCAACCCC-5′

这个富含 G 的端粒链由端粒酶催化产生。研究表明，真核生物体内都存在一种特殊的逆转录酶称为端粒酶（telomerase）。端粒酶由蛋白质和 RNA 两部分组成，它以自身的 RNA 为模板，RNA 部分序列与上述突出的 3′ 端互补结合，以 3′ 端重复序列作为引物合成一段长度不等的重复序列 5′-GGGTTG-3′，然后端粒酶移到新合成的 3′ 突出端再合成同样的重复序列，类似于“爬行”过程（图 2-10）这样不断循环，最后形成的 3′ 端再回折，以 G-G 配对方式形成发夹结构，再以延长的 DNA 为模板继续合成滞后链。因此端粒酶在保证染色体 DNA 复制的完整性上有重要意义。

端粒酶“爬行”作用模式（图片）

端粒的功能是完成染色体末端的复制，维持染色体的稳定完整，防止因染色体 DNA 降解、末端融合、缺失和非正常重组而影响细胞分裂。失去端粒的染色体易降解、末端融合和重组，使细胞正常功能受到损害。通过对体细胞端粒的平均长度的研究发现，同一种细胞在不同生长时期其端粒长度是不同的，且端粒的核苷酸序列的重复程度与细胞的寿命呈正相关。随着细胞的分裂，端粒 DNA 长度会逐渐缩短，甚至完全丢失，当端粒长度不再缩短时，细胞停止分裂，转为衰亡。人的不同年龄时期端粒长度不同，老年人的端粒长度短于青年人。这是由于正常人体细胞中端粒酶未被活化，导致端粒 DNA 缩短。端粒缩短是细胞衰老的普遍现象。

Bodnar 等人研究发现，将人的端粒酶基因导入正常细胞中，使端粒酶异常表达，活化的端粒酶使端粒序列异常延长，导致细胞旺盛增殖，细胞寿命大大延长。因此端粒的长度可以衡量细胞分裂和增殖能力，作为细胞的“分裂钟”（mitosis clock），即限制细胞分裂次数。

研究发现多数人类肿瘤细胞比相邻的正常细胞的端粒长度短，由于过短的端粒因而不能结合足够的端粒结合蛋白 TRF，使端粒末端暴露。暴露的端粒末端及未结合的端粒蛋白增加，可成为激活端粒酶的信号。1994 年 Kim 通过对永生细胞株、肿瘤细胞和正常细胞中端粒酶活性的测定发现，永生细胞株和肿瘤细胞中端粒酶均阳性，而正常细胞中端粒酶为阴性。说明端粒酶在维持细胞永生化，促进恶性肿瘤的发生发展方面具有重大意义，这为肿瘤的诊断与治疗提供了重要线索。从理论上讲，抑制端粒酶可抑制肿瘤细胞生长。端粒酶抑制剂的研究可从几个方面着手：

(1) 针对端粒酶活性催化亚基（human telomerase catalytic subunit，hTERT）mRNA 设计反义核苷酸。依据：①端粒酶的 RNA 是合成端粒 DNA 的模板，在酵母或乳酸菌中，缺失单拷贝的端粒酶 RNA 基因会导致端粒缩短和细胞死亡。表明模板 RNA 对端粒酶的活性非常重要。② hTERT 是端粒酶中以 RNA 为模板催化端粒延长的亚基。hTERT 的 mRNA 仅存在于永生细胞中。研究发现 hTERT 的表达水平与细胞端粒酶活性一致，是端粒酶的限速剂。反义核苷酸是与靶序列互补的核苷酸序列，反义核苷酸与靶序列 - 端粒 RNA 或 hTERT 的 mRNA 结合后，可阻断 RNA 的模板作用，从而阻断端粒 DNA 合成或 hTERT mRNA 翻译成 hTERT。但反义核苷酸在体内不稳定易被核酸酶水解。90 年代丹麦科学家发明了一种全新的 DNA 类似物，即肽核苷酸（peptide nucleic acid，PNA）。PNA 是以中性的肽链酰胺 2- 氨基乙基甘氨酸键取代了 DNA 中的戊糖磷酸二酯键骨架，其余的与 DNA

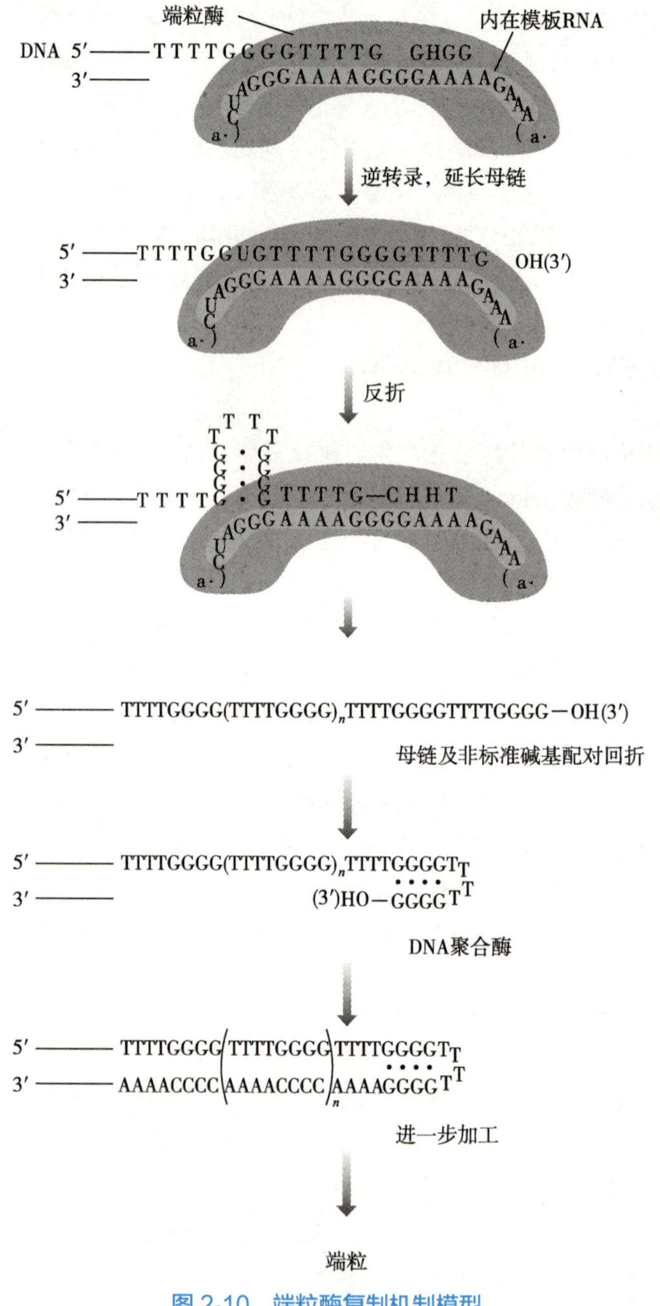

图 2-10　端粒酶复制机制模型

相似。PNA 可以通过 Watson-Crick 碱基配对的形式识别并结合 DNA 或 RNA 序列，形成稳定的双螺旋结构。由于 PNA 不带负电荷，与 DNA 和 RNA 之间不存在静电引力，因而结合的稳定性和特异性都大为提高，表现在有很高的杂交稳定性、优良的特异序列识别能力、不被核酸酶和蛋白酶水解等诸多 DNA 不具备的优点。根据 PNA 的代谢稳定性，主要将其用于抑制基因表达的反义药物领域。Norton 等人设计了与人端粒酶 RNA 区互补的一组肽核酸，研究发现该 PNA 能显著抑制永生化的人乳腺上皮细胞系 HME50-5 的端粒酶活性。PNA 也被广泛用于 DNA 分子识别和操纵，病原体、遗传病检测的分子杂交，突变分析，抗癌，抗病毒反义核酸等研究和应用。

(2) 核酶（ribzyme，RZ）：Kanazawa 等设计了一种直接作用于端粒酶 RNA 的锤头状核酶（teloRZ）。teloRZ 对人工合成的端粒酶 RNA 有专一性降解活性，当把 teloRZ 加入人肝癌细胞系 HepG-2 和 Huh-7 的端粒酶提取物中时，能有效抑制端粒酶的活性，说明 RZ 是很强的端粒酶抑制剂。

(3) 逆转录酶抑制剂：端粒酶是以 RNA 为模板合成端粒 DNA 的一种逆转录酶。利用逆转录酶抑制剂能抑制端粒酶活性。如 3′- 叠氮胸苷（3′-azidothymidina，AZT）用于获得性免疫缺陷病治疗。Comez 等证明长期应用 AZT 治疗，可使 Hela 细胞的端粒明显缩短。但逆转录酶抑制剂副作用大，需要寻找作用强，特异性高新型逆转录酶抑制剂。其他药物还有核苷类似物，端粒酶蛋白抗体等。

二、特殊类型复制

（一）真核细胞中线粒体复制

线粒体 DNA（mtDNA）的基因表达对于维持细胞氧化代谢的生理功能至关重要。每一个 mtDNA 分子编码氧化磷酸化（OXPHOS）复合物体系中的 12 个关键亚单位，即复合物Ⅰ（NADH 脱氢酶）中的 6 个亚单位（ND1、ND2、ND3、ND4、ND5 及 ND6），复合物Ⅲ（泛醌 - 细胞色素 C 氧化酶）中的细胞色素 b，复合物Ⅳ（细胞色素 C 氧化酶）中的 3 个亚单位以及复合物Ⅴ（ATP 合成酶）中的亚单位 6 和亚单位 8，这些 mtDNA 的亚单位和核编码的亚单位共同组成呼吸链。

线粒体 DNA 复制与基因组复制方式不同。1949 年 Ephrussi 等首先发现细胞质内的线粒体（mt）中也含有 DNA。线粒体与所在细胞呈内共生状态，类似于细菌的质粒，因而 mt 具备一套独立复制、转录和翻译系统。

1. 线粒体 DNA 结构　mtDNA 为双链闭环结构，一个线粒体约有 10 个 mtDNA 分子，而一个细胞有许多线粒体，所以一个细胞内可含有成千上万个 mtDNA 拷贝。mtDNA 双链的一条链上含有大部分的鸟嘌呤（G）称为重链（H），另一条链含有大部分的胞嘧啶（C）称为轻链（L），两条链同时有编码功能。重链编码小亚基（12S）及大亚基（16S）rRNA 和 12 种多肽，14 类 tRNA。轻链编码一种多肽（ND6）和 8 类 tRNA。mtDNA 的重链和轻链各有一个复制起始区，两者相隔三分之一的碱基序列。DNA 聚合酶 γ 只在线粒体中发现，细胞核内不存在，所以认为该酶负责线粒体 DNA 复制。

2. 线粒体 DNA 复制过程　线粒体 DNA 以取代环（displaced loop）也称 D 环（D-loop）的方式复制（图 2-11）。

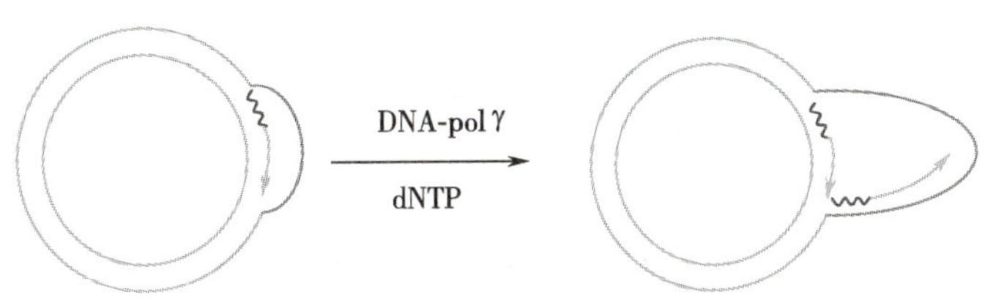

图 2-11　线粒体 DNA 的 D 环复制

线粒体 DNA D 环复制（图片）

哺乳动物线粒体 DNA 复制有两个起始点：一个在 H 链上，一个在 L 链上，两者相距较远，因此 H 链和 L 链复制不同步。哺乳动物线粒体 DNA 复制时先以 H 链作为模板从 H 链的复制起始点（O_H）开始向重链顺时针方向延伸合成新的 L 链，新的 L 链取代了原来的 L 链并和 H 链互补，而原来的 L 链则保持单链状态。这个取代环的形状像字母 D 故称为 D 环。当复制到三分之一序列时，暴露出轻链复制起始点（O_L），启动轻链以逆时针方向复制。复制完成后，以环状双螺旋形式释放，形成两条线粒体环形 DNA 分子。

3. 线粒体基因与疾病　mtDNA 有以下一些遗传学特征：① mtDNA 比核 DNA 重复性小，信息密度高，不含内含子序列。② mtDNA 的部分区域呈基因重叠，这个区域内任何一种突变都将影响线粒体的功能。③ mtDNA 突变频率高于核 DNA，并缺乏修复功能。

Wallace 等经过 20 多年的研究，在 1988 年发现 mtDNA 上特定位置的点突变与某些人类疾病有关。后来又发现许多疾病与 mtDNA 突变有关。mtDNA 突变影响到脑、心脏、骨骼肌、肾脏和内分泌腺造成多种疾病，如阿尔兹海默病，帕金森病等，还和人类的衰老及肿瘤发生有关。

（二）噬菌体和病毒 DNA 的复制

1. 单链环状 DNA 的复制 大肠埃希菌噬菌体 ΦX174、M13、G 等均为单链环状 DNA。单链环状 DNA 以滚环复制方式进行。在复制过程中中间体的双链部分像一个圆的滚环，单链部分像一根绳子拖在滚环后面，形状像希腊字母 σ，所以这种复制方式又称为 σ 模式（图 2-12）。

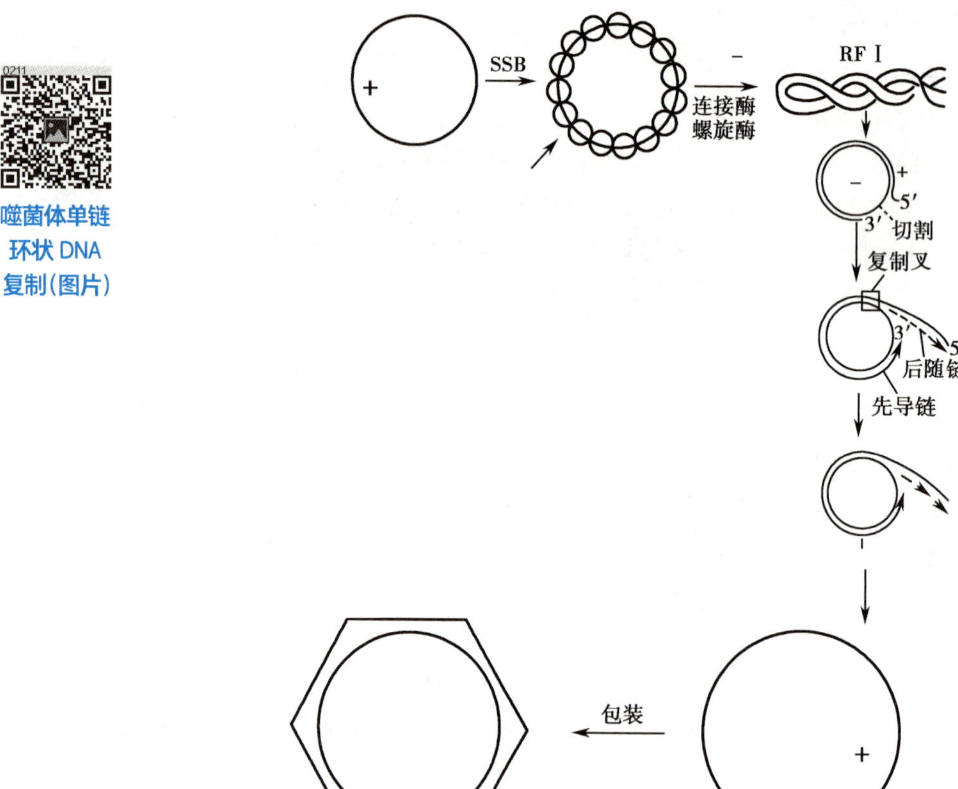

图 2-12 大肠埃希菌噬菌体单链环状 DNA 的复制

2. 线状 DNA 的复制过程

（1）双链线状 DNA 的复制：双链线状 DNA 的复制按照复制的起始位置不同可分成两类，一类是从 DNA 的中间开始，如 T7 噬菌体；另一类是从末端起始，如腺病毒。

1）T7 噬菌体的复制：T7 噬菌体的复制起始区域位于基因 1 至基因 1.1 之间。起始区包括两个 23bp 启动子，Φ1.1A 和 Φ1.1B。Φ1.1B 旁紧邻一个 61bp 的富含 A-T 区。A-T 区中有 7 个短的回文序列 TTAA（图 2-13）。因富含 AT 区段呼吸作用强烈，DNA 易于解链。

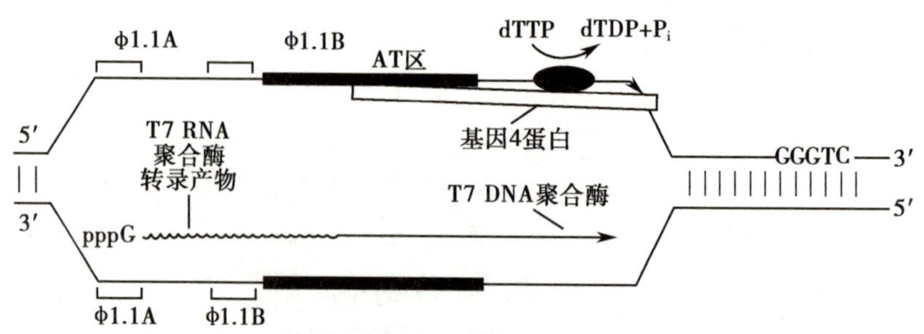

图 2-13 T7 噬菌体的复制起始

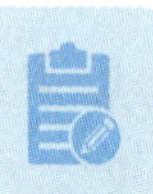

T7 噬菌体 DNA 两端各有一段重复的数百个核苷酸，叫做末端冗余（terminal redundancy）。还有一个基因 4 产物的识别位点 3′-CTGGG-5′。

T7 噬菌体复制起始需要三个酶：T7RNA 聚合酶、T7DNA 聚合酶和基因 4 蛋白（gene product 4，gp4）。T7 噬菌体 RNA 聚合酶（gp1）是基因 1 的产物，是从基因 1.1 直到最末尾的基因转录所不可缺少的。T7 噬菌体 DNA 聚合酶有两个亚基组成，一个是 T7 噬菌体的基因 5 蛋白（gp5），分子量为 84kDa。另一个亚基是噬菌体诱导的寄主基因 *trxA* 编码的硫氧还蛋白（thioredoxin），分子量为 12kDa。两个亚基 1∶1 结合成为具有活性的 DNA 聚合酶，并有单链、双链 DNA 的 3′→5′ 外切酶活性。基因 4 产物是多功能酶：一是依赖于单链 DNA 的核苷 -5′- 三磷酸酯酶活性（dTTP 酶活性最高），二是螺旋酶活性，三是引发酶活性。

T7 噬菌体复制由 RNA 聚合酶利用基因 1.1 的两个启动子中的任何一个发动转录，并在邻接的 A-T 丰富区域打开双链形成开放复合体；基因 4（48kDa）产物结合在一条单链上水解核苷三磷酸提供能量并起到解旋酶活性沿 5′→3′ 方向解开双链。复制时合成一段 RNA，被 T7 噬菌体 DNA 聚合酶用作引物以合成 DNA，这条链即为先导链。基因 4 蛋白（gp4）在 AT 丰富区遇到 5′-GGGTC-3′ 和 5′-TGGTC-3′ 的序列时，则激活其引发酶活性，在此处合成互补的引物 pppACCC 或 pppACCA，然后由 T7DNA 聚合酶进行滞后链前体片段合成。新生 DNA 上的 RNA 引物由 gp6 或宿主的 DNA pol Ⅰ 切除，缺口由 T7DNA pol Ⅱ 填补。由于 T7 噬菌体基因组是双股线状 DNA，切除引物导致新生的 DNA 的 5′ 端隐缩（图 2-14）。

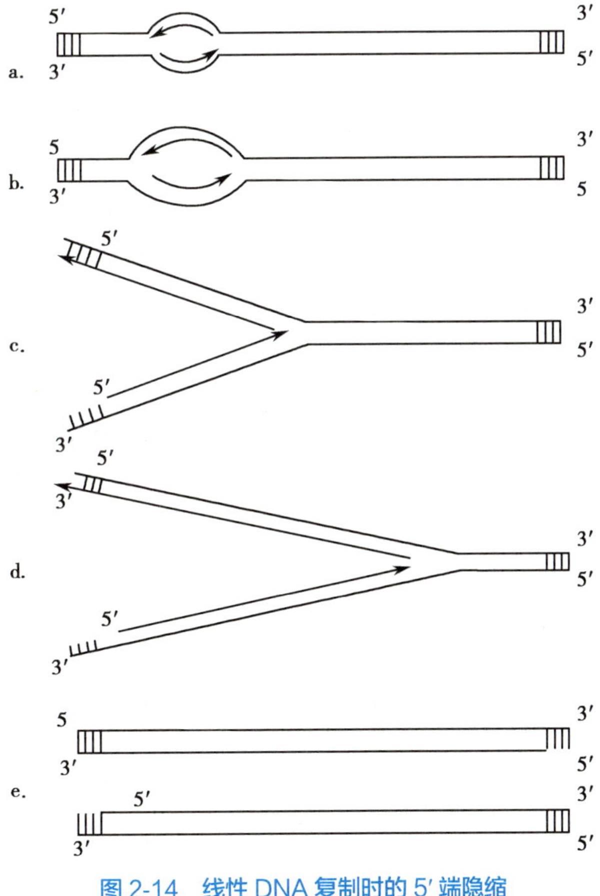

图 2-14　线性 DNA 复制时的 5′ 端隐缩

T7 噬菌体以串联体方式避免 5′ 端隐缩。T7 噬菌体 DNA 两端有末端冗余，当 T7 噬菌体的 gp6 以其 5′→3′ 外切核酸酶活性将母链 DNA 5′ 端引物切除之后，两个 5′ 有空缺的分子通过 3′ 端突出的

重复序列互补配对，然后由 DNA pol Ⅰ以完整的 3′ 端为模板，把短了一段的 5′ 端填补完整，最后由 DNA 连接酶封闭，产生一个大分子串联体称为多连体。多连体可连得很长，在组装噬菌体颗粒时，T7DNA 分子可以从这些环链分子上切下来，得到一个个 T7 噬菌体的子代 DNA。

2）腺病毒的复制：腺病毒是感染哺乳动物的病毒，为线形双链 DNA，长度约 3.6 万 bp，是一种较大的线性 dsDNA。在腺病毒颗粒中 DNA 分子的每个 5′ 端都共价连接一个 55kDa 分子量的蛋白质，称末端蛋白质（terminal protein），简称为 TP。TP 以丝氨酸羟基通过磷酸二酯键与 5′ 端的胞嘧啶共价连接。腺病毒两端都有反向末端重复序列，长度介于 103~162bp。在两末端各有 50bp 的区域为其两个复制原点，其中的一个 C-G 碱基对和第 9~18 碱基对完全保守，核因子 NF1 的结合位点也高度保守（图 2-15），在前 25 个 bp 中是一段富含 AT 的区域，序列中 AT 占 80%。

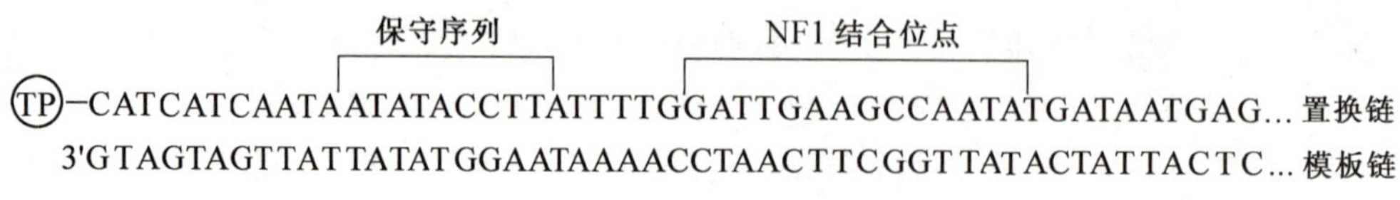

图 2-15 腺病毒复制原点的序列

腺病毒复制是以单链置换（strand displacement）形式进行的。起始可发生于线状双链 DNA 的任一端。新链的合成取代了同源非模板链。当复制叉到达分子另一末端时，被置换链释放出来，形成一条游离的单链。置换出来的单链通过两端的反向重复序列相互配对，形成一个大的茎环，形状似平锅，所以称为“平锅柄”结构（panhandle）。然后再以同样方式复制其互补链。腺病毒 DNA 复制时末端附着一个 80kDa 的蛋白，它比成熟 DNA 上的末端蛋白 55kDa 要大，称 80kDa 蛋白，为末端蛋白前体（pTP），实际上是一个起始复制的特异蛋白，在腺病毒成熟过程中被切成 55kDa 蛋白保留在病毒中。pTP 不但作为蛋白质引物解决了腺病毒 DNA 的复制起始问题，而且这引发方式避免了线性 DNA 在复制结束后所面临的 5′ 端隐缩的问题。

（2）单链线状 DNA 的复制：啮齿动物中的一种病毒叫微小病毒（parvovirus），其基因组是一条单链线状 DNA，一般含 4 800bp，只编码三个蛋白。利用宿主细胞的转录和复制的蛋白和酶系统，与宿主 DNA 同步复制，但复制模式不同。

微小病毒单链 DNA 的两端具有不同的反向重复顺序，可形成发夹结构（图 2-16）。

其 3′ 端为复制提供了引物。DNA 聚合酶以病毒单链 DNA 为模板，从 3′-OH 延伸，复制完成后，形成了一个完整的双链发夹结构。再从模板链 3′ 端反向重复顺序的 5′ 端切开，从切开模板链的 3′-OH 延伸，形成一条原病毒 DNA 链及与其互补的新合成的互补链，成为完整的线性双链分子。这种双链线性分子的两端再形成发夹结构，为下一轮复制提供引物。两条双链都可作为模板进行复制，也可只用其中一条作为模板复制。

3. 逆转录病毒复制 根据病毒的遗传物质不同，可分成 DNA 病毒和 RNA 病毒。DNA 病毒的复制符合中心法则，而 RNA 病毒的复制是逆中心法则的。1964 年 Temin 等研究鸟类肉瘤病毒 ASV 等 RNA 肿瘤病毒时首先发现，这类病毒的增殖可被 DNA 合成抑制剂所遏制，如甲氨蝶呤，5- 氟脱氧尿苷或胞嘧啶，阿拉伯糖苷。后来人们又发现 ASV 子代病毒的产生可被放线菌素 D 抑制。放线菌素 D 的作用是破坏 DNA 模板功能，抑制 RNA 的转录。根据这些实验结果，Temin 等提出了一个大胆的假设：即 RNA 病毒的复制是从肿瘤病毒的 RNA → DNA（前病毒）→子代 RNA 肿瘤病毒，这个复制过程与已公认的中心法则即遗传信息的流动从 DNA → RNA →蛋白质相反。为了证实这一假设，1970 年 Temin 和 Baltimore 分别在 RNA 肿瘤中发现了一种酶，这种酶能以病毒 RNA 为模板，合成 DNA，所以称为逆转录酶，其合成 DNA 方式为逆转录。逆转录及逆转录酶的发现，是对中心法则的丰富，使人们对遗传信息的流向有了新的认识。为此，Temin 和 Baltimore 荣获了 1975 年度诺贝尔

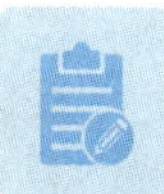

生理学或医学奖。所有 RNA 病毒都含有逆转录酶，其复制过程为逆转录(reverse transcription)，所以称为逆转录病毒。

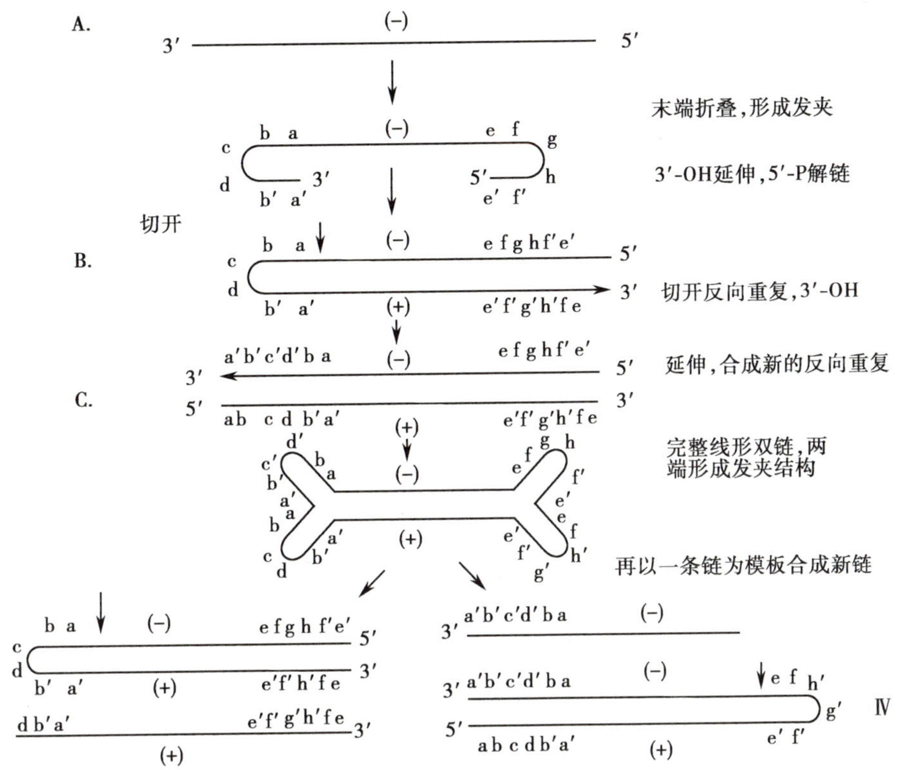

图 2-16　微小病毒 DNA 的复制

知识链接

逆转录酶的发现

1970 年美国科学家霍华德(Howard Temin)和巴尔的摩(David Baltimore)分别于动物致癌病毒中发现逆转录酶，并因此获得 1975 年诺贝尔生理学或医学奖。霍华德在加州理工学院跟随杜尔贝科攻读博士学位时，开始研究劳斯肉瘤病毒(RSV)导致的动物癌症。一个令人费解的现象是病毒的基本成分是 RNA，当时科学界主流认为遗传信息只能从 DNA 到 RNA，再到蛋白质，那么 RSV 是怎么复制的？经过一年的试验后，霍华德在 1964 年提出：病毒以某种方式将 RNA 翻译成 DNA，然后 DNA 将细胞的增殖活动重新定向，转化为癌细胞。这个细胞会复制自身 DNA，产生更多的癌细胞。这就是著名的劳斯肉瘤病毒假说。1970 年，霍华德和巴尔的摩都证明了霍华德的假设是对的，他们鉴定出病毒中的一种酶(逆转录酶)，它能合成含有病毒 RNA 信息的 DNA。

(1) 逆转录酶具有三种酶活性：RNA 指导的 DNA 聚合酶，即以 RNA 为模板合成 DNA；DNA 指导的 DNA 聚合酶，即以 DNA 为模板合成 DNA；核糖核酸酶 H(RNaseH)活性。逆转录酶合成 DNA 与 DNA 聚合酶一样，也是从 5′→3′，并且需要引物。

逆转录病毒复制(图片)

(2) 逆转录过程(图 2-17)：逆转录病毒的正链 RNA 在 5′ 和 3′ 端含有相同的重复序列 R。这个重复序列 R 对于逆转录过程中合成完整的双链 DNA 起很重要的作用。在逆转录开始不久，刚合成的负链 DNA 片段通过 R′ 序列从正链 RNA 5′→3′ 的跳跃，这对于最后完整双链 DNA 的合成是至关重要的。除了这一次“跳跃”，还有一次跳跃发生在正链 DNA

合成之初，其片段从它的模板链负链 DNA 的 5′ 端跳到 3′ 端，通过这两次跳跃使逆转录合成双链 DNA 的两端有相同的长末端重复序列 LTR（long terminal repeat）。LTR 中含有整合信号，转录信号（启动子），增强子和 polyA 位点等序列。

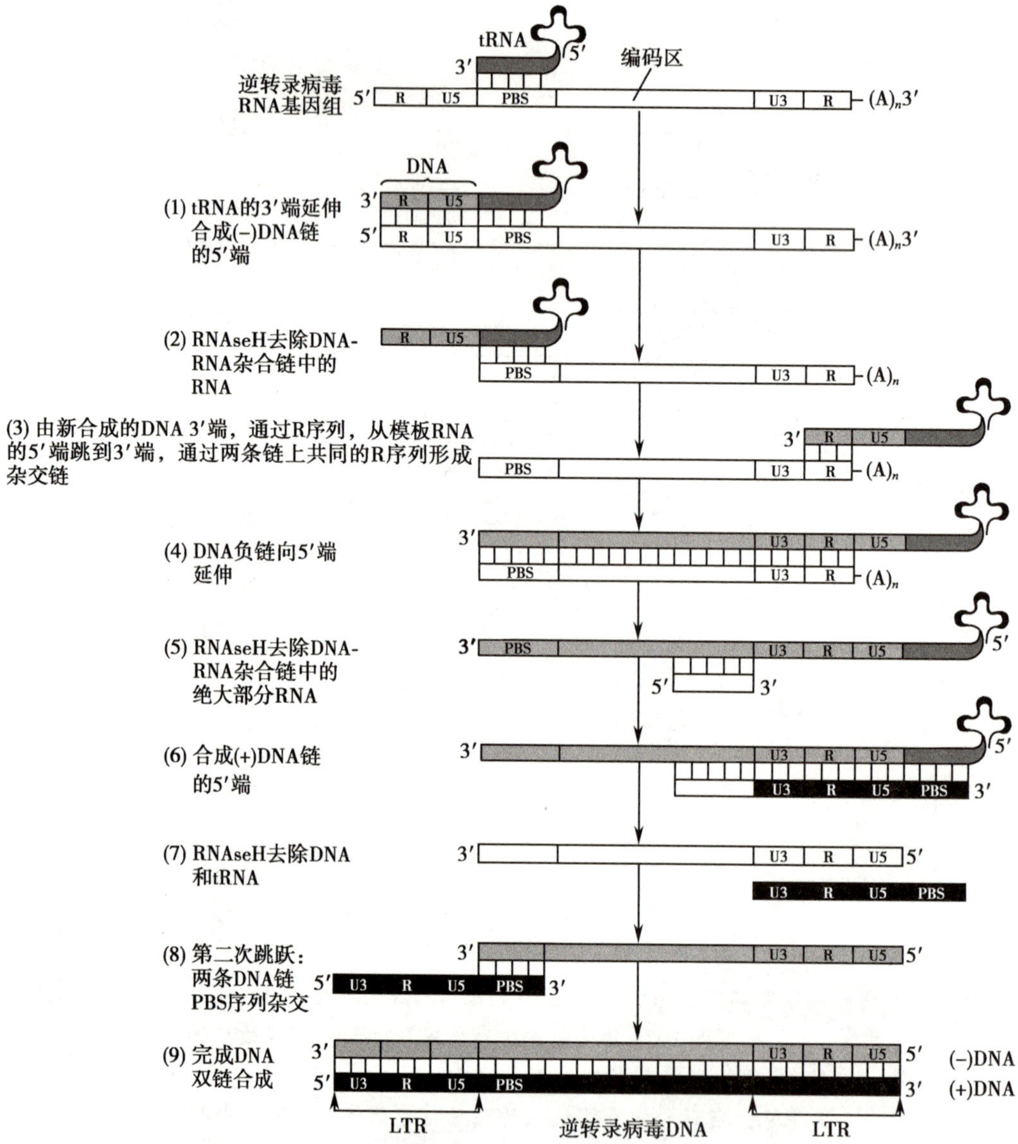

图 2-17　逆转录病毒 RNA 基因组转变为双链

逆转录最终产物双链 DNA 的长度比逆转录病毒正链 RNA 要长，其 5′ 端多了序列 U3，3′ 端多了 U5。病毒 DNA 双链分子由病毒编码的整合酶（intergrase）整合到宿主 DNA 中。宿主细胞 DNA 序列中插入的这段病毒 DNA 称为原病毒（provirus）或前病毒。原病毒 DNA 借助宿主的 RNA 聚合酶进行转录，产生大量病毒 RNA，从而翻译成病毒蛋白质如逆转录酶，整合酶等及病毒衣壳蛋白。病毒蛋白和病毒 RNA 基因组可以通过组装形成许多新的逆转录病毒颗粒。

（3）逆转录病毒与疾病：1976 年，H.E.Varmus 和 J.M.Bishop 发现鸟类肉瘤病毒中含有致癌基因。后来人们发现这些病毒进入细胞后，通过反向转录整合到宿主的染色体中形成相应的前病毒，这些病毒和前病毒的基因产物可以致癌称为癌基因。到 20 世纪 80 年代初，随着 DNA 体外重组和动物细胞转化技术的发展，通过很多实验证实了癌基因的存在。癌基因（oncogene）又叫转化基因（transforming gene）是人类或其他动物基因组中含有的一类基因。它们一旦激活便能导致正常细胞

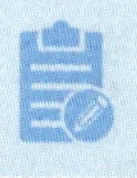

发生癌变。人和动物细胞中的癌基因被称为细胞癌基因(cellular oncogene,c-onc)。未活化的 c-onc 称为原癌基因(proto-oncogene)。病毒基因组中癌基因的同源序列称为病毒癌基因(virus oncogene,v-onc)。

正常情况下 c-onc 在细胞的增殖、分化和胚胎发育中都具有重要的功能。c-onc 不仅存在于动物中也存在于低等动物如线虫、果蝇甚至真菌酵母中。只有当 c-onc 本身或其调控因子发生突变或畸变时才和肿瘤的形成有关。在人类,病毒插入也会引起某些肿瘤的发生。如 c-Myc 蛋白是 *c-myc* 原癌基因的一种转录因子,行使基因调控的功能。一种缺陷型强致癌的逆转录病毒禽白血病毒 ALV (avian leukosis virus)感染细胞,插入到 *c-myc* 座位后,可以不同的方式激活这个癌基因,造成 *c-myc* 基因过量表达,产生肿瘤。

许多证据证明,HIV 是 AIDS 的病因。HIV 是一种逆转录病毒。但其结构比一般逆转录病毒复杂得多。它的复制过程及生活周期类似于 RNA 肿瘤病毒。HIV 的核心蛋白中含有 RNA 基因组和逆转录酶。外壳由磷脂双层构成,HIV 磷脂双层中镶嵌着若干病毒蛋白。一旦 HIV 磷脂外壳与靶细胞质膜相融合,病毒的核心部分就进入细胞,然后在逆转录酶作用下将病毒 RNA 基因组转变成双链 DNA,再通过整合使其进入宿主细胞染色体,最后以原病毒的形式成为宿主细胞基因组的永久成分,在细胞分裂时随着宿主 DNA 的复制而复制。HIV 和绝大多数逆转录病毒一样不会将宿主细胞溶解,所以 HIV 是一种慢病毒(lentivirus),但这种逆转录病毒可以导致宿主细胞发生病变。分子生物学的发展,使人们迅速掌握了 HIV 的结构特征及其基因表达调节和生活周期的规律。为寻找和发现特异地阻断 HIV-1 生活周期的某个关键步骤提供了信息。

(4) 抑制逆转录病毒的药物研究:由于 HIV-1 是逆转录病毒,因此其逆转录酶活性是 AIDS 治疗研究的重要靶酶。

1) 核苷类似物:1985 年研究人员发现几种核苷类似物(nucleoside analogues)能竞争性抑制 HIV-1 逆转录酶活性,并在逆转录中终止 cDNA 链延伸。临床试验证明,核苷类似物拮抗 HIV-1 作用非常有效。如 3′- 叠氮脱氧胸苷或齐多夫定(azidothymidine,AZT)是一种修饰的胸苷,其 3′-OH 被叠氮基团 -N_3 所取代。成为双脱氧核苷类似物。AZT 作用原理:逆转录酶合成病毒 DNA 时,AZT 掺入到病毒 DNA 中,但由于 AZT 无 3′-OH,所以使病毒 DNA 合成终止。但 AZT 不干扰 HIV 宿主细胞的 DNA 合成。原因可能是,在细胞中同时存在 AZT 和 dTTP 时,细胞 DNA 聚合酶对 dTTP 选择性结合更强,而 HIV 逆转录酶对 AZT 的选择性更强。但 AZT 能够杀伤骨髓中的某些血前体细胞,因此 AZT 的临床使用剂量受到限制。由于 AZT 的成功,研究人员进一步设计合成了新的核苷类似物,并就已有的核苷类似物进行筛选,结果发现双脱氧肌苷(ddI)和双脱氧胞苷(ddC)也具有类似功能。后来 FDA 批准这两种药物用于 AIDS 临床治疗。

2) 非核苷类似物:通过对已有的人工合成化合物进行筛选,发现了几种针对 HIV-1 复制或其逆转录酶活性的抑制剂。如苯二氮杂䓬,二吡啶并二氮哌酮和二异芳香基哌嗪等的衍生物。在体外,这些抑制剂具有强烈的抗 HIV-1 的作用,并且它们对病毒逆转录酶的特异性比核苷类似物要高得多。虽然它们的结构明显不同,但都结合于病毒逆转录酶的同一个别构中心,从而抑制其活性。这些抑制剂已在临床使用。但它们仍具有迅速诱导有抗性的 HIV-1 突变株产生的缺点。所以还需要继续努力寻找毒副作用更小的逆转录酶抑制剂。

除了将逆转录酶作为靶酶,研究人员还将抑制 HIV 生活周期中其他蛋白或酶剂的研究作为靶标。如 Tat 蛋白,这是 HIV-1 编码的一种蛋白,它在转录和转录后水平上对 HIV-1 的基因表达具有十分重要的调节作用,是 HIV-1 复制和扩增所必需的。*Tat* 基因已成为抗 HIV-1 药物研究的重要靶标。

3) HIV-1 蛋白酶的抑制剂:HIV-1 编码的蛋白酶作用是切割 *HIV-1gag* 和 *pol* 基因巨大的多蛋白表达产物,生成几种成熟的病毒蛋白,包括 4 种衣壳蛋白和 3 种酶。这些衣壳蛋白和酶加上病毒核酸组装成有感染力的成熟病毒,所以,HIV-1 蛋白酶也是很重要的靶标。HIV-1 蛋白酶是天门冬氨酰蛋白酶(aspartyl protease),对该酶的结构特点及作用机制已有较深入的了解。该酶分子较小,由 99 个

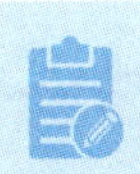

氨基酸残基组成，含有2个相同的亚基。根据酶作用机制，人们用两种方法设计HIV-1蛋白酶抑制剂：一种是过渡态类似物（transition state analogue）根据酶与底物结合的过渡态的结构设计酶抑制剂。合成了一类具有与过渡态相似的正四面体过渡态结构的寡肽，但这类寡肽肽链两侧的疏水性氨基酸已被取代，作为HIV-1蛋白酶短肽底物的竞争性抑制剂，如氨亚甲基（电子）等排物（aminomethyllene isosteres）、次磷酸等排物（phosphinic acid isosteres）、α,α-二氟酮（α,α-difluoroketone）、二羟基乙烯等排物（dihydroxyethylene isosteres）、羟乙烯等排物（hydroxyethylene isosteres，SKF107457）和羟基乙胺等排物（hydroxyethylamine isosteres，Ro31-8959）等。另一种方法以X射线晶体衍射所获得的HIV-1蛋白酶分子三维结构为基础。发现HIV-1蛋白酶分子（尤其是活性中心）具有二重旋转对称性（two-fold rotational symmetry），药物化学家设计了一类可以占据或结合在HIV-1蛋白酶C2对称轴上的抑制剂，这个对称轴位于或靠近敏感的酰胺键羧基碳原子，所以称C2对称抑制剂，这种抑制剂在体外对HIV-1蛋白酶具有强烈的抑制作用。这两种类型蛋白酶抑制剂可以有效地遏制被HIV-1感染的细胞中HIV-1蛋白酶活性，从而抑制HIV-1在人淋巴细胞和单核巨噬细胞中扩增。

三、阻止DNA复制的药物

（一）破坏DNA模板药物

烷化剂（alkylating agent）又称烃化剂，是一类化学性质很活泼的化合物。它们具有活泼的烷化基团，能与细胞中DNA或蛋白质中的氨基、巯基、羟基和磷酸基等起作用，常可形成交叉联结或引起脱嘌呤作用，使DNA链断裂，在下一次复制时，又可使核苷酸错配，造成DNA结构和功能的损害，重者可致细胞死亡。如抗肿瘤药物氮芥（chlorethamine，nitrogen mustard，mechlorethamine，HN_2）是最早应用的烷化剂。环磷酰胺是双功能烷化剂及细胞周期非特异性药物，可干扰DNA及RNA功能，尤以对前者的影响更大，它与DNA发生交叉联结，抑制DNA合成，对S期作用最明显。环磷酰胺是广谱抗肿瘤药，用于治疗白血病及其他肿瘤。塞替派（thio-tepa，triethylene thiophosphoramide，TSPA）结构中含三个乙撑亚胺基，能形成有活性的碳三离子与细胞内DNA的碱基结合，影响瘤细胞的分裂。其选择性较高，抗瘤谱较广，主要用于乳腺癌、卵巢癌、肝癌和恶性黑色素瘤等。顺铂（顺氯氨铂，cisplatin，DDP）先将所含的氯原子解离，然后与DNA上的鸟嘌呤、腺嘌呤和胞嘧啶形成DNA单链内两点的交叉联结，也可能形成双链间的交叉联结，从而破坏DNA的结构和功能。对RNA和蛋白质合成的抑制作用较弱。

（二）抑制DNA复制过程中酶的药物

1. 抑制DNA拓扑异构酶药物　①抗菌药物喹诺酮类：是一类广谱杀菌剂，作用原理为抑制革兰氏阳性菌的拓扑异构酶Ⅳ，抑制革兰氏阴性菌的DNA回旋酶。②抗肿瘤药物喜树碱类：如拓扑异构酶Ⅰ抑制剂伊立替康（CPT-11）和拓扑异构酶Ⅱ抑制剂依托泊苷（VP-16），阿霉素等。可直接抑制拓扑异构酶，阻止DNA的复制和RNA的合成。DNA拓扑异构酶抑制的作用机制并不是抑制该酶的催化活性，而是阻断酶与DNA反应的最后一步，即单链或双链DNA在切口部位的重新结合，此作用统称为拓扑异构酶“中毒”。中国科学院上海药物研究所和中国海洋大学将从火山口沉积物的桔青霉 Penicillium citrinum HGY1-5 中分离得到的一系列桔霉素衍生物进行抗肿瘤活性筛选，发现了全新结构的桔霉素三聚体 Tricitrinol B 具有显著的体外抗肿瘤活性和抗多药耐药活性。进一步研究揭示，Tricitrinol B 能够嵌入DNA，影响Topo Ⅱ介导的DNA链的切割/连接过程，特别是对滞后链的切割/连接的抑制作用尤为显著。Tricitrinol B 对Topo Ⅱ的上述作用，造成细胞内大量DNA双链断裂，进而导致肿瘤细胞周期阻滞于G_2/M期，诱导肿瘤细胞凋亡。

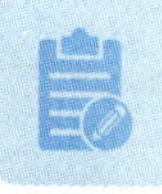

2. 抑制DNA聚合酶药物　抗肿瘤药物阿糖胞苷强有力地抑制DNA聚合酶的合成，抑制二磷酸胞苷转变为二磷酸脱氧胞苷，从而抑制细胞DNA聚合及合成。

第二节　DNA 损伤

保证 DNA 上携带的遗传信息完全地忠实地传给子代，对于维持生物特征的稳定性和完整性是非常必要的。但 DNA 复制过程中发生的复制错误及一些环境因素都将使 DNA 分子受到损伤。一般在原核细胞中只有一个 DNA 分子，在真核二倍体细胞中只有相同的一对 DNA 分子，如果 DNA 损伤或遗传信息的改变不能更正，就可能影响体细胞功能或生存，对于生殖细胞就可能影响到后代。所以在进化过程中生物细胞的 DNA 损伤修复能力十分重要，也是生物遗传稳定性的保证机制。但 DNA 分子的改变并不是全部都能被修复成原样，因此造成生物的变异和进化。

DNA 损伤指一些外界因素（如辐射、药物等）使 DNA 双螺旋结构发生不正常改变，或由于 DNA 链中某一核苷酸发生突变，使 DNA 碱基序列改变从而干扰复制和转录。如果这些损伤不严重，可被细胞修复，损伤严重将引起细胞凋亡。细胞内重要基因的损伤，如肿瘤抑癌基因，将增加形成肿瘤的可能性。当 DNA 损伤被细胞周期进程中的监控成分发现，细胞将立即启动快速修复机制对其进行处理，修复后继续完成细胞周期。如果不能快速修复，则启动更多的成员进行复杂而缓慢的修复，同时启动细胞周期检测点使周期进程暂停，以便使细胞有充足的时间来修复损伤。如果 DNA 损伤严重不能修复，则启动凋亡机制，使该细胞进入程序化死亡。在特殊情况下，细胞周期必须完成，即使此时 DNA 不能完全复原，细胞可以进行容错修复，保证 DNA 复制和细胞分裂的继续进行，但其代价是保留了异常 DNA 克隆。

一、DNA 损伤的类型

（一）内源性损伤

DNA 损伤（图片）

1. DNA 复制错误　如 A 与 C 配对，造成子代 DNA 在该位点的碱基对从 A-T 转换成了 G-C。

2. 碱基本身存在互变异构体　这样容易形成错误的碱基配对，如图 2-18 所示。

3. 自发的化学变化　最常见的是脱嘌呤（depurination）和脱氨基（deamination）。脱嘌呤作用，指在 DNA 双螺旋链上脱氧核糖和嘌呤之间的糖苷键断裂，A 或 G 被切下，成为无嘌呤位点（图 2-19）。

当 DNA 复制时该位点就没有碱基特异地与之互补，而是随机地选择另一个碱基插进去，结果很可能产生一个与原来不同的碱基对。脱氨基作用是在 DNA 双链的碱基上除去氨基如胞嘧啶上的氨基易被氧化成羰基（去氨基），使该位点上胞嘧啶变成了尿嘧啶。如果 DNA 中“U 未被细胞的 DNA 修复系统除去，那么当该突变的 DNA 复制时，子链在该位点将加上一个 A 与之配对，结果本应是 C-G 对转变成了 T-A 对，产生了碱基转换突变。

C*为C的罕见异构体

图 2-18　胞嘧啶的异构体与腺嘌呤配对

4. 氧化作用损伤碱基（oxidatively damaged bases）　细胞代谢产生的一些活性氧基团，如过氧化物（O_2^-），过氧化氢（H_2O_2）和羟基（—OH）等，可使 DNA 氧化损伤。如胸苷氧化后产生胸苷乙二醇，G 氧化后产生 8- 氧 -7,8 二氢脱氧鸟嘌呤或 8- 氧鸟嘌呤（8-O-G，GO），GO 可与 A 错配，导致 G-C → T-A。

（二）外源性损伤

包括物理因素和化学因素引起的损伤。

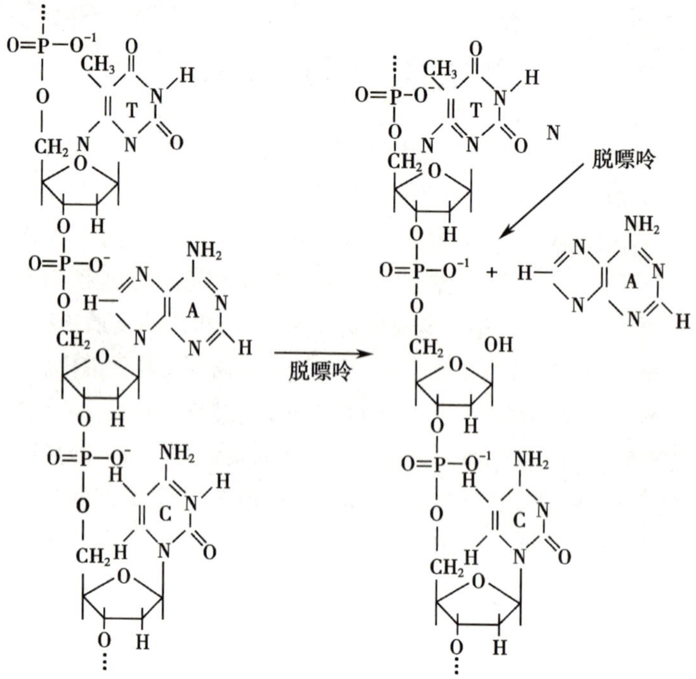

图 2-19　从 DNA 单链上脱嘌呤

1. 物理因素　射线，包括紫外线、X 射线、γ 射线及宇宙射线。紫外线是非离子射线，它的能量还不足以引起物质的离子化，所以作用是非离子化的。由于 DNA 中的嘌呤和嘧啶的杂环有很强的吸收 254~260nm 紫外线的能力，所以这种波长的紫外线能引起 DNA 碱基变化，造成 DNA 损伤。它的主要作用是引起同一条 DNA 链相邻的胸腺嘧啶共价连接，形成嘧啶二聚体（图 2-20）。

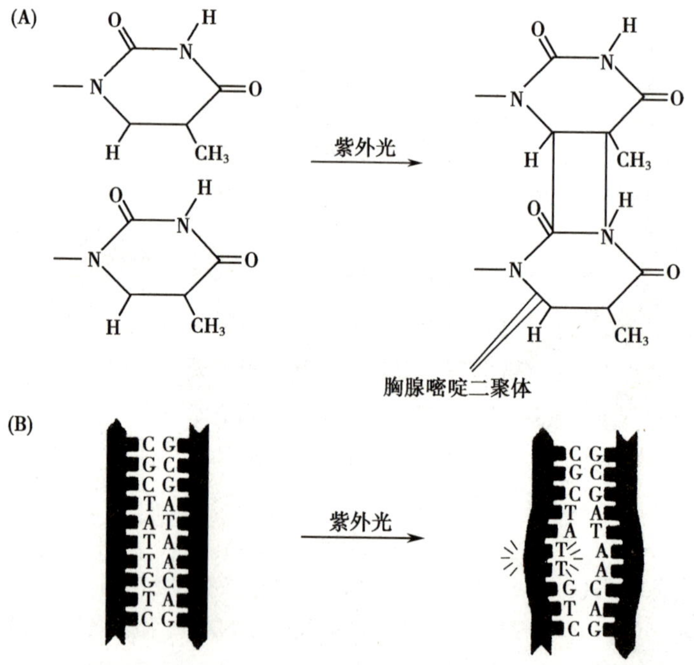

图 2-20　紫外线引起的 DNA 损伤

TT 的紧密连接引起双螺旋变形，从而阻断转录并暂时阻断 DNA 复制，引起细胞死亡。X 射线，α、β、γ 射线和宇宙射线是离子化射线。当射线作用于组织时，产生有高度反应性的离子称为自由基，这些自由基使 DNA 损伤。DNA 损伤包括三种效应：使 DNA 链戊糖和磷酸组成的骨架被破坏，造成

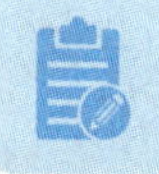

单链断裂；双链解开；核苷酸的碱基改变。

2. 化学因素

（1）碱基类似物：一类化学结构与 DNA 中的正常碱基十分相似的化合物。如 5- 溴尿嘧啶（5-bromourocil，5-BU），它的结构和 T 很相似，只是在第 5 个碳原子上由溴取代了 T 的甲基。5-BU 能产生两种互变异构体（图 2-21），一种是酮式，一种是烯醇式。酮式可与 A 互补配对，烯醇式可与 G 互补配对，一旦 DNA 复制时掺入 5-BU 就会产生碱基转换的突变。

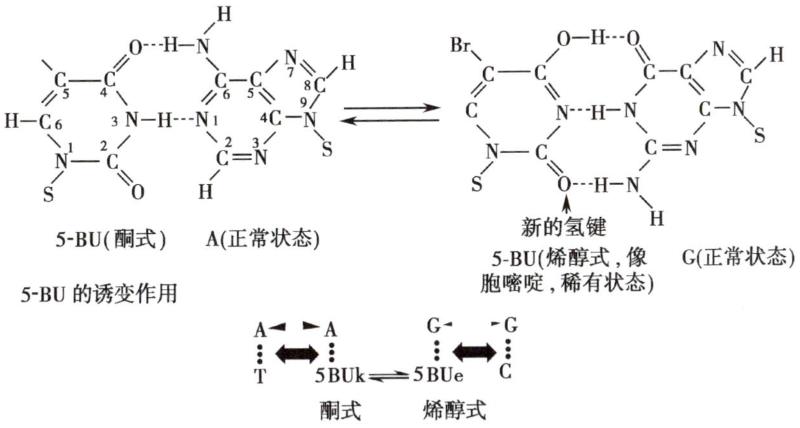

5-BU(酮式)　A(正常状态)

5-BU(烯醇式，像胞嘧啶，稀有状态)　G(正常状态)

新的氢键

5-BU 的诱变作用

5BUk ⇌ 5BUe

酮式　烯醇式

图 2-21　5-BU 结构及诱变

氨基嘌呤（2-aminopurine，2-AP）也是碱基类似物。它有两种互变形式存在，一种是正常状态，另一种以亚胺形式存在，是稀有形式状态（图 2-22）。前一种可与 DNA 中 T 配对，后一种可与 C 配对。

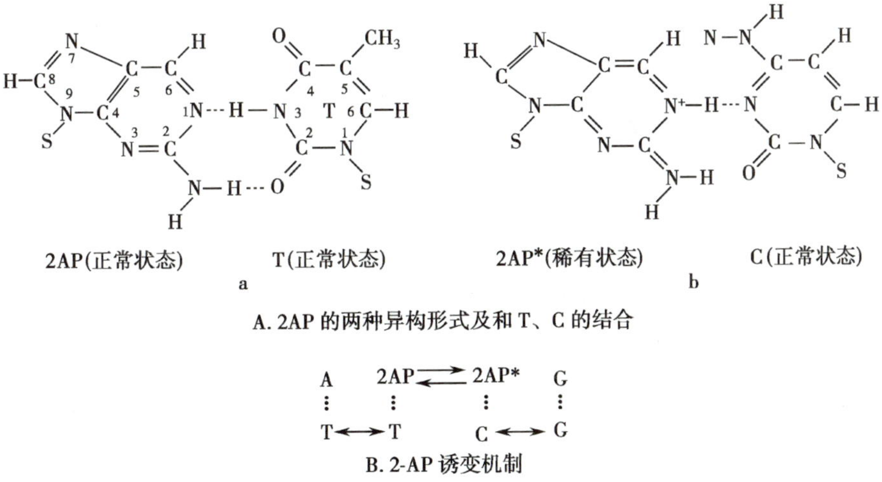

2AP(正常状态)　T(正常状态)　a

2AP*(稀有状态)　C(正常状态)　b

A. 2AP 的两种异构形式及和 T、C 的结合

2AP ⇌ 2AP*

B. 2-AP 诱变机制

图 2-22　氨基嘌呤结构与诱变

所以当 2-AP 掺入后，由于互变而导致 DNA 双链中原来的 A-T 配对，变成 C-G 配对或原有的 G-C 对变成 A-T 配对。

（2）碱基的修饰剂：这类诱变剂不是掺入到 DNA 分子中，而是通过直接修饰碱基的化学结构，造成碱基变化而导致诱变。如亚硝酸、羟胺、烷化剂等（图 2-23）。

亚硝酸（nitrous acid，NA）具有氧化脱氨作用，可使 G 第二个碳原子上的氨脱去，产生黄嘌呤（xanthine，X）。黄嘌呤仍能和 C 配对，故不产生碱基转换。但若 C 和 A 脱氨后分别产生 U 和次黄嘌呤（H），U 与 A 配对，H 与 C 配对。所以使 C-G 转换成 A-T，A-T 转换成 G-C。羟胺只能特异地和胞

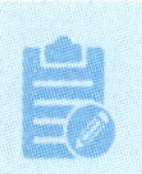

嘧啶(C)起反应。在 C 的第 4 个 C 原子上加上 -OH,该产物可和 A 配对使 G-C 转换成 T-A。烷化剂是一类使碱基烷基化的化合物,如甲基磺酸乙酯(EMS),氮芥(NM),甲基磺酸甲酯(MMS),亚硝酸胍(NTG)等。EMS 使 G 的第 6 位烷基化,T 的第 4 位烷基化,产生 O-6-E-G 和 O-6-E-T,两者分别和 T,G 配对,造成原来的 G-C 对转换成 A-T 对,A-T 对转换成 C-G 对。这些烷化剂已广泛用于基因研究中。

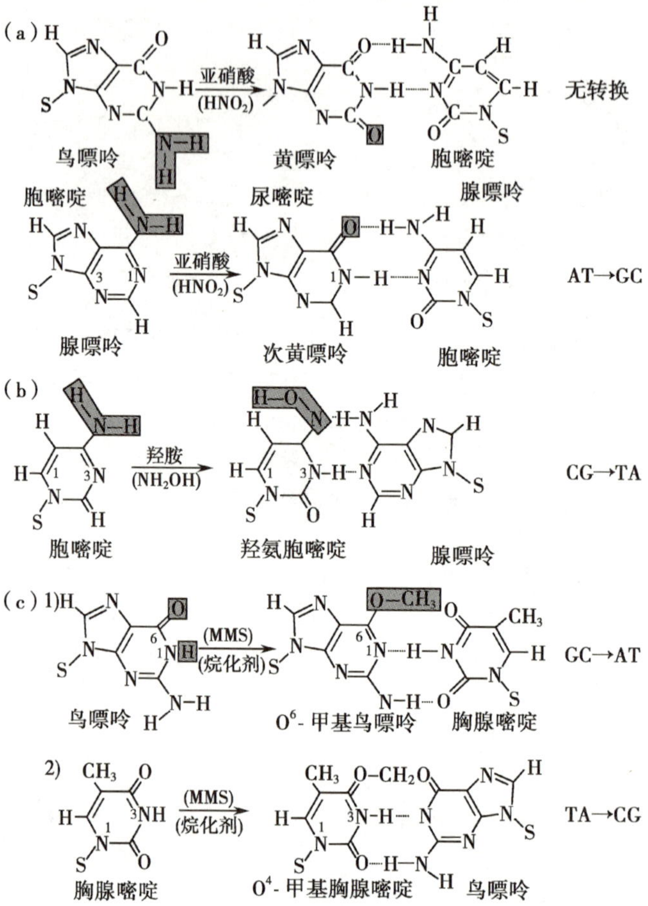

图 2-23　三种碱基修饰剂的作用

(3) DNA 插入剂又称插入突变剂(intercalating mutagens):包括原黄素(proflavin)、吖啶橙(acridine orange)、溴化乙啶(ethidium bramide)等(图 2-24)。

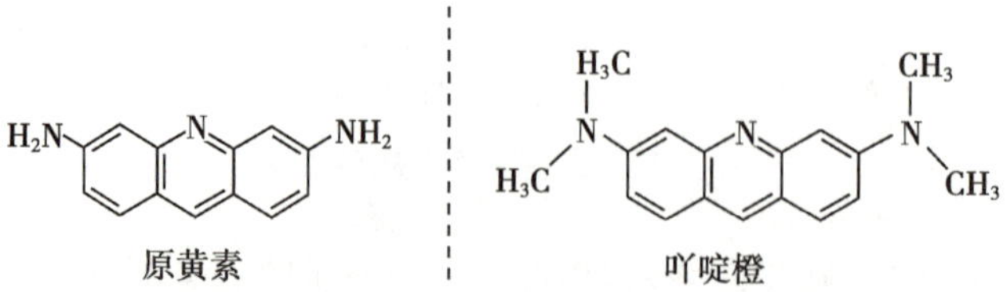

图 2-24　DNA 插入突变剂

这些分子都是平面的三环化合物,它们的直径大致等于嘌呤和嘧啶碱基对之间的距离。所以它们能插入到 DNA 双链相邻的碱基对之中,这个过程称嵌入或插入(intercalation)。如一个吖啶(acridine)分子插入引起相邻碱基对移动,使碱基对距离增加约一个碱基对的位置。当含有插入吖啶的 DNA 复制时,在吖啶位置互补链不能加入正确的碱基配对,而是随机增加一个碱基,或减少一个

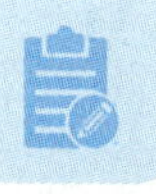

碱基。如果这种损伤发生在密码子区域，将造成移码突变。

二、DNA 损伤在药物评价中的应用

遗传毒性试验是药物安全性评价的一项重要指标。遗传毒性试验指检测不同机制直接或间接诱导遗传学损伤的受试物的体外和体内试验，这些试验能检出 DNA 损伤及其损伤的固定。以基因突变、较大范围染色体损伤、重组和染色体数目改变形式出现的 DNA 损伤的固定，一般被认为是可遗传效应的基础，并且是恶性肿瘤发展过程的环节之一。在检测此类损伤的试验中呈阳性的化合物为潜在致癌剂和 / 或致突变剂，即可能诱导癌症和 / 或遗传性疾病。常用的方法有：微生物回复突变试验（Ames 试验）、哺乳动物培养细胞染色体畸变试验、啮齿动物微核试验、体外真核细胞基因突变试验。由于没有单独一个遗传毒性试验方法可检测所有的遗传毒性终点，因此，药物和其他化学物遗传毒性的评价大多均采用组合试验的方法。通过这些试验的组合对药物造成 DNA 损伤的危害性做出鉴定。但对比试验已明确显示，在预测药物对啮齿类动物致癌性时，每种体外检测系统均可产生假阴性或假阳性结果，并且这些组合无法检测出非遗传毒性致癌剂。体外试验的一些实验条件，如体外代谢活化系统有限的能力，可能导致假阴性结果。随着分子生物学等相关学科的理论和技术的发展，许多新技术和新方法应用于毒理学研究中。如体外采用细胞培养等检测基因毒性；整体动物试验采用转基因动物模型；系列分析法、DNA 芯片或 DNA 微点阵等可同时测定数千个基因的表达，用于观察基因的上调和下调；基因诱捕、代表性差异分析等将为研究化学物致畸的分子机制提供可能；应用基因分布图能区别特异性或非特异性的细胞损伤；应用络合物形成作用介导的 PCR 研究 DNA 损伤和核苷酸水平上的修复；单细胞凝胶电泳分析等。

三、DNA 损伤与菌种诱变

微生物工程中，菌种选育方法之一诱变育种的原理即是通过物理诱变或化学诱变使菌种基因突变，获得生物新品种，使生物合成代谢途径向人们希望的方向进行。常用的诱变方法有物理诱变和化学诱变。物理诱变包括紫外线、电离辐射、离子束注入、激光、微波等。紫外线诱变是一种很传统的育种方法，紫外线可以直接通过光化学途径或间接通过活性氧介导途径分别产生环丁烷嘧啶二聚体和 8- 羟基鸟嘌呤等突变性 DNA 损伤，导致双链结构异常扭曲，影响碱基的正常配对，进而导致突变或死亡。此外，环丁烷嘧啶二聚体的形成还会阻碍 DNA 分子的解螺旋，从而影响 DNA 的复制和转录。电离辐射诱变利用引起物质电离、能量较高、穿透力强的快中子、X 射线、γ 射线等使 DNA 结构发生改变造成基因突变和染色体畸变。如 γ 射线能使 DNA 分子中碱基、脱氧核糖等的化学键断裂而破坏 DNA 螺旋结构；也可以间接通过辐射水分子或其他有机分子，产生自由基，这些自由基攻击嘧啶碱基，引起缺失、倒位、易位等畸变。X 射线和 γ 射线在各种植物、微生物的诱变育种中有广泛应用。但这些传统诱变方法对人体危害较大，为了建立更安全、高效的诱变育种方法，发展了常压室温等离子体（ARTP）、微波诱变、超高压诱变等新型诱变技术。这些技术均属于物理诱变方式。

化学诱变采用的诱变剂有烷化剂如亚硝基胍（NTG）、乙基硫酸甲烷（EMS）等；使 DNA 分子上碱基及磷酸被烷化，在 DNA 复制时导致配对错误引起突变。如亚硝基胍在较高 pH 环境中，能生成重氮甲烷，促使 DNA 发生烷基化反应，在鸟嘌呤的 O-6 位和胸腺嘧啶的 O-4 位上添加烷基，导致 GC 和 AT 之间互换的突变。在低 pH 时，生成亚硝酸，造成 DNA 碱基中的氨基脱落。碱基类似物如 5- 氟尿嘧啶（5-fluorouracil，5-FU）、2- 氨基嘌呤等，其作用是细胞代谢旺盛时掺入到 DNA 分子中，在 DNA 复制时由于本身分子结构产生酮式烯醇式变化而引起变异。其他还有脱氨剂、羟化剂、抗生素等。羟化剂可专一地诱发 G:C → A:T 的转换，具有特异诱变效应。

第三节 DNA 修复

知识链接

DNA 修复机制研究获 2015 年诺贝尔化学奖

2015 年诺贝尔化学奖授予瑞典托马斯·林达尔(Tomas Lindahl)、美国保罗·莫德里奇(Paul Modrich)以及土耳其阿齐兹·桑贾尔(Aziz Sancar)三位科学家。表彰他们在 DNA 修复的细胞机制方面的研究。三位科学家各自独立地阐明了与人类相关的若干 DNA 修复过程。Tomas Lindahl 在 1974 年发现了 U-DNA 糖基化酶,揭示了碱基切除修复机制;Aziz Sancar 在 1976 年鉴定出光修复酶,1983 年又进一步鉴定出暗修复系统的 UnrA、UvrB 和 UvrC 蛋白并阐明了核苷酸切除修复机制;Paul Modrich 阐明了 DNA 错配修复机制,即发现细胞会对 DNA 链进行标记,一些特定的蛋白质(酶)可以凭借这种标记判断哪条链是亲链、哪条链是新链(有错误),从而知道应该修复哪条链。

为了维持生物特征的稳定性和完整性,生物体在长期的进化过程中,产生了一系列 DNA 损伤的修复系统,使 DNA 的损伤减少到最小程度。

一、复制修复

这套修复系统为了校正 DNA 复制过程中产生的碱基错误连接。

(一) 尿嘧啶糖基酶系统

生物体内合成 DNA 的原料是:dATP、dGTP、dCTP、dTTP,但细胞内还存在 dUTP。为了防止 dUTP 进入 DNA,细胞内的 dUTP 酶将 dUTP 分解为 dUMP 和 PPi,dUMP 不能作为 DNA 合成的原料。但仍有少数 dUTP 未被分解而掺入到 DNA 中,另外,DNA 中胞嘧啶能自发脱氨氧化生成尿嘧啶。U 能和 A 互补结合,pol Ⅲ的校正功能不能识别它。尿嘧啶 -*N*- 糖基酶系统能修复由此产生的 DNA 分子中的 U,见图 2-25。该系统作用方式为:①由尿嘧啶 -*N*- 糖基酶切除 U;②由 AP 内切酶切除与 U 相邻的一段核苷酸,形成缺口;③由 pol Ⅰ按正确的碱基配对合成填补缺口;④由连接酶封闭缺口。

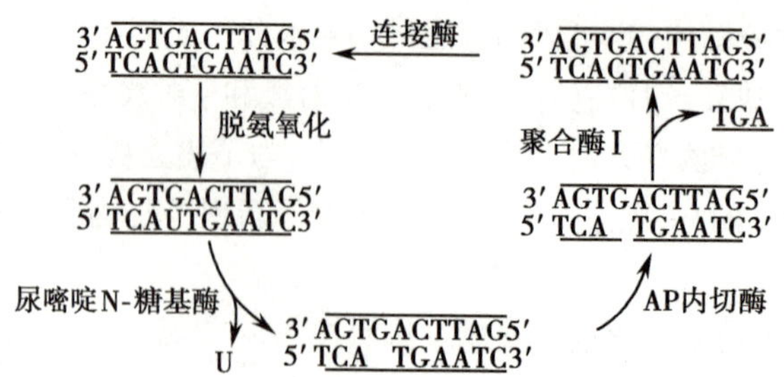

图 2-25 尿嘧啶 -*N*- 糖基酶的系统的修复过程

(二) 错配修复

DNA 错配修复基因是生物进化过程中的保守基因,具有修复 DNA 碱基错配、增强 DNA 复制忠实性、维持基因组稳定性和降低自发性突变的功能。DNA 错配修复系统(mismatch repair,MMR)首先在原核生物中发现。在大肠埃希菌的 DNA 复制过程中,有两种机制保证复制的正确性,一种是 pol Ⅲ的校正功能,即 3′→5′ 外切酶活性,可将错误连接的核苷酸切除,但仍有可能将错误的碱基合

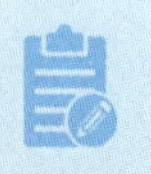

成到 DNA 链上。这时由错配修复系统作为第二道防线防止这种错误。在每一个 DNA 分子复制过程中，产生 10^{-5} 的错配率，其中有 99% 被复制酶的校正功能（3′→5′ 外切酶活性）校正。留下 10^{-7} 的错配率由错配修复系统修正。所以最后实际测量到的 DNA 复制的突变频率为 10^{-10}。

1. 原核生物的错配修复系统　错配修复系统进行修复时，首先需要识别哪条链为含有错误碱基的新链，哪一条是需要保留的母链。在大肠埃希菌 DNA 链上，每个 250 个碱基对就存在一个 GATC 的 4 碱基序列，dam 甲基化酶（dam methylase）在母链 GATC 的腺嘌呤分子 N6 上甲基化作为识别标记而与子链区分。母链上这个甲基化的 GATC 的 4 碱基序列即是修复系统识别的信号。GATC 是一个回文结构，所以其互补链也是 GATC（从 5′→3′ 方向）。这意味着新合成子链也能被甲基化。但子链甲基化的时间比复制叉移动稍晚些，错配修复系统利用这个时间上的延迟留下甲基化的母链，而校正了未甲基化子链上的错配。这个系统由 *mutS*、*mutL*、*mutH* 编码的蛋白、外切酶、DNA 聚合酶全酶和连接酶共同作用。*mut*（mutation）称为增变基因。

错配修复系统作用机制：首先由 mutS 蛋白识别错配的碱基，并吸引 mutL 蛋白到该位置，mutL 蛋白激活 mutH 蛋白，在新链的 GATC5′ 端打开一个缺口（nick）。然后由 3′→5′ 外切酶切除这段含有错配碱基的 DNA 约 1kb，再由 DNA 聚合酶全酶合成一段正确的 DNA 填补空缺，由 DNA 连接酶封闭缺口，最后 dam 甲基化酶在新链的 GATC 上使 A 甲基化。

错配修复（图片）

2. 真核生物的错配修复系统　高等真核生物细胞中均含有与大肠埃希菌 *mutHLS* 系统相似的错配修复体系。酵母的 MMR 系统中有 5 个 *mutS* 同源物（*MSH1*，*MSH2*，*MSH3*，*MSH4*，*MSH5*），3 个 *mutL* 同源物（*PMS1*，*MLH1*，*MLH2*）。*MSH1* 与线粒体错配修复过程有关，对维持线粒体 DNA 复制的高保真度起重要作用。*MSH2* 为核错配修复基因，它和 *mutL* 同源物 *PMS1*、*MLH1* 在核错配修复过程中是必不可少的。*MSH3* 除了能与 *MSH2* 形成二聚体在错配修复过程中起识别作用外，主要维持简单重复序列稳定性的作用。而 *MSH4* 和 *MSH5* 虽为 *mutS* 同源基因，但并不参与错配修复活动，与减数分裂重组事件有关。酵母 DNA 错配修复系统对维持酵母基因组的稳定性，保障酵母基因组复制的高精确性有着极其重要的意义。

目前发现的人类 MMR 包含 9 个错配修复基因，分别是 *hMLH1*、*hMLH3*、*hMSH2*、*hMSH3*、*hMSH4*、*hMSH5*、*hMSH6*、*hPMS1*、*hPMS2*。人体细胞中 MMR 系统对碱基错配的识别也依赖 DNA 复制时模板链和新生链的甲基化程度的差异。人类 MMR 系统与大肠埃希菌 MMR 相似，能够有效修复碱基错配和插入 / 缺失错配，但人类细胞 MMR 系统有更宽的作用底物，它能有效修复大肠埃希菌不能修复的 CC 碱基错配，而且它修复插入 / 缺失错配也比大肠埃希菌的能力强（大肠埃希菌只能修复小于 7 个核苷酸的插入 / 缺失错配，而人类可修复小于 16 个核苷酸）。

3. 错配修复系统缺陷与疾病　任一 MMR 基因发生突变将导致错配修复系统的缺陷，错配修复系统缺陷与细胞功能丧失和人类疾病有关。当大肠埃希菌或酵母细胞中的 MMR 基因由于某种原因发生突变而造成其 *mutS*、*mutL* 或其他错配修复蛋白缺陷或丧失，将使细胞失去正常的错配修复功能，从而使得许多突变累积在细胞内，导致细胞发生异常病变。人类 DNA 错配修复系统缺陷在许多肿瘤的发生过程中起重要的作用，在对家族性遗传性非息肉型结肠癌（hereditary nonpolysis colorectal cancer，HNPCC）的研究中，发现 MMR 系统的缺陷可导致复制差错（replication error，RER），表现为微卫星 DNA 不稳定（micro satellite DNA instability，MI）。微卫星 DNA（microsatellite DNA）是广泛分布于原核和真核生物基因组中具有高度多态性的、简单的、短的串联状核苷酸重复序列，包括二核苷酸、三核苷酸、四核苷酸等长为 1~6bp 的核苷酸重复序列。其中真核生物基因组中以二核苷酸重复序列为主。微卫星 DNA 不稳定指肿瘤组织与其相对应的正常组织相比其 DNA 等位结构发生简单重复序列的改变。这种改变表现在肿瘤组织与其相对应正常组织的 PCR 产物经电泳后，电泳条带出现增加、减少、条带位置发生改变以及条带密度发生变化。微卫星 DNA 不稳定（MI）几乎在所有 HN PCC

家系肿瘤组织中可以检测到。通常选用4~6个不同微卫星位点来分析，若肿瘤在2个或2个以上位点出现重复单位长度或峰值的移动，则被定义为RER阳性。RER为DNA错配修复基因的突变表现。DNA错配修复基因的完整性对确保DNA复制的精确度和高保真度起极为重要的作用。

（三）无嘌呤修复

DNA链中的脱氧核糖与碱基形成的糖苷键稳定性比RNA中的糖苷键低，易发生自发水解作用，而产生无嘌呤碱或无嘧啶碱位点（apurinic/apyrimidinic，AP），称去嘌呤作用，去嘧啶比去嘌呤速度低20倍。自发的去嘌呤作用是突变的主要来源。如果无嘌呤位点的DNA在修复前进行复制，则在新链上相应的位点总是插入一个腺嘌呤核苷酸，这样在后一轮复制时如果原来为G-C对将变成T-A对造成碱基转换突变。细胞内有一种无嘌呤内切酶（AP内切酶），能切除DNA中无碱基核糖，留下一段单链DNA区域通过DNA聚合酶填补，DNA连接酶封闭最后缺口，使这种突变得到修复。

二、损伤修复

1. 光复活修复（photoreactivation repair） 细胞内有许多酶能识别并催化某类型的DNA损伤修复。如光复活酶（photoreactivating enzyme）简称PR酶。能修复UV引起的T二聚体。几乎所有细胞中都有光复活酶。其作用方式是在暗处与T二聚体结合，然后在蓝光（300~600nm）照射下被激活，使二聚体的键打开成为单体。

光复活修复（图片）

2. 甲基转移酶 鸟嘌呤的6位可被甲基化（如烷化剂），成为O^6-甲基鸟嘌呤（O^6-G），O^6-G能与T配对从而使下一轮复制中使G-C对变成了A-T对。O^6-甲基鸟嘌呤甲基转移酶（O^6-methylguanine methyltransferase）能去除O^6位上甲基恢复正常的鸟嘌呤。

3. 切除修复 切除修复（excision repair）也是一个普遍存在的多步骤酶反应过程，简单地说是将变形的损伤DNA片段从双链分子中除去，用正常的链作为模板重新合成一段DNA，以取代损伤的DNA片段。切除修复包括两种类型：

（1）碱基切除修复（base excision repair，BER）：从细菌到人类细胞，碱基切除修复的蛋白质广泛存在。绝大多数自发的碱基损伤是靠碱基切除修复进行修复的。碱基切除修复由多蛋白、多步骤完成（图2-26）。以大肠埃希菌为例：碱基切除修复首先由糖基酶分解损伤碱基与DNA骨架形成的糖苷键，在切除的部位留下一个不含碱基的空位，然后由AP（apurinic/apyrimidinic）内切核酸酶在空位处切断DNA骨架，DNA聚合酶填补缺口碱基，最后由DNA连接酶将新的碱基与DNA链连接起来。碱基切除修复也能够修复大量的碱基损伤。但受损碱基的移除不是由一种酶来完成的，而是由多个酶来完成的，每一种酶切除特定的损伤。例如，尿嘧啶糖基酶移除DNA内的尿嘧啶，3-甲基腺嘌呤糖基酶可以切除烷化的碱基。

（2）核苷切除修复（nucleotide excision repair，NER）：虽然碱基切除修复能够修复一大部分损伤，但是它只能修复能够被特异性的糖基酶所识别的特定类型的碱基损伤。实际上DNA损伤类型的数量要远远多于糖基酶的数量。核苷切除修复能够修复一些不同的、非特异的DNA加合物。核苷切除修复对损伤的识别，是依靠损伤所致DNA扭曲的改变来实现的。例如，紫外线照射形成的嘧啶二聚体，可以使DNA形成弯曲，NER蛋白专门识别这种弯曲；交联和大量的加合物都能使DNA的形状发生大的改变，这种改变也能够被NER蛋白所识别、修复。这种识别方式的主要特点是：该蛋白仅能识别DNA结构的改变，而不能识别损伤的碱基。与BER不同的是，NER在进行修复的时候，是切除含有损伤碱基的那一段DNA，而不是仅仅切除受损的碱基。这一复杂过程需要大量蛋白质参与。大肠埃希菌中NER由UvrA、UvrB和UvrC共同完成。其修复过程为①由蛋白UvrA、UvrB识别损伤部位，在识别的过程中，蛋白UvrA、UvrB形成二聚体，一旦损伤部位被识别，UvrA帮助UvrB与损伤部位结合得更加紧密；②蛋白UvrA从DNA上脱落，第

碱基切除修复（图片）

核苷切除修复（图片）

3 种蛋白质 UvrC 开始与 UvrB 结合，共同作用于 DNA；③ UvrB 切断损伤侧的 DNA，UvrC 切断正常侧的 DNA，第 4 种蛋白 UvrD 切除损伤的 DNA 单链，并且在双链上留下一个缺口；④ DNA 聚合酶合成一段 DNA 来填补这个缺口；⑤由 DNA 连接酶进行连接。在哺乳动物细胞内 NER 反应由核内的 NER 因子：XPA、RPA、XPC、TFIIC、XPG 和 ERCC1-XPF 共同完成。

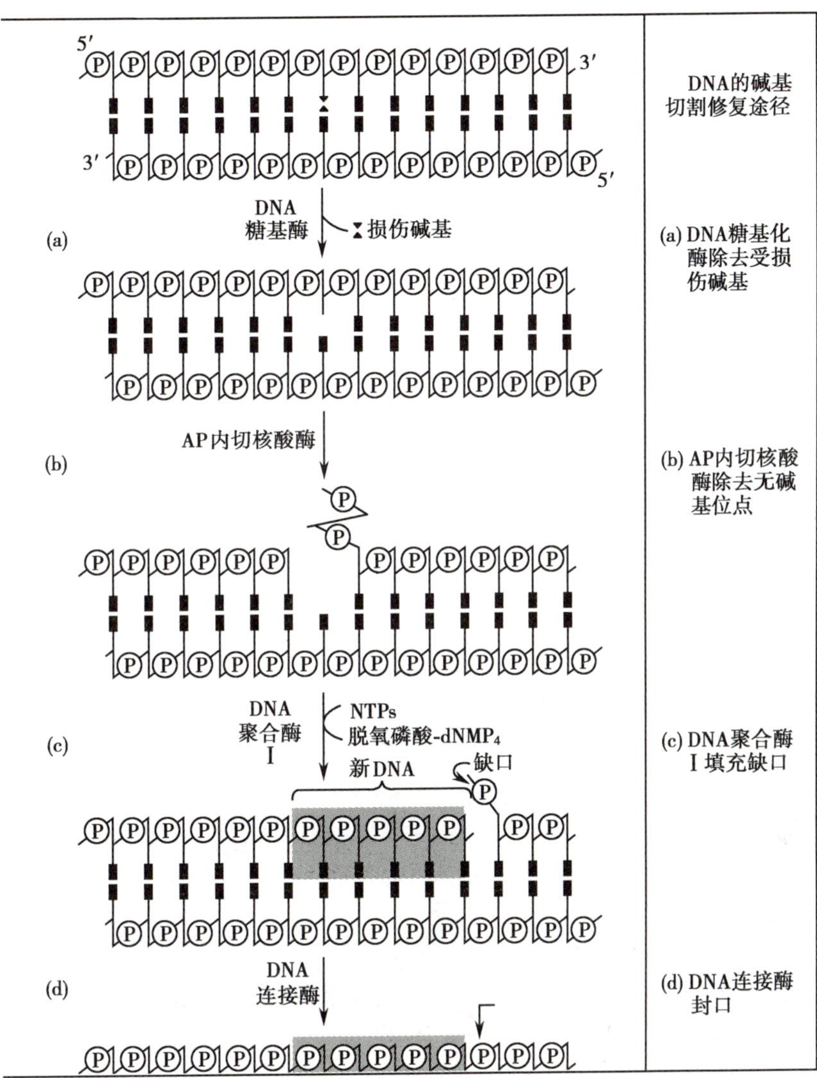

图 2-26　碱基切除修复

人类的 NER 缺陷会导致严重的先天性疾病。如：科克因综合征（cockayne syndrome，CS），患者表现为侏儒症、视网膜萎缩、早衰、耳聋及三体性染色体畸变。着色性干皮病（xeroderma pigmentosum），患者对日光或紫外线非常敏感，皮肤干燥，萎缩并出现角质化和癌变。布卢姆综合征（Bloom syndrome），患者对温和烷化剂敏感，易发生白血病和淋巴细胞癌。当正常 DNA 修复功能变化时，人体内各种器官组织都有可能发生突变的积累，肿瘤的易感性升高。DNA 修复系统在维持机体的遗传稳定性方面起关键作用，它可以逆转由机体内外环境因素所致的 DNA 突变。一些修复基因的某些位点的多态性会导致 DNA 修复能力的改变，致使某些疾病发生的危险性增加。

三、复制后修复

有时 DNA 损伤后没有被及时修复，通过机体细胞内一套复制后的修复系统，可使细胞的危害减至最小。

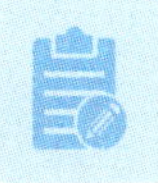

1. 大肠埃希菌的重组修复系统（recombination repair）　当DNA复制时，DNA聚合酶到达一个损伤位置（如T双聚体），就停止DNA链的合成。等待一段很短的时间后，跳过损伤部位，DNA合成重新开始，复制完成后产生了两个子代DNA分子，一个是正常的DNA双链结构，另一个是新合成的带有缺口的DNA分子，即在相应于模板链的损伤区域，新合成的子链产生一段空缺。细胞内的重组修复系统可修复有缺口的DNA分子，修复步骤为：①将另一条正常母链上的一段与损伤子链缺口同源的DNA片段（供体）转移到子链缺口上（重组），形成完整子链。但在供体母链形成一个缺口。②供体母链的缺口可以子链为模板，由DNA pol Ⅰ进行合成修复，形成正常的双链（图2-27）。

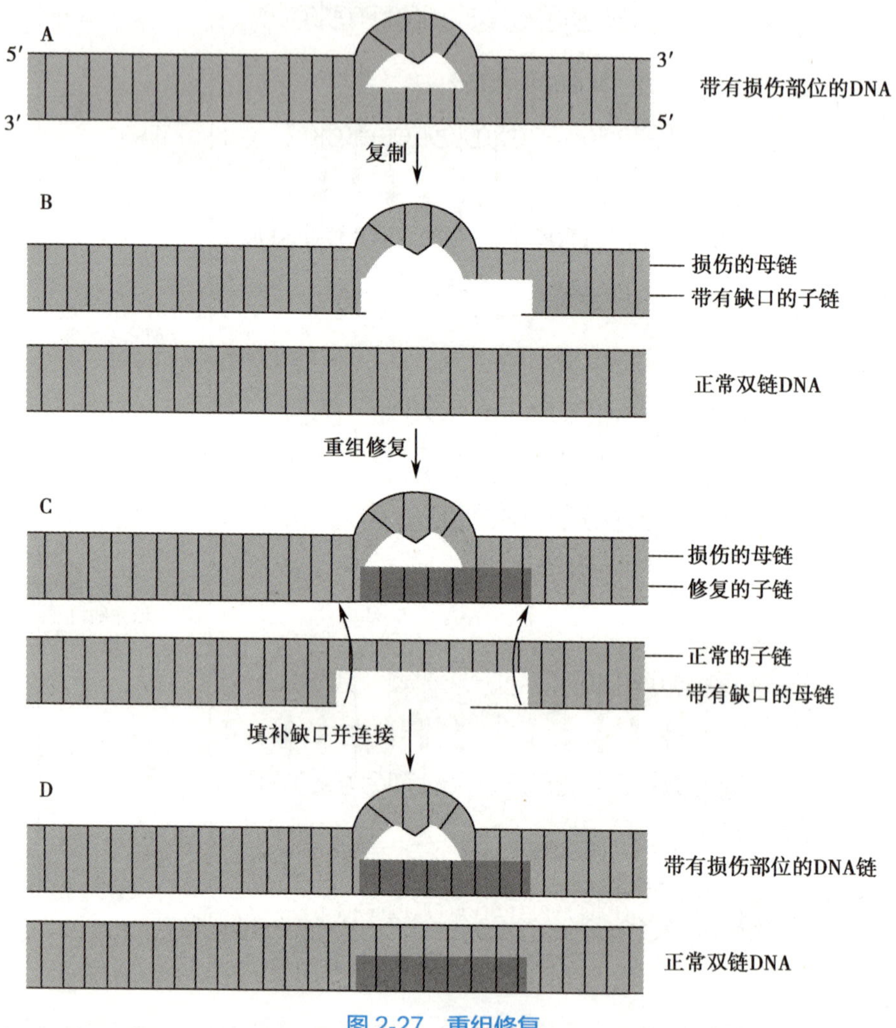

图2-27　重组修复

重组修复后结果是原来DNA链上损伤部分仍保留，但复制的子代DNA分子得到修复形成正常的DNA双链。损伤DNA分子经过数代的复制可得到稀释，从而对细胞功能的影响减至最小。重组修复是非常重要的修复机制。它是先复制再修复，所以称为复制后修复。

*E. coli*中参与DNA重组修复的酶主要是*rec*基因（包括*rec*A、*rec*B、*rec*C和*rec*D）编码的产物，RecA、RecB、RecC、RecD。其中RecA蛋白起关键作用。对于切除修复功能缺陷的大肠埃希菌突变株来说，如果它的*rec*A基因也发生了突变则其所有的DNA修复功能将基本上丧失。

RecA具有催化DNA分子间的同源联会和交换单链的功能。重组修复所涉及的基因大多与细胞内正常的遗传重组所需的基因相同。但也发现这些基因中有的基因突变只影响其中一个过程，因此重组修复和正常的遗传重组还不是完全一致的。

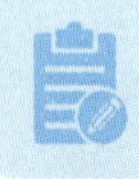

2. SOS 修复(SOS repair system) SOS 修复是指 DNA 分子受损伤的范围较大,在复制受到抑制时出现的一种应急修复作用。SOS 修复允许新生的 DNA 链越过嘧啶二聚体或其他损伤造成的 DNA 分子变形部位继续进行合成。但在该区段甚至其他区段产生错配碱基,于是很容易产生新的突变。修复结果是能维持基因组的完整性,提高细胞的生成率,但留下的错误较多,故又称为错误倾向修复(error-prone repair),这种修复使细胞有较高的突变率。这个系统是在大肠埃希菌和一些其他细菌中发现的。SOS 修复系统的主要特征是正常时无活性,在 DNA 分子受损伤的范围较大而且复制受到抑制时才能够诱导启动。当 DNA 损伤较大时(如产生很多的 T-T),正常的 DNA 聚合酶复制到损伤位点,其活性受到抑制;短暂抑制后产生一种新的 DNA 多聚酶,催化损伤部位 DNA 的复制,由于新的 DNA 聚合酶的修复校正功能较低,新合成的碱基错配频率较高,易引起突变。SOS 系统的启动通过操纵子模式实现:SOS 基因中 *rec*A 基因、*Uvr*A 基因、*Uvr*B 基因、*Umu*C 基因等,也称 *din* 基因(damage inducible gene),为操纵子的结构基因;*lex* 基因为阻遏蛋白基因,正常情况下结合在操纵基因上;*rec*A 基因为重组蛋白基因,应急状态下启动蛋白质水解酶活性,水解阻遏蛋白,使 *din* 基因高效表达,从而启动 SOS 修复系统。在紧急情况下,细胞通过一定水平的变异来换取细胞的幸存,有利于细胞逃生。

线粒体中也存在 DNA 修复。线粒体 DNA 修复的相关酶与负责核 DNA 修复的对应酶由相同的基因编码。线粒体修复系统中相关酶有:①参与碱基切除修复途径的酶,包括 DNA 糖基化酶,8- 氧鸟嘌呤 DNA 糖基化酶,胸腺嘧啶乙二醇 DNA 糖基化酶,3- 甲基腺嘌呤 DNA 糖基化酶,AP 核酸内切酶,DNA 聚合酶,DNA 连接酶。②参与重组和错配修复的酶,如酵母中的 Rim1 和 Abf2 酵母的 MS H1。

四、限制与修饰

细菌为了保护自己细胞内 DNA 的完整性和准确性,进化出一套限制 - 修饰酶系,以阻止外来 DNA 的入侵。限制 - 修饰系统由限制性内切酶将外来的 DNA 片段切断,如果菌株自身的 DNA 也含有同样的结合位点时,为防止自身 DNA 被切割,则菌株的甲基化酶就在这些识别位点上将腺嘌呤甲基化为 N^6- 甲基腺嘌呤或将胞嘧啶甲基化为 5- 甲基胞嘧啶,从而保护了自身 DNA 不受限制性内切酶降解,这就是细菌的限制 - 修饰作用。每一种内切酶在 DNA 上都有一定的结合位点。

五、DNA 损伤修复系统与药物

DNA 修复缺陷与癌症、神经症状和免疫缺陷的发病机制有关,与衰老亦有某种相关。DNA 损伤修复是细胞内最重要的修复方式,能修复外因导致的 DNA 损伤。但 DNA 损伤修复能力增强又是引起肿瘤细胞耐药的一个重要因素。多药耐药细胞使化疗药物疗效降低的同时,往往伴有 DNA 损伤修复能力上调。渥曼青霉素(wortmannin)能增加多药耐药细胞对化疗药物的敏感性,有望成为逆转多药耐药的有力武器。渥曼青霉素系一种真菌代谢产物,能抑制参与 DNA 损伤识别与修复的 DNA 依赖蛋白激酶(DNA-PK)的活性。DNA-PK 亚单位的缺失将导致 DNA 断裂双链修复功能减弱,从而使肿瘤细胞对抗癌药物及辐射处于高敏状态。其他作为抑制肿瘤细胞修复功能的靶点有聚腺苷酸二磷酸核糖转移酶 -1 [(poly(ADP-ribose)polymerase-1,PARP-1)]。除酵母外,这种酶广泛存在于真核细胞中,在参与 DNA 缺口的识别、DNA 修复和细胞凋亡中发挥至关重要作用。体内和体外研究表明抑制 PARP-1 可降低 DNA 修复功能,增强放疗和化疗对肿瘤的治疗效果。PARP-1 有望成为肿瘤治疗的一个新靶点。

近年来随着肿瘤放疗的进展及核工业的迅速发展,寻找有效的抗辐射药物对于治疗辐射损伤,辅助肿瘤放射治疗有非常重要意义。细胞因子在升高患者白细胞、促进造血和免疫功能重建中显示出的独特作用,如 GM-CSF 和 G-CSF 均为小分子造血生长因子,可刺激早期具有多向潜能的造血祖细胞增殖和分化,在临床上广泛用于中性粒细胞减少症。IL-1α 可协同 M-CSF 刺激原始祖细胞集落和

大巨噬细胞集落的生成，预先注射可以改善辐射动物骨髓细胞的损伤和内源性脾集落形成，其他细胞因子包括 IL-6、IL-11、IFN 等。其他抗辐射药物，包括含硫化合物、天然药物、激素等对辐射防护也起着很大作用。

思考题

1. DNA 复制过程中的哪些环节（或因素）受到细胞中 DNA 复制调控系统作用？与细胞病变有何关联？其中哪些因素可能成为治疗疾病或开发药物的靶点？

2. 目前已知哪些疾病是细胞中修复蛋白缺失或变异导致的？如何从 DNA 损伤修复系统中寻找治疗靶点并开发新药？

3. 乙肝病毒如何感染宿主细胞？可从哪些方面设计治疗乙肝的药物？

4. MMR 与肿瘤发生有何关系？在临床上有何应用？

第二章
目标测试

（楼　滨）

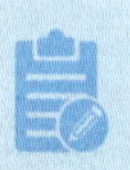

第三章

转录及其调控

学习目标

1. **掌握** 转录的概念，转录所需的条件，RNA聚合酶及其主要作用，转录水平的调节方式。
2. **熟悉** RNA聚合酶的组成，启动子、增强子的概念，原核生物转录的大致过程，真核生物转录后加工。
3. **了解** 真核生物转录概况，原核生物与真核生物转录调控的特点，转录及其调控系统与药物。

第三章
教学课件

生物体在遗传信息传递过程中，以DNA为模板，在DNA依赖的RNA聚合酶（DNA-dependent RNA polymerase）催化下，以4种核苷三磷酸（ATP、GTP、CTP、UTP）为原料，合成RNA的过程称为转录（transcription）。储存在DNA分子中的遗传信息，通过转录成RNA的碱基序列而传递给RNA，然后再由其中的mRNA作为蛋白质合成的模板来决定蛋白质分子中的氨基酸排列顺序。DNA分子上的遗传信息是决定蛋白质氨基酸序列的原始模板，mRNA是蛋白质合成的直接模板。转录把DNA和蛋白质这两种生物大分子从功能上衔接起来，是生物体的遗传信息从DNA传递给蛋白质的重要环节。

转录和复制都是酶促的核苷酸聚合过程，二者之间有许多相似之处。它们都以DNA为模板；都需依赖DNA的聚合酶；聚合过程都是核苷酸之间生成磷酸二酯键；都从5′端向3′端方向延长多聚核苷酸链；都遵守碱基配对规律。然而相似之中又有区别（表3-1）。

表3-1　复制与转录的区别

	复制	转录
模板	两股链均复制 全部基因组被复制	只有模板链转录（不对称转录） 任一种细胞内仅部分基因转录
原料	dNTP	NTP
酶	DNA聚合酶	RNA聚合酶
产物	子代双链DNA	mRNA，tRNA，rRNA等
碱基配对	A-T，G-C	A-T，G-C，A-U
引物	需要引物	不需要引物

转录生成的初级转录本为RNA前体，经过加工过程成为成熟RNA。转录是基因表达的第一步，也是基因表达调控的重要调节点。

第一节　原核生物转录

原核生物RNA聚合酶能直接与模板DNA的启动序列结合而启动转录。转录过程可分为起始、

延长和终止三个阶段。原核生物转录的起始过程需 RNA 聚合酶全酶，延长过程的核苷酸聚合反应仅需核心酶催化，终止过程包括依赖 ρ 因子的转录终止和非依赖 ρ 因子的转录终止两种机制。

一、原核生物转录模板以及酶和相关因子

（一）原核生物转录模板

在 DNA 分子上含有结构基因的双链上，按碱基配对规律能指导转录生成 RNA 的一股链作为模板指导转录，另一股链则不转录，这种模板的选择性称为不对称转录（asymmetric transcription）。DNA 分子结构基因中，转录时作为 RNA 合成模板的一股单链称为模板链（template strand），相对应的另一股单链被称为编码链（coding strand）。模板链既与编码链互补，又与产物 RNA 互补，即产物 RNA 的碱基序列除用 U 代替 T 外，与编码链是一致的。文献中的基因序列，为了避免烦琐和便于查对遗传密码，一般只写出编码链。

（二）原核生物 RNA 聚合酶

RNA 聚合酶是 1959 年由 Hurwitz 在大肠埃希菌（*E. coli*）的抽提液中发现的。该酶在模板链 DNA 碱基序列的指导下，按碱基配对规律把四种核糖核苷三磷酸聚合成 RNA 链。RNA 聚合酶催化反应时需二价金属离子，如 Mn^{2+}、Zn^{2+}。与 DNA 聚合酶不同，RNA 聚合酶催化 RNA 合成时不需要引物并且也没有校正活性。

原核生物的 RNA 聚合酶是一种多聚体蛋白质。目前研究得比较清楚的是大肠埃希菌的 RNA 聚合酶。该酶含有两个 α 亚基、一个 β 亚基、一个 β′ 亚基、一个 ω 亚基和一个 σ（sigma）亚基；$\alpha_2\beta\beta'\omega\sigma$ 称为全酶（holoenzyme），$\alpha_2\beta\beta'\omega$ 称为核心酶（core enzyme）（图 3-1）。大肠埃希菌 RNA 聚合酶各亚基的功能见表 3-2。

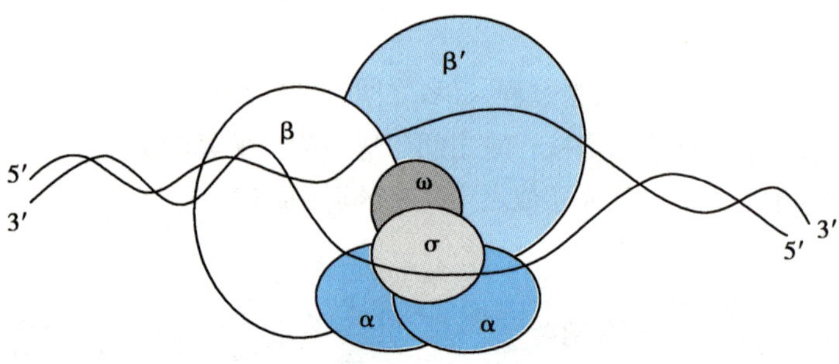

图 3-1　大肠埃希菌 RNA 聚合酶在转录起始区的结合

表 3-2　大肠埃希菌（*E. coli*）RNA 聚合酶各亚基的功能

亚基	分子量	每分子酶中所含数目	功能
α	36 512	2	决定哪些基因被转录
β	150 618	1	与转录全过程有关（催化）
β′	155 613	1	结合 DNA 模板
ω	11 000	1	功能尚不清楚
σ	70 263	1	辨认起始位点

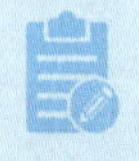

体外转录实验证明，核心酶能催化 NTPs 按模板链碱基的序列指导合成 RNA，但合成的 RNA 没有固定的起始位点；而含有 σ 因子的全酶能在特定的起始位点上开始转录，可见 σ 因子具有辨认转录起始位点的作用。转录启动后，σ 因子便与核心酶相脱离，转录延长阶段仅需核心酶来催化。其他原核生物的 RNA 聚合酶在结构、组成、功能上均与 *E. coli* 的 RNA 聚合酶相似。

(三) 原核生物转录相关因子

1. ρ 因子 1969 年 Roberts 在研究 T_4 噬菌体感染的 *E. coli* 中发现了能控制转录终止的蛋白质，命名为 ρ 因子（Rho）。在试管内做转录实验时，如果不加 ρ 因子，则 T_4 噬菌体 DNA 的转录产物比在细胞内转录出的产物要长，说明这种转录跨越了终止点而继续转录。加入 ρ 因子后，转录产物长于细胞内转录产物的现象便不再存在。ρ 因子是由 6 个相同亚基组成的六聚体蛋白质，每个亚基的分子量为 46kDa。ρ 因子能结合 RNA，对 poly C 的结合能力最强，但对 poly dC/dG 组成的 DNA 的结合能力就低得多。后来还发现 ρ 因子具有解螺旋酶和 ATP 酶的活性。

2. 调节基因所编码的因子 此类因子大都能与模板 DNA 特异序列结合发挥转录调控作用，主要可以分为三类：特异因子、阻遏蛋白和激活蛋白。①特异因子决定 RNA 聚合酶对一个或一套启动序列的特异性识别和结合能力；②阻遏蛋白可以识别、结合特异 DNA 序列，抑制基因转录，介导负调节；③激活蛋白可结合启动序列邻近的 DNA 序列，提高 RNA 聚合酶与启动序列结合能力，从而增强 RNA 聚合酶的转录活性，是一种正调控。分解（代谢）物基因激活蛋白（catabolite gene activator protein，CAP）就是一种典型的激活蛋白。有些基因在没有激活蛋白存在时，RNA 聚合酶很少或根本不能结合启动序列，无法转录。

3. 其他因子 除上述因子外，还有一些蛋白质参与调节转录过程。例如，大肠埃希菌的 nusA 蛋白能协助 RNA 聚合酶识别某些特征性的终止位点。这类蛋白质共有的特性是，它所识别的终止信号位于新合成的 RNA 分子中，而并非在 DNA 模板上。

二、原核生物转录过程

(一) 原核生物转录起始

1. 原核生物 RNA 聚合酶与模板的辨认结合 原核生物通常是以操纵子（operon）作为转录和调控的一个基本单位。操纵子由若干个结构基因及其上游的调控序列构成。在调控序列中，供 RNA 聚合酶辨认结合的模板 DNA 区段称为启动序列（promoter），它是控制转录的关键部位。

通过 RNA 聚合酶保护法可测定启动序列的碱基排列顺序。先把一段基因分离出来，然后与提纯的 RNA 聚合酶混合，再加入外切核酸酶作用一定时间后，总有一段 40~60bp 的 DNA 片段由于 RNA 聚合酶的结合而免于被降解。然后对这段受保护的 DNA 序列进行分析。利用该法对大肠埃希菌的乳糖、阿拉伯糖和色氨酸操纵子等 100 多个启动子区序列的分析表明，不同基因的启动子具有保守性，也称为共有序列。通常以 DNA 模板链上转录产生 RNA 链 5′ 端的第一位核苷酸的碱基为 +1，用负数表示上游（向左）的碱基序数，发现 –35 和 –10 区 A-T 配对比较集中。1975 年 Pribnow 首先发现 –10 区的共有序列为 TATAAT，因此称之为 Pribnow 盒或 TATA 盒。–35 区的共有序列为 TTGACA。(图 3-2)。

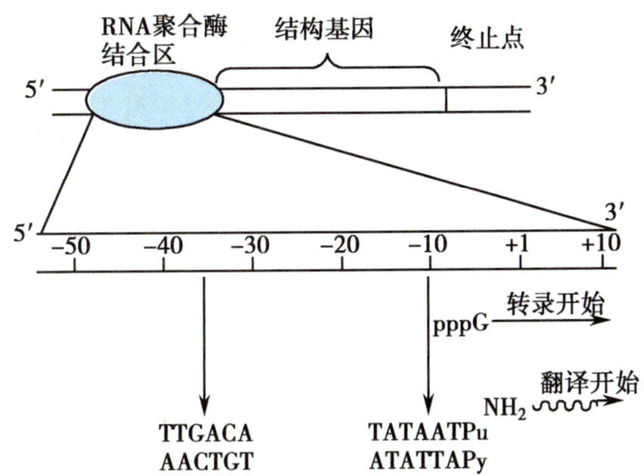

图 3-2　RNA 聚合酶保护法分析启动子序列

A-T 配对相对集中，表明该区段的 DNA 容易解链，因为 A-T 配对只有两个氢键维系。比较 RNA 聚合酶结合不同 DNA 区段测得的平衡常数，发现 RNA 聚合酶与 –10 区的结合比 –35 区相对牢固些。从很多实验结果得知，–35 区是 RNA 聚合酶的 σ 因子的辨认位点，–10 区是核心酶的结合位点。

2. 原核生物转录起始过程　首先是 RNA 聚合酶识别并结合启动序列，形成闭合转录起始复合体（closed transcription complex），其中的 DNA 仍保持完整的双链结构。原核生物由 σ 因子辨认启动序列的 –35 区碱基序列，并与其他亚基相互配合，促进 RNA 聚合酶结合到启动序列上；酶向下游移动，到达 TATA 盒，并跨入转录起始点。接着 DNA 双链在启动子的 –10 区局部解链，闭合转录起始复合体转变成开放转录起始复合体（open transcription initiation complex），形成了稳定的酶 -DNA 复合物。最后是第一个磷酸二酯键的形成。转录起始不需引物，RNA 聚合酶催化 RNA 链 5′ 端的头两个核苷酸聚合，产生第一个 3′，5′- 磷酸二酯键，形成 RNA 聚合酶 -DNA-pppGpN-OH 转录起始复合物（图 3-3）。转录产物 RNA 的 5′ 端第一位核苷酸通常是 GTP 或 ATP，以 GTP 多见。

原核生物的转录起始（动画）

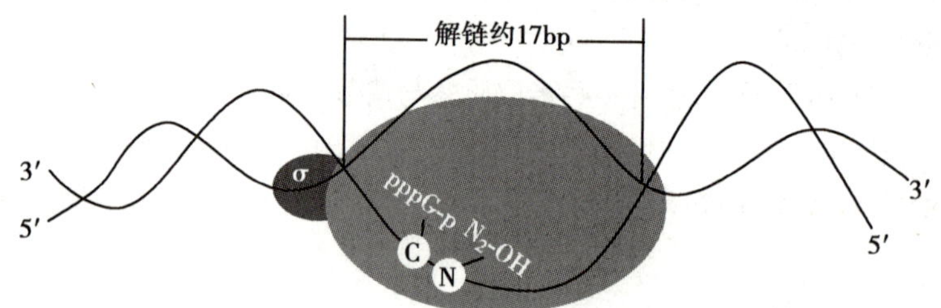

图 3-3　原核生物转录的起始

（二）原核生物转录延长

当 RNA 聚合酶催化新生的 RNA 链长度达到 9~10 个核苷酸时，σ 因子从转录起始复合物上脱落，导致 RNA 聚合酶核心酶的构象随之发生改变，使核心酶沿着模板链的 3′ → 5′ 方向滑行。核心酶与 DNA 模板是非特异性结合，且结合较为松弛，有利于酶向下游移动。核心酶向下游滑动时，双链 DNA 边解旋边解链，同时按照碱基配对规律，核心酶不断使 NTPs 在 5′-pppGpN-OH-3′ 的 3′ 端羟基上逐个聚合形成核心酶 -DNA-RNA-OH 转录复合物。

核心酶在 DNA 上覆盖的区段可达 40bp 以上，但转录解链范围约为 17bp。RNA 链延长过程中的解链和再聚合可视为这一 17bp 左右的开链区在 DNA 上的动态移动，其外观类似泡状，所以转录复合物亦被称为转录泡（transcription bubble）（图 3-4）。

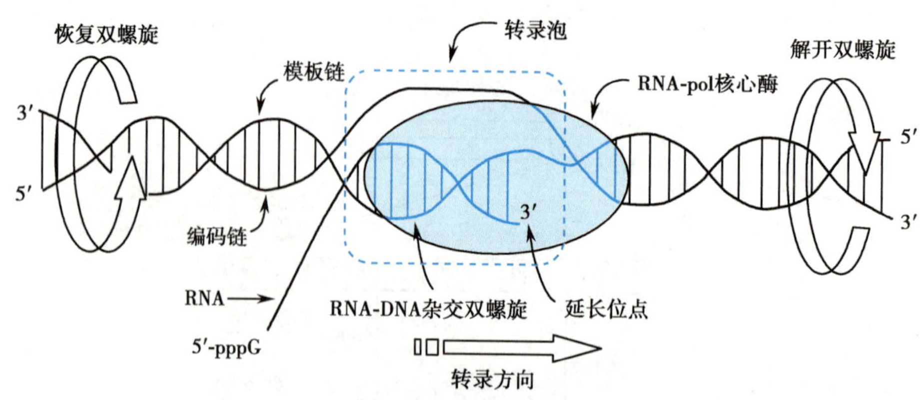

图 3-4　原核生物的转录泡和转录过程

在转录泡上，RNA 产物 3′ 端的一小段核苷酸依附结合在模板链上，随着 RNA 链的不断延长，其

5′端脱离模板链向空泡外伸展。碱基配对的稳定性是 $G \equiv C > A = T > A = U$。RNA/DNA 杂交双螺旋结构不及 DNA/DNA 双链稳定。因而转录产物 RNA 会自动与 DNA 模板链分离而伸出空泡外,已转录完毕的局部两股 DNA 单链,也会自然恢复成原来的双链结构。在 37℃时,大肠埃希菌 RNA 聚合酶催化 RNA 链的延伸速度可达 40nt/s。

原核生物的转录过程与翻译过程是同步高效进行的。在电子显微镜下观察原核生物的转录过程,可见转录出现羽毛状现象(图 3-5)。这是由于在同一 DNA 模板上,有多个转录同时进行,随着核心酶的前移,转录生成的 mRNA 链不断延长,转录尚未完成,翻译已经开始进行。

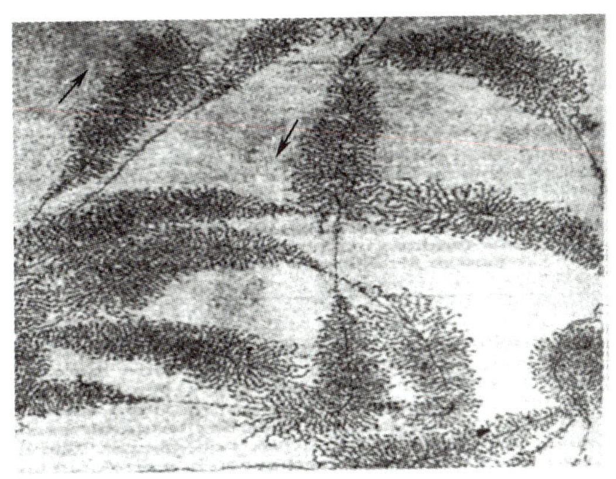
图 3-5　电子显微镜下原核生物的羽毛状转录现象

(三) 原核生物转录终止

当 RNA 聚合酶核心酶($\alpha_2\beta\beta'\omega$)滑行到操纵子的终止部位时,就在 DNA 模板上停顿下来不再前行,转录生成的 RNA 产物链从转录复合物上脱落下来,即转录终止(termination)。原核生物转录终止包括依赖 ρ 因子的与非依赖 ρ 因子的两种转录终止机制。

1. 依赖 ρ 因子的转录终止　研究发现,在依赖 ρ 因子终止的转录过程中,产物 RNA 的 3′端有较丰富的 C 或有规律地出现 C 碱基。ρ 因子能与转录产物 RNA 结合,使得 ρ 因子和核心酶都发生构象变化,从而使核心酶停顿。ρ 因子发挥解螺旋酶活性,使 RNA/DNA 杂交双链相分离,使产物 RNA 从转录复合物中释放出来(图 3-6)。

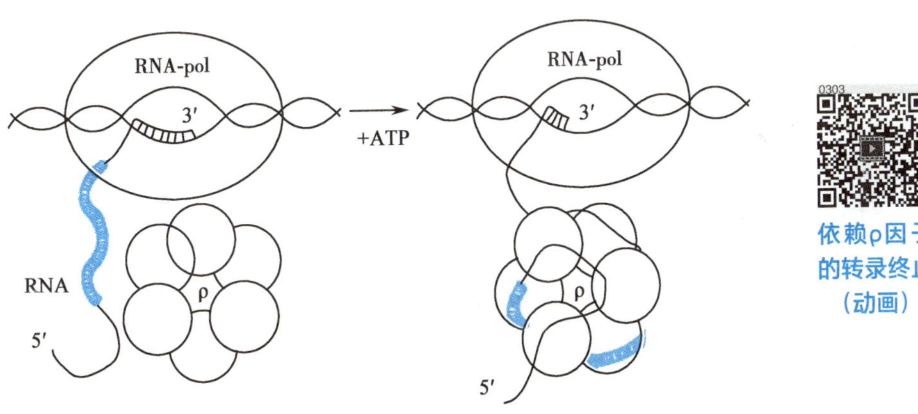

图 3-6　ρ 因子的作用原理

注:RNA 链上带条纹线处代表富含 C 的区段。

2. 非依赖 ρ 因子的转录终止　在非依赖 ρ 因子的转录终止过程中,转录终止区的序列有两个重要特征,即 DNA 模板上靠近终止区有富含 GC 的反向重复序列,以及其后出现的 6~8 个连续的 A。转录生成的 RNA 形成茎 - 环(stem loop)或称发夹(hairpin)形式的二级结构。位于核心酶覆盖区域内的 RNA 的茎 - 环结构与酶互相作用,可导致核心酶构象发生变化,阻止转录继续向下游推进,这是非依赖 ρ 因子终止的普遍现象。同时,在 RNA 链的茎 - 环结构之后出现多个连续的 U,由于在所有的碱基配对中,以 dA/U 的配对最不稳定,因此 RNA 链上一串寡聚 U 也是使 RNA 链从模板上脱落的促进因素(图 3-7)。

非依赖ρ因子的转录终止(动画)

衰减子介导的转录终止主要见于编码色氨酸合成通路中所需要的酶蛋白过程中(详见本章原核生物转录调控部分)。

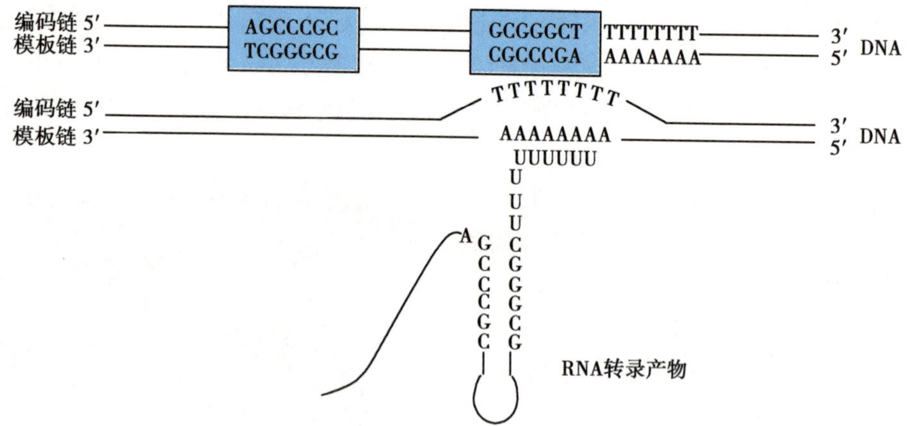

图 3-7　原核生物非依赖 ρ 因子的转录终止模式

第二节　真核生物转录

真核生物的转录过程远比原核复杂，二者的 RNA 聚合酶种类不同，结合模板的特性不一样。原核生物 RNA 聚合酶可直接结合 DNA 模板，而真核生物 RNA 聚合酶需辅助因子协助后才结合模板。

一、真核生物转录酶及相关因子

（一）真核生物 RNA 聚合酶

真核生物中有 3 种 RNA 聚合酶，分别转录不同的基因，产生不同的转录产物（表 3-3）。α- 鹅膏蕈碱（α-amanitin）是一种毒伞蕈毒素（环八肽），对真核生物 RNA 聚合酶具有特异性抑制作用，但真核生物的各种 RNA 聚合酶对 α- 鹅膏蕈碱的敏感性不同。

表 3-3　真核生物 RNA 聚合酶的种类与性质

种类	细胞内定位	转录产物	对 α- 鹅膏蕈碱的敏感性
RNA pol Ⅰ	核仁	rRNA 的前体 45S rRNA	耐受
RNA pol Ⅱ	核质	mRNA 的前体 hnRNA，lncRNA、piRNA、miRNA	敏感
RNA pol Ⅲ	核质	tRNA、5S rRNA、snRNA	高浓度下敏感

真核生物的 RNA 按照是否编码蛋白质分为编码 RNA（coding RNA）和非编码 RNA（non-coding RNA）。编码 RNA 主要指 mRNA；非编码 RNA 包括 rRNA，tRNA，snRNA，snoRNA 和 microRNA 等多种已知功能的 RNA，还包括未知功能的 RNA。这些非编码 RNA 的共同特点是都能从基因组上转录而来，但是不能翻译成蛋白质，在 RNA 水平上就能行使各自的生物学功能。非编码 RNA 从长度上来划分一般分为 2 类：小于 200nt 的短链非编码 RNA，包括微 RNA（microRNA 或 miRNA）、siRNA、piRNA（与 Piwi 蛋白相作用的 RNA）及 tRNA 等；大于 200nt 的长链非编码 RNA（long noncoding RNA，lncRNA），包括长的 mRNA-like 的非编码 RNA，长的不带 poly A 尾的非编码 RNA 等。

RNA pol Ⅰ催化 rRNA 基因的转录，生成 rRNA 的前体 45S rRNA，经过加工形成成熟的 18S、28S 和 5.8S rRNA。RNA pol Ⅱ催化 mRNA 基因的转录，产生 mRNA 的前体不均一核 RNA（heterogeneous nuclear RNA，hnRNA），经加工成熟后形成的 mRNA 被转运到细胞质，成为蛋白质合成的模板。mRNA 是各种 RNA 中半衰期最短、最不稳定的 RNA 分子。因此，RNA pol Ⅱ是真核生物中最活跃的 RNA 聚合酶。RNA pol Ⅱ也合成一些具有重要基因表达作用的非编码 RNA，如 lncRNA、miRNA 和 piRNA。RNA pol Ⅲ催化 5S rRNA、tRNA 和 snRNA 基因的转录。

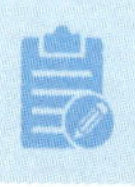

RNA pol Ⅰ、Ⅱ、Ⅲ都由多个亚基组成，相对分子质量达 5×10^5 或更大。它们都含有两个大亚基作为催化亚基（相对分子质量分别为 1.6×10^5~2.2×10^5 和 1.28×10^5 ~1.5×10^5）。这两个亚基在功能上与原核生物的 β′ 和 β 亚基相对应，结构上也与 β′ 和 β 亚基有一定的同源性。

RNA pol Ⅱ最大亚基肽链的 C 端氨基酸残基序列为（YSPTSPS）$_n$。不同生物种属的 n 值不同，一般在 20~60。该序列主要是由含羟基氨基酸组成的重复序列，称为羧基末端结构域（carboxyl terminal domain，CTD）。CTD 上的酪氨酸、丝氨酸和苏氨酸残基可被蛋白激酶作用发生磷酸化。RNA pol Ⅱ的大亚基 C 端磷酸化在从转录起始过渡到延长时有重要作用。三种 RNA 聚合酶还分别含有 10、7 和 11 个相对分子质量较小的亚基，其中有些为两种或三种酶共有。

（二）真核生物转录相关因子

在真核细胞核中，能够协助 RNA 聚合酶转录 RNA 的蛋白质被统称为转录因子（transcriptional factor，TF）。人类基因组约编码 2 000 种转录因子。真核生物转录因子种类很多，有多种分类方式：①根据顺反作用方式，绝大多数真核转录因子由它的编码基因表达后，通过与特异的顺式作用元件识别、结合（即 DNA- 蛋白质相互作用），反式激活另一基因的转录，故称为反式作用蛋白或反式作用因子（trans-acting factor）；②根据与 DNA 序列结合方式分为与 DNA 直接结合型和与 DNA 间接结合型。大多数转录因子是 DNA 结合蛋白，还有一些不能直接结合 DNA，而是通过蛋白质 - 蛋白质相互作用参与 DNA- 蛋白质的形成，影响 RNA 聚合酶活性，调节基因转录；③根据功能特性分为基本转录因子和特异转录因子。基本转录因子是 RNA 聚合酶结合启动子所必需的一组蛋白质因子，决定三种 RNA（mRNA、tRNA、rRNA）转录的类别。相应于 RNA pol Ⅰ、pol Ⅱ和 pol Ⅲ的 TF，分别称为 TF Ⅰ、TF Ⅱ和 TF Ⅲ。TF Ⅱ又可分为 TF ⅡA、TF ⅡB 等（表 3-4）。特异转录因子为个别基因转录所必需，决定该基因的时间、空间特异性表达。此类特异转录因子中起转录激活作用的称转录激活因子，起转录抑制作用的称转录抑制因子。转录激活因子通常是一些增强子结合蛋白（enhancer binding protein，EBP）；多数转录抑制因子是沉默子结合蛋白，但也有抑制转录因子以不依赖 DNA 的方式起作用，而是通过蛋白质 - 蛋白质相互作用“中和”转录激活因子或 TF ⅡD，降低它们在细胞内的有效浓度，抑制基因转录。因为在不同的组织或细胞中各种特异转录因子分布不同，所以基因表达状态、方式也不同。

表 3-4 真核生物转录因子Ⅱ（TF Ⅱ）的种类及其功能

转录因子	亚基组成和 / 或相对分子质量	功能
TF ⅡA	12 000，19 000，35 000	稳定 TF ⅡD-DNA 复合物
TF ⅡB	33 000	促进 RNA pol Ⅱ结合及作为其他因子结合的桥梁
TF ⅡD	TBP* 38 000	结合 TATA 盒
	TAF**	辅助 TBP 与 DNA 结合
TF ⅡE	57 000（α），34 000（β）	ATPase
TF ⅡF	30 000，74 000	解螺旋酶
TF ⅡH	62 000，89 000	蛋白激酶活性，使 RNA pol Ⅱ大亚基 CTD*** 磷酸化
TF ⅡJ	120 000	促进 TF ⅡD 的结合

注：*TBP：TATA binding protein（TATA 结合蛋白）；**TAF：TBP associated factor（TBP 相关因子）；***CTD：carboxyl terminal domain（羧基末端结构域）。

基本转录因子 TF ⅡD 是由 TBP 和 8~10 个 TAF 组成的复合体。人类细胞中至少有 12 种不同的 TAF。一些不同的 TAF 与 TBP 的组合可与不同基因的启动子结合，这可以解释这些因子在各种启动子中的选择性活化作用，以及对特定启动子存在不同的亲和力。TBP 可结合 10bp 的 DNA 区

段，刚好覆盖 TATA 盒，而 TFⅡD 可覆盖 35bp 或更长的区域。转录因子大多含有如锌指、螺旋-环-螺旋等模体（motif），这些模体之间可以相互识别结合，或与 RNA 聚合酶及 DNA 结合，组成 RNA 聚合酶-蛋白质-DNA 复合物而启动转录。氨基酸序列分析表明，某些 TF 或其亚基与原核生物的 σ 因子在序列上有不同程度的一致性。

RNA pol Ⅱ与其基本转录因子复合体（图片）

随着对不同基因转录特性的研究，现已发现有上百个转录因子。不同基因的转录需不同的转录因子。拼板理论认为：一个真核生物基因的转录需要 3~5 个不同的转录因子，它们之间相互作用与结合，形成专一性的活性复合物，再与 RNA 聚合酶搭配而特异性地结合并转录相应的基因。

二、真核生物转录过程

下面以真核生物 mRNA 的生物合成，即 RNA pol Ⅱ所催化的转录过程为例，具体描述真核生物的转录过程。

（一）真核生物转录起始

真核生物 mRNA 的转录起始阶段，主要是 RNA pol Ⅱ、转录因子 TFⅡ与 DNA 模板形成转录起始前复合物（pre-initiation complex，PIC）的过程（图 3-8）。

真核生物转录起始前复合物形成（动画）

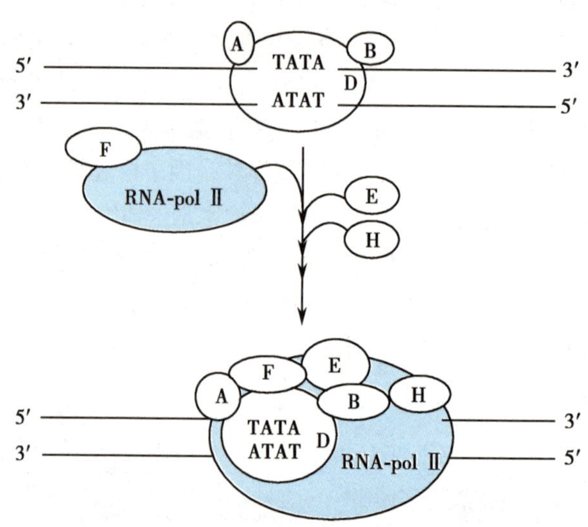

图 3-8　RNA pol Ⅱ催化的转录前起始复合物的形成

知识链接

中国科学家在转录起始复合物结构与功能方面的研究

20 世纪 90 年代，科学家们发现一个功能非常重要的转录共激活因子，命名为中介体（Mediator）。2021 年 5 月 6 日，*Science* 杂志在线发表了中国学者徐彦辉课题组的文章——《人源中介体复合物及其结合转录前起始复合物的结构研究》，该项工作首先报道了人源 Mediator 复合物近原子分辨率的冷冻电镜结构，首次把 26 个 Mediator 亚基进行完全定位和建模，为后续结构功能研究奠定了基础。这是人类历史上报道的首个结构与功能完整的 PIC-Mediator 复合物，揭示了 PIC-Mediator 的动态组装过程以及 Mediator 调控 pol Ⅱ CTD 磷酸化的分子机制，为人们更确切地理解人类转录前起始复合物的形成做出了重要的贡献。

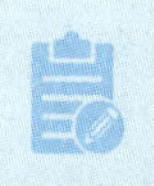

（二）真核生物转录延长

真核生物的转录延长过程与原核生物大致相似。与原核生物不同的是真核生物基因组 DNA 在双螺旋结构的基础上，与多种组蛋白组成核小体结构。RNA 聚合酶向前移动时会遇上核小体。转录过程中核小体会发生位移或解聚现象。体外转录实验表明，以含核小体结构的 DNA 片段作为模板进行转录，通过 DNA 酶水解法监测及 DNA 电泳区带观察，出现约 200bp 及其倍数的阶梯形 DNA 区带。据此认为，在转录过程中发生了核小体的移位（图 3-9）。

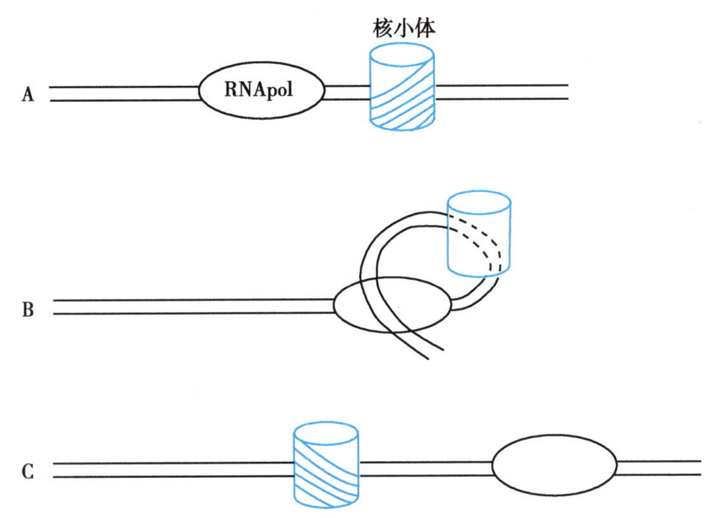

注：A. RNA pol 前移遇到核小体；B. 原来绕在组蛋白上的 DNA 解聚及弯曲；C. 一个区段转录完毕，核小体发生了移位。

图 3-9　真核生物转录延长中的核小体移位

核小体组蛋白 -DNA 依赖于组蛋白分子中碱性氨基酸残基提供的正电荷和 DNA 分子上的磷酸基提供的负电荷来维系。在培养细胞的转录实验中观察到，组蛋白分子中的精氨酸残基发生了乙酰化，DNA 分子中又产生 AMP → ADP →聚 ADP 的现象。因此，降低了组蛋白的正电荷和 DNA 分子磷酸基的负电荷。由此推测，在转录过程中，核小体可能发生了解聚。

（三）真核生物转录终止

真核生物的转录终止与转录产物的加工密切相关。真核生物 RNA pol Ⅱ转录产生 hnRNA 的过程，直至出现多聚腺苷酸信号为止。这个信号序列常为 AATAAA 及其下游的富含 GT 的序列，这些序列称为转录终止的修饰点序列。转录越过修饰点序列后，在 hnRNA 的 3′ 端产生 AAUAAA……GUGUGUG 剪切信号序列。核酸内切酶识别此信号序列进行剪切，剪切点位于 AAUAAA 下游 10~30bp 处，距 GU 序列 20~40bp。修饰点序列下游产生的多余 RNA 片段很快被降解（图 3-10）。成熟 mRNA 的 5′ 端“帽子”结构和 3′ 端的 poly A 尾是在加工过程中产生的。

真核生物的转录终止（动画）

三、真核生物 RNA 成熟

转录生成的 RNA 是初级转录产物。在真核生物中，几乎所有的初级转录产物都需一定程度的加工才能成为具有生物学功能的 RNA 分子。真核生物初级转录产物的成熟主要在细胞核内进行，成熟过程包括核苷酸的部分水解、剪接反应、5′ 端和 3′ 端的“加帽”和“加尾”，以及核苷酸的修饰等。

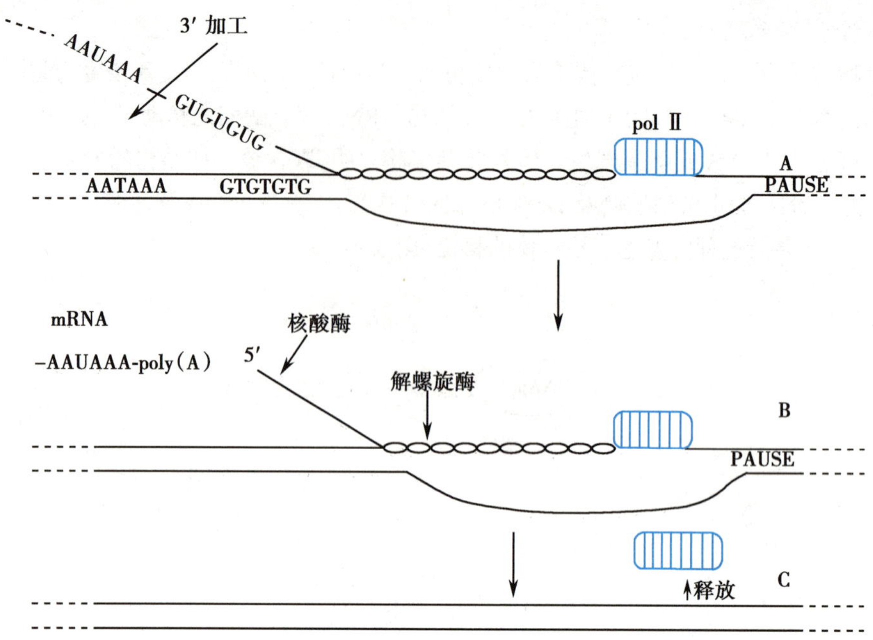

图 3-10　真核生物 RNA pol Ⅱ的转录终止及加尾修饰

(一) 真核生物 mRNA 的成熟

1. mRNA 的剪接　编码真核生物多肽链的基因中，编码序列常被一些非编码序列所间隔。绝大多数真核生物核内 hnRNA 的相对分子质量往往比在胞质内出现的成熟 mRNA 大几倍，甚至数十倍。实验发现，hnRNA 和 DNA 模板链可以完全配对，但 mRNA 与模板链 DNA 杂交，出现部分的配对和中间不配对现象。即 hnRNA 中的非编码区片段被切除，而编码区片段被拼接起来，也就是说真核生物结构基因是由若干个编码区和非编码区互相间隔但又相互连接镶嵌而成，这些基因称为割裂基因。通常，把割裂基因中的编码序列称为外显子，而把非编码序列称为内含子，内含子是割裂基因线性表达而在剪接过程中被除去的核苷酸序列。去除初级转录产物上的内含子，把外显子连接起来使之成为成熟 mRNA 的过程称为剪接。内含子虽然在加工成熟过程中被除去，但是却不是没有作用的，随着研究的深入，内含子的生物学功能正在逐步为人类所了解。

第一个被详细研究的割裂基因是鸡的卵清蛋白基因，其全长为 7.7kb，8 个编码区被 7 个非编码区所间隔(图 3-11)。而其成熟的 mRNA 分子仅为 1.2kb，为 386 个氨基酸编码。

剪接过程中内含子区段弯曲，使相邻的两个外显子互相靠近而利于剪接，称为套索 RNA。这是最初提出的剪接模式。此后，还发现内含子近 3′ 端的嘌呤甲基化是形成套索所必需的。从初级转录产物一级结构分析及 hnRNA 特性的研究，目前对剪接已有了较深入的了解。大多数内含子序列的 5′ 端都以 GU 开始，而以 3′ 端 AG-OH 结束。5′-GU……AG-OH-3′ 称为剪接接口(splicing junction)或边界序列。剪接后，GU 或 AG 不一定被剪除。

hnRNA 的剪接发生在剪接体(splicesome)，剪接体是由小核糖体核蛋白(small nuclear ribonucleoprotein，snRNP)和 hnRNA 组成的超大分子的复合体。snRNA 和核内蛋白质组成 snRNP。snRNA 由 100~300 个核苷酸组成，分子中富含尿嘧啶核苷酸，因而以 U 作为分类命名。现已发现有 U1、U2、U4、U5 和 U6 等类别的 snRNA。snRNP 与 hnRNA 结合后，使内含子形成套索并拉近上、下游外显子的距离。剪接体的装配需要上述 5 种 snRNA 和大约 50 种蛋白质，并需 ATP 提供能量。剪接体装配时，①U1 和 U2 的 snRNA 与内含子 5′ 端和 3′ 端边界序列分别互补，使 snRNP 结合到内含子两端；②U4、U5 和 U6 加入，装配成完整的剪接体。此时内含子发生弯曲成套索状，上、下游的外显子 E1 和 E2 靠近；③结构调整，释放出 U1、U4 和 U5。U2 和 U6 形成催化中心，完成转酯反应(图 3-12)。

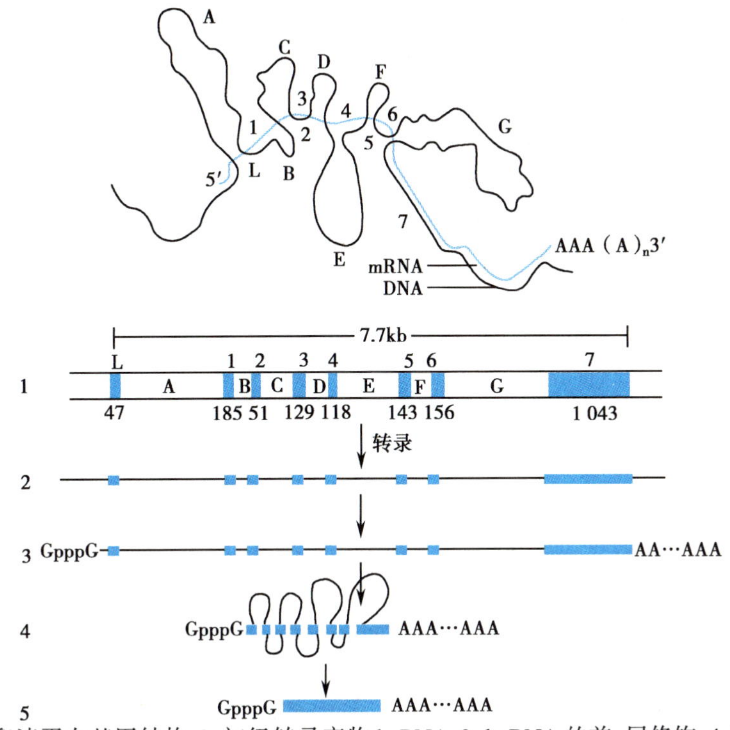

1. 卵清蛋白基因结构；2. 初级转录产物 hnRNA；3. hnRNA 的首、尾修饰；4. 剪接过程中套索 RNA 的形成；5. 细胞质中出现的 mRNA，套索已去除。图上方为成熟 mRNA 与 DNA 模板链杂交的电镜所见示意图，蓝线为 mRNA，黑线为模板 DNA

图 3-11　卵清蛋白割裂基因及其转录与成熟

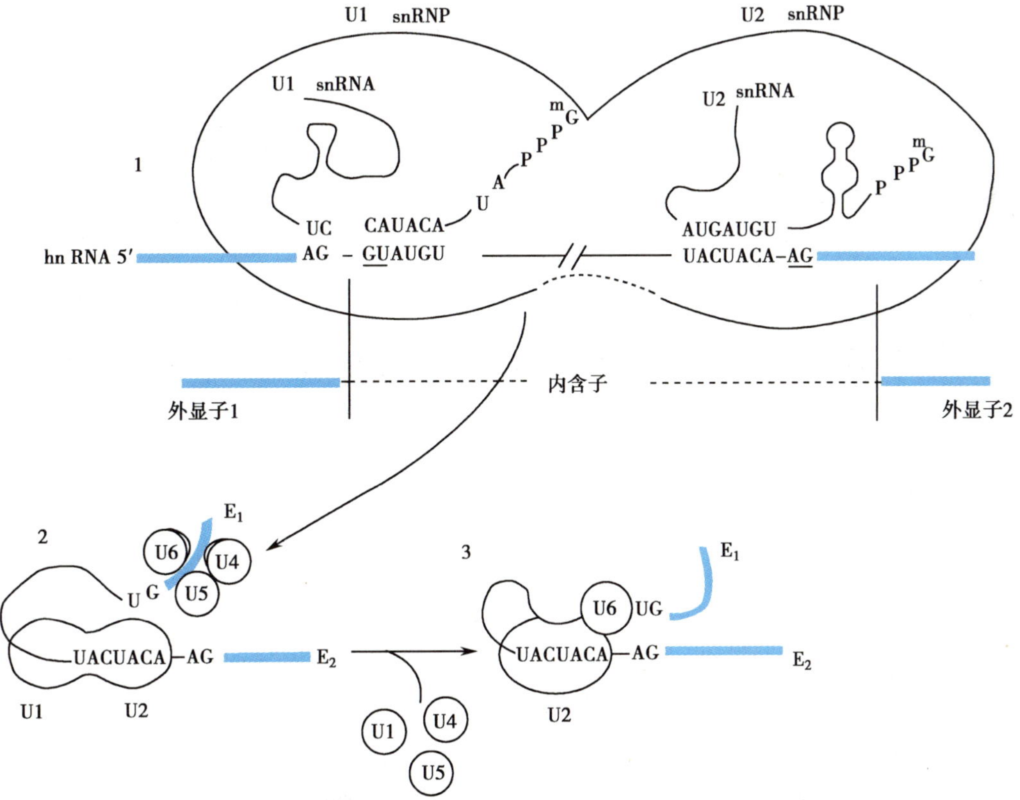

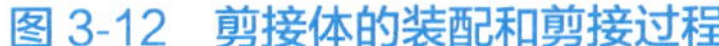

1. snRNA 与内含子边界序列结合，利于剪接体生成；2. U4、U5、U6 加入，完整的剪接体形成，内含子形成套索；3. U2、U6 形成催化中心

图 3-12　剪接体的装配和剪接过程

剪接过程需两次转酯反应。第一次转酯反应是由位于内含子分支点的腺嘌呤核苷酸的2′-OH亲核攻击连接外显子E1与内含子之间的3′,5′-磷酸二酯键，使E1与内含子之间的键断裂，产生游离的E1和套索状的内含子-外显子E2。此时，内含子5′端的G与分支点的A以2′,5′-磷酸二酯键相连。第二次转酯反应是E1的3′-OH亲核攻击内含子和外显子E2之间的磷酸二酯键，将内含子以套环形式切除，并把E1和E2连接在一起(图3-13)。

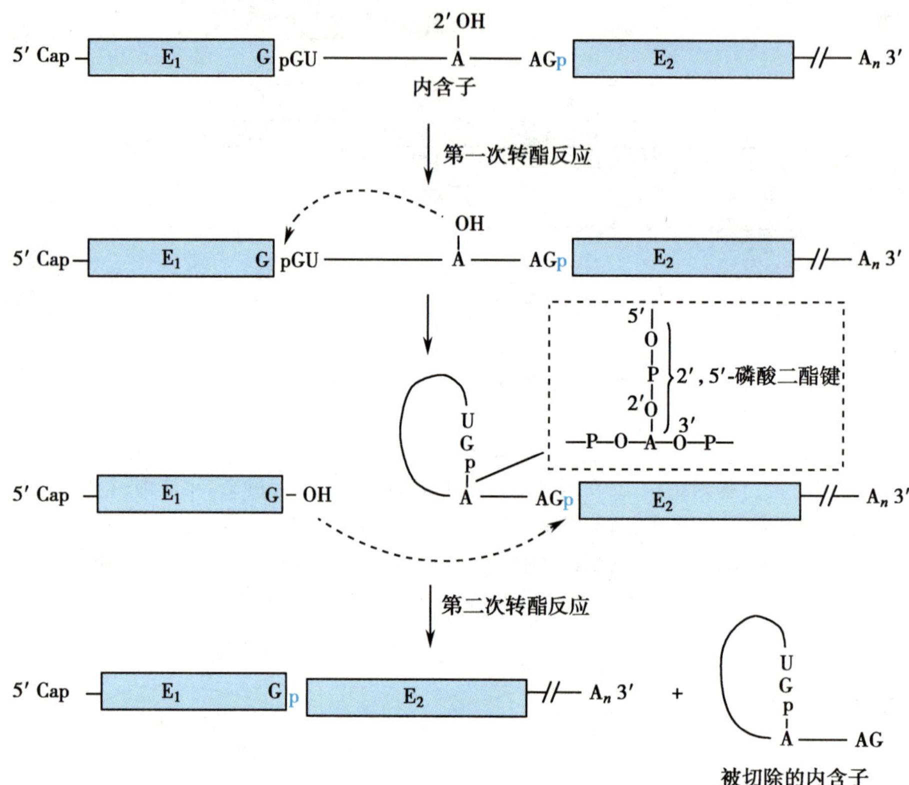

图3-13　剪接过程的两次转酯反应机制

hnRNA的加工成熟除剪接外，还有一种剪切(cleavage)模式。剪切指的是剪去某些内含子后，在上游的外显子3′直接进行多聚腺苷酸化，不进行相邻外显子之间的连接反应。剪接是指剪切后由将相邻的外显子连接起来，然后进行多聚腺苷酸化。

许多hnRNA经过加工只产生一种成熟的mRNA，翻译成相应的一种多肽；有些则可剪接或剪切成不同的mRNA，这一现象称为可变剪接(alternative splicing)，又称选择性剪接。可变剪接现象的存在提高了有限的基因数目的利用，增加了生物的多样性。

知识链接

中国科学家在剪接体研究方面的贡献

2021年1月29日我国学者施一公在*Science*杂志发表论文，首次报道了迄今整体研究知之甚少的次要剪接体的高分辨率三维结构，展示了在剪接反应中的一个关键构象——激活态次要剪接体。在研究经验基础之上，结合次要剪接体识别位点的特异性，研究组首次设计出一条全新的U12依赖型pre-mRNA。通过改良前人的体外剪接反应实验条件，成功地确定了该U12依赖型的pre-mRNA具有极高的特异性与剪接的高效性。经过进一步探索与改良，最终首次建立起一套完整的次要剪接体捕获与纯化方法，成功获得了处于激活态的次要剪接体的蛋白样品，随

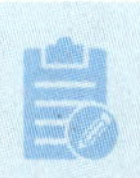

后利用单颗粒冷冻电镜技术重构出了世界上首个次要剪接体的冷冻电镜结构，整体分辨率为 2.9 埃，并搭建了第一个次要剪接体的原子模型，其中包含 4 条 RNA 和 45 个蛋白。作为首次揭示人源次要剪接体的结构研究，本次建立的捕获与纯化次要剪接体的方法、鉴定的参与次要剪接体的组成的全新蛋白等，都将对 U12 依赖型的 RNA 剪接分子机制的研究产生重要影响。

2. mRNA 5′ 端“加帽”和 3′ 端“加尾”　绝大部分真核细胞成熟 mRNA 的 5′ 端通常都有一个以 7- 甲基鸟嘌呤核苷三磷酸（5′-m^{7}GpppN（N 常为 G）作为起始结构的“帽子”结构，3′ 端有一段长为 80~250 个核苷酸的多聚腺苷酸（poly A）尾。5′ 端“帽子”结构和 3′ 端多聚腺苷酸尾是通过对 mRNA 前体的加工形成的，并且都先于中段的剪接过程。

“加帽”过程是在核内完成的，当转录生成的 hnRNA 的长度达 25~30 个核苷酸时，在 hnRNA 的 5′ 端就形成 5′，5′- 三磷酸双鸟苷结构。“加帽”过程需鸟苷酸转移酶和甲基转移酶来催化完成。首先，新生 RNA 的 5′ 端核苷酸的 γ- 磷酸被水解，在鸟苷酸转移酶的作用下与另一个 GTP 分子的 5′ 端结合，形成 5′，5′- 三磷酸结构；接着由 *S*- 腺苷甲硫氨酸先后提供甲基，使加上去的鸟嘌呤的 N7 和原新生 RNA 的 5′ 端核苷酸的核糖 2′-O 甲基化。（图 3-14）。

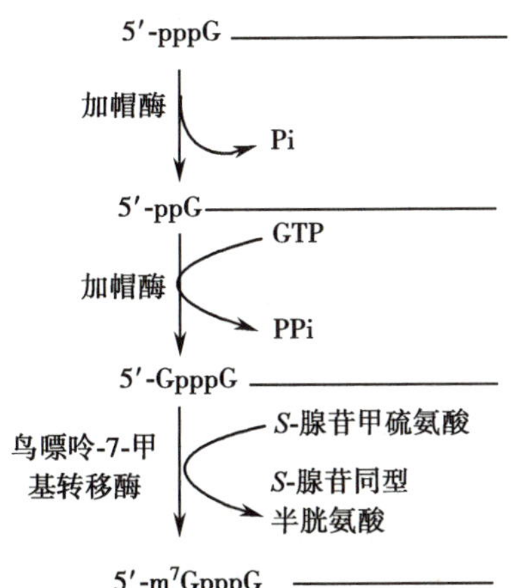

图 3-14　mRNA 的 5′ 端帽结构的形成（上）及其 5′，5′- 三磷酸双鸟苷结构（下）

真核生物帽子结构的复杂程度与生物进化程度密切相关。5′ 端“帽子”结构对于 mRNA 翻译起始是必要的，此结构为核糖体对 mRNA 的识别提供了信号，协助核糖体与 mRNA 结合，使翻译从起始密码 AUG 开始。“帽子”结构可增加 mRNA 的稳定性，保护 mRNA 免遭 5′ → 3′ 核酸外切酶的水解。

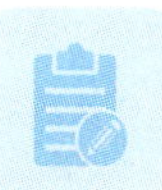

成熟 mRNA 的 3′端通常还有一段长为 80~250nt 的多聚腺苷酸尾。对大多数基因的研究都没有发现在基因的 3′端出现多聚 T 的相应序列，说明 poly A 的产生不依赖于 DNA 模板。在 mRNA 的尾部添加 poly A 的过程与转录终止同时进行，这一过程也在核内完成。添加 poly A 之前，hnRNA 先由核酸内切酶在 AAUAAA 信号下游 10~30 个核苷酸处切断，然后由多聚腺苷酸聚合酶催化逐个加入腺苷酸。多聚腺苷酸聚合酶催化的反应无须 DNA 模板。poly A 的有无与长短，是维持 mRNA 作为翻译模板的活性，以及增加 mRNA 本身稳定性的因素。随着 poly A 的缩短，翻译的活性下降。poly A 与 poly A 结合蛋白的结合有助于蛋白质的合成。

CTD 磷酸化对 mRNA 转录后加工的调节（图片）

真核生物的转录终止及加尾修饰（图片）

（二）真核生物 tRNA 的成熟

真核生物含有较多编码 tRNA 的基因，而且是多拷贝的。真核细胞有 40~50 种不同的 tRNA 分子，它们的前体物是由 RNA pol Ⅲ催化生成的（图 3-15）。

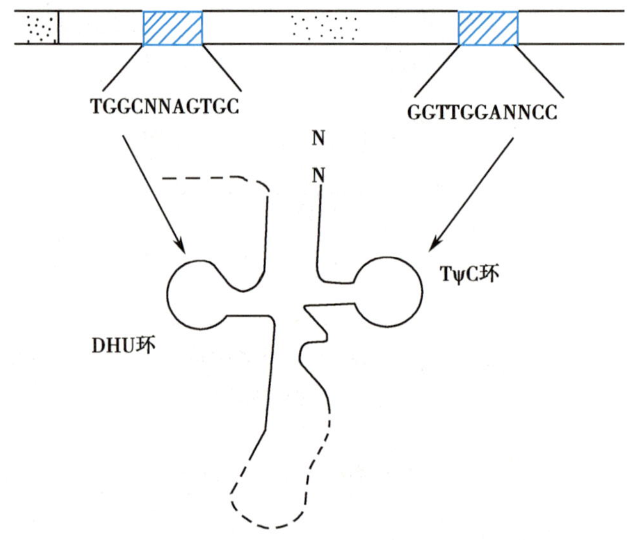

图 3-15　由 RNA pol Ⅲ催化转录的基因及其转录的初级产物

注：虚线是需要加工被剪除的部分，5′端虚线是前导序列，中间虚线是插入序列。

tRNA 前体的加工包括切除插入序列（相当于 hnRNA 的内含子）和连接相当于 hnRNA 的外显子部分。此外，还包括 3′端添加 -CCA 和稀有碱基的生成（图 3-16）。

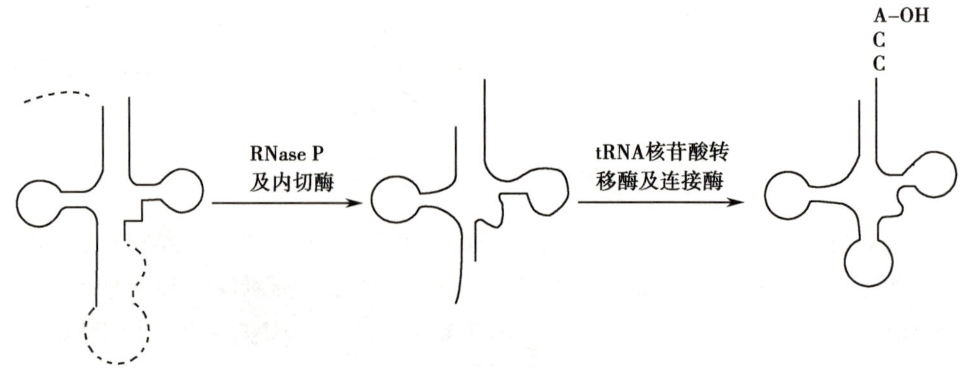

图 3-16　tRNA 前体的剪接和 3′端 -CCA 的添加

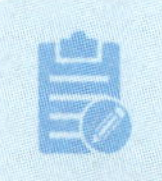

以酵母 $tRNA^{tyr}$ 前体的加工为例，步骤如下：①RNase P 切除 5′端 16 个核苷酸的前导序列；②RNase D 切除 3′端的两个 UU，随之由 tRNA 核苷酸转移酶催化添加 CCA-OH 作为统一的末端；③通过剪接反应切除中部由 14 个核苷酸组成的插入序列；④稀有碱基的形成：例如，tRNA 甲基转移酶催化嘌呤碱基的甲基化（$A \rightarrow {}^{m}A$，$G \rightarrow {}^{m}G$），DHU 环上尿嘧啶还原为双氢尿嘧啶（DHU），TψC 环上的尿嘧啶核苷转变为假尿嘧啶核苷（ψ），反密码环上的腺苷酸（A）脱氨转变为次黄嘌呤核苷酸（I）等。

（三）真核生物 rRNA 的成熟

真核生物 18S、28S 和 5.8S rRNA 基因处于一个转录单位上，它们的共同前体是编码约含 14 000 个核苷酸的 45S rRNA。45S rRNA 经剪切后，先产生 18S rRNA，余下的部分再剪切产生 5.8S 和 28S rRNA（图 3-17）。

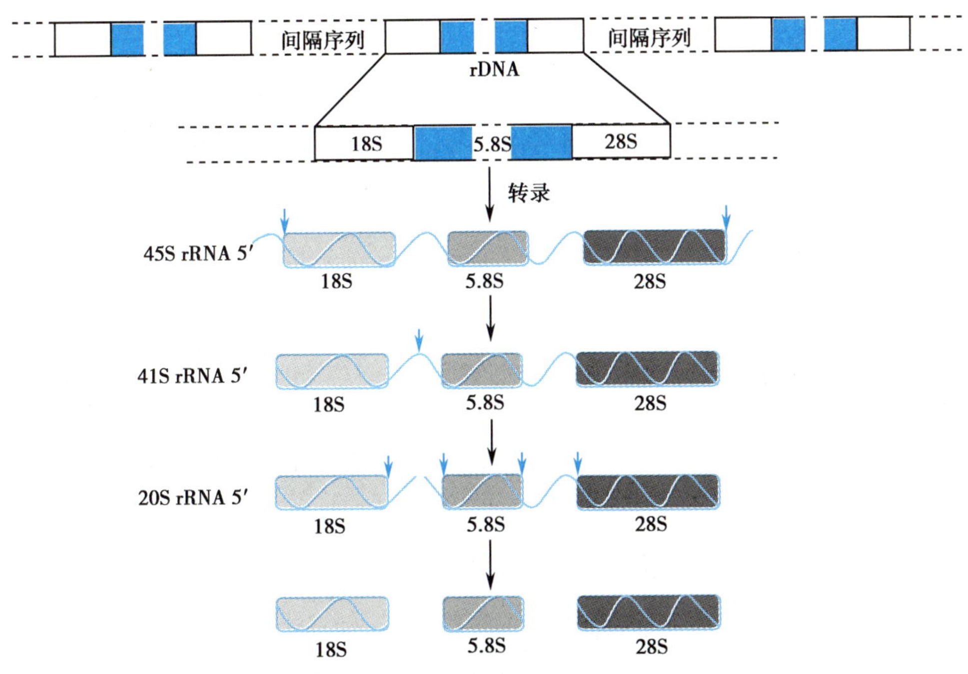

图 3-17　真核生物 rRNA 前体的加工过程

rRNA 的成熟过程还包括核苷酸的甲基化修饰。剪切和甲基化反应均需小核仁 RNA 参与。在核仁组织区，合成后的 45S rRNA 很快就与核糖体蛋白和核仁蛋白组装形成 80S 前核糖核蛋白颗粒，并在核内加工形成一些中间核糖核蛋白颗粒，5.8S 和 28S rRNA 与成熟的 5S rRNA 组成核糖体大亚基的组分，18S rRNA 则成为核糖体小亚基的组分。

（四）非编码 RNA 的加工成熟

除了上述三种 RNA 外，真核细胞内还存在着其他非编码 RNA（non-coding RNA，ncRNA）。这是一类不编码蛋白质但具有重要生物学功能的 RNA 分子。

1. 长链非编码 RNA　lncRNA 结构上类似于 mRNA，但序列中不存在可读框（又称为开放阅读框，ORF）。许多已知的 lncRNA 由 RNA pol Ⅱ催化转录并经可变剪切形成，通常被多聚腺苷酸化。

2. 短链非编码 RNA　短链非编码 RNA 又称为非编码小 RNA（small non-coding RNA），这些 RNA 除了具有催化活性的 RNA（核酶）、细胞核小分子 RNA（snRNA）以及核仁小分子 RNA（snoRNA）以外，目前人们广泛关注的非编码 RNA 还有 miRNA 和 siRNA。

miRNA 是一类长度在 22nt 左右的内源性 ncRNA。由一股具有发夹环结构的前体加工后形成。编码成熟的 miRNA 的基因与编码蛋白质的基因一样，转录合成是由 RNA pol Ⅱ负责催化的。

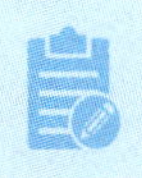

siRNA 是生物宿主对于外源侵入基因表达的双链 RNA 进行切割所产生的具有特定长度

(21~23bp)和特定序列的小片段 RNA。siRNA 是由细胞内一类双链 RNA(double-stranded RNA，dsRNA)，通过酶切转变而来。(详见第六章)

(五) RNA 编辑

有些蛋白质产物的氨基酸序列并不完全与基因的编码序列相对应。研究发现，某些 mRNA 前体的核苷酸序列经过编辑过程发生了改变。所谓 RNA 编辑(RNA editing)是指在 mRNA 水平上，通过核苷酸的缺失、插入或替换而改变遗传信息的过程。例如，人类基因组上只有一个载脂蛋白 B(ApoB)基因，转录后加工成为成熟的 mRNA 含 14 500 个核苷酸。在肝细胞内，该 mRNA 表达相对分子质量为 513 000 的 ApoB100，而在小肠黏膜细胞则表达相对分子质量为 250 000 的 ApoB48。这是因为在小肠黏膜细胞内，胞嘧啶核苷脱氨酶将 mRNA 中 2153 位编码谷氨酰胺的遗传密码 CAA 转变为终止密码 UAA(图 3-18)。

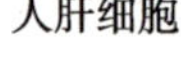

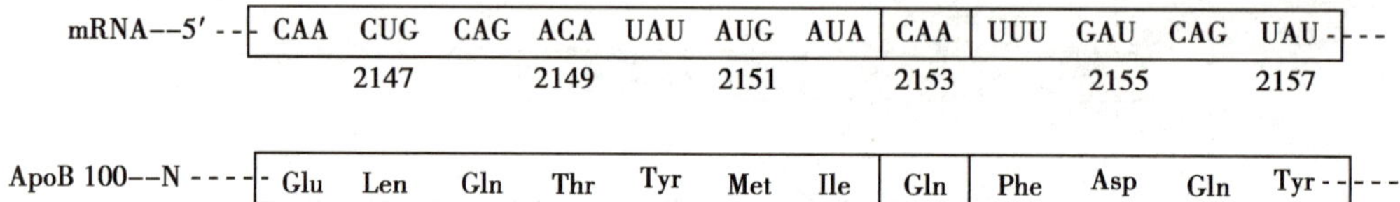

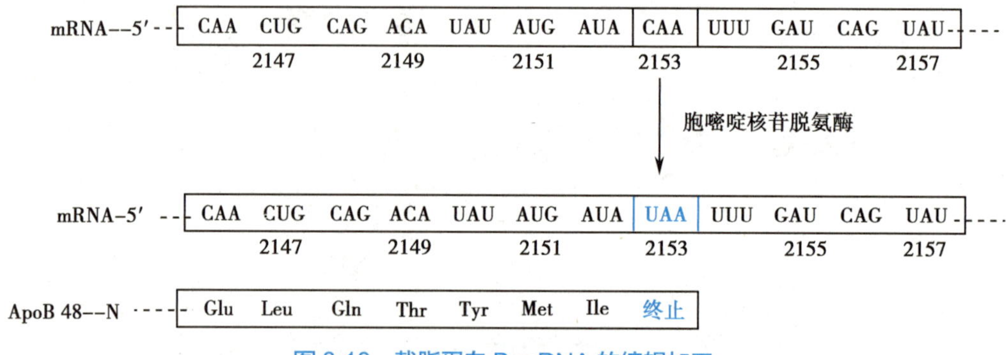

图 3-18 载脂蛋白 B mRNA 的编辑加工

类似的 RNA 编辑的例子还有脑细胞谷氨酸受体，该受体是一种重要的离子通道。谷氨酸受体 mRNA 发生脱氨基使 A → G，导致一个关键位点上的密码子 CAG(Gln)变为 CGG(Arg)，含精氨酸的谷氨酸受体使 Ca^{2+} 不能通过此通道。由此不同功能的脑细胞就可以选择性地产生不同的受体。

通过 RNA 编辑，使得一个基因可以产生多种氨基酸序列不同、功能不同的蛋白质，RNA 编辑的结果不仅扩大了遗传信息，而且使生物能更好地适应生存环境。

第三节 转录调控

转录水平上的调控，是基因表达调控最有效的环节。转录水平上的调控通常涉及特异的转录调节蛋白与转录调控区 DNA 之间的相互作用，对转录行为产生正或负的调控效果。另外，在真核细胞中，对转录后加工修饰诸环节的控制也是基因表达调控的重要机制。

一、原核生物转录调控

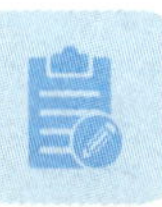

原核基因表达调控的主要环节是在转录起始水平。本节主要以大肠埃希菌为例介绍原核基因表达调控的特点与机制。

(一) 原核生物转录调控的特点

1. σ 因子识别的特异性　前已述及,原核生物细胞只含有一种 RNA 聚合酶,核心酶参与转录延长,全酶负责转录起始。在转录起始阶段,σ 亚基识别特异启动子,不同的 σ 因子决定特异基因的转录激活,决定 mRNA、rRNA、tRNA 基因的转录。

2. 操纵子学说的普遍性　多个功能相关的原核基因总是串联在一起,依赖同一转录调控区对基因的转录进行调节,构成一个转录单位,以确保功能相关基因之间表达的协调性。这就是操纵子学说。操纵子学说在原核基因的表达调控中具有普遍意义。通常,操纵子由编码区和调控区两部分构成。编码区一般含有 2~6 个结构基因,而有些操纵子的编码区最多可包含 20 个以上的结构基因。调控区往往位于转录起始点上游,包括与 RNA 聚合酶结合的启动子、与阻遏蛋白结合的操纵序列,以及其他调节序列等。

3. 负性调节的主导性　在原核操纵子系统中,特异的阻遏蛋白对操纵子基因转录起始的阻遏机制即负性调节是十分普遍的。当阻遏蛋白与操纵序列结合时,转录起始复合物不能形成,基因的转录被阻遏;相反,当某种特异的信号分子与阻遏蛋白结合,使阻遏蛋白变构失活,从操纵序列上解离下来,则操纵子基因去阻遏,转录又被重新开启。

(二) 原核生物转录起始调控

操纵子机制是原核基因表达调控的主要模式,下面以大肠埃希菌的乳糖操纵子和色氨酸操纵子为例,介绍原核基因的转录起始阶段的调控机制。

1. 乳糖操纵子的诱导型调控　大肠埃希菌能够根据外界环境中乳糖的存在情况,调控乳糖分解酶基因的转录进程。

(1)乳糖操纵子的结构:大肠埃希菌乳糖操纵子含有 Z、Y、A 三个结构基因,分别编码 β- 半乳糖苷酶、通透酶和乙酰基转移酶。此外,在结构基因上游还含有一个操纵序列(operator,O)、一个启动子(promoter,P)、一个分解代谢物基因激活蛋白(catabolite gene activator protein,CAP)结合位点,以及一个调节基因 I 等。操纵序列 O、启动子 P 和 CAP 结合位点构成了乳糖操纵子的调控区。调节基因 I 在调控区上游,具有独立的启动序列,编码一种阻遏蛋白,与操纵序列 O 结合,使乳糖操纵子处于关闭状态(图 3-19)。

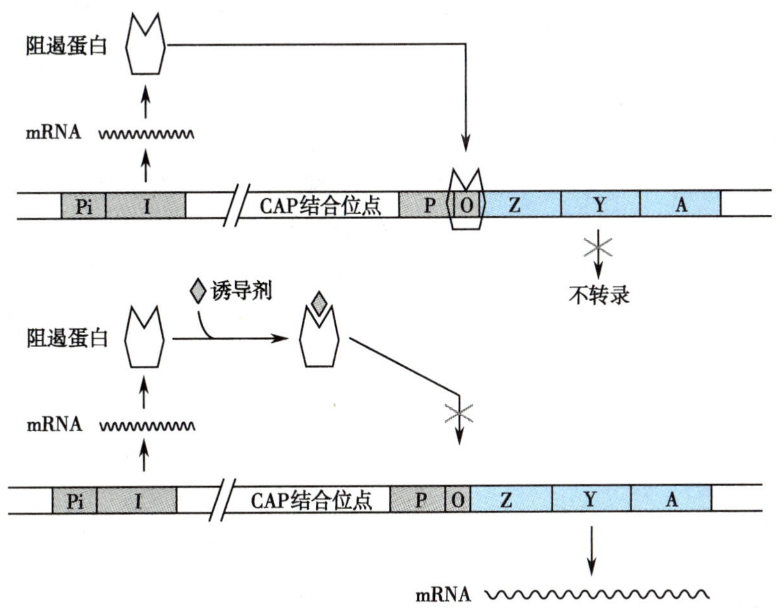

图 3-19　乳糖操纵子的结构与阻遏蛋白的负性调节

(2)乳糖操纵子的转录调控机制：大肠埃希菌乳糖操纵子的转录调控机制中，既有阻遏蛋白的负性调节，又有 CAP 的正性调节，如图 3-20 所示。

(1)葡萄糖存在，乳糖不存在

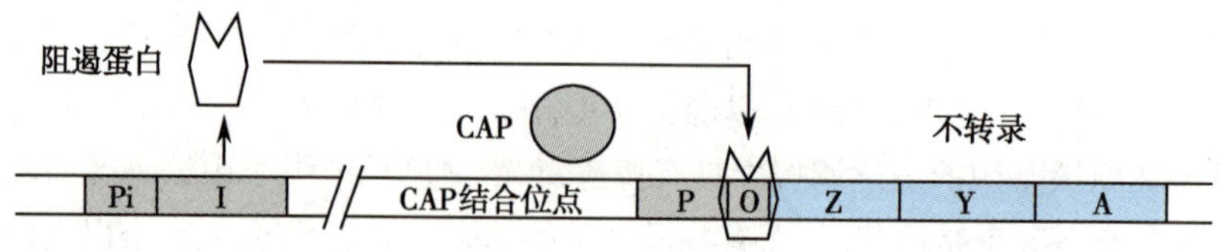

(2)葡萄糖存在，乳糖也存在

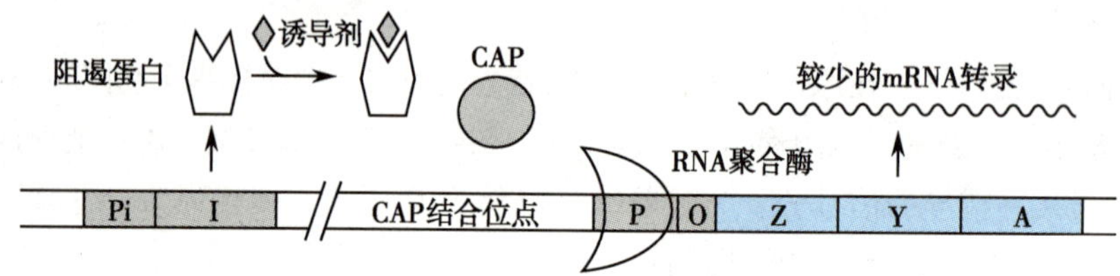

(3)葡萄糖不存在，乳糖存在

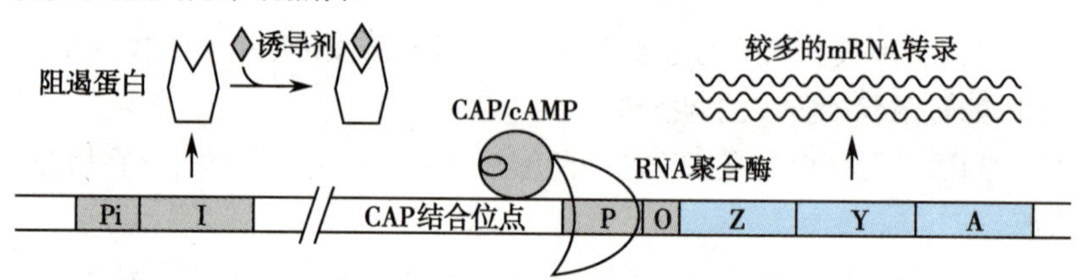

(1)当葡萄糖存在，乳糖不存在时，阻遏蛋白封闭转录，CAP 不能发挥作用；(2)因乳糖存在，阻遏蛋白被诱导变构，不能发挥作用，转录去阻遏，然而，因葡萄糖存在，CAP 依然不能发挥作用；(3)当葡萄糖不存在，乳糖存在时，阻遏蛋白被诱导变构，不能发挥作用，转录去阻遏，与此同时，CAP 发挥作用，转录进一步增强。

图 3-20　阻遏蛋白、cAMP、诱导剂和 CAP 对乳糖操纵子的调节

1)阻遏蛋白的负性调节：在乳糖不存在时，操纵子处于阻遏状态。此时，I 基因在启动子作用下表达阻遏蛋白，与操纵子的 O 序列结合，阻碍 RNA 聚合酶与 P 序列结合及向结构基因的移动，阻止转录启动。但是阻遏蛋白的阻碍作用不是绝对的，偶有阻遏蛋白与 O 序列解聚，其发生概率是每个细胞周期 1~2 次。因此每个细胞在没有诱导剂存在的情况下也会有少量的 *β*- 半乳糖苷酶、通透酶和乙酰基转移酶表达，这被称为本底水平的组成性表达。当有乳糖存在时，操纵子被诱导开放，但真正的诱导剂并非乳糖本身。此时，乳糖经通透酶作用进入细胞，再经原来在细胞中的少量的 *β*- 半乳糖苷酶催化，转变为异构乳糖即异丙基硫代 -*β*-D- 半乳糖苷(isopropylthio-*β*-D-galactoside，IPTG)。异构乳糖作为一种诱导剂与阻遏蛋白结合，使阻遏蛋白的构象发生变化，导致阻遏蛋白与 O 序列解离，继而 RNA 聚合酶与 P 序列结合，向结构基因移动，引起结构基因 Z、Y 和 A 相继表达，使 *β*- 半乳糖苷酶的量增加 1 000 倍。大肠埃希菌乳糖操纵子是诱导性操纵子。

2)CAP 的正性调节：CAP 是同二聚体，具有 DNA 和 cAMP 结合的结构域，CAP 与 DNA 结合的前提是先与 cAMP 结合。当环境没有葡萄糖时，cAMP 浓度增高，cAMP 结合 CAP，再辨认结合在乳糖操纵子 P 序列上游的 CAP 位点，增强 RNA 聚合酶的活性，使转录的效率提高约 50 倍。当有葡萄糖存在时，cAMP 的浓度降低，cAMP 与 CAP 的结合受阻，因此乳糖操纵子的转录效率下降。

3)协调调节：CAP 的正性调节与阻遏蛋白的负性调节是相互协调的。当阻遏蛋白封闭 O 序列时，CAP 对乳糖操纵子系统是不发挥作用的；但是，当没有 CAP 存在时，即使阻遏蛋白与 O 序列解聚时，乳糖操纵子依然转录活性很低。两种机制的协调作用可因葡萄糖和乳糖的存在与否分为如下 4

种情况：①葡萄糖存在，乳糖不存在。此时阻遏蛋白与O序列结合，并且没有CAP的正性调节作用，基因处于关闭状态；②葡萄糖和乳糖均存在。葡萄糖存在，cAMP浓度低，cAMP不能与CAP有效结合，CAP不能发挥正性调节作用，乳糖操纵子转录水平很低。此时，细菌优先利用葡萄糖。而这种葡萄糖对乳糖操纵子的阻遏作用被称为分解代谢阻遏（catabolic repression）；③乳糖存在，葡萄糖不存在。此时，阻遏蛋白与O序列解聚，且有CAP的正调控作用，乳糖操纵子被快速开启，乳糖操纵子的转录活性最强；④葡萄糖和乳糖均不存在。此时，阻遏蛋白封闭O序列，CAP的正性调节也难以发挥作用，乳糖操纵子处于关闭状态，而此时的大肠埃希菌则可能通过表达另外的操纵子，寻求利用环境中存在的其他能源物质的能力。

2. 色氨酸操纵子的阻遏型调控　原核生物体积较小，受环境影响大，需要最大限度减少消耗，对非必需的转录产物尽量关闭其编码基因。例如环境中有相应的氨基酸供应，大肠埃希菌就会关闭该氨基酸合成酶类的编码基因。由此，除上述分解代谢过程中的乳糖操纵子诱导型调控之外，在合成代谢过程中还存在色氨酸操纵子（*trp* operon）的阻遏调控模式。

(1) 色氨酸操纵子的结构：色氨酸操纵子包含*trp*E、*trp*D、*trp*C、*trp*B和*trp*A五个结构基因，分别编码色氨酸合成通路中所需要的酶蛋白。结构基因上游依次是前导基因（*trp*L）、操纵序列（O）和启动子（P），三者构成了操纵子基因的转录调控区。而转录调控区上游还有调节基因（*trp*R），编码阻遏蛋白（图3-21）。

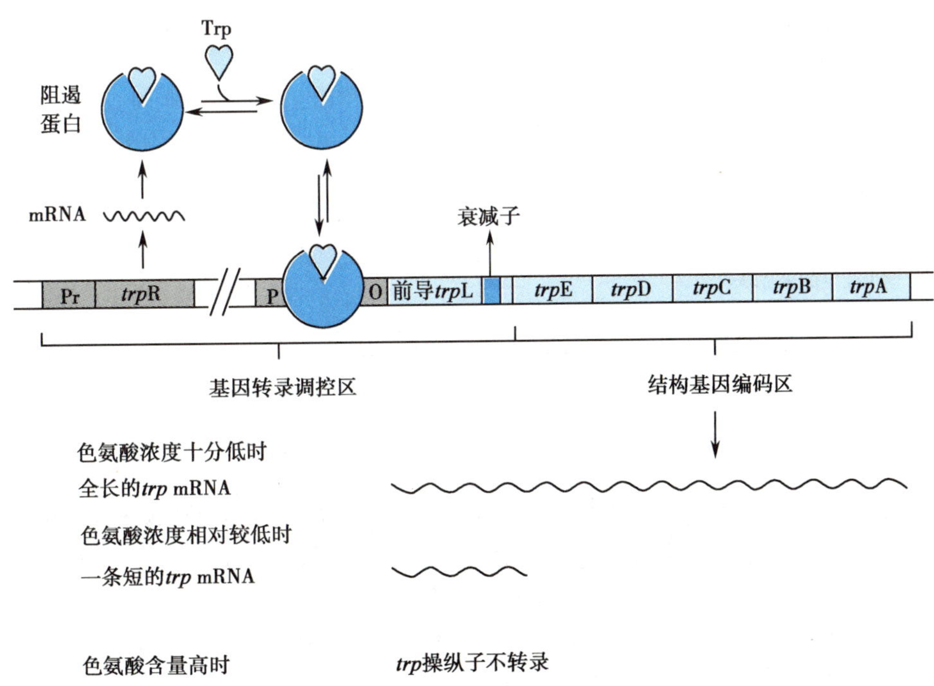

图3-21　色氨酸操纵子的结构与阻遏蛋白的调节

(2) 色氨酸操纵子的阻遏蛋白调控作用：如图3-21所示，色氨酸操纵子是一种阻遏型操纵子。当色氨酸浓度高时，色氨酸与阻遏蛋白结合，引起阻遏蛋白构象变化，并使之与操纵子的O序列结合，阻遏转录；而当色氨酸浓度低或较低时，色氨酸不能与阻遏蛋白结合，阻遏蛋白也不能与操纵子的O序列结合，转录进行，色氨酸合成酶基因得以表达。

（三）原核生物转录终止调控

原核基因依赖ρ因子的转录终止调节机制常见于噬菌体基因的转录调控中，但详细机制尚不十分清楚。不依赖ρ因子的转录终止，主要根据靠近转录终止处特殊的碱基序列而终止转录。色氨酸操纵子除在起始阶段存在阻遏调控作用外，在终止阶段还存在一种促进已经开始转录的mRNA合成

终止的调控方式，称为转录衰减（attenuation），是一种不依赖 ρ 因子的转录终止机制。

色氨酸操纵子转录的衰减调节：色氨酸操纵子转录的衰减调节与前导基因 *trp*L 有关。前导基因 *trp*L 位于结构基因 *trp*E 与 O 序列之间，长度 162bp，其中第 27~79 碱基编码由 14 个氨基酸组成的前导肽，并且第 10、11 位的两个密码子均编码色氨酸。前导基因 *trp*L 的 mRNA 分成 4 段，14 个氨基酸的前导肽编码区位于序列 1，而序列 3 既可与序列 2 配对又可与序列 4 配对，形成茎 - 环结构，但只有序列 3 与序列 4 形成茎 - 环结构时，才能终止转录，是衰减子的核心部分。详见图 3-22。

（1）色氨酸的浓度相对较高，在临界状态时

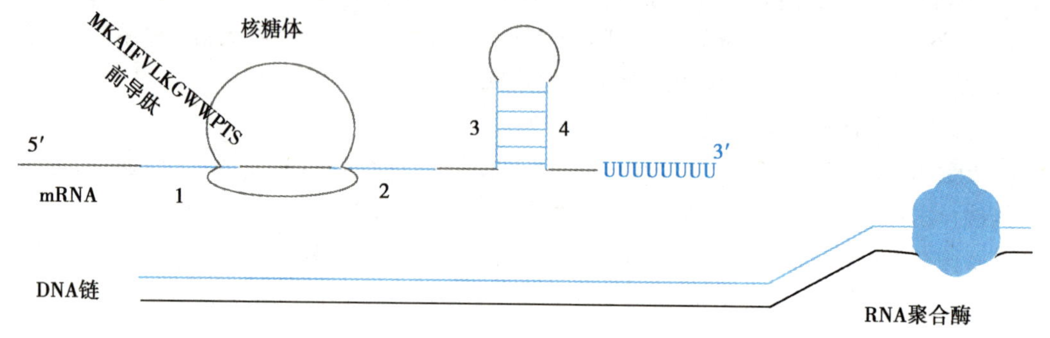

（2）色氨酸的浓度较低时

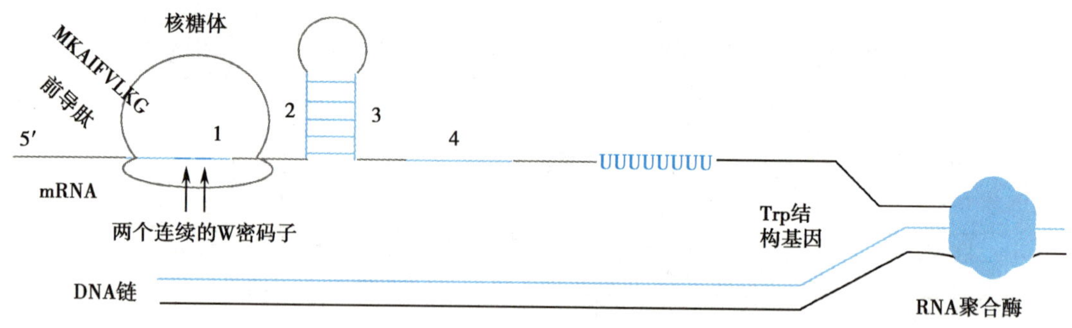

图 3-22　色氨酸操纵子的衰减调节机制

注：两条 DNA 链中，蓝色线条所示的是模板链。

色氨酸操纵子的衰减调节、前导基因的转录过程、前导肽的翻译过程相互偶联，密切相关。当色氨酸的浓度较低，但还处于临界状态以上时，色氨酸的供应尚及时，在前导肽的翻译过程中，核糖体会很快覆盖序列 1 与序列 2，则序列 3 与序列 4 有机会互补，形成衰减子（attenuator），对前方的转录复合物的稳定性产生不利影响，一条短的不成熟的 mRNA 链会从转录复合物中被拖扯下来，转录终止。而当色氨酸十分缺乏时，前导肽的翻译因为色氨酸的供应不及时而受阻，序列 2 和序列 3 有机会形成发夹结构，阻止了序列 3 与序列 4 形成发夹结构，即衰减子不能形成，转录继续进行下去，最终转录出一条完整的 mRNA 链，促进色氨酸合成酶蛋白表达，促进色氨酸合成，满足细菌代谢的需要。在 *trp* 操纵子中，阻遏蛋白对结构基因转录的负调控起到粗调的作用，而衰减子起到精调的作用。细菌中其他氨基酸合成系统的操纵子（如 *phe*、*his*、*leu*、*thr* 等）也有类似的衰减调控机制。

色氨酸操纵子的负调控及转录衰减机制（图片）

二、真核生物转录调控

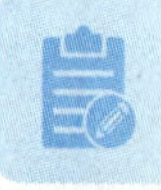

真核生物和原核生物在基因表达调控上存在着很大的差别。真核基因表达调控可分为两大类：一是瞬时调控，或称可逆性调控，相当于原核生物基因对环境变化所做出的反应，比如细胞周期中不

同阶段酶活性的调节；二是发育调控，或称不可逆调控，是真核基因调控的特征所在，决定了真核生物生长、分化和发育的全部进程。

（一）真核生物转录调控的特点

与原核生物基因组相比，真核生物基因组的结构与组成更加复杂。以此为基础，真核基因转录调控在许多方面也相应地呈现出了明显不一样的特征。

1. 有多种 RNA 聚合酶　如前所述，真核 RNA 聚合酶有三种，即 RNA pol Ⅰ、Ⅱ、Ⅲ，分别负责不同 RNA 的转录。每种 RNA 聚合酶由大约 10 个亚基组成，其中有些亚基是相同的，有些为特有的。

2. 转录激活状态的染色质结构发生明显变化　当基因被激活时，可观察到染色质和相应区域发生某些结构和性质变化，这些具有转录活性的染色质被称为活性染色质（active chromatin）。主要表现在：①对核酸酶敏感；② DNA 拓扑结构变化；③ DNA 碱基的甲基化修饰变化；④组蛋白变化等方面。

3. 正性调节占主导　尽管已经发现许多真核基因含有负性顺式作用元件，即沉默子；但真核基因的表达调控依然是正性调节占主导。这一点与原核基因的情况恰好相反。原核生物的 RNA 聚合酶能够直接与相应的启动序列结合，而当真核生物某基因处于活性状态时，不但有相应染色质区域的活化，同时还必须有通用转录因子 TF ⅡD 等先期辨认结合相应启动子区的 TATA 盒等顺式作用元件存在。在此基础上，RNA 聚合酶才再与之结合，而且基因转录的启动最后往往还需要结合增强子元件的某种或某些转录激活蛋白的参与。

（二）真核生物转录前调控

1. 染色体结构对转录的影响　真核生物的基因组 DNA 以核小体为基本单位，经超螺旋化和折叠高度凝缩存在于细胞核内，因此基因要进行转录，染色体结构必须经过一系列的变化。实验证明，在常染色质上，结构比较疏松的 DNA 能很活跃地进行转录，而在高度凝缩的异染色质上很少出现 RNA 的合成。DNA 开放的松散结构使参与转录起始的 RNA 聚合酶和蛋白质因子能够接近该区域。这些区域对 DNA 酶Ⅰ敏感，因此成为 DNA 酶Ⅰ高敏感区。高敏感区大多位于被转录基因的 5′ 旁侧 1 000bp 范围内，长 100~200bp，但是有些基因的高敏感区离 5′ 端较远，有些则位于基因的 3′ 端或位于基因中间。在转录活跃的区域，缺乏或完全没有核小体结构。

2. DNA 的修饰　真核细胞 DNA 在 CpG 序列中的胞嘧啶通常会被甲基化，这种甲基化可以阻止某些基因的转录，但在转录活跃区则很少甲基化，而不表达的基因则高度甲基化。管家基因富含 CpG 岛，其 CpG 的胞嘧啶残基均不发生甲基化。DNA 水平上的调控除了修饰之外，还有 DNA 的扩增、重排和缺失等，通常把这些基于基因序列改变所致基因表达水平变化，如基因突变、基因杂合丢失和微卫星不稳定等称为遗传学改变。

3. 组蛋白的修饰　转录活跃的染色质缺乏组蛋白 H1，其他核心组蛋白亦可被乙酰化修饰。每一种核心组蛋白（H2A、H2B、H3、H4）都有两个结构域：一是中心结构域，参与组蛋白和组蛋白的相互作用，并帮助 DNA 缠绕形成核小体；二是富含赖氨酸的氨基端结构域，它的位置靠近核小体的外侧，其中的赖氨酸残基在组蛋白乙酰转移酶的作用下被乙酰化。乙酰化能改变组蛋白对 DNA 的亲和力，乙酰化还可以使 DNA 对核酸酶的敏感性增高，并有利于转录因子的结合。当某一个基因不再转录时，在组蛋白脱乙酰酶的催化下使核小体的乙酰化降低，基因趋于静止，使染色质恢复到无转录活性状态。此外组蛋白修饰还包括磷酸化、甲基化、泛素化和 ADP- 核糖基化。各种不同的修饰可能是协同的，也可能不同。目前认为，组蛋白的修饰直接影响染色质或核小体的结构，同时也可能募集了其他调控基因转录的蛋白质，为其他功能分子与组蛋白结合搭建了一个平台。这些理论构成了“组蛋白密码”的假说。

DNA 和组蛋白的修饰都是在基于非基因序列改变基础上导致了基因表达的变化，通常把这种研究基因的核苷酸序列不发生改变的情况下，基因表达的可遗传变化称为表观遗传学。表观遗传的现

象很多,已知的有 DNA 甲基化、基因组印记、母体效应、基因沉默(gene silencing)、核仁显性、休眠转座子激活和 RNA 编辑等。

(三) 真核生物转录水平调控

真核生物的 RNA pol Ⅰ和 RNA pol Ⅲ转录体系的调节相对简单,不再赘述。在此以 RNA pol Ⅱ转录体系的调控为例加以阐述。

1. 真核生物转录起始调控 与原核生物一样,转录起始是真核生物基因表达调控的关键。RNA pol Ⅱ参与转录生成所有 mRNA 前体及大部分 snRNA。RNA pol Ⅱ需要转录因子协助才能结合转录起始点并启动转录过程。

(1)顺式作用元件:真核生物的不同物种、不同细胞或不同基因,在转录起始点的上游可以有不同的与转录有关的序列。这些序列可统称为顺式作用元件(cis-acting element)。顺式作用元件可理解为影响自身基因表达活性的 DNA 序列(图 3-23)。

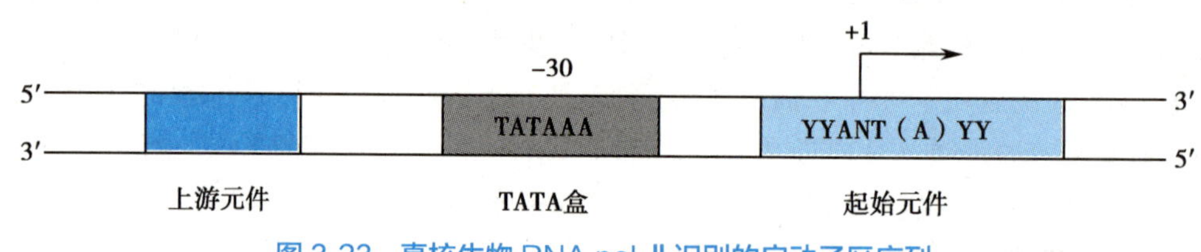

图 3-23 真核生物 RNA pol Ⅱ识别的启动子区序列

顺式作用元件包括启动子等近端调控序列,以及远离转录起始点的增强子(enhancer)序列等。

1)启动子:启动子是指 RNA 聚合酶结合位点及其周围的一组转录调控组件,每个组件含 7~30bp 的 DNA 序列。真核基因的启动子往往含有 TATA 盒。TATA 盒是真核基因启动子的核心元件,其共有序列为 TATAAAA,通常位于转录起始点上游 25~30bp 处。TATA 盒是基本转录因子 TF ⅡD 的结合位点,控制基因转录起始的准确性与频率。除 TATA 盒外,在真核基因的启动子中,还经常见到 GC 盒(GGGCGG)和 CAAT 盒(GCCAAT),通常位于转录起始点上游 30~110bp 区域,故又被称为上游启动子元件。但 TATA 盒和转录起始点即可构成最简单的启动子。典型的启动子由 TATA 盒以及上游的 GC 盒和 CAAT 盒及转录起始点组成,这类启动子通常含有一个转录起始点及较高的转录活性。不典型的真核基因的启动子有时不含 TATA 盒,这些启动子可分两类:一类为富含 GC 的启动子,常见于管家基因,这类启动子一般含数个分离的转录起始点;另一类启动子既不含 TATA 盒又没有 GC 富含区,这类启动子可有一个或多个转录起始点,大多数转录活性很低或根本没有转录活性,只是在胚胎发育、组织分化或再生中被激活。

2)增强子:所谓增强子是指远离转录起始点(1~30kb),决定基因表达的时空特异性,能够增强启动子转录活性的 DNA 序列。增强子有以下特点:①增强子增强基因转录的效应十分明显,一般能使基因转录效率增加 10~200 倍,有的可以增加上千倍;②增强子发挥作用的方式通常与其方向,或与其所在部位与转录起始点的距离无关;③增强子大多数为重复序列,跨度一般为 100~200bp,但其基本的核心组件常由 8~12bp 组成,有完整的或部分的回文结构;④增强子增强基因转录的效应有严格的组织细胞特异性;⑤增强子没有基因专一性,可以在不同基因的转录中发挥作用;⑥增强子的活性与其在 DNA 双螺旋结构中的空间方向性有关;⑦许多增强子是否发挥作用受外部信号驱使,这时的增强子又被称为反应元件,如 cAMP 反应元件、激素反应元件、金属反应元件和血清反应元件等。

3)沉默子:沉默子是一类负性转录调控元件。与增强子的作用恰恰相反,当其结合特异蛋白因子时,对基因的转录发挥抑制作用。已有的证据显示沉默子与增强子类似,其作用亦不受序列方向的影响,也能远距离发挥作用。

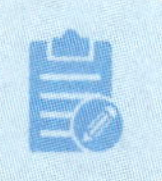

4）绝缘子：绝缘子最初在酵母中发现，一般位于增强子或沉默子与启动子之间，与特异蛋白因子结合后，阻碍增强子或沉默子对启动子的作用。绝缘子还可位于常染色质与异染色质之间，保护常染色质的基因表达不受异染色质结构的影响。绝缘子与增强子类似，发挥作用与序列的方向性无关。

（2）反式作用因子：真核细胞核中大多数的转录因子皆以反式作用的方式调节基因转录（图 3-24）（见第一章）。

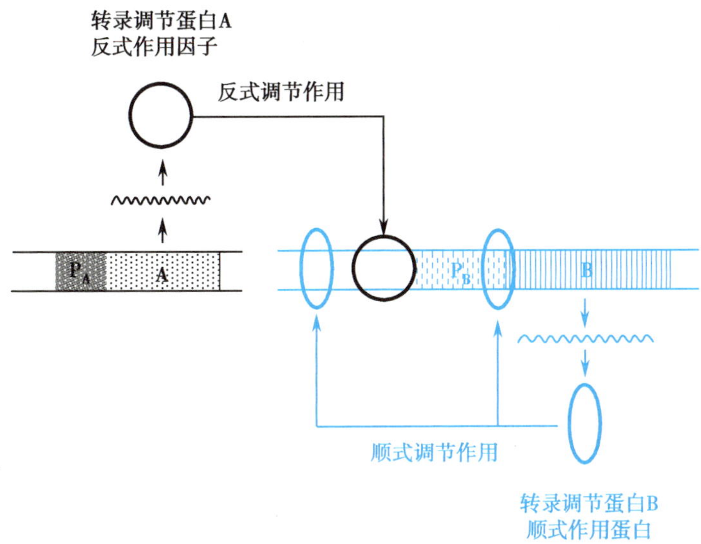

图 3-24　反式作用因子和顺式作用蛋白调节基因转录的作用方式

注：反式作用因子，即转录调节蛋白 A 表达后，通过与 B 基因的转录调控区的特异的顺式作用元件识别结合，调节 B 基因的转录，即所谓的反式调节作用方式。而顺式作用蛋白，即转录调节蛋白 B 表达后，通过与自身基因转录调控区的特异的顺式作用元件识别结合，调节自身基因的转录，即所谓的顺式调节作用方式。

真核基因的转录因子其分子结构与其生物学功能相适应，通常包含 DNA 结合域（DNA-binding domain）和 / 或转录激活域（transcription activation domain）。此外，许多转录因子还包含介导蛋白质 - 蛋白质相互作用的结构域，最常见的是一些二聚化结构域。

1）转录因子的 DNA 结合域：转录因子的 DNA 结合域主要有以下几类：

①锌指结构结合域：顾名思义，由于这类 DNA 结合域含有一个或多个锌离子，而且二维结构图像形如手指，因此被形象地命名为锌指结构（zinc finger）。实验研究发现，锌指结构有不同类型，较常见的是 C2H2 与 C4，其中 C 代表半胱氨酸，H 代表组氨酸。C2H2 是最简单的锌指结构域。转录因子 DNA 结合域中的合适位点上的 2 个半胱氨酸（Cys）和 2 个组氨酸（His）依靠肽链的弯曲螯合一个锌离子，借此把两个反向平行的 β 折叠和一个 α 螺旋连接在一起，构成从二维结构图像上看类似于手指的结构特征。锌离子能够稳固结构域中的 α 螺旋结构，使后者能够镶嵌于 DNA 的大沟中（图 3-25）。含有 C4 锌指结构的人类转录因子，目前已发现约 50 种，其中最具代表性的是存在于细胞核内的固醇类激素受体。

②亮氨酸拉链结构域：亮氨酸拉链（leucine zipper）是指由两条平行走向的肽链单体中的 α 螺旋通过规则位点上的亮氨酸残基相互作用在一起所形成的对称二聚体结构。每条肽链单体中靠近 C 端的 α 螺旋有一段约 30 个氨基酸残基组成的序列，螺旋每旋转两周（约 7 个氨基酸残基），就在同一侧面有规律地出现一个疏水性的亮氨酸残基。而在单体的 N 端，有一段富含碱性氨基酸的亲水区，是 DNA 结合域所在。

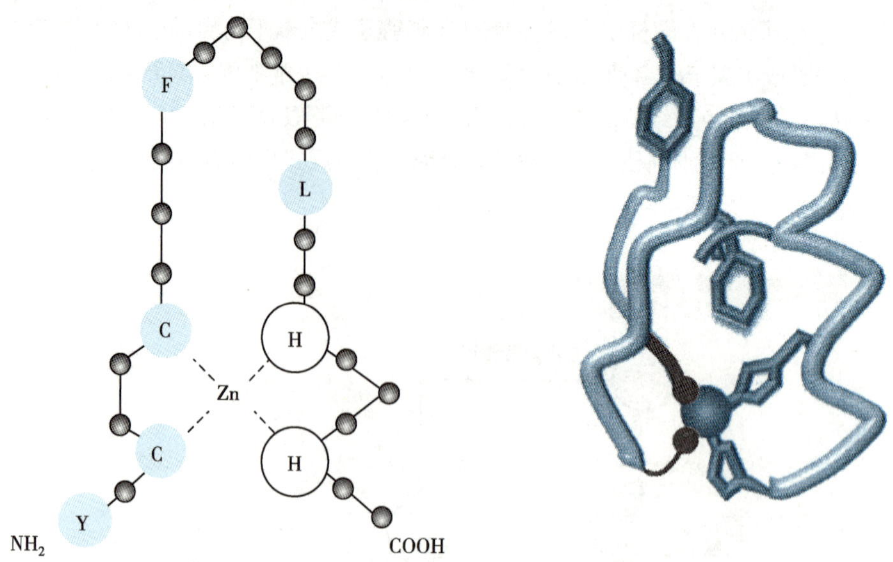

注：C= 半胱氨酸；H= 组氨酸；F= 苯丙氨酸；L= 亮氨酸；Zn= 锌离子。

图 3-25 锌指结构

两个结构相同或相似的转录调节蛋白肽链单体平行排列，依赖侧面多个规则位点上的亮氨酸残基分子间的疏水作用在 C 端形成一个短的卷曲螺旋结构，形似拉链，即亮氨酸拉链（图 3-26）。N 端未结合部分相互分开，形成一个倒 Y 字结构，Y 字结构分开的两臂亲水区，骑跨在 DNA 双螺旋的大沟上。

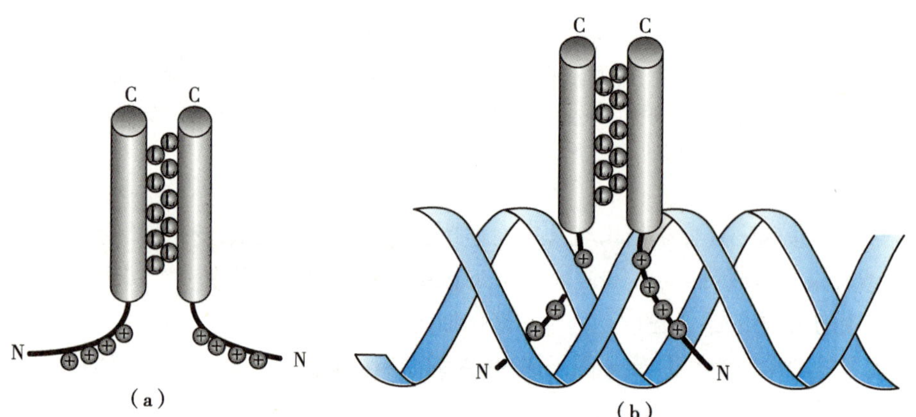

(a) 亮氨酸拉链结构示意图；(b) 亮氨酸拉链结构与 DNA 结合示意图。

图 3-26 亮氨酸拉链结构及其与 DNA 的相互作用。

③碱性螺旋 - 环 - 螺旋结构域：碱性螺旋 - 环 - 螺旋（basic helix-loop-helix，bHLH）结构域是转录因子中常见的另一个重要的结构域，也可以同时调节与 DNA 的结合以及蛋白质的二聚体化（图 3-27）。每一个 bHLH 单体由 3 部分构成：一长一短两个 α 螺旋，中间由一个非螺旋的环连接；N 端由碱性氨基酸形成亲水区，与 DNA 结合，即 DNA 结合域；C 端由疏水性氨基酸残基形成疏水区，与另一单体结合，形成二聚体。与亮氨酸拉链相似，bHLH 也骑跨在 DNA 双螺旋的大沟上。非螺旋环有不同的长度，使单体分子易于弯曲折叠。

④β 片层和环结构域：在前面所述的转录因子的 DNA 结合域中，至少有一个 α 螺旋被插入到 DNA 双螺旋的大沟中，但一些转录因子所含有的 β 片层和环结构域，由于它们特殊的氨基酸组成，可以识别结合 DNA 双螺旋分子大沟表面的特殊序列。

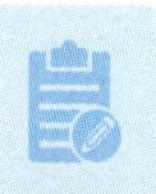

2) 转录因子的转录激活域：转录因子中较常见的转录激活域一般由 30~100 个氨基酸残基组成。根据氨基酸组成特点，转录激活域分为如下 4 种类型①富含谷氨酰胺的结构域；②富含脯氨酸的结构域；③带负电荷的 α 螺旋结构域；④含有双性 α 螺旋和酸性氨基酸的结构域。

另外，真核细胞中也存在着抑制基因转录的阻遏蛋白，但是少见。从结构上来讲，有些阻遏蛋白既含有 DNA 结合域，又含有与其他转录相关蛋白相互作用的转录抑制结构域。但有些阻遏蛋白缺乏 DNA 结合域，只是通过蛋白质 - 蛋白质相互作用，发挥抑制其他转录激活蛋白的功能。

(3) 真核生物转录起始复合物的形成：真核细胞中，RNA pol Ⅱ没有单独识别、结合 DNA 的能力或能力很弱，不能独自启动编码蛋白基因的转录。RNA pol Ⅱ启动基因转录，需要一整套基本转录因子，在转录开始前在启动子部位按顺序组装，再与 RNA pol Ⅱ形成复合物。这个组装的每一个步骤都有可能受到外部环境信号的调节，使不同基因转录的启动快慢有别，许多转录调节蛋白主要就是针对这一环节发挥作用的。

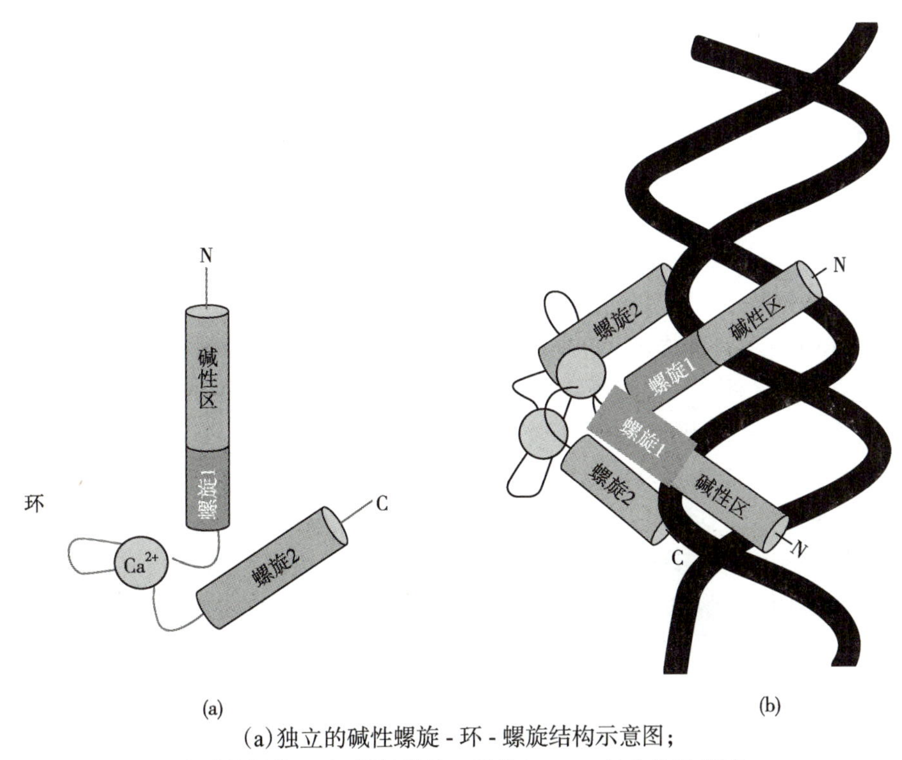

(a) 独立的碱性螺旋 - 环 - 螺旋结构示意图；
(b) 碱性螺旋 - 环 - 螺旋结构二聚体与 DNA 结合的示意图。

图 3-27　碱性螺旋 - 环 - 螺旋结构及其与 DNA 的相互作用

在真核蛋白编码基因的转录起始中，首先识别、结合启动子 TATA 盒或起始子(initiator，Inr) 序列的是基本转录因子 TF ⅡD 的核心组成成分 TBP，同时还必须有 TAF 的参与，形成 TF ⅡD- 启动子复合物。继而，在其他基本转录因子 TF ⅡA、TF ⅡB、TF ⅡF 和 TF ⅡH 等的依次帮助下，最终形成转录前起始复合物。在几种基本转录因子中，TF ⅡD 是唯一具有位点特异性 DNA 结合能力的因子，在转录前起始复合物的组装中发挥关键性指导作用。而 TAF 是有细胞特异性的，与转录激活蛋白一起决定着基因的组织特异性转录。

然而，转录前起始复合物尚不稳定，也尚不能有效启动基因的转录。在迂回折叠的 DNA 构象中，结合了增强子的基因活化蛋白通过中介子(一种含有多达 20 个亚单位的蛋白复合体) 的作用，与转录前起始复合物结合在一起，最终形成稳定的转录起始复合物(图 3-28)。此时的 RNA pol Ⅱ才能真正启动基因的转录。

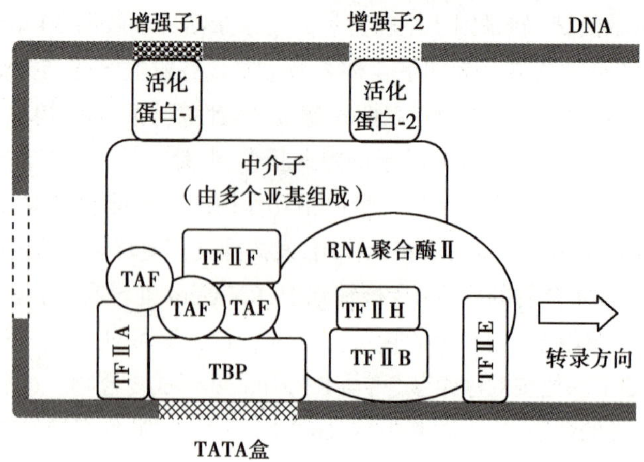

图 3-28 真核基因转录起始复合物的形成

2. 真核生物转录终止调控 真核细胞转录终止的调节机制尚不十分清楚。在大多数哺乳类动物转录单位中，RNA pol Ⅱ转录终止于 poly A 添加点(3′端)0.5~2kb 范围内的多处可能位点。主要是 RNA 链在延伸过程中由于某种机制的作用，使 RNA 聚合酶延伸复合物脱离模板，而不是 RNA 聚合酶指导的 RNA 合成停止。有证据表明一些真核基因及感染细胞的病毒基因可以靠终止方式调节其转录。

(1) HIV 基因组转录终止调节：HIV 基因的有效表达需要病毒蛋白 Tat，它是一种抗终止蛋白，可使 RNA pol Ⅱ通过转录终止点，其作用方式是与转录产物 5′端特异 RNA 序列结合，并与宿主蛋白质、RNA pol Ⅱ相互作用，使延长中的 RNA 形成一定的二级结构，阻止 HIV 基因组转录过程的提早终止。HIV 的这种抗转录终止机制为人们研究如何抑制 HIV 病毒的繁殖提供了有益的启示。

(2) 热激蛋白基因的转录终止调节：真核细胞与原核细胞一样，在环境温度升高或其他应激条件下可做出一系列的反应，包括暂时性停止大多数基因的转录和翻译，启动一套能够提高细胞生存能力的蛋白质即热激蛋白(heat shock protein，Hsp)基因的转录。在果蝇中，热休克刺激可使 Hsp70 和其他热激蛋白的转录在数秒钟内即可由极低水平提高到最高水平。这是因为在热休克时，热休克转录因子快速地由无活性转变为活性状态。这种类型的调节对基因快速诱导表达极其适用，或许在其他基因的表达调节中也存在。

(四) 真核生物转录后调控

对基因转录产物进行的一系列修饰、加工可以归结为转录后水平的基因表达调控。它们可以体现在对 mRNA 前体 hnRNA 的剪接和加工，mRNA 由细胞核转至细胞质及其定位，mRNA 的稳定性及其降解过程，RNA 编辑等多个环节进行调控。

1. mRNA 的稳定性 RNA 无论是在核内进行加工、由细胞核运至细胞质，还是在细胞质内停留(至降解)，都是通过与蛋白质结合形成核糖体复合物进行的。mRNA 运输、细胞质内稳定性等均与某些蛋白质成分有关。

所有 RNA 类型中，mRNA 寿命最短。mRNA 稳定性是由合成速率和降解速率共同决定的。大多数高等真核生物细胞 mRNA 半衰期较原核生物长，一般为几个小时。mRNA 的半衰期可影响蛋白质合成的量，通过调节某些 mRNA 的稳定性，即可使相应蛋白质合成量受到一定程度的控制。

运铁蛋白受体(transferrin receptor，TfR)mRNA 的降解速率受某些蛋白质成分的调节，并与 mRNA 自身结构有关。当细胞内铁足量时，TfR mRNA 降解速度加快，致使 TfR 水平很快下降。当细胞内铁不足时，TfR mRNA 稳定性增加，受体蛋白合成增多。TfR mRNA 稳定性的调节取决于 mRNA 分子中特定的重复序列，它位于 3′UTR，称为铁反应元件(iron response element，IRE)。每个

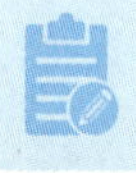

IRE 大约 30bp 长，可形成茎 - 环结构，环上有 5 个特异的核苷酸，并富含 A-U 序列。当铁浓度高时，A-U 富含序列通过目前尚不得知的机制促进 TfR mRNA 降解；当铁浓度下降时，一种 IRE 结合蛋白（IRE binding protein，IRE-BP）通过识别环的特异序列及柄的二级结构结合 IRE。IRE-BP 的结合可能破坏了某些机制对 TfR mRNA 的降解作用，使 TfR mRNA 寿命延长。其他稳定性可调节的 mRNA 可能也含有与特异蛋白质相互作用的反应元件，致使降解速率变慢。

2. 转录后基因沉默　与原核基因表达相同，某些小分子 RNA 也可调节真核基因表达。这些 RNA 都是 ncRNA。除了前面谈到的核酶、snRNA 以及 snoRNA 以外，目前 miRNA 和 siRNA 在基因表达调控过程中的作用备受关注。

成熟的 miRNA 可以与其他蛋白质一起组成 RNA 诱导的沉默复合体（RNA-induced silencing complex，RISC），通过与其靶 mRNA 分子的 3′ 端非翻译区域（3′UTR）互补匹配，再以目前尚不清楚的机制抑制该 mRNA 的基因表达。

双链的 siRNA 也参与 RISC 组成，与特异的靶 mRNA 完全互补结合后，能够导致靶 mRNA 降解，阻断其进一步的基因表达。这种由 siRNA 介导的基因表达抑制作用称为 RNA 干扰（RNA interference，RNAi）。RNAi 是通过降解特异 mRNA、在转录后水平发生的一种基因表达调节机制，是生物体本身固有的一种对抗外源基因侵害的自我保护现象。它能识别、清除外源 dsRNA 或同源单链 RNA，提供了一种防御外源核酸入侵的保护措施。同时由于外源 dsRNA 导入细胞后也可以引起与其同源的 mRNA 降解，进而抑制其相应的基因表达，RNAi 又作为一种新技术广泛应用于功能基因组研究中。

第四节　转录及其调控系统与药物

转录是遗传信息传递的重要阶段，也是基因表达调控的最主要调节点。可以针对转录的生物学过程、调控特性以及原核与真核生物间的转录过程差异设计药物。目前，主要与转录及其调控系统相关的药物有很多，常见的有以下几种。

一、结合 DNA 影响转录的药物

（一）放线菌素 D

放线菌素 D（dactinomycin D）又称更生霉素，抗肿瘤药物，分子中含有一个苯氧环结构，通过它连接两个等位的环状肽链。此肽链可与 DNA 分子的脱氧鸟嘌呤发挥特异性相互作用，使放线菌素 D 嵌入 DNA 双螺旋的小沟中，与 DNA 形成复合体，阻碍 RNA 聚合酶的功能，抑制 RNA 的合成，特别是 mRNA 的合成。属于周期非特异性药物。一次静脉注射给药后，很快从血浆消除，多数药物以原型经胆汁和尿液排出。抗瘤谱较窄，用于肾母细胞瘤、绒毛膜上皮癌、横纹肌肉瘤和神经母细胞瘤等。

（二）蒽环类抗肿瘤药物

此类药物包括多柔比星（doxorubicin）、柔红霉素（daunorubicin）、伊达比星（idarubicin）、阿柔比星（aclambicin）、米托蒽醌（mitoxantrone）和表柔比星（epirubicin）等，作用机制基本相似。药物分子能嵌入到 DNA 的双链中形成稳定复合物，影响 DNA 的功能，阻止 DNA 复制和 RNA 的转录；还具有抑制拓扑异构酶Ⅱ功能，引起 DNA 断裂；对 DNA 依赖性 RNA 聚合酶也有抑制作用。在细胞内还可形成自由基，造成细胞膜及其他细胞器的损伤。本类药物为周期非特异性药物，但 S 期细胞最敏感。此外，还具有免疫抑制和抗菌作用。长期应用易产生耐药性，包括本类药物之间的交叉耐药性以及对长春碱、长春新碱的交叉耐药性。

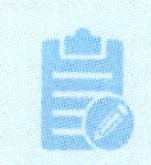

柔红霉素治疗急性淋巴细胞性白血病和急性髓性白血病效果良好，与阿糖胞苷合用是治疗成人

急性髓性白血病的首选方案之一。多柔比星对急性白血病和恶性淋巴瘤有效。与柔红霉素不同，多柔比星对其他实体瘤也有效，尤其是乳腺癌。本类药物与其他抗癌药合用治疗霍奇金病和非霍奇金淋巴瘤、小细胞肺癌以及其他组织肿瘤。

二、结合 RNA 聚合酶的药物

主要包括利福霉素类抗生素，是由地中海链丝菌产生的一类抗生素，它具有广谱抗菌作用，对结核杆菌、麻风杆菌、链球菌、肺炎球菌等革兰氏阳性细菌，特别是耐药性金黄色葡萄球菌的作用都很强。对某些革兰氏阴性菌也有效。利福霉素类药物目前在临床应用的主要有利福平、利福喷丁及利福布汀。利福平是其中药效最好、目前应用最多的一种，不仅抗菌谱广，能用于多种细菌感染性疾病，而且与其他药物之间无交叉耐药性，对结核病的疗效尤为突出，是治疗结核病的一线药物。

利福霉素类药物可以选择性的与原核生物的依赖 DNA 的 RNA 聚合酶的 β 亚单位牢固结合，抑制细菌 RNA 的合成，防止该酶与 DNA 连接，从而阻断 RNA 转录过程，使 DNA 和蛋白的合成停止。

利福平宜与其他抗结核药物合并应用，可以加强疗效，提高痰菌阴转率，防止或延缓耐药菌株的产生。除作为抗生素应用外，在分子生物学中还可用作从细菌中去除质粒的试剂。

思考题

1. 原核生物和真核生物转录过程有哪些差异？哪些特异性靶点可为开发新型药物提供参考？

2. 在研制调控基因表达药物过程中，首先考虑转录的哪个阶段？为什么？

第三章
目标测试

（崔荣军）

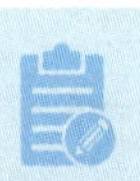

第四章

翻译及其调控

学习目标

1. **掌握** 蛋白质的合成体系，mRNA、tRNA、rRNA 在蛋白质合成过程中的作用，遗传密码的特性；蛋白质合成过程及核糖体循环。
2. **熟悉** 蛋白质分子的折叠与加工；蛋白质的靶向输送，真核生物两种主要的蛋白质转运机制：信号肽假说与导肽假说。
3. **了解** 蛋白质合成的调控及药物。

第四章
教学课件

蛋白质生物合成(protein biosynthesis)的本质是将 mRNA 分子中 A、G、C、U 四种核苷酸序列编码的遗传信息转换成蛋白质一级结构中 20 种氨基酸的排列顺序。由于在 mRNA 中的核苷酸排列顺序和蛋白质中的氨基酸排列顺序是两种不同的分子语言，所以蛋白质的生物合成过程也称为翻译(translation)。

第一节　蛋白质生物合成

一、蛋白质合成体系

蛋白质的合成体系很复杂，包括模板——mRNA，氨基酸搬运工具——tRNA，合成场所——核糖体，合成原料——20 种 L-α- 氨基酸。此外，还包括参与氨基酸活化及肽链合成起始、延长和终止阶段的多种蛋白质因子、酶类以及 ATP、GTP 等供能物质与必要的无机离子等。

(一) 蛋白质生物合成的模板——mRNA

mRNA 分子含有从 DNA 转录出来的遗传信息，是蛋白质合成的直接模板。mRNA 分子中，从 5′ 端 AUG 开始每三个相邻的核苷酸组成一个遗传密码(genetic codon)，编码一种氨基酸，直至 3′ 端终止密码结束，因而 mRNA 中的核苷酸序列决定了蛋白质分子中的氨基酸序列。由于原核基因与真核基因结构的不同，mRNA 转录方式及产物也有所不同。

1. 原核生物翻译模板　在原核生物中，数个功能相关的结构基因常串联在一起，构成一个转录单位，转录生成的一段 mRNA 往往编码几种功能相关的蛋白质，称为多顺反子(polycistron)，转录产物一般不需加工，即可成为翻译的模板。

原核生物 mRNA 的半寿期较短，仅为几分钟。原核生物 mRNA 的起始密码子 AUG 上游约 10 个核苷酸以外有一段 5′-UAAGGAGG-3′ 的保守序列，称为 S-D 序列(Shine-Dalgarno sequence)。S-D 序列是 mRNA 与核糖体识别、结合的位点。它能够与细菌核糖体小亚基 16S rRNA 的 3′-AUUCCUCC-5′ 保守序列反向互补，从而使核糖体能借此判定 mRNA 的翻译起始位点。由于细菌的 mRNA 是多顺反子 mRNA，可以为多个蛋白质编码，相应也存在多个 S-D 序列和起始密码子。

2. 真核生物翻译模板　在真核生物中，结构基因的遗传信息是不连续的，mRNA 转录产物需加工成熟才可作为翻译的模板。真核生物的有些基因只能编码一种蛋白质(如 β- 珠蛋白基因)，另一些基因转录产生的前体 mRNA 蕴藏着几种相关蛋白质的遗传信息，通过选择性剪接，加工成不同的

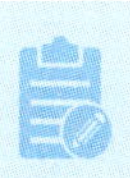

mRNA。真核细胞剪接后的每一种 mRNA 仅能翻译出一种蛋白质，所以，真核生物的 mRNA 称为单顺反子（monocistron）。

真核生物的转录和翻译过程是分阶段、在不同的细胞间隔中进行的，故真核生物的转录和翻译过程具有时空的差异性。真核生物的 mRNA 虽然也不稳定，但大部分在几小时甚至几天内是稳定的。

真核生物的 mRNA 没有 S-D 序列，核糖体小亚基识别 5′ 端帽子结构，随后移动到起始密码子处。起始密码子常处于 -GCCACCAUGG- 序列之中，这段保守序列的存在能增加翻译起始的效率，这段序列称为 Kozak 序列。

3. mRNA 遗传密码的特点　研究表明，mRNA 包括 5′- 非翻译区（5′-untranslated region，5′-UTR）、可读框（open reading frame，ORF）和 3′- 非翻译区（3′-untranslated region，3′-UTR）。在 mRNA 可读框内，每相邻三个核苷酸组成一个三联体的遗传密码，编码一种氨基酸。由于 mRNA 分子上有 A、G、C、U 四种核苷酸，密码子含有 3 个核苷酸，所以四种核苷酸可组合成 64（4^3）个三联体的遗传密码（表 4-1）。在 64 个遗传密码子中，有三个密码子（UAA、UAG、UGA）不编码任何氨基酸，称为无意义密码子（nonsense codon），它们只作为肽链合成的终止信号，为终止密码子（termination codon）；其余 61 个密码子编码蛋白质的 20 种氨基酸，称为有意义密码子（sense codon）。另外，AUG 即编码甲硫氨酸，又可作为肽链合成的起始信号，称为起始密码子（initiation codon）。

表 4-1　通用遗传密码表

第一碱基（5′）	第二碱基 U	第二碱基 C	第二碱基 A	第二碱基 G	第三碱基（3′）
U	苯丙氨酸 UUU	丝氨酸 UCU	酪氨酸 UAU	半胱氨酸 UGU	U
	苯丙氨酸 UUC	丝氨酸 UCC	酪氨酸 UAC	半胱氨酸 UGC	C
	亮氨酸 UUA	丝氨酸 UCA	终止密码子 UAA	终止密码子 UGA	A
	亮氨酸 UUG	丝氨酸 UCG	终止密码子 UAG	色氨酸 UGG	G
C	亮氨酸 CUU	脯氨酸 CCU	组氨酸 CAU	精氨酸 CGU	U
	亮氨酸 CUC	脯氨酸 CCC	组氨酸 CAC	精氨酸 CGC	C
	亮氨酸 CUA	脯氨酸 CCA	谷氨酰胺 CAA	精氨酸 CGA	A
	亮氨酸 CUG	脯氨酸 CCG	谷氨酰胺 CAG	精氨酸 CGG	G
A	异亮氨酸 AUU	苏氨酸 ACU	天冬酰胺 AAU	丝氨酸 AGU	U
	异亮氨酸 AUC	苏氨酸 ACC	天冬酰胺 AAC	丝氨酸 AGC	C
	异亮氨酸 AUA	苏氨酸 ACA	赖氨酸 AAA	精氨酸 AGA	A
	*甲硫氨酸 AUG	苏氨酸 ACG	赖氨酸 AAG	精氨酸 AGG	G
G	缬氨酸 GUU	丙氨酸 GCU	天冬氨酸 GAU	甘氨酸 GGU	U
	缬氨酸 GUC	丙氨酸 GCC	天冬氨酸 GAC	甘氨酸 GGC	C
	缬氨酸 GUA	丙氨酸 GCA	谷氨酸 GAA	甘氨酸 GGA	A
	缬氨酸 GUG	丙氨酸 GCG	谷氨酸 GAG	甘氨酸 GGG	G

注：* 位于 mRNA 起始部位的 AUG 为肽链合成的起始信号，在真核生物中代表甲硫氨酸，在原核生物中代表甲酰甲硫氨酸。

遗传密码具有如下特点：

（1）方向性：mRNA 分子中遗传密码阅读方向是从 5′ 端到 3′ 端，也就是说起始密码子总是位于 mRNA 可读框的 5′ 末端，而终止密码子在 mRNA 的 3′ 末端，遗传信息在 mRNA 分子中的这种方向性排列决定了多肽链合成的方向是从氨基端到羧基端。

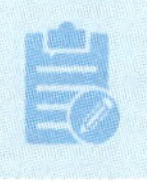

（2）连续性：mRNA 分子中编码蛋白质氨基酸序列的各个三联体密码是连续排列的，密码间无标

点符号，没有间隔。翻译时从 5′ 端 AUG 起始密码子开始，每三个碱基为一组，向 3′ 方向连续阅读。如果 mRNA 可读框内插入或缺失一个或两个碱基，则可引起移码突变（frameshift mutation），使下游翻译出的氨基酸序列完全改变。

（3）简并性：已知 61 个密码子编码 20 种氨基酸，显然两者不是一对一的关系。从遗传密码表 4-1 中可见，除甲硫氨酸和色氨酸只对应 1 个密码子外，其他氨基酸都有 2、3、4 或 6 个密码子为之编码，这称为遗传密码的简并性（degeneracy）（表 4-2）。简并性有两种类型：一种类型是指简并密码子的第 1 和第 2 位碱基不同仍可编码相同的氨基酸；另一种类型是指简并密码子的第 1、2 位碱基相同，而第 3 位碱基不同仍编码相同的氨基酸，绝大多数的简并性是指后一种类型，提示密码子的特异性是由前两位碱基决定的。编码相同氨基酸的密码子称为密码子家族，其成员互称为同义密码子（synonymous codon）。如甘氨酸的同义密码子是 GGU、GGC、GGA、GGG，缬氨酸的同义密码子是 GUU、GUC、GUA、GUG，这些同义密码子第 3 位碱基的突变并不影响所翻译氨基酸的种类，这种突变类型称为同义突变（synonymous mutation）。因此，遗传密码的简并性具有重要的生物学意义，它可以减少有害突变。但不同生物对同一氨基酸的几个密码子，可表现出某些密码优先选择的特性，即对密码子的“偏爱性”。

表 4-2　遗传密码的简并性

同义密码子数目	氨基酸
6	Leu，Ser，Arg
4	Gly，Pro，Ala，Val，Thr
3	Ile
2	Phe，Tyr，Cys，His，Gln，Glu，Asn，Asp，Lys
1	Met，Trp

知识链接

遗传密码的偏爱性

多数氨基酸具有 2 个或以上的简并密码子，但不同生物对简并密码子的使用频率各不相同，表现出某些密码子优先选择使用的特性，称为遗传密码的偏爱性（codon usage bias）。原核生物和真核生物有各自的密码子偏爱性。如大肠埃希菌（*E. coli*）中编码脯氨酸的密码子大多数使用 CCG，几乎不使用 CCC；相反，哺乳动物编码脯氨酸却偏爱 CCC，少用 CCG。某一种密码子的使用频率与细胞内相应的 tRNA 丰度是一致的。某种密码子使用频率高意味着需要较多的相应的 tRNA，两者之间相互协调有利于细胞内某一氨基酸含量高的蛋白质顺畅表达。根据遗传密码的偏爱性，当人们期望人工合成的基因片段能在细胞内高效表达时，也要选择该细胞偏爱的密码子作为基因的密码子，这样可以充分利用细胞内丰度高的 tRNA，有利于基因的高效表达。

（4）摆动性：翻译过程中，氨基酸的正确加入依赖于 mRNA 的密码子与 tRNA 的反密码子之间的相互辨认结合。然而密码子与反密码子配对时，有时会出现不严格遵从常见的碱基配对规律的情况，称为摆动配对（wobble base-pairing）。按照 5′ → 3′ 阅读规则，摆动配对常见于密码子的第 3 位碱基与反密码子的第 1 位碱基间，两者虽不严格互补，也能相互辨认。如 tRNA 反密码子的第 1 位出现稀有碱基次黄嘌呤（inosine，I）时，可分别与密码子的第 3 位碱基 U、C、A 配对（表 4-3）。

表 4-3 密码子与反密码子的摆动配对

tRNA 反密码子第 1 位碱基	I	U	G	A	C
mRNA 密码子第 3 位碱基	U,C,A	A,G	U,C	U	G

(5)通用性：蛋白质生物合成的整套遗传密码，从原核生物、真核生物到人类都通用，即遗传密码无种属特异性。但近年研究发现，动物的线粒体和植物的叶绿体中有自己独立的密码系统，与通用密码子有一定差别。如在线粒体内，起始密码子可以是 AUG，也可以是 AUA 和 AUU，其中 AUA 还可破译为甲硫氨酸(在通用密码中为 Ile)；而 UGA 编码色氨酸，AGA、AGG 则为终止密码子(在通用密码中为 Arg)。

(二) 蛋白质合成的场所——核糖体

核糖体也称核蛋白体。在原核细胞中，它可以游离形式存在，也可以与 mRNA 结合形成串珠状的多聚核糖体。真核细胞中的核糖体可游离存在，也存在单个多聚核糖体，也可以与细胞内质网相结合形成粗面内质网。核糖体由大、小两个亚基组成，每个亚基都由多种核糖体蛋白(ribosomal protein，rp)和 rRNA 组成。

1. 核糖体蛋白质 核糖体大、小亚基所含的蛋白质分别称为 rpl(ribosomal proteins in large subunit)或 rps(ribosomal proteins in small subunit)，它们多是参与蛋白质生物合成过程的酶和蛋白质因子。原核生物核糖体由 30S 小亚基和 50S 大亚基组成，共含有 57 种蛋白质；真核生物核糖体则由 40S 小亚基和 60S 大亚基组成，共有 82 种核糖体蛋白，详见表 4-4。

表 4-4 核糖体蛋白与 rRNA 的组成特点

	原核生物			真核生物		
	核糖体	小亚基	大亚基	核糖体	小亚基	大亚基
S 值	70S	30S	50S	80S	40S	60S
rRNA		16S-rRNA	23S-rRNA 5S-rRNA		18S-rRNA	28S-rRNA 5.8S-RNA 5S-rRNA
蛋白质		21 种	36 种		33 种	49 种

核糖体结构和功能的深入研究，将有助于了解每一个核糖体组分及其功能以及整个核糖体的空间位置关系，目前已知在核糖体上存在着若干功能活性区域。原核生物核糖体至少有六个功能部位(图 4-1)：①容纳 mRNA 的部位；②结合氨基酰 -tRNA 的氨基酰位(aminoacyl site，A 位)；③结合肽酰 tRNA 的肽酰位(peptidyl site，P 位)；④tRNA 排出位(exit site，E 位)；⑤肽基转移酶所在的部位；⑥转位酶位点。真核生物核糖体结构与原核生物相似，但组分更复杂。

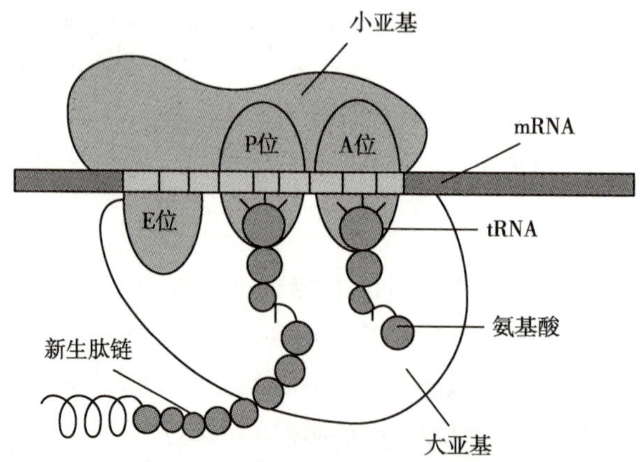

图 4-1 原核生物核糖体结构模式

2. 核糖体 RNA　核糖体不能简单地被认为是一个具有各种催化活性的蛋白质混合体，实际上这些蛋白质是通过蛋白质 - 蛋白质或 rRNA- 蛋白质之间的相互作用而结合在一起，特别是其中的 rRNA 有可能发挥着重要的功能，值得深入研究。核糖体 rRNA 的组成见表 4-4。目前研究表明，rRNA 分子含有很多局部双螺旋结构区，可折叠生成复杂三维构象作为亚基结构骨架，使各种核糖体蛋白附着结合，装配成完整亚基。

核糖体的主要功能是催化肽键的生成。长期以来，人们一直认为肽基转移酶是核糖体的一种蛋白组分。但 1992 年，加州大学的 H. Noller 及其同事证实了分离的 rRNA 具有催化活性，后来的许多研究都表明肽基转移酶是一种核酶。在原核生物中，肽基转移酶位于大亚基的 23S rRNA，在真核生物则位于大亚基的 28S rRNA，这一例子再次证明核酶的重要性。

原核生物核糖体小亚基的 16S rRNA 序列十分保守，其 3′ 端的一段 5′-CCUCCUUA-3′ 保守序列与距离 mRNA 起始密码子 AUG 上游的 S-D 序列（5′-UAAGGAGG-3′）反向互补。不同来源 mRNA 的 S-D 序列不完全相同，因此与 16S rRNA 上的保守序列不一定能完全互补，但平均每 8 个碱基中会有 6 个互补，这种互补性使 mRNA 能在核糖体上正确定位。细胞核糖体大亚基上的 5S rRNA 中有两段保守区域，其中一个区域含有保守序列 -CGAAC-，能与 tRNA 分子 TψC 环上 GTψCG 序列相互识别；另一个保守区域则含有保守序列 -GCGCCGAAUGGUAG-，与 23S rRNA 的某种序列能互补，在维系核糖体结构稳定性上有着重要作用。

（三）蛋白质合成的搬运工具——tRNA

核苷酸的碱基与氨基酸之间不具有特异的化学识别作用，那么在蛋白质合成过程中氨基酸是怎样来识别 mRNA 模板上的遗传密码，进而排列连接成特异的多肽链序列呢？研究证明，氨基酸与遗传密码之间的相互识别作用是通过另一类核酸分子——tRNA 而实现的，tRNA 是蛋白质合成过程中的接合体（adaptor）分子。tRNA 分子与蛋白质合成有关的位点至少有 4 个：①3′ 端的 CCA 氨基酸结合位点；②氨基酰 -tRNA 合成酶识别位点；③核糖体识别位点；④密码子识别部位（即反密码子位点）。其中两个关键部位是氨基酸的结合位点和密码子的结合位点，这两点表明 tRNA 是既可携带特异的氨基酸、又可特异地识别 mRNA 遗传密码的双重功能分子。这样，通过 tRNA 的接合作用使氨基酸能够按 mRNA 信息的指导“对号入座”，保证核酸到蛋白质遗传信息传递的准确性。原核细胞中有 30~40 种不同的 tRNA 分子，而真核生物中有 50 种甚至更多，因此一种氨基酸可以和几种 tRNA 特异地结合，这些 tRNA 在功能上可以相互替换。另外细胞内还存在一类称之为“同工 tRNAs”的分子，它们携带不同的反密码子，但识别相同的密码子，它们的相对丰度决定了密码子的选择性利用率。“同工 tRNAs”的出现是遗传密码子的简并性引起的。tRNA 与氨基酸的结合由氨基酰 -tRNA 合成酶（aminoacyl-tRNA synthetase）催化，此过程称为氨基酸的活化。

1. 氨基酸的活化与氨基酰 -tRNA 合成酶

（1）氨基酸活化：即指氨基酸的 α- 羧基与特异 tRNA 的 3′ 末端 CCA-OH 结合形成氨基酰 -tRNA 的过程，这一反应由氨基酰 -tRNA 合成酶催化完成，并按如下两步反应进行。

$$\text{氨基酸} + \text{ATP-E} \longrightarrow \text{氨基酰 -AMP-E} + \text{PPi}$$

$$\text{氨基酰 -AMP-E} + \text{tRNA} \longrightarrow \text{氨基酰 -tRNA} + \text{AMP} + \text{E}$$

总反应式为：

$$\text{氨基酸} + \text{tRNA} + \text{ATP} \xrightarrow{\text{氨基酰 -tRNA 合成酶}} \text{氨基酰 -tRNA} + \text{AMP} + \text{PPi}$$

反应中氨基酸的 α- 羧基与 tRNA 的 3′ 末端 CCA-OH 以酯键连接，形成氨基酰 -tRNA。细胞中的焦磷酸酶不断分解反应生成的 PPi，促进反应持续向右进行，每活化 1 分子氨基酸需要消耗 2 个高能磷酸键。

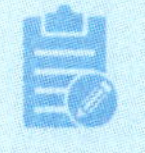

（2）氨基酰 -tRNA 合成酶：氨基酸与 tRNA 分子的正确结合，是决定翻译准确性的关键步骤之一，

氨基酰 -tRNA 合成酶在其中起着主要作用。氨基酰 -tRNA 合成酶存在于细胞质，对底物氨基酸和 tRNA 都有高度特异性。该酶通过分子中相分隔的活性部位既能识别特异的氨基酸，又能辨认携带该种氨基酸的特异 tRNA 分子；亦即在体内，每种氨基酰 -tRNA 合成酶都能从 20 种氨基酸中选出与其对应的一种，同时选出与此氨基酸相对应的特异 tRNA，从而催化两者的相互结合。由于一种氨基酸可以和 2~6 种 tRNA 特异地结合，与同一氨基酸结合的所有 tRNA 均被相同的氨基酰 -tRNA 合成酶所催化，因此只需 20 种氨基酰 -tRNA 合成酶就能催化氨基酸以酯键连接到各自特异的 tRNA 分子上，可见该酶对 tRNA 的选择性较对氨基酸的选择性稍低。

此外，氨基酰 -tRNA 合成酶还具有校正活性(proofreading activity)，也称编辑活性(editing activity)，即酯酶的活性。它能把错配的氨基酸水解下来，再换上与反密码子相对应的氨基酸。综上原因，tRNA 与氨基酸装载反应的误差小于 10^{-4}。

2. 氨基酰 -tRNA 的表示方法　各种氨基酸和对应的 tRNA 结合形成的氨基酰 -tRNA 可以按如下方法表示，如 Asp-$tRNA^{Asp}$，Ser-$tRNA^{Ser}$，Gly-$tRNA^{Gly}$ 等。

密码子 AUG 可编码甲硫氨酸(Met)，同时可以作为起始密码。原核生物的起始密码只能辨认甲酰化的甲硫氨酸，即 *N*- 甲酰甲硫氨酸(*N*-formyl methionine，fMet)，因此起始位点的甲酰化甲硫氨酰 tRNA 表示为 fMet-$tRNA^{fMet}$。*N*- 甲酰甲硫氨酸中的甲酰基从 N^{10}- 甲酰四氢叶酸(N^{10}-CHO-FH_4)转移到甲硫氨酸的 *α*- 氨基上，由氨甲酰基转移酶催化。

在真核生物中与甲硫氨酸结合的 tRNA 至少有两种：在起始位点携带甲硫氨酸的 tRNA 称为起始 tRNA(initiator-tRNA)，简写为 Met-$tRNA_i^{Met}$；在肽链延长中携带甲硫氨酸的 tRNA 称为延长 tRNA(elongation-tRNA)，简写为 Met-$tRNA_e^{Met}$。Met-$tRNA_i^{Met}$ 和 Met-$tRNA_e^{Met}$ 可分别被起始或延长过程中起催化作用的酶和因子所辨认。

二、蛋白质合成过程

在翻译过程中，核糖体从可读框的 5′-AUG 开始向 3′ 端阅读 mRNA 上的三联体遗传密码，而多肽链的合成是从 N 端向 C 端，直至终止密码子出现。为了便于叙述，人们常将整个翻译过程分为起始(initiation)、延伸(elongation)和终止(termination)三个阶段。

(一) 翻译的起始

翻译的起始阶段是指 mRNA、起始氨基酰 -tRNA 分别与核糖体结合而形成翻译起始复合物(translational initiation complex)的过程。参与这一过程的蛋白质因子称为起始因子(initiation factor，IF)。

虽然原核生物与真核生物在蛋白质合成的起始上有差异，但有三点是共同的：①核糖体小亚基结合起始氨基酰 -tRNA；②在 mRNA 上必须找到合适的起始密码子；③大亚基必须与已经形成复合物的小亚基、起始氨基酰 -tRNA、mRNA 结合。研究表明，起始因子参与了上述三个过程。

原核生物有三种起始因子，即 IF-1、IF-2 和 IF-3。其中 IF-3 的功能是结合核糖体 30S 小亚基，使之与 50S 大亚基分开，进而促进 mRNA 与 30S 小亚基结合；IF-2 在 30S 小亚基存在时有很强的 GTPase 活性；IF-1 能促进 IF-2 和 IF-3 的活性。

真核生物比原核生物拥有更多的起始因子，目前已发现 12 种直接或间接为起始所需的因子。真核起始因子(eukaryotic initiation factor，eIF)的功能主要包括：与 GTP、Met-$tRNA_i^{Met}$ 组成三元复合物；与 mRNA 5′ 端帽子结构组成起始复合体；确保核糖体从 5′ 端扫描 mRNA 直到第一个 AUG；在起始位点探测 tRNA 起始子与 AUG 的结合；介导 60S 大亚基的加入等。原核生物与真核生物的翻译起始因子及其功能详见表 4-5。

翻译的起始过程就是在一系列起始因子的作用下形成翻译起始复合物的过程。原核生物与真核生物的翻译起始过程相类似，但又有区别。

表 4-5　翻译的起始因子及其生物学功能

起始因子		生物学功能
原核生物	IF-1	占据 A 位，防止结合其他氨基酰 -tRNA，并阻止大小亚基的结合
	IF-2	GTP 连接蛋白，促进起始 fMet-tRNA^{fMet} 与 30S 小亚基结合
	IF-3	结合 30S 小亚基，使之与 50S 大亚基分开
真核生物	eIF-2	单体 GTP 结合蛋白，使起始 Met-tRNA$_i^{Met}$ 与 40S 小亚基结合
	eIF-2B	鸟苷酸交换因子（GEF），将 eIF-2 上的 GDP 交换成 GTP
	eIF-3，eIF-4C	起始 Met-tRNA$_i^{Met}$ 就位
	eIF-4A	eIF-4F 复合物成分，具有解旋酶活性，有助于 mRNA 扫描
	eIF-4B	结合 mRNA，促进 mRNA 扫描定位起始 AUG
	eIF-4E	eIF-4F 复合物成分，结合 mRNA 的 5′ 端帽子结构
	eIF-4G	eIF-4F 复合物成分，连接 eIF-4E、eIF-3 和 PABP 等组分
	eIF-4D，eIF-5	水解 GTP，促进各种起始因子从核糖体释放，进而结合大亚基
	eIF-6	促进无活性的 80S 核糖体解聚生成 40S 小亚基和 60S 大亚基

1. 原核生物的翻译起始过程

（1）核糖体大小亚基分离：蛋白质肽链合成连续进行，在肽链延长过程中，核糖体的大小亚基是聚合的，一条肽链合成终止实际上是下一轮翻译的起始。此时在 IF-3 和 IF-1 的作用下，IF-3、IF-1 与小亚基结合，促进大小亚基分离。

（2）mRNA 与核糖体小亚基定位结合：在原核细胞中，一个多顺反子 mRNA 可以有多个 AUG 翻译起始位点，为多个蛋白质编码。如前所述，在原核生物的 mRNA 起始密码子 AUG 上游约 10bp 的位置，通常含有一段富含嘌呤的 S-D 序列（5′-UAAGGAGG-3′），它与原核生物核糖体小亚基 16S-rRNA 3′ 端富含嘧啶的保守序列（3′-AUUCCUCC-5′）反向互补，从而使 mRNA 与核糖体小亚基结合。因此，mRNA 的 S-D 序列又称为核糖体结合位点（ribosomal binding site，RBS）。此外，mRNA 上紧接 S-D 序列之后的一小段核苷酸序列，又可被核糖体小亚基蛋白辨认结合（图 4-2）。原核生物就是通过上述核酸 - 核酸、核酸 - 蛋白质的相互作用把 mRNA 结合到核糖体的小亚基上，并在 AUG 处精确定位，形成复合体。此过程需要 IF-3 的帮助。

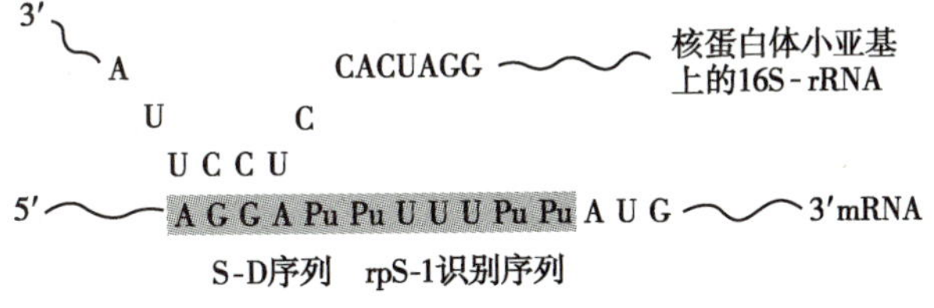

图 4-2　原核生物 mRNA 与核糖体小亚基的辨认结合

（3）起始 fMet-tRNA^{fMet} 就位：fMet-tRNA^{fMet} 与核糖体的结合受 IF-2 的控制。原核生物核糖体上有 3 个 tRNA 结合位点，氨基酰 -tRNA 进入 A 位，肽酰 -tRNA 进入 P 位，去氨酰的 tRNA 通过 E 位排出，A 位和 P 位横跨核糖体的两个亚基，E 位主要是大亚基成分。IF-2 首先与 GTP 结合，再结合起始 fMet-tRNA^{fMet}。在 IF-2 的帮助下，fMet-tRNA^{fMet} 识别对应核糖体 P 位的 mRNA 起始密码子 AUG，并与之结合，这也促进 mRNA 的准确就位。起始时 IF-1 结合在 A 位，阻止氨基酰 -tRNA 的进入，还可能阻止 30S 小亚基与 50S 大亚基的结合。

（4）70S 起始复合物的形成：IF-2 有完整核糖体依赖的 GTP 酶活性。当上述结合了 mRNA、fMet-tRNA^{fMet} 的小亚基再与 50S 大亚基结合生成完整核糖体时，IF-2 结合的 GTP 就被水解释能，促使 3

种 IF 释放，形成由完整核糖体、mRNA、起始氨基酰 -tRNA 组成的 70S 翻译起始复合物(图 4-3)。此时，结合起始密码子 AUG 的 fMet-$tRNA^{fMet}$ 占据 P 位，而 A 位留空，并对应 mRNA 上 AUG 后的第二个三联体密码子，为肽链延长做准备。

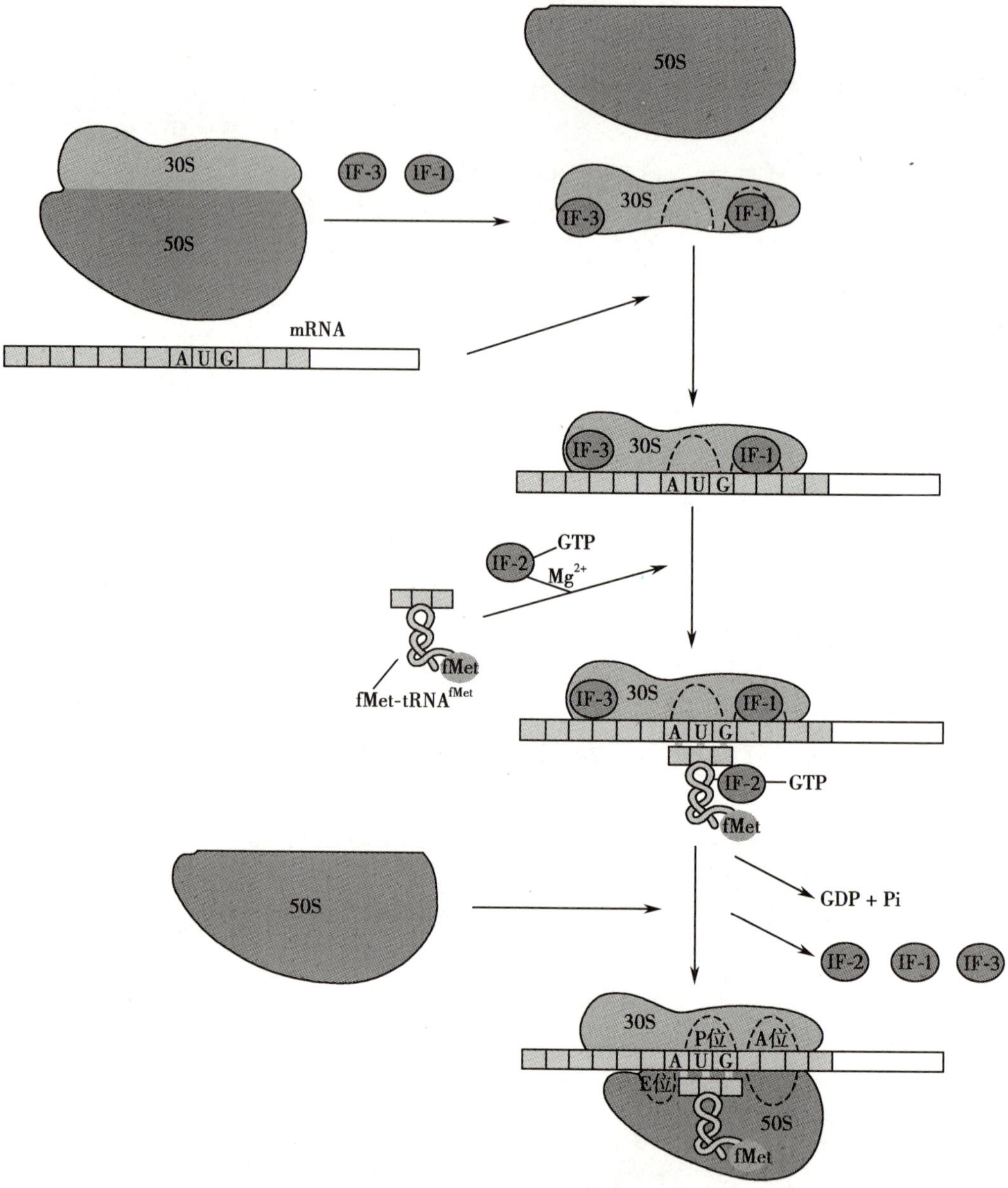

图 4-3　原核生物的翻译起始过程

2. 真核生物的翻译起始过程　真核生物与原核生物的翻译起始阶段差别较大，起始过程更复杂。如核糖体为 80S，起始因子(eIF)数目更多，起始甲硫氨酸不需甲酰化。在真核生物中，成熟的 mRNA 分子内部没有核糖体结合位点，但 5′ 端有帽子，3′ 端有 poly A 尾结构。小亚基首先识别结合 mRNA 的 5′ 端帽子，再移向起始点，并在那里与大亚基结合。具体过程如下：

(1) 核糖体大小亚基的分离：在前一轮翻译终止时，真核起始因子 eIF-2B、eIF-3 与核糖体小亚基结合，并在 eIF-6 的参与下，促进无活性的 80S 核糖体解聚生成 40S 小亚基和 60S 大亚基，这一点与原核生物相似。

(2) 起始 Met-$tRNA_i^{Met}$ 就位：真核细胞起始 Met-$tRNA_i^{Met}$ 首先与 eIF-2、1 分子 GTP 结合成为三元复合物，然后与游离状态的核糖体小亚基 P 位结合，形成 43S 的前起始复合物。此过程需要 eIF-3、

eIF-4C 的帮助，其中 eIF-3 是一个很大的因子，由 8~10 个亚基组成，它是使 40S 小亚基保持游离状态所必需的。

(3) mRNA 与核糖体小亚基的结合：与原核生物不同，真核细胞小亚基先与起始氨基酰 -tRNA 结合，再与 mRNA 结合。真核生物的 mRNA 没有 S-D 序列，上述 43S 的前起始复合物在帽子结合复合物（eIF-4F 复合物）的帮助下，与 mRNA 的 5′ 端帽子结合。eIF-4F 复合物包括 eIF-4E、eIF-4A 和 eIF-4G 等组分。其中 eIF-4E（也称帽结合蛋白）结合 mRNA 5′ 端帽子；eIF-4A 具有解旋酶活性；eIF-4G 为"脚手架"亚基，其作用是将复合体上的所有组分连接在一起。同时 mRNA 的 3′ 端 poly A 尾与 poly A 结合蛋白（poly A binding protein，PABP）结合，PABP 也结合于 eIF-4G 上。这样连接 mRNA 首尾的 eIF-4E 和 PABP 再通过 eIF-4G 和 eIF-3 与核糖体小亚基结合成复合物。

eIF-2 启动蛋白翻译的循环利用及其磷酸化调节机制（图片）

在大多数真核 mRNA 中，5′ 端帽子与起始 AUG 距离较远，最多可达 1 000 个碱基，因此小亚基需从 mRNA 的 5′ 端向 3′ 端扫描，直到找到启动信号 AUG。起始密码子常处于 GCC（A/G）CCAUGG 序列之中，这段序列由 Marilyn Kozak 阐明其功能，故称为 Kozak 序列，该序列 AUG 上游的第三个嘌呤（A 或 G）和紧跟其后的 G 是最为重要的。当小亚基扫描遇到起始 AUG 时，Met-$tRNA_i^{Met}$ 的反密码子与之互补结合，最终小亚基与 mRNA 准确定位结合形成 48S 复合物（图 4-4）。此过程需要水解 ATP 提供能量，eIF-4F 复合物组分也与该过程有关，如具有解旋酶活性的 eIF-4A 能打开引导区的双链区以利于 mRNA 的扫描，eIF-4B 也促进扫描过程。

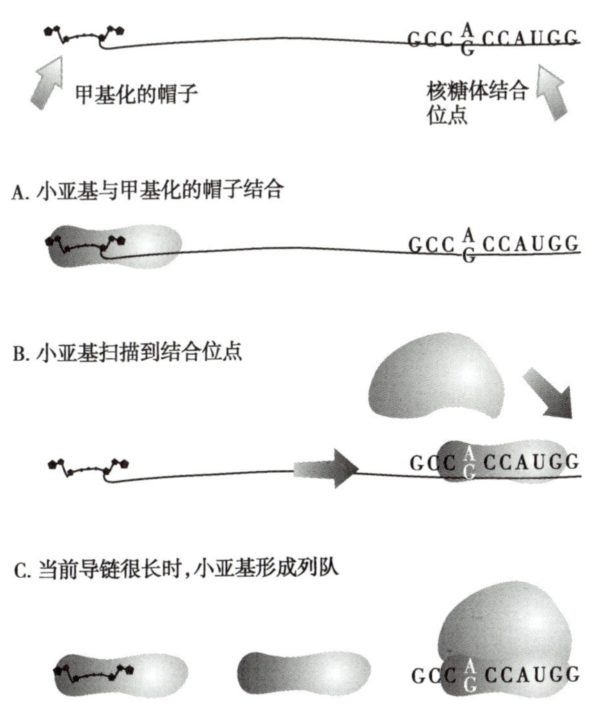

图 4-4　真核生物小亚基沿 mRNA 扫描

(4) 80S 起始复合物的形成：一旦 48S 复合物定位于起始密码子，便在 eIF-5 的作用下，迅速与 60S 大亚基结合形成 80S 翻译起始复合物（图 4-5）。eIF-5 是一种 GTP 酶，在水解 GTP 的同时，促使 eIF-2、eIF-3 等各种起始因子从核糖体上释放。

（二）肽链的延伸

肽链的延伸是指在 mRNA 密码序列的指导下，由特异 tRNA 携带相应氨基酸运至核糖体的受位，使肽链依次从 N 端向 C 端逐渐延伸的过程。肽链延长需要 GTP 和蛋白质因子的参与。原核生

物肽链延长需要的蛋白因子称为延长因子(elongation factor,EF),真核生物的延长因子(eukaryotic elongation factor,eEF)简称为 eEF。延长因子有两种,真核细胞为 eEF-1 和 eEF-2,原核细胞则为 EF-T 与 EF-G,其组成及功能见表 4-6。

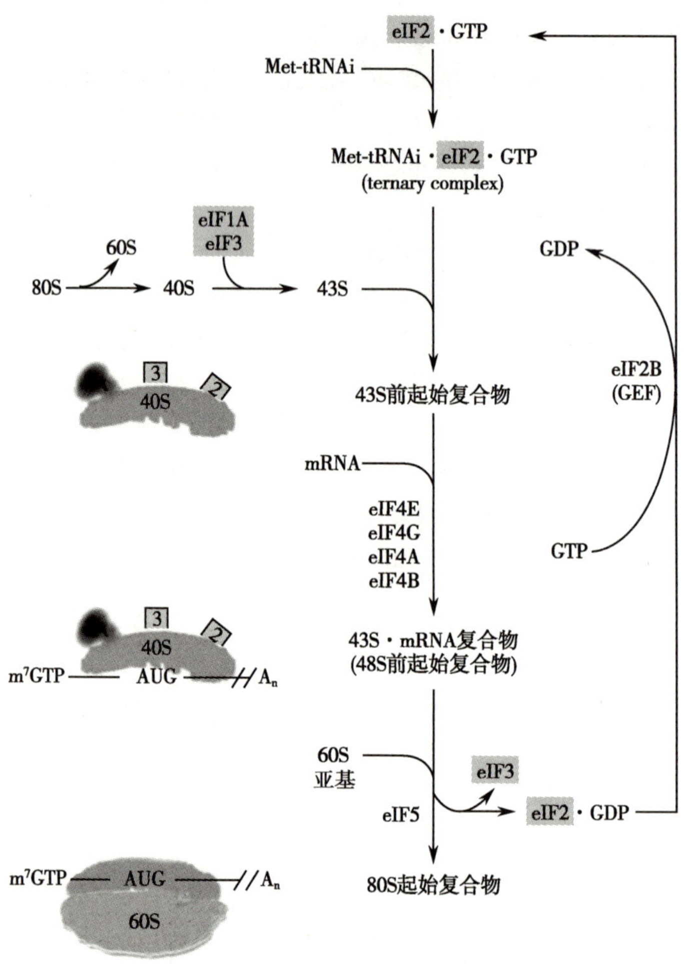

图 4-5 真核生物的翻译起始过程

表 4-6 肽链合成的延长因子及其生物学功能

EF	eEF	生物学功能
EF-Tu	eEF-1α	结合 GTP,携带氨基酰 -tRNA 进入 A 位
EF-Ts	eEF-1βγ	GTP 交换蛋白,使 EF-Tu 上的 GDP 交换成 GTP
EF-G	eEF-2	单体 G 蛋白,具有 GTPase 活性,水解 GTP,发挥转位酶作用,促进肽酰 -tRNA 由 A 位移至 P 位

由于肽链延长的过程是在核糖体上连续循环进行的,故称为核糖体循环(ribosomal cycle)。每次循环分三个阶段:进位(entrance)、成肽(peptide bond formation)和转位(translocation)。循环一次,肽链增加一个氨基酸残基,直至肽链合成终止。真核生物肽链延长过程和原核基本相似,只是反应体系和因子组成不同。

1. 进位　肽链合成起始后,核糖体 P 位已被起始氨基酰 -tRNA 占据,但 A 位是留空的,并对应 AUG 后的第二个三联体密码子。进位就是与 mRNA 可读框的第二个密码子所对应的氨基酰 -tRNA 进入核糖体的 A 位,这一过程在原核细胞需要延长因子 EF-T 的参与。

EF-T 由 EF-Tu 和 EF-Ts 两个亚基构成，其中 EF-Tu 为单体 G 蛋白，其活性受鸟苷酸状态的调节。当 EF-Tu 结合 GTP 时，便与 EF-Ts 分离，使 EF-Tu-GTP 处于活性状态；而当 GTP 水解为 GDP 时，EF-Tu-GDP 就失去活性。进位时，活性的 EF-Tu-GTP 与适当的氨基酰 -tRNA 结合，并将其带入核糖体 A 位，使密码子与反密码子配对结合。同时，EF-Tu 的 GTP 酶发挥作用促使 GTP 水解，驱动 EF-Tu-GDP 从核糖体释出，既而 EF-Ts 与 EF-Tu 结合将 GDP 置换出去，并重新形成 EF-Tu-Ts 二聚体。由此可见，EF-Ts 实际上是 GTP 交换蛋白，可将 EF-Tu 上的 GDP 交换成 GTP，使 EF-Tu 进入新一轮循环，继续催化下一个氨基酰 -tRNA 进位（图 4-6）。

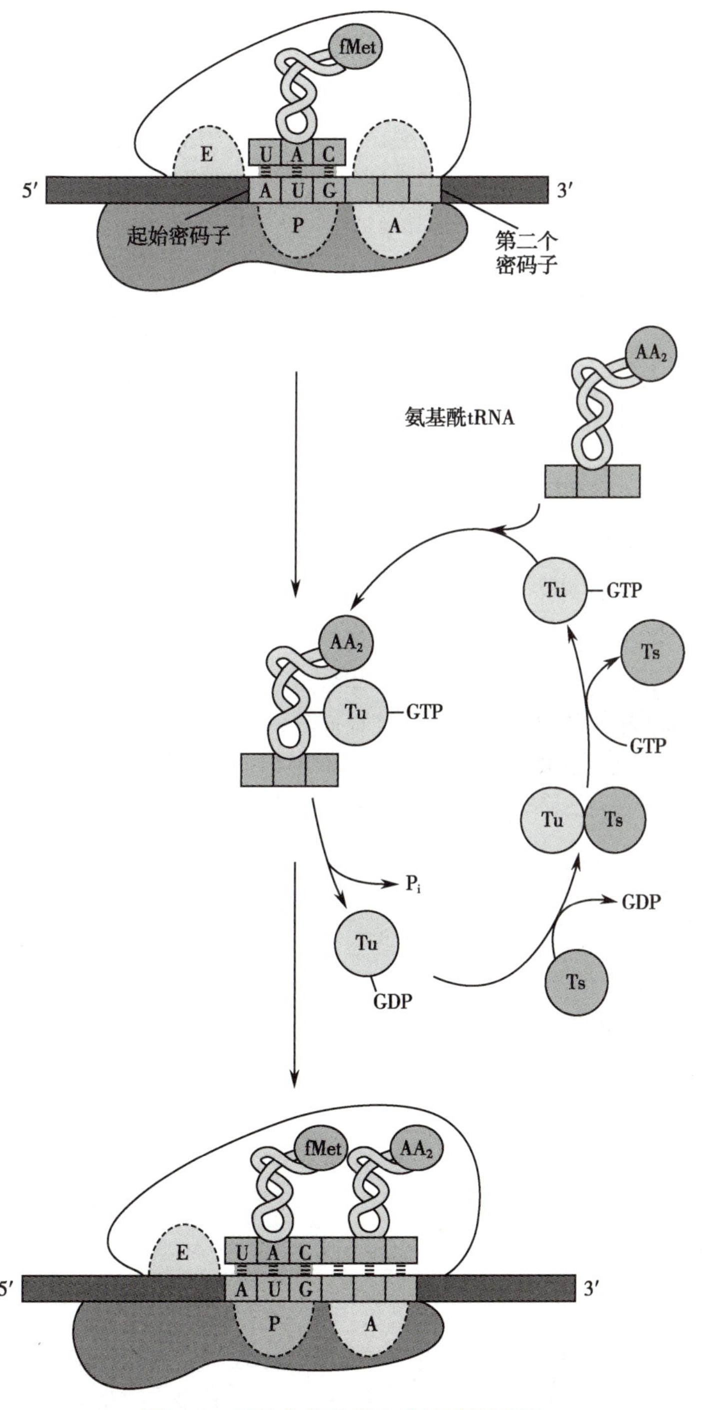

图 4-6　原核生物肽链合成的进位过程

在真核生物中，eEF-1α 因子负责将氨基酰 -tRNA 带到核糖体 A 位，并同样需要 GTP 高能键的断裂。与原核细胞中的同源物（EF-Tu）类似，它在数量上也是充足的。GTP 水解后，活性的再生需要 eEF-1βγ 因子（与 EF-Ts 同源）的参与。

2. 成肽　成肽就是肽基转移酶（peptidyl transferase）催化肽键形成的过程。进位后，核糖体的 A 位和 P 位各结合了一个氨基酰 -tRNA，在肽基转移酶的催化下，P 位上起始 tRNA 所携带的甲硫氨酸的 *α*- 羧基与 A 位上氨基酸的 *α*- 氨基形成肽键，此过程为成肽反应，在 A 位上进行，无须能量供应（图 4-7）。

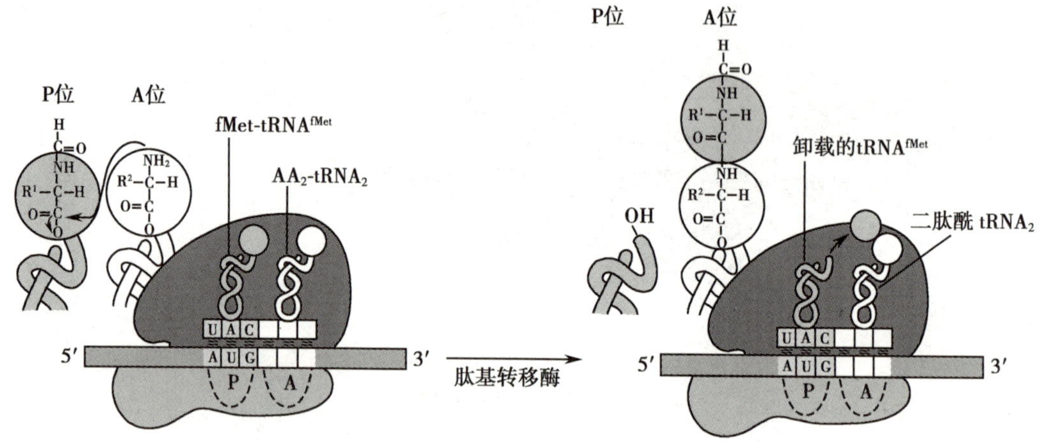

图 4-7　原核生物肽链合成的肽键形成过程

3. 转位　第一个肽键形成以后，二肽酰 -tRNA 占据核糖体 A 位，而卸载的 tRNA 仍在 P 位。转位即指核糖体向 mRNA 的 3′ 端移动一个密码子的距离，A 位上的二肽酰 -tRNA 移至 P 位，A 位空出并对应下一个三联体密码。与此同时，在原核生物中，P 位的卸载 tRNA 进入 E 位，并由此排出；而真核细胞核糖体没有 E 位，转位时卸载的 tRNA 直接从 P 位释放。在原核生物，转位依赖于延长因子 EF-G 和 GTP。EF-G 有转位酶（translocase）活性，可结合并水解 1 分子 GTP，促进核糖体向 mRNA 的 3′ 端移动（图 4-8）。真核生物与 EF-G 同源的是 eEF-2 因子，它们功能接近，都是依赖 GTP 水解的转位酶。

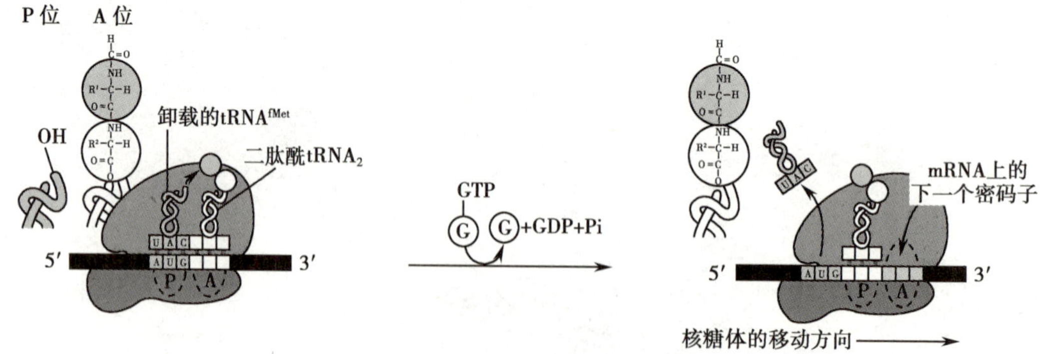

图 4-8　原核生物肽链合成的转位过程

转位后，mRNA 分子上的第三个密码子进入 A 位，为下一个氨基酰 -tRNA 进位做好准备。再进行第二轮循环，进位 - 成肽 - 转位，P 位将出现三肽酰 -tRNA。A 位又空出，再进行第三轮循环，这样每循环一次，肽链将增加一个氨基酸残基。如此重复进位 - 成肽 - 转位的循环过程，核糖体依次沿 5′→3′ 方向阅读 mRNA 的遗传密码，肽链不断从 N 端向 C 端延长。

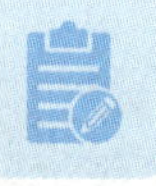

在肽链延长连续循环时，核糖体空间构象也发生着周期性改变，转位时卸载的tRNA进入E位，可诱导核糖体构象变化有利于下一个氨基酰-tRNA进入A位；而氨基酰-tRNA的进位又诱导核糖体变构促使卸载tRNA从E位排出。

（三）翻译的终止

翻译的终止涉及两个阶段：首先，终止反应本身需要识别终止密码，并从最后一个肽酰-tRNA中释放肽链；其次，终止后反应需要释放tRNA和mRNA，核糖体大、小亚基解离。因此，翻译终止的关键因素是终止密码子和识别终止密码子的组分。研究证实终止密码子不能被任何一种tRNA所识别，它们是被蛋白因子直接识别的。终止过程需要的蛋白质因子称为终止因子（termination factor），又称释放因子（release factor，RF）。

原核生物有三种RF，即RF-1、RF-2和RF-3。RF-1能特异识别终止密码子UAA、UAG；RF-2可识别UAA、UGA；RF-3具有GTP酶活性，可结合并水解1分子GTP，促进RF-1和RF-2与核糖体的结合。真核生物的释放因子（eukaryotic release factor，eRF）用eRF表示，eRF有两种，即eRF-1和eRF-3。eRF-1是一个能识别三种终止密码子的单体蛋白质，其序列与原核生物的释放因子没有同源性；eRF-3与RF-3类似，也携带一个随后水解的GTP，促进eRF-1与核糖体的结合。

原核生物翻译终止过程如下：肽链延长到mRNA的终止密码子进入核糖体A位时，释放因子RF-1或RF-2可在RF-3-GTP的帮助下识别结合终止密码子，并激活核糖体水解肽酰-tRNA的酯键，把多肽链从P位肽酰-tRNA上释放出来。继而促使mRNA、卸载tRNA及RF从核糖体脱离，紧接着在IF-3和IF-1的作用下，核糖体大小亚基解离，开始新一轮核糖体循环（图4-9）。真核生物翻译终止过程与原核生物相似，eRF-1在eRF-3的帮助下识别三种终止密码子，激发终止反应。

蛋白质生物合成是耗能过程。首先每分子氨基酸活化生成氨基酰-tRNA消耗2个高能磷酸键；其次在翻译起始阶段，原核生物消耗1个GTP，真核生物消耗1个GTP和1个ATP；再次在肽链延长阶段，进位和转位各消耗1个高能磷酸键，因此肽链每增加1个肽键要消耗4个高能磷酸键；最后在翻译终止阶段消耗1个GTP。值得注意的是，GTP的水解在翻译的全过程中（起始、延长和终止）具有重要的作用。实际上与GTP发生作用的翻译因子（translation factor）都属于G蛋白家族，包括IF-2、EF-Tu、EF-G、RF-3及真核同源物eIF-2、eEF-1 α、eEF-2、eRF-3。它们都能结合并水解GTP，且遵从类似的机制：与GTP结合有活性，与GDP结合则无活性。在翻译过程中，核糖体重复地进行着机械变化，这一过程正是由翻译因子与GTP的结合与水解释放能量来驱动的。随着GTP水解为GDP，这些因子的构象将发生变化，继而与核糖体分离。除GTP外，蛋白质的合成还需要ATP，包括氨基酸的活化及mRNA的解旋等。据估计，在快速成长的细菌中，多至90%的ATP是用来合成蛋白质的。

以上叙述的是单个核糖体合成肽链的情况。实际上当用电镜观测正在被翻译的mRNA时，会发现沿着mRNA附着许多核糖体。这种多个核糖体与mRNA形成的聚合物称为多聚核糖体（polyribosome或polysome）。当一个核糖体与mRNA结合并开始翻译，沿mRNA向3′端移动一定距离（约80个核苷酸）后，第二个核糖体又在mRNA的翻译起始部位结合，以后第三个、第四个核糖体相继结合到mRNA的翻译起始位点，这样在一条mRNA上常结合有多个核糖体，呈串珠状排列，同时进行多条肽链的合成，大大增加了细胞内蛋白质的合成速率。原核生物mRNA转录后不需加工即可作为模板，转录和翻译偶联进行。因此在电子显微镜下看到，原核DNA分子上连接着长短不一正在转录的mRNA分子，每条mRNA再附着多个核糖体进行翻译，显示为羽毛状现象。与原核细胞不同，真核细胞的转录发生在核内，翻译发生在细胞质，因此只能观察到一个mRNA分子上附着多个核糖体，为单个多聚核糖体（图4-10）。

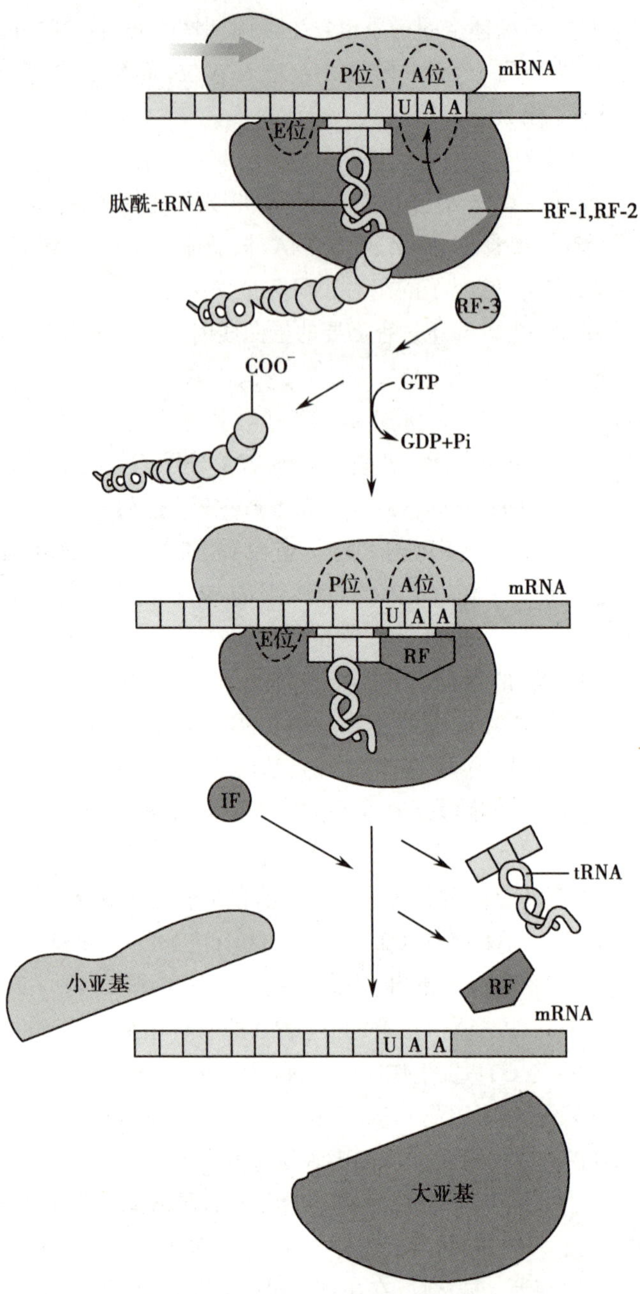

图 4-9　原核生物肽链合成的终止

三、非核糖体肽链的合成

(一) 非核糖体肽的概念

按照 mRNA 提供的信息，以 tRNA 为携带工具，用 20 种氨基酸为原料，在核糖体上进行蛋白质和多肽的合成，这是蛋白质生物合成中普遍遵循的原则。但是在细菌、放线菌和真菌中存在许多具有药用价值的多肽类生物活性物质，包括万古霉素、多黏菌素类、杆菌肽类、放线菌素和环孢素等。这些多肽类物质结构复杂、种类繁多，其合成可以绕开核糖体，通过非核糖体多肽合成系统进行运作，故统称为非核糖体肽（nonribosomal peptides，NRP）。

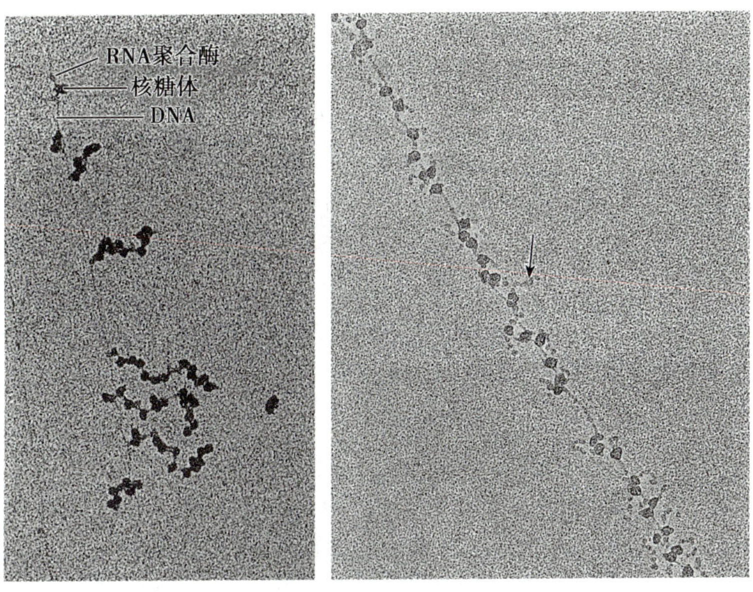

图 4-10　多聚核糖体(左为原核生物,右为真核生物)

(二) 非核糖体肽合成概述

在 NRP 的合成过程中,发挥关键作用的是非核糖体多肽合成酶(nonribosomal peptide synthetase,NRPS)。NRPS 是一类自然界中存在的分子质量最大的酶,它们能识别特定的氨基酸并将其直接相连形成多肽链。NRPS 是一类多功能蛋白质复合体,能识别、激活、转运氨基酸底物并按特定顺序合成多肽。NRPS 同时具有酶和模板功能,因此被称为蛋白质模板。NRPS 底物大部分是稀有氨基酸,目前已经鉴定出 300 多种,包括 D- 氨基酸、*α*- 羟酸、*N*-/*O*- 甲基氨基酸、犬尿氨酸(kynurenine)等。有些 NRPS 形成环化或杂合环化的分子;有些还被糖基化、酰基化、脂质化等修饰,这些特点赋予了 NRPS 生理功能和生物活性的独特性和多样性,因此经由该途径合成的多肽类生物活性物质种类繁多。NRPS 由多个模块组成,模块的不同空间排列顺序决定其多肽产物的氨基酸序列特异性。NRPS 以多载体巯基化模板机制进行多肽合成,其底物特异性由腺苷酰化结构域和缩合结构域共同实现。目前,人们已经利用天然的 NRPS 和某些特定结构域,将已知 NRPS 的模块或特定结构域进行组合甚至杂合组合而构建成新的 NRPS 来合成目的多肽。但 NRPS 的广泛应用仍然面临一些亟待解决的问题。因此,必须在 NRPS 结构、组织模式和作用机制等方面进行更深入的研究,以促进 NRPS 的更广泛利用以及非核糖体肽类新药的开发和临床应用。

第二节　蛋白质合成后折叠与加工

蛋白质分子刚合成时是以一条具有特定氨基酸序列的多肽链形式出现的,而细胞内具有生物活性的蛋白质毫无例外都具有特定的三维空间结构,或称天然构象(native conformation),这也就是说核糖体上新合成的多肽链必须经历折叠(folding)过程才能成为具有天然空间构象的蛋白质。这种折叠过程的意义有两点:①如果肽链折叠错误的话,就无法形成具有特定生物学活性的蛋白分子;②至少在人体中,很多疾病如神经退行性疾病[阿尔茨海默病、克 - 雅病(皮质 - 纹状体 - 脊髓变性病等)]都被发现与蛋白质分子的不正确折叠而导致的蛋白质聚集有关。

一、蛋白质合成后折叠

从热力学角度来看,蛋白质多肽链折叠成天然空间构象是一种释放自由能的自发过程。目前已经清楚,蛋白质分子的折叠过程实际就是大量非共价键形成的过程,对于核糖核酸酶来讲,其折叠过

程可在初始状态甚或变性之后都能自动完成，这种能力称为自我组装(self-assembly)。然而，细胞中大多数天然蛋白质折叠都不是自动完成的，而是需要其他酶和辅助蛋白的参与和帮助，这些辅助性蛋白质可以指导新生肽链按特定方式进行正确的折叠。辅助蛋白主要包括如下几种大分子。

(一) 分子伴侣

分子伴侣(molecular chaperone)是细胞中一类保守蛋白质，可识别肽链的非天然构象，促进各种功能域和整体蛋白质的正确折叠。分子伴侣的作用体现在两方面：①刚合成的蛋白质以未折叠的形式存在，其中的疏水性片段很容易相互作用而自发折叠，分子伴侣能有效地封闭蛋白质的疏水表面，防止错误折叠的发生。②对已经发生错误折叠的蛋白质，分子伴侣可以识别并帮助其恢复正确的折叠。分子伴侣的这一作用还表现在它能识别变性的蛋白质，避免或消除蛋白变性后因疏水基团暴露而发生的不可逆聚集，并且帮助其复性，或介导其降解。

细胞内的分子伴侣可分为两大类，一类为核糖体结合性分子伴侣，如触发因子(trigger factor，TF)和新生链相关复合物(nascent chain-associate complex，NAC)；另一类为非核糖体结合性分子伴侣，至少包括两大家族：热激蛋白70(heat shock protein 70，Hsp70)家族和热激蛋白60(heat shock protein 60，Hsp60)家族。

1. 热激蛋白70家族 热激蛋白(heat shock protein，Hsp)又称热激蛋白，是通过热激作用诱导而发现的。在高温条件下，Hsp被诱导而表达增加，以尽量减少热变性对蛋白质的损害。Hsp70家族包括Hsp70、Hsp40和GrpE三种成员，广泛存在于各种生物。在大肠埃希菌中，Hsp70是由基因*danK*编码的，故称DnaK；Hsp40是由基因*danJ*编码的，故称DnaJ。人的Hsp70家族存在于细胞质、内质网、线粒体、细胞核等部位，涉及多种细胞保护功能。

典型的Hsp70具有两个结构域：N端存在高度保守的ATP酶结构域，能结合和水解ATP；C端存在多肽链结合结构域。蛋白质的折叠需要这两个结构域的相互作用。热激蛋白的作用是结合保护待折叠多肽片段，再释放该片段进行折叠，形成Hsp70和多肽片段依次结合、解离的循环。Hsp70等协同作用可与待折叠多肽片段的7~8个疏水残基结合，保持肽链成伸展状态，避免肽链内、肽链间疏水基团相互作用引起的错误折叠和聚集，再通过水解ATP释放此肽段，以利于肽链进行正确折叠。在大肠埃希菌中，Hsp70(DnaK)的这种作用与另外两种蛋白质(DnaJ和GrpE)的调节有关。具体机制如下：DnaJ结合待折叠多肽片段，并将多肽导向DnaK-ATP复合物，产生DnaJ-DnaK-ATP-多肽复合物。DnaK与DnaJ的相互作用立即激活了DnaK的ATP酶活性，使ATP水解释放能量，产生稳定的DnaJ-DnaK-ADP-多肽复合物。GrpE是核苷酸交换因子，与DnaJ作用后将ADP取代，使复合物变为不稳定而迅速解离，释出DnaJ、DnaK和被完全折叠或部分折叠的蛋白质。接着ATP与DnaK再结合，继续进行下一轮循环，所以蛋白质的折叠是经过多次结合与解离的循环过程完成的(图4-11)。

2. 热激蛋白60家族 许多蛋白质分子仅在Hsp70存在时不能完成其折叠过程，还需要Hsp60家族的辅助。Hsp60并非都是热激蛋白，故称伴侣蛋白(chaperonin)。Hsp60家族主要包括Hsp60和Hsp10两种蛋白，其在大肠埃希菌的同源物分别为GroEL和GroES。Hsp60家族的主要作用是为非自发性折叠蛋白质提供能折叠形成天然空间构象的微环境，据估计*E. coli*中10%~20%蛋白质折叠需要这一家族辅助。

在大肠埃希菌内，GroEL是由14个相同亚基组成的反向堆积在一起的两个七聚体环构成，每环中间形成桶状空腔，每个空腔能结合1分子底物蛋白。每个亚基都含有一个ATP或ADP的结合位点，实际上组成环的亚基就是ATP酶。GroES为同亚基7聚体，可作为“盖子”瞬时封闭GroEL复合物的一端。封闭复合物空腔提供了能完成该肽链折叠的微环境。伴随ATP水解释能，GroEL复合物构象周期性改变，引起GroES“盖子”解离和折叠后肽链释放。重复以上过程，直到蛋白质全部折叠形成天然空间构象(图4-12)。

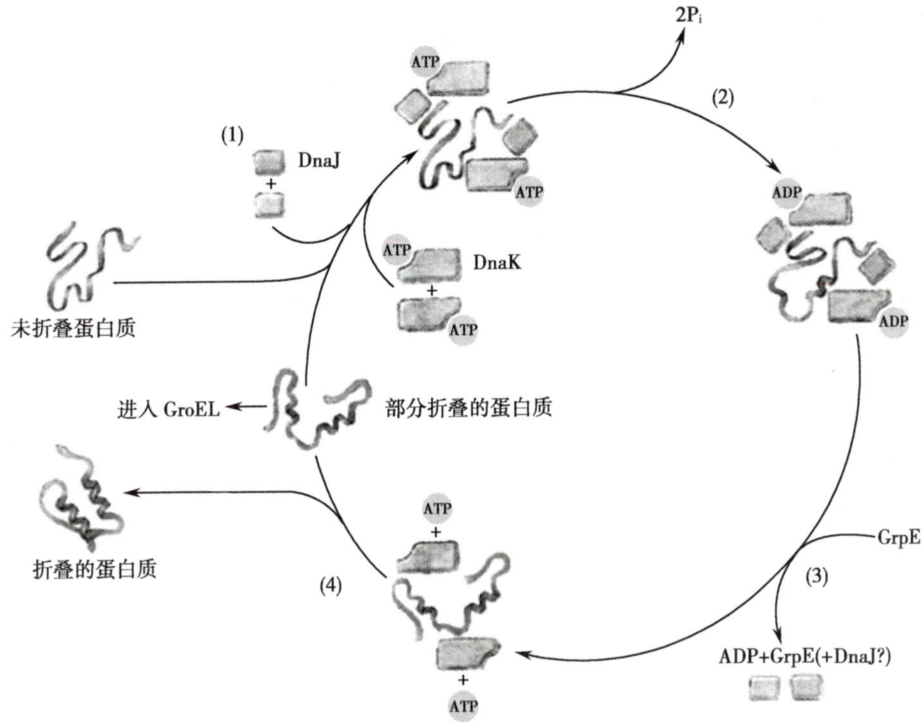

图 4-11　大肠埃希菌中的 Hsp70 反应循环

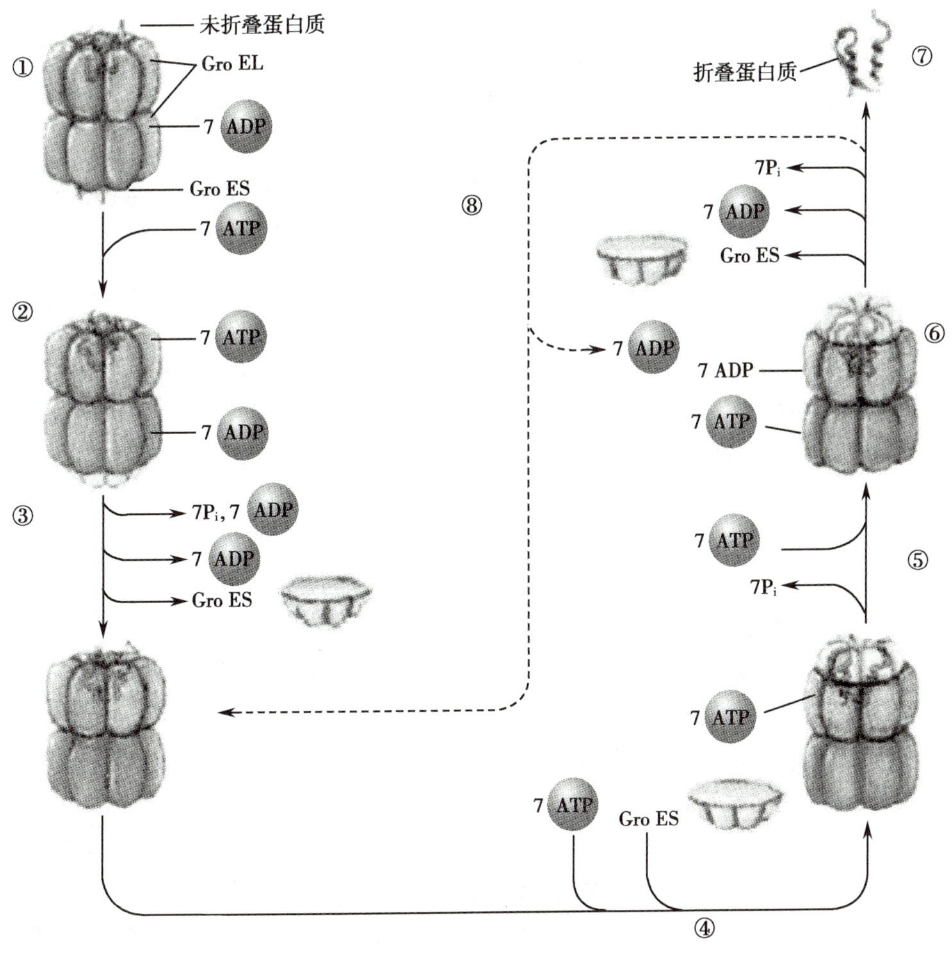

图 4-12　GroEL/GroES 反应循环

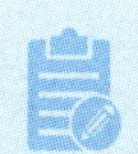

必须注意，分子伴侣并未加快折叠反应速度，与其说是促进蛋白质正确折叠，不如说是防止蛋白质错误折叠或是消除不正确折叠，增加功能性蛋白质折叠产率。

（二）蛋白质二硫键异构酶

多肽链内或肽链之间二硫键的正确形成对稳定分泌蛋白、膜蛋白等的天然构象十分重要，这一过程主要在细胞内质网进行。多肽链的几个半胱氨酸间可能出现错配二硫键，影响蛋白质正确折叠。蛋白质二硫键异构酶（protein disulfide isomerase，PDI）在内质网腔活性很高，可在较大区段肽链中催化错配二硫键断裂，并形成正确的二硫键连接，最终使蛋白质形成热力学最稳定的天然构象。

（三）肽 - 脯氨酰顺反异构酶

脯氨酸为亚氨基酸，多肽链中肽酰 - 脯氨酸间形成的肽键有顺反异构体，空间构象明显差别。天然蛋白质多肽链中肽酰 - 脯氨酸间肽键绝大部分是反式构型，仅 6% 为顺式构型。肽 - 脯氨酰顺反异构酶（peptide prolyl cis-trans isomerase，PPI）可促进上述顺反两种异构体之间的转换，在肽链合成需形成顺式构型时，可使多肽在各脯氨酸弯折处形成准确折叠。肽 - 脯氨酰顺反异构酶也是蛋白质三维空间构象形成的限速酶。

二、蛋白质合成后加工

一般而言，从核糖体上释放出的新生多肽链还不具备蛋白质生物活性，首先必须正确折叠成具有三级结构的空间构象，然后再经过一系列的成熟和加工修饰过程才能真正成为有生物活性的蛋白质，该过程称为翻译后加工（post-translation processing）。加工过程主要包括肽链一级结构的修饰、肽链空间结构的修饰和前体蛋白的加工等。

（一）一级结构的修饰

1. 肽链 N 端 Met 或 fMet 的切除　在蛋白质合成过程中，真核生物 N 端第一个氨基酸总是甲硫氨酸，原核生物则是 α- 氨基甲酰化的甲硫氨酸。但人们发现天然蛋白质并不是以甲硫氨酸为 N 端的第一位氨基酸。细胞内有脱甲酰基酶或氨基肽酶可以除去 *N*- 甲酰基、N 端甲硫氨酸或 N 端一段序列。C 端的氨基酸残基有时也出现被修饰的现象。这一过程可在肽链合成中进行，不一定等肽链合成后发生。

2. 特定氨基酸的共价修饰　某些蛋白质肽链中存在共价修饰的氨基酸残基，是肽链合成后特异加工产生的，主要包括磷酸化、甲基化、乙酰化、羟基化、糖基化、羧基化、亲脂性修饰等，这些修饰对于维持蛋白质的正常生物学功能是必需的。如某些信号蛋白分子的丝氨酸、苏氨酸或酪氨酸残基被磷酸化修饰参与细胞信息传递过程；某些受损蛋白质分子中的天冬氨酸可被甲基化，从而促进蛋白质的修复或降解；组蛋白分子的精氨酸可进行乙酰化修饰，从而改变染色质的结构影响基因表达；胶原蛋白前体的赖氨酸、脯氨酸残基发生羟基化，对成熟胶原形成链间共价交联结构是必需的；多肽链中某些天冬酰胺残基的酰胺氮、丝氨酸或苏氨酸残基的羟基可与寡糖链以共价键连接使多肽链糖基化，进而行使多种生物学功能；某些凝血因子中谷氨酸残基的 γ- 羧基化，使凝血因子侧链产生负电基团结合 Ca^{2+}；某些长链脂酸可与蛋白质共价连接，如蛋白质从内质网向高尔基体移行过程中，酰基转移酶可催化脂酸与肽链中 Ser 或 Thr 的羟基以酯键连接，而使新生蛋白质棕榈酰化，有趣的是被棕榈酰基修饰过的蛋白质分子大多定位到细胞质膜上。除长链脂酸外，异戊二烯亦可与蛋白质共价结合，以增强蛋白质的疏水性。

3. 二硫键的形成　mRNA 中没有胱氨酸的密码子，但许多蛋白质都含有二硫键，这是多肽链合成后通过两个半胱氨酸的氧化作用生成的，二硫键对于维系蛋白质的空间构象很重要。如核糖核酸酶合成后，肽链中 8 个半胱氨酸残基构成了 4 对二硫键，此 4 对二硫键对它的酶活性是必需的。二硫键也可以在链间形成，使蛋白质分子的亚单位聚合。

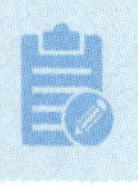

4. 多蛋白的加工　真核生物 mRNA 的翻译产物为单一多肽链，有时这一肽链经不同的切割加工，可产生一个以上功能不同的蛋白质或多肽，此类原始肽链称为多蛋白（polyprotein）。例如腺垂体

所合成的促黑激素与促肾上腺皮质激素(adrenocorticotropic hormone,ACTH)的共同前身物——阿黑皮素原(pro-opiomelanocortin,POMC)是由 265 个氨基酸残基构成的多肽,经不同的水解加工,可生成至少 10 种不同的肽类激素,包括:ACTH、α- 促黑激素(melanocyte-stimulating hormone,MSH)、β- 促黑激素(β-MSH)、γ- 促黑激素(γ-MSH)、α- 内啡肽(α-endorphin)、β- 内啡肽(β-endorphin)、γ- 内啡肽(γ-endorphin)、β- 脂酸释放激素(β-lipotropin,β-LT)、γ- 脂酸释放激素(γ-lipotropin,γ-LT)、甲硫氨酸脑啡肽等活性物质(图 4-13)。

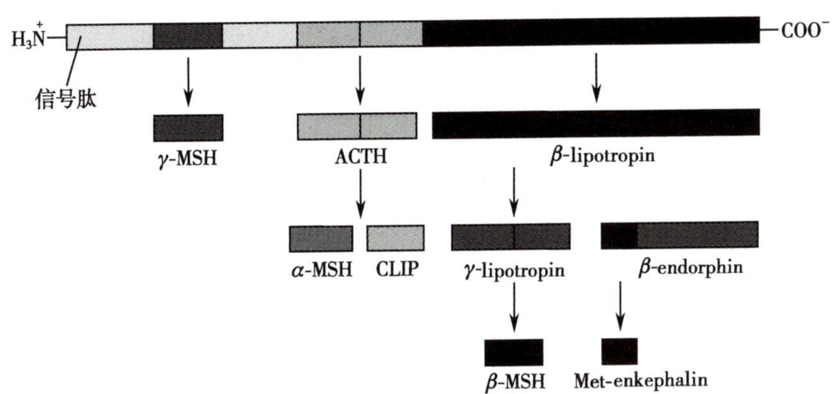

图 4-13 POMC 的水解加工

5. 前体蛋白的加工 细胞内许多蛋白质都是以前体蛋白的方式合成,然后加工转化为成熟蛋白。例如,分泌型蛋白质"信号肽"的切除;一些无活性的酶原(糜蛋白酶原、胃蛋白酶原、胰蛋白酶原)转变为有活性的酶(糜蛋白酶、胃蛋白酶、胰蛋白酶);某些肽类激素,如胰岛素、神经肽类及生长激素等由无活性的前体变为有活性的形式,都是合成后在不同的细胞场所被特异的蛋白水解酶切除修饰的结果。

此外,发现某些新生蛋白质含有部分间隔顺序等待剪切,其意义类似于 hnRNA 中的内含子,此片段称为内含肽(intein)。目前已在酵母及细菌中发现多种内含肽,分子量为 40~60kDa,其 N 端常为 Cys 或 Ser,C 端常是 His 和 Asn。内含肽可自我催化蛋白质前体的剪接,切下后的肽段称为游离内含肽。游离内含肽可对自身基因起切割作用,造成该内含肽基因的转位,因此,游离的内含肽是一种双链 DNA 内切酶。与内含肽相对应的另一专用术语是外显肽(extein),即内含肽两侧的氨基酸序列。

知识链接

内含肽的应用

蛋白质内含肽的发现,不仅丰富了遗传信息翻译后加工的理论,在实践中也有广泛的应用前景。例如,将靶蛋白与内含肽进行融合能实现靶蛋白的一步纯化。通过改变裂解条件以及对内含肽进行适当修饰,可以生物合成 C 端带有硫酯键或 N 端带有半胱氨酸的蛋白质分子,两种蛋白质混合以后即可实现内含肽介导的蛋白连接。另外,利用内含肽剪接调控可作为药物靶标。目前研究已经表明,内含肽可作为抗结核分枝杆菌的药物靶标,还可作为治疗线粒体疾病的药物靶标。

(二) 空间结构的修饰

多肽链合成后,除了正确折叠成天然空间构象之外,还需要经过某些其他的空间结构的修饰,才能成为有完整天然构象和全部生物功能的蛋白质。

1. 亚基聚合 具有四级结构的蛋白质由两条以上的肽链通过非共价聚合,形成寡聚体(oligomer)。蛋白质各个亚基相互聚合所需的信息仍储存在肽链的氨基酸序列之中,而且这种聚合过

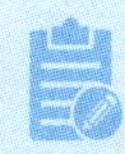

程往往有一定顺序，前一步骤常可促进后一步骤的进行。如血红蛋白分子 $\alpha_2\beta_2$ 亚基的聚合。质膜镶嵌蛋白、跨膜蛋白也多为寡聚体，虽然各亚基自有独立功能，但又必须互相依存，才能够发挥作用。

2. 辅基连接　对于结合蛋白来讲，如糖蛋白、脂蛋白、色蛋白、金属蛋白、及各种带辅基的酶类等，其非蛋白部分（辅基）都是合成后连接上去的，这类蛋白只有结合了相应辅基，才能成为天然有活性的蛋白质。辅基（辅酶）与肽链的结合过程十分复杂，很多细节尚在研究中。如蛋白质添加糖链又称糖基化（glycosylation），是一种更为复杂的化学修饰过程。这类修饰主要发生在真核细胞的质膜蛋白或分泌蛋白上，由多种糖基转移酶催化，在细胞内质网及高尔基体中完成。

第三节　蛋白质转运与定位

在生物体内，蛋白质的合成部位与功能部位常常被一层或多层生物膜所隔开，这样就产生了蛋白质转运的问题。蛋白质合成后经过复杂机制，定向输送到最终发挥生物功能的目标地点，称为蛋白质的分选和运输，又可称为蛋白质的靶向输送（protein targeting）。

一、蛋白质转运

真核生物蛋白质在胞质核糖体上合成后，有三种去向：保留在细胞质；进入细胞核、线粒体或其他细胞器；分泌到体液。后两种情况，蛋白质都必须先穿过膜性结构，才能到达。对于那些输入细胞器的蛋白质而言，存在三种运输机制：①核孔转运，这是一种主动转运特定大分子的机制，细胞质合成的蛋白质穿过核内、外膜上的核孔进入核内；②跨膜转运，细胞质中的蛋白质通过这种方式可到达内质网、线粒体、叶绿体或过氧化物酶体，存在于膜上的蛋白质转运体发挥了关键作用；③小泡转运，当蛋白质从内质网或从一个细胞器到另一个细胞器转运时，转运小泡的膜上或腔内装载着的蛋白质相继通过“出芽”和“膜融合”的方式离开前一个细胞器，到达第二个细胞器。

真核生物主要有两种类型的蛋白质运输方式一种是信号肽（signal peptide）引导的经内质网膜的运输途径，指在内质网膜结合核糖体上合成的蛋白质，其翻译与转运同时发生，故称“翻译时转运”。内质网膜结合核糖体合成的蛋白质包括膜蛋白、分泌型蛋白质以及滞留在内膜系统（内质网、高尔基复合体、溶酶体和小泡等）的可溶性蛋白。另一种是前导肽（leading peptide）引导的膜运输途径，指在细胞质游离核糖体上合成的蛋白质，其蛋白从核糖体释放后才发生转运，故称“翻译后转运”，主要涉及靶向输送到线粒体、叶绿体、过氧化物酶体及乙醛酸体的蛋白质。针对这两种运输方式，首先介绍两个与蛋白质运输相关的理论：信号肽假说与前导肽假说。

蛋白质的运输方式（组图）

知识链接

细胞内蛋白质定向运输研究的开拓者—G. Blobel

20 世纪 70 年代美国科学家 G. Blobel 发现当很多分泌性蛋白跨过有关细胞膜性结构时，需切除 N 端的短肽，由此提出著名的“信号假说”——蛋白质分子被运送到细胞不同部位的“信号”存在于它的一级结构中。“信号假说”不仅具有重要的理论意义，而且也有广阔的应用前景。一些遗传性疾病都是由于细胞内蛋白质定向运输发生错误引起的，这无疑有助于为治疗这些疾病找到新的思路，可以根据“信号假说”的原理设计一些药物，专一地纠正某一细胞器功能的异常。由于 G. Blobel 在细胞内蛋白质定向运输研究中的开拓性贡献，荣获了 1999 年的诺贝尔生理学或医学奖。

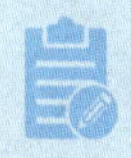

（一）信号肽假说

上述所有靶向输送的蛋白质结构中均存在分选信号，主要为N端特异氨基酸序列，可引导蛋白质转移到细胞的适当靶部位，这类序列称为信号序列（signal sequence），是决定蛋白靶向输送特性的最重要元件。靶向不同的蛋白质各有特异的信号序列或成分（表4-7）。

表4-7　靶向输送蛋白的信号序列或成分

靶向输送蛋白	信号序列或成分
分泌蛋白，输入ER	N端信号肽，13~36个氨基酸残基
内质网腔驻留蛋白	N端信号肽，C端-Lys-Asp-Glu-Leu-COO-（KDEL序列）
内质网膜蛋白	N端信号肽，C端KKXX序列（X为任意氨基酸）
线粒体蛋白	N端信号序列，两性螺旋，12~30个残基，富含Arg、Lys
核蛋白	核定位序列（-Pro-Pro-Lys-Lys-Lys-Arg-Lys-Val-，SV40T抗原）
过氧化物酶体蛋白	C端-Ser-Lys-Leu-（SKL序列）
溶酶体蛋白	甘露糖-6-磷酸（Man-6-P）

1. 信号肽　各种新生分泌蛋白的N端都有保守的氨基酸序列称为信号肽，长度一般在13~36个氨基酸残基之间。有如下三个特点：①N端常常有1个或几个带正电荷的碱性氨基酸残基，如赖氨酸、精氨酸；②中间为10~15个残基构成的疏水核心区，主要含疏水中性氨基酸，如亮氨酸、异亮氨酸等；③C端多以侧链较短的甘氨酸、丙氨酸结尾，紧接着是被信号肽酶（signal peptidase）裂解的位点。

2. 分泌型蛋白质的运输机制　分泌型蛋白质靶向进入内质网，需要多种蛋白成分的协同作用。

（1）信号识别颗粒：信号识别颗粒（signal recognition particles，SRP）是6个多肽亚基和1个7S RNA组成的11S复合体。SRP至少有三个结构域：信号肽结合域、SRP受体结合域和翻译停止域。当核糖体上刚露出肽链N端信号肽段时，SRP便与之结合并暂时终止翻译，从而保证翻译起始复合物有足够的时间找到内质网膜。SRP还可结合GTP，有GTP酶活性。

（2）SRP受体：内质网膜上存在着一种能识别SRP的受体蛋白，称SRP受体，又称SRP锚定蛋白（docking protein，DP）。DP由α（69kDa）和β（30kDa）两个亚基构成，其中α亚基可结合GTP，有GTP酶活性。当SRP受体与SRP结合后，即可解除SRP对翻译的抑制作用，使翻译同步分泌得以继续进行。

（3）核糖体受体：也为内质网膜蛋白，可结合核糖体大亚基使其与内质网膜稳定结合。

（4）肽转位复合物：肽转位复合物（peptide translocation complex）为多亚基跨ER膜蛋白，可形成新生肽链跨ER膜的蛋白通道。

分泌型蛋白质翻译同步运转的主要过程：①细胞质游离核糖体组装，翻译起始，合成出N端包括信号肽在内的约70个氨基酸残基。②SRP与信号肽、GTP及核糖体结合，暂时终止肽链延伸。③SRP引导核糖体-多肽-SRP复合物，识别结合ER膜上的SRP受体，并通过水解GTP使SRP解离再循环利用，多肽链开始继续延长。④与此同时，核糖体大亚基与核糖体受体结合，锚定ER膜上，水解GTP供能，诱导肽转位复合物开放形成跨ER膜通道，新生肽链N端信号肽即插入此孔道，肽链边合成边进入内质网腔。⑤内质网膜的内侧面存在信号肽酶，通常在多肽链合成约80%以上时，将信号肽段切下，肽链本身继续增长，直至合成终止。⑥多肽链合成完毕，全部进入内质网腔中。内质网腔Hsp70消耗ATP，促进肽链折叠成功能构象，然后输送到高尔基体，并在此继续加工后贮于分泌小泡，最后将分泌蛋白排出胞外。⑦蛋白质合成结束，核糖体等各种成分解聚并恢复到翻译起始前的状态，再循环利用（图4-14）。

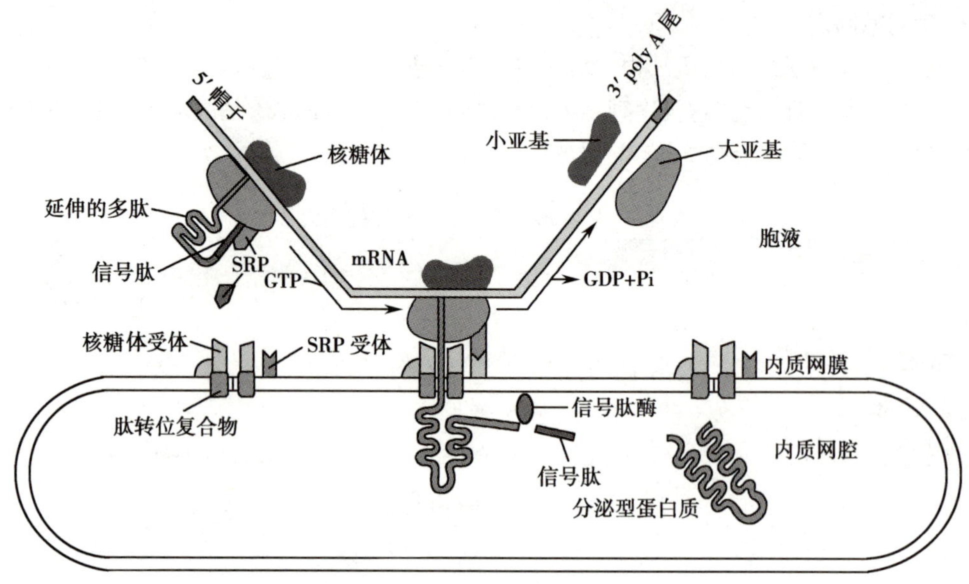

图 4-14　信号肽引导真核细胞分泌型蛋白质进入内质网

（二）前导肽假说

除了分泌蛋白外，体内还存在一类跨膜蛋白质，如线粒体、叶绿体、过氧化物体、乙醛酸体等的膜蛋白质，它们的运输不能用信号肽理论来解释，因而提出“前导肽”牵引和定位学说。由前导肽牵引的蛋白质属于合成后再分选和运输的。前导肽位于蛋白质前体的 N 端，含 20~80 个氨基酸残基，前导肽所引导的“前体”蛋白通过细胞膜时，被 1~2 种多肽酶水解后转化为成熟蛋白质。前导肽的特征是：①带正电荷的碱性氨基酸（Arg 和 Lys）残基含量较丰富，它们分散于不带电荷的氨基酸残基之间；②缺失带负电荷的酸性氨基酸残基；③羟基氨基酸（Ser 和 Thr）含量较高；④有形成两性（亲水和疏水）α 螺旋结构的能力。

（三）分子伴侣参与蛋白质的跨膜运输

如前所述，分子伴侣参与和辅助细胞内蛋白质的折叠，实际上跨膜蛋白质的正确折叠也是在运输过程中实现的，因此，分子伴侣与蛋白质的正确折叠和跨膜运输往往是一个不可分割的概念。有关蛋白质跨膜通道研究的一个重要课题就是如何控制或延迟蛋白质的折叠过程。这可以分两个阶段理解：①由于蛋白质在跨膜时被限制在一个狭小的通道内，通道的几何形状决定了蛋白质必须保持未折叠的状态，成熟的蛋白质体积太大不能进入通道。此时，分子伴侣的作用是保持蛋白质处于未折叠的柔性结构；②一旦蛋白质跨过了膜，它就需要另一种分子伴侣协助其形成正确的构象，否则错误折叠的蛋白质很难以出芽小泡的形式继续转运下去。分泌型蛋白质合成和运输时是这样，由前导肽牵引的线粒体蛋白质前体在跨膜运输时同样需要分子伴侣的协助。

（四）蛋白质的正向运输与逆向运输

新合成的蛋白质进入内质网，并可能通过内质网 - 高尔基体系统运输，这个运输过程是由转换囊泡完成的，最后那些被转运的蛋白质借助一些特殊的信号序列停留在内质网或高尔基体，或者被运往其他细胞器如内体（endosome），也可能运往细胞质膜。一般将内质网 - 高尔基体系统中，运载蛋白的小泡连续不断地从内质网向高尔基体的移动方向称为蛋白质的正向运输（forward transport）。一个典型的蛋白质约 20 分钟内就能完成正向运输，最终到达质膜。蛋白质的逆向运输（retrograde transport）则是指某些在 ER 中滞留的蛋白质进入高尔基体后通过特殊的信号，如其 C 端的 KDEL 序列，从高尔基体再返回内质网的小泡运输过程。逆向运输对保持内质网膜体系的稳定十分重要。

二、蛋白质定位

任何靶向输送的蛋白质结构中均存在分选信号，本节重点介绍分泌型蛋白质及线粒体、细胞核、溶酶体、过氧化物酶体、内质网膜、细胞质膜整合蛋白的定位机制。

（一）分泌型蛋白质靶向输送至细胞外

细胞分泌型蛋白质，膜整合蛋白，滞留在内质网、高尔基体、溶酶体的可溶性蛋白均在内质网膜结合核糖体上合成，并且边翻译边进入内质网，使翻译与运转同步进行。这些蛋白质首先被其N端的特异信号序列引导进入内质网，然后再由内质网包装转移到高尔基体，并在此分选投送，或分泌出细胞，或被送到其他细胞器（详见前述）。

（二）线粒体蛋白的定位

线粒体蛋白的输送属于翻译后运转。90%以上的线粒体蛋白前体在细胞质游离核糖体合成后输入线粒体，其中大部分定位于基质，其他定位于内、外膜或膜间隙。线粒体蛋白N端都有相应信号序列，如前所述线粒体基质蛋白前体的N端含有保守的12~30个氨基酸残基构成的信号序列，称为前导肽。

线粒体基质蛋白翻译后定位过程：①前体蛋白在细胞质游离核糖体上合成，并释放到细胞质中；②细胞质中的分子伴侣Hsp70或线粒体输入刺激因子（mitochondrial import stimulating factor，MSF）与前体蛋白结合，以维持这种非天然构象，并阻止它们之间的聚集；③前体蛋白通过信号序列识别结合线粒体外膜的受体复合物；④再转运、穿过由线粒体外膜转运体（Tom）和内膜转运体（Tim）共同组成的跨内、外膜蛋白通道，以未折叠形式进入线粒体基质；⑤前体蛋白的信号序列被线粒体基质中的特异蛋白水解酶切除，然后蛋白质分子自发地或在上述分子伴侣Hsp70帮助下折叠形成有天然构象的功能蛋白（图4-15）

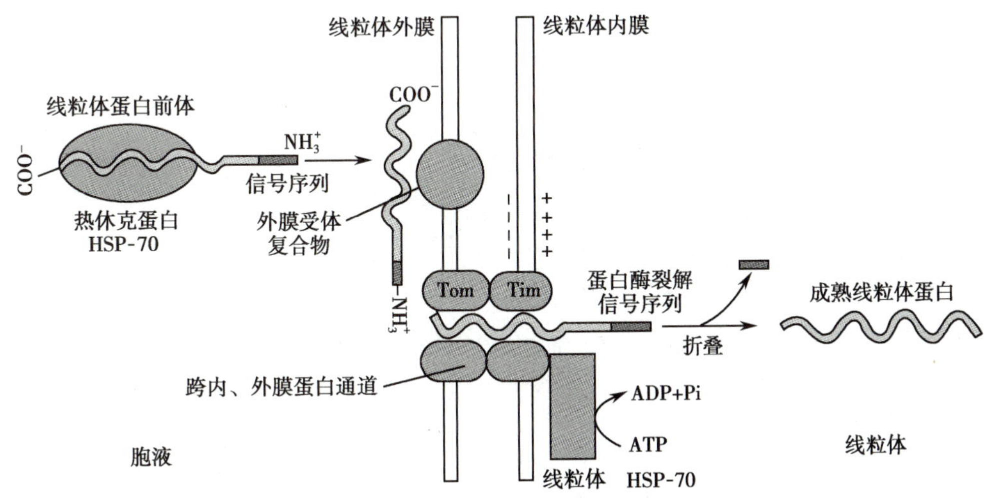

图4-15　真核细胞线粒体蛋白的定位过程

蛋白质进入线粒体内膜和线粒体间隙需要两种信号。首先，蛋白质按照上面所描述的过程进入基质，然后由第二个信号序列将蛋白质引回线粒体内膜或穿过内膜进入线粒体间隙。蛋白质进入叶绿体的机制与上述进入线粒体的机制相同，但是所使用的信号序列必须区分开来，因为在某些植物中线粒体和叶绿体是靠在一起的，必须精确定位。

（三）细胞核蛋白的定位

细胞核蛋白的输送也属于翻译后运转。所有细胞核中的蛋白，包括组蛋白及复制、转录、基因表达调控相关的酶和蛋白因子等都是在细胞质游离核糖体上合成之后转运到细胞核的，而且都是通过核孔复合体进入细胞核的。

研究表明，所有被输送到细胞核的蛋白质多肽链都含有一个核定位序列（nuclear localization sequence，NLS）。与其他信号序列不同，NLS 可位于核蛋白的任何部位，不一定在 N 端，而且 NLS 在蛋白质进核后不被切除。因此，在真核细胞有丝分裂结束核膜重建时，细胞质中具有 NLS 的细胞核蛋白可被重新导入核内。蛋白质向核内输送过程需要几种循环于核质和胞质的蛋白质因子，包括 α、β 核输入因子（nuclear importin）和一种分子量较小的 GTP 酶（Ran 蛋白）。三种蛋白质组成的复合物停靠在核孔处，α、β 核输入因子组成的异二聚体可作为胞核蛋白受体。核蛋白定位过程如下：①核蛋白在细胞质游离核糖体上合成，并释放到细胞质中；②蛋白质通过 NLS 识别结合 α、β 核输入因子二聚体形成复合物（与 NLS 结合的是 α 亚基），并被导向核孔复合体；③依靠 Ran GTP 酶水解 GTP 释能，将核蛋白 - 核输入因子复合物跨核孔转运入核基质；④转位中，β 和 α 核输入因子先后从复合物中解离，细胞核蛋白定位于细胞核内。α、β 核输入因子移出核孔再循环利用（图 4-16）。

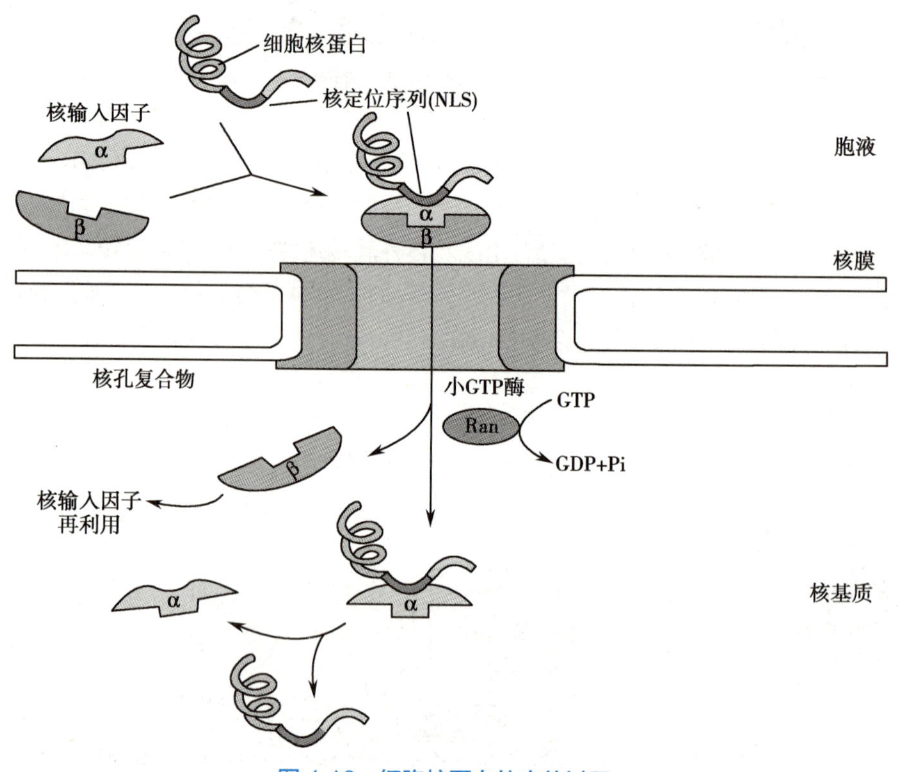

图 4-16　细胞核蛋白的定位过程

（四）溶酶体蛋白的定位

溶酶体酶和溶酶体膜蛋白在粗面内质网合成，然后转运至高尔基体的 cis 面，在那里进行糖基化修饰，加上 6- 磷酸甘露糖。6- 磷酸甘露糖是一个能将溶酶体蛋白靶向其目的地的信号。它能被定位于高尔基体 trans 面的 6- 磷酸甘露糖受体所识别和结合，并将溶酶体蛋白包裹，形成运输小泡，以出芽方式与高尔基体脱离。运输小泡再与含有酸性内容物的分选小泡融合，分选小泡中较低的 pH 使溶酶体蛋白与受体解离，随后被磷酸酯酶水解为甘露糖和磷酸，以阻止 6- 磷酸甘露糖再与其受体结合。余下的含有受体的膜片层，再通过出芽方式脱离分选小泡并返回高尔基体进行再循环利用；而溶酶体蛋白即通过小泡之间的融合最终释放至溶酶体（图 4-17）。

（五）过氧化物酶体蛋白的定位

与进入线粒体的蛋白质类似，进入过氧化物酶体中的蛋白质也是在游离核糖体上合成的，其蛋白质从核糖体释放后进行“翻译后运转”；但与进入线粒体的蛋白质不同的是，进入过氧化物酶体中的蛋白质似乎都是在折叠好之后再进行转运的。

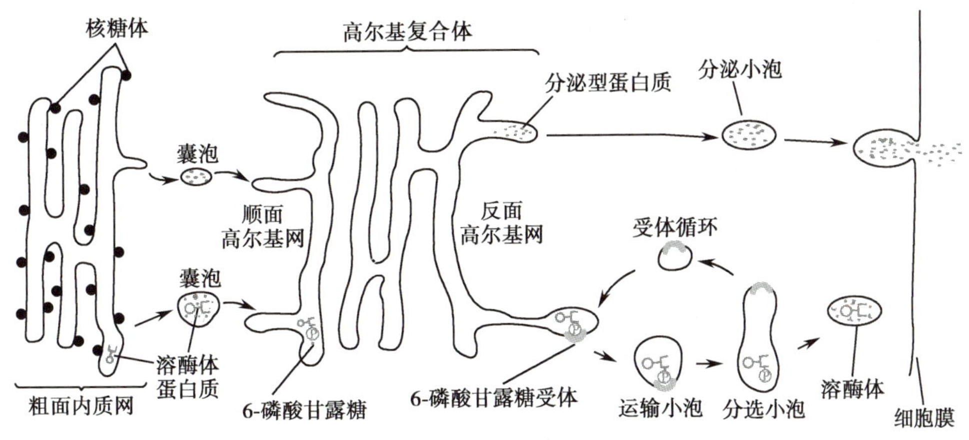

图 4-17　真核细胞溶酶体蛋白的定位过程

目前对进入过氧化物酶体基质的蛋白分子已经鉴定出两类较为普遍存在的信号肽段。过氧化氢酶、脂肪酰辅酶 A 氧化酶等蛋白的 C 端都存在一个保守的 -Ser-Lys-Leu- 序列。研究表明，由这三个氨基酸残基组成的序列对于蛋白质转运进入过氧化物酶体是必需和充分的，但必须位于 C 端，而且在蛋白质定位后也不会被切除。另一类是信号序列位于 N 端，如过氧化物酶体蛋白、硫解酶，但这类信号肽在蛋白质定位后将被切除掉。

（六）内质网膜蛋白的定位

内质网本身也含有许多蛋白质，它们能协助新合成的蛋白质正确地折叠成为天然构象，起到“分子伴侣”的作用。与分泌蛋白一样，内质网膜自身的整合蛋白也在粗面内质网上合成，再进入内质网腔，然后以运输小泡的形式转运至高尔基体。但是这些蛋白质的 C 端含有“滞留信号”（-KDEL-），一旦小泡达到高尔基体时，高尔基体膜上的受体便与 -KDEL- 序列结合，经由小泡再将这些蛋白质送回到内质网膜上定位。

（七）细胞质膜整合蛋白的插入和定位

细胞质膜整合蛋白一般可分为 5 型：Ⅰ型与Ⅱ型都是指多肽链在膜上穿过一次的，只是Ⅰ型 N 端在胞外，Ⅱ型 C 端在胞外；Ⅲ型膜蛋白是多肽链多次穿膜，如 G 蛋白偶联受体跨膜 7 次；Ⅳ型是多个一次穿膜的亚基组成一个跨膜通道；Ⅴ型是脂或糖脂蛋白，靠其脂化的脂肪酸链插入膜。

细胞质膜整合蛋白是在粗面内质网（RER）表面的核糖体上合成的，但是合成后立即插入 RER 膜片层中。这些新合成的质膜蛋白在转运至高尔基体及细胞膜表面之前，就一直停泊在膜中而不进入管腔，直到最后形成的小泡与质膜融合而成为细胞质膜的新组成成分。

不同类型的质膜蛋白可以通过不同方式完成其膜上的定位和取向。有些质膜整合蛋白仅跨膜一次，而有些却反复跨膜多次。质膜蛋白的不同定向及跨膜次数完全取决于多肽链中一段由疏水氨基酸组成的特殊拓扑异构序列。该序列可分三种类型：N 端信号序列、内部信号序列及停止转移序列。

第四节　蛋白质合成的调控

真核细胞蛋白质生物合成过程非常复杂，涉及众多成分。翻译水平的调控是真核基因表达多级调控的重要环节之一，翻译的速率和细胞生长的速度之间是密切协调的。当细胞接触到促有丝分裂剂后，细胞的蛋白质合成就加快；然而在细胞周期的有丝分裂相时，蛋白质合成就受到抑制。有关蛋白质合成调控的认识主要包括蛋白质合成速率的调节和蛋白质降解速率的调节两方面。

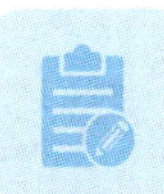

一、蛋白质合成速率调节

参加蛋白质合成各元件装配活力的改变是导致蛋白质合成速率变化的主要因素。目前发现对翻译过程的一些调控点主要在起始阶段和延长阶段，尤其是起始阶段。

（一）翻译起始的调控

1. 翻译起始因子的调控作用　蛋白质合成速率的快速变化很大程度上取决于起始水平，通过磷酸化调节起始因子活性对起始阶段有重要的控制作用。真核生物翻译起始的限速步骤是 eIF-4E 与 mRNA 5′端帽子的结合。胰岛素、丝裂原等可使 eIF-4E 磷酸化而增高活性，促进蛋白质的合成。反之，抑制蛋白质合成的刺激信号可使 eIF-4E 去磷酸化。

eIF-2 是真核细胞翻译起始的重要因子，其活性形式为 eIF-2-GTP。翻译起始复合物形成后，eIF-2 以无活性的 eIF-2-GDP 形式解离，然后再与鸟苷酸交换因子（guanyl nucleotide exchange factor，GEF）又称 eIF-2B 作用，将 GTP 取代 GDP，重新生成 eIF-2-GTP，循环利用。（扫描 97 页二维码）

哺乳类动物细胞有两种 eIF-2 蛋白激酶，一种依赖于双链 RNA 的激活；另一种受血红素的控制。后者平时无活性，缺铁时，血红素合成减少，使 eIF-2 蛋白激酶活化，进而磷酸化 eIF-2-GDP。磷酸化的 eIF-2-GDP 与 GEF 的亲和力大为增强，两者黏着，互不分离，妨碍 GEF 作用，使 eIF-2-GDP 难以转变成 eIF-2-GTP，eIF-2 处于 eIF-2-GDP-P-GEF 无活性状态，GEF 也不能再生，肽链翻译停止（图 4-18）。网织红细胞所含 GEF 很少，eIF-2-GDP 只要 30% 被磷酸化，GEF 就全部失活，使包括血红蛋白在内的所有蛋白质合成完全停止。

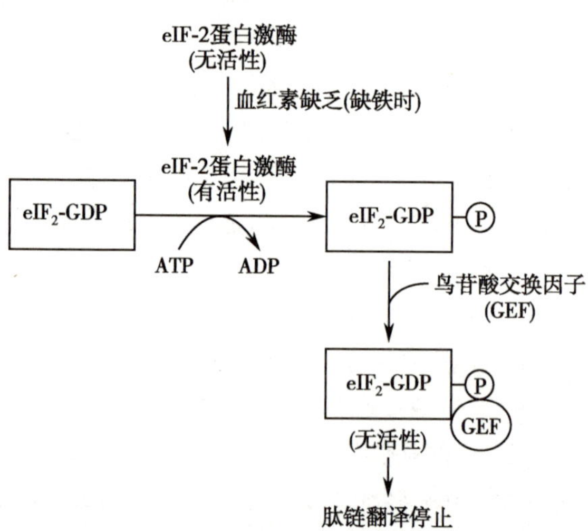

图 4-18　血红素对 eIF-2 蛋白激酶活性的调节

2. 阻遏蛋白的调控作用　并不是所有进入细胞质的 mRNA 分子都可以立即与核糖体结合，翻译成蛋白质。有一些特定的阻遏蛋白可以结合到一些 mRNA 的 5′端，抑制翻译。如：铁蛋白 mRNA 分子的 5′端非编码区有一段约 30 个核苷酸组成的序列，称为铁反应元件（iron response element，IRE），可与 IRE 结合蛋白（IRP）相互作用。当 IRP 未与铁结合时，可与铁蛋白 mRNA 的 IRE 结合，从而抑制 mRNA 的翻译；当 IRP 与铁结合时，则该蛋白与 mRNA 解离，铁蛋白 mRNA 的翻译效率可提高 100 多倍。

3. 5′AUG 的调控作用　真核生物 mRNA 的翻译开始于最靠近其 5′端的第一个 AUG。90% 以上的真核生物 mRNA 符合第一个 AUG 规律。但是，在有些 mRNA 分子中，在起始密码子 AUG 的上游（5′端）非编码区存在一个或数个 AUG，称为 5′AUG。5′AUG 和正常起始密码子 AUG 都有一定的概率作为翻译的起始密码子；但从 5′AUG 开始翻译，会很快遇到终止密码子，从而翻译出无活性的短肽。因此，5′AUG 可以减少正常 AUG 启动翻译的作用，使翻译维持在较低的水平。5′AUG 是控制原癌基因表达的重要调控因素。

4. mRNA 5′端非编码区长度对翻译的影响　起始密码子 AUG 上游 5′端非编码区的长度可以影响翻译水平。当 5′端非编码区长度在 17~80 个核苷酸之间时，体外翻译效率与其长度成正比。当第一个 AUG 密码子距 5′端帽子太近时，不易被 40S 亚基识别；如第一个 AUG 距 5′端帽子结构距离在 12 个核苷酸以内时，有一半以上的核糖体 40S 亚基会滑过第一个 AUG。

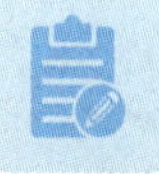

（二）mRNA 稳定性对翻译水平的影响

蛋白质生物合成受 mRNA 降解速率控制，不同 mRNA 的降解速率受其核酸酶活力的影响，而且与 mRNA 特异结合的因子也有关。mRNA 降解速率是衡量其稳定性的标志，降解速率慢，显示 mRNA 稳定。细胞质 mRNA 的 poly A 尾与其 mRNA 分子自身的稳定性密切相关，加上尾巴，mRNA 就稳定；而削短或去除 poly A，mRNA 就开始降解。

（三）小分子 RNA 对翻译水平的影响

1993 年发现一种小分子 RNA（lin-4 RNA），像酶和调节蛋白一样对真核生物 mRNA 的翻译起阻抑作用。lin-4 RNA 由 lin-4 基因编码，可阻抑 lin-14 蛋白质的表达。lin-4 RNA 的阻抑作用依赖 lin-4 RNA 封闭 lin-14 mRNA 中的特异序列，该序列位于终止密码子与 poly A 之间的 3′ 端非编码区内，此区是 lin-4 RNA 发挥阻抑作用的关键部位。

反义 RNA 是一种合成的调节因子 RNA，无论在原核细胞还是真核细胞都能抑制靶 RNA 的表达。近年来，在高等生物细胞中发现有一类可引起基因沉默的微 RNA 分子（microRNA，miRNA），目前已被证实的 miRNA 有几百种之多。它们先被转录成 70~90 个核苷酸的前体 RNA，呈分子内互补的发卡样结构，然后由一种 Dicer 核酸内切酶切割成 20~25 个碱基对的双链 RNA。最后双链 RNA 解旋，其中一条链降解，另一条链形成成熟的 miRNA，并与靶 mRNA 不完全互补结合，阻遏翻译过程。

二、蛋白质降解速率调节

真核生物细胞在有丝分裂的过程中，特别依赖蛋白质的质量控制系统，即蛋白质的降解途径，以维持细胞内蛋白质的动态平衡。蛋白质降解在细胞的生理活动中发挥着不可替代的作用，包括处理损伤或错误折叠的蛋白、不需要的组分、翻译后修饰的蛋白、外来蛋白降解成氨基酸在细胞内的再利用和维持细胞的自我平衡等，蛋白质降解异常会导致许多疾病的发生。

在真核细胞中，蛋白质降解主要有两条途径：一条是不依赖 ATP 的溶酶体蛋白降解途径；另一条是依赖 ATP 和泛素（ubiquitin）的降解过程，即泛素 - 蛋白酶体降解途径。

（一）溶酶体蛋白降解途径

溶酶体是细胞内降解细胞器和较稳定蛋白的主要场所。溶酶体蛋白降解途径主要是指降解细胞外来蛋白质、膜蛋白和长寿命细胞内蛋白质的细胞自噬过程。根据被降解物质运到溶酶体的途径不同，自噬分为微自噬（microautophagy）、巨自噬（macroautophagy）和分子伴侣介导的自噬（chaperone mediated autophagy，CMA）三种。自噬在细胞清除废物、结构重建、生长发育中起着重要作用。

自噬受到自噬基因的调控，自噬基因缺失或者突变引起功能障碍时可导致一些疾病的发生。例如达农（Danon）病是由于溶酶体膜蛋白 LAMP-2b 基因的突变导致自噬泡与溶酶体不能融合，患者心脏和骨骼肌细胞中聚集了大量的自噬泡导致糖原贮积在溶酶体引起的疾病，临床以肥厚型心肌病、骨骼肌病和智力障碍三联征为主要表现。庞培（Pompe）病是由于酸性 α- 葡萄糖苷酶基因突变导致糖原大量蓄积在溶酶体引起的疾病，在患者细胞内聚集大量的自噬泡。此外，自噬在某些神经退行性疾病，如帕金森病、亨廷顿病和阿尔茨海默病中起着重要作用；自噬在肿瘤的发生过程中起着双重作用，它在肿瘤发生过程中的具体机制还需要进一步研究。

（二）泛素 - 蛋白酶体降解途径

该途径主要是指在细胞质中进行的降解异常蛋白和短寿命蛋白质的泛素 - 蛋白酶体系统。泛素介导的蛋白质降解是一个极为复杂的过程，主要分两个阶段：首先，泛素与需要降解的蛋白质共价结合，使其标记并被激活，即为泛素化过程。该过程需要 E1、E2、E3 三个降解因子的参与，并消耗 ATP。其次，泛素化的蛋白质在蛋白酶体被降解，产生 7~9 个氨基酸残基组成的肽链，肽链进一步水解生成氨基酸。可见，蛋白质的降解是由泛素化和蛋白酶体共同作用完成的。细胞内蛋白的降解主要具有两方面的作用：一是通过降解错误折叠、突变或者损伤的蛋白来维持细胞的质量控制，二是通过降解关键的调节蛋白

泛素 - 蛋白酶体降解途径（动画）

来控制细胞的基本生命活动，例如生长、代谢、细胞凋亡、细胞周期和转录调节等。

知识链接

细胞内蛋白质"死亡"的发现过程

20世纪70年代科学家关于蛋白质如何"诞生"的研究成果很多，但关于蛋白质是如何"死亡"的研究却相对较少。为了这一共同感兴趣的科学问题，以色列科学家A. Ciechanover和A. Hershko以停薪留职的方式前往美国与美国科学家I. Rose汇合，开始了他们的研究工作。1978年，当三人试图用层析法去掉血红蛋白时，发现萃取液分成了两部分，每部分单独存在时均处于静止状态，但一旦将两部分混合，就会引发ATP依赖的蛋白质降解过程。进而发现其中的一部分溶液中存在一个活跃的具有热稳定性的多肽，并将这一分子取名为APF-I，随后证明APF-I就是泛素。

70年代末80年代初，三位科学家继续进行泛素分子的研究，进一步发现了泛素分子调节蛋白质降解的机制，从而解释了蛋白质在细胞内"死亡"的过程。2004年10月16日，瑞典皇家科学院将本年度诺贝尔化学奖授予了三位科学家，以表彰他们在泛素调节蛋白质降解研究领域中的卓越成就。

泛素化与去泛素化的改变和多种肿瘤的发生密切相关，恶性肿瘤多伴随有癌基因和抑癌基因产物的表达异常。例如，一些泛素-蛋白酶体系统的底物是生长因子，它们如果不能正常地从细胞内降解，就会引发肿瘤；泛素可结合*N*-myc、c-myc、c-fos、c-jun、Src和EGFR；抑癌基因产物如p53和p27蛋白等的不稳定性也和肿瘤的发生密切相关。泛素化系统的组分发生突变也可导致恶性肿瘤的发生。此外，在各种神经退行性疾病中聚集了许多泛素化的蛋白，包括帕金森病、阿尔茨海默病、朊病毒感染疾病、肌萎缩性侧索硬化症和亨廷顿病等。

第五节 蛋白质合成及其调控系统与药物

阻断蛋白质生物合成的药物很多，其作用机制各不相同。有的是干扰蛋白质合成系统，如多种抗生素、毒素等；有的是干扰蛋白质合成调控系统，如干扰素、反义核酸、硼酸肽类等。本节分别介绍两方面的代表药物。

一、蛋白质合成系统与药物

干扰蛋白质合成系统的各种药物其作用对象有所不同，如链霉素、氯霉素等阻断剂主要作用于细菌，故可用作抗菌药物；放线菌酮作用于哺乳类动物，故对人体是一种毒物，仅用于医学研究；三尖杉生物碱类和L-门冬酰胺酶主要作为抗白血病药物。

（一）抗生素

抗生素为一类微生物来源的药物，可以通过直接阻断细菌蛋白质生物合成达到杀灭或抑制细菌的作用，比如红霉素能与原核生物核糖体50S大亚基结合，抑制转位酶EF-G活性，阻止肽酰-tRNA从A位转到P位，使翻译中断。某些抗生素抑制蛋白质生物合成机制见表4-8。

（二）毒素

抑制人体蛋白质合成的毒素，常见者为细菌毒素与植物毒素。细菌毒素有多种，如白喉毒素、绿脓毒素、志贺毒素等，它们多在肽链延长阶段抑制蛋白质的合成，其中以白喉毒素的毒性最大。

1. 白喉毒素　白喉毒素（diphtheria toxin）是白喉杆菌产生的毒蛋白，它对人体及其他哺乳动物的毒性极强，其主要作用就是抑制蛋白质的生物合成。

表 4-8　抗生素抑制蛋白质生物合成的原理

抗生素	作用点	作用原理	应用
四环素族(土霉素、金霉素和新霉素)	原核核糖体小亚基	抑制氨基酰 -tRNA 与小亚基结合,妨碍氨基酰 -tRNA 的进位	抗菌药
链霉素、卡那霉素	原核核糖体小亚基	改变构象引起读码错误、抑制起始	抗菌药
氯霉素、林可霉素	原核核糖体大亚基	抑制肽基转移酶、阻断肽链延长	抗菌药
红霉素	原核核糖体大亚基	抑制转位酶(EF-G)、妨碍转位	抗菌药
梭链孢酸	原核核糖体大亚基	与 EFG-GTP 结合,抑制肽链延长	抗菌药
放线菌酮	真核核糖体大亚基	抑制肽基转移酶、阻断肽链延长	实验研究
嘌呤霉素	真核、原核核糖体	氨基酰 -tRNA 类似物,进位后引起未成熟肽链脱落,中断肽链合成	抗肿瘤药

白喉毒素由 A、B 两个亚基组成。A 亚基起催化作用,B 亚基帮助 A 亚基进入细胞。B 亚基可与细胞表面的特异受体结合,结合后使毒素 A、B 两链之间的二硫键还原,A 链即释出进入细胞。进入胞质的 A 链可使辅酶 I(NAD^+)与真核生物延长因子 eEF-2 产生反应,造成 eEF-2 发生 ADP 糖基化共价修饰而失活,抑制蛋白质的合成。

除白喉毒素外,现知铜绿假单胞菌的外毒素 A 也与白喉毒素一样,以相似机制起作用。

2. 植物毒素　某些植物毒素也是肽链合成的阻断剂。比如,南方红豆所含的红豆碱与蓖麻籽所含的蓖麻蛋白都可与真核生物核糖体 60S 大亚基结合,抑制肽链延长。

蓖麻蛋白毒力很强,对某些动物 0.1μg/kg 体重的剂量就足以致死。蓖麻蛋白的毒力为同等重量氰化钾毒力的 6 000 倍,曾被用作生化武器。该蛋白质亦由 A、B 两链组成,两链通过 1 个二硫键相连。B 链是凝集素,通过与细胞膜上含半乳糖苷的糖蛋白(或糖脂)结合附着于动物细胞的表面。附着后,二硫键还原,A 链即释出进入细胞与 60S 大亚基结合,切除 28S rRNA 的 4324 位腺苷酸,间接抑制 eEF-2 的作用,使肽链延长受阻。另外,A 链在蛋白质合成的无细胞体系中可直接作用,但对完整细胞必须有 B 链帮助才能进入细胞,抑制蛋白质的合成。

(三) 三尖杉生物碱类

三尖杉生物碱类主要包括三尖杉酯碱(harringtonine)和高三尖杉酯碱(homoharringtonine),是从三尖杉属植物的枝、叶和树皮中提取分离出的生物碱。其作用机制是干扰核糖体功能,主要抑制真核细胞的蛋白质合成,抑制氨基酰 -tRNA 对核糖体的结合及核糖体与肽链的形成,因此影响多聚体形成的早期阶段,并使核糖体分解,释出新生肽链,但对 mRNA 或 tRNA 与核糖体的结合无抑制作用,而对细胞内 DNA 的合成有抑制作用。属细胞周期非特异性药物,对 S 期细胞作用明显。对急性粒细胞白血病疗效较好,也可用于急性单核细胞白血病及慢性髓细胞性白血病、恶性淋巴瘤等的治疗。

(四) L- 门冬酰胺酶

L- 门冬酰胺酶(L-asparaginase)的作用是影响肿瘤细胞合成蛋白质所需的 L- 门冬酰胺的供应。当 L- 门冬酰胺酶水解并消耗血清 L- 门冬酰胺时,正常细胞可自身合成门冬酰胺使蛋白质合成不受影响或影响较小;但肿瘤细胞不能自己合成门冬酰胺,只能从血清摄取,因而肿瘤细胞缺乏门冬酰胺导致蛋白质甚至 DNA 合成受阻,所以依赖外源性门冬酰胺的肿瘤细胞对 L- 门冬酰胺酶很敏感。L- 门冬酰胺酶主要用于急性淋巴细胞白血病的治疗。

二、蛋白质合成调控系统与药物

蛋白质合成调控主要包括蛋白质合成速率和降解速率的调节,凡是影响蛋白质合成和降解速率的药物都可以调控翻译过程。本部分重点介绍:①调控翻译起始的药物,如干扰素;②调控翻译模板

活性及稳定性的药物，如反义核酸、miRNA；③抑制泛素 - 蛋白酶体降解途径的药物，如硼酸肽类、肽乙烯基砜类等；④抑制溶酶体蛋白降解途径的药物，如氯喹等。

（一）调控翻译起始的药物

蛋白质合成的限速步骤大多处于翻译的起始阶段。在影响翻译起始的各种调控因子中，eIF-2 是真核细胞翻译起始的重要因子，干扰素（interferon，IFN）通过磷酸化 eIF-2 从而抑制蛋白质的合成。干扰素是真核细胞感染病毒后分泌的一类具有抗病毒作用的蛋白质，它可抑制病毒繁殖，保护宿主细胞。干扰素抗病毒的作用机制有如下两点：

1. 激活 eIF-2 蛋白激酶 干扰素在某些病毒等双链 RNA 存在时，能诱导 eIF-2 蛋白激酶活化。该活化的激酶使真核生物 eIF-2 磷酸化失活，从而抑制病毒蛋白质合成。

2. 间接活化核酸内切酶使 mRNA 降解 干扰素先与双链 RNA 共同作用活化 2′-5′ 寡聚腺苷酸合成酶，使 ATP 以 2′-5′ 磷酸二酯键连接，聚合为 2′-5′ 寡聚腺苷酸（2′-5′A）。2′-5′A 再活化一种核酸内切酶 RNase L，后者使病毒 mRNA 发生降解，阻断病毒蛋白质合成。干扰素作用机制见图 4-19。

干扰素除了抑制病毒蛋白质的合成外，几乎对病毒感染的所有过程均有抑制作用，如吸附、穿入、脱壳、复制、表达、颗粒包装和释放等。此外，干扰素还有调节细胞生长分化、激活免疫系统等作用，因此有十分广泛的临床应用。

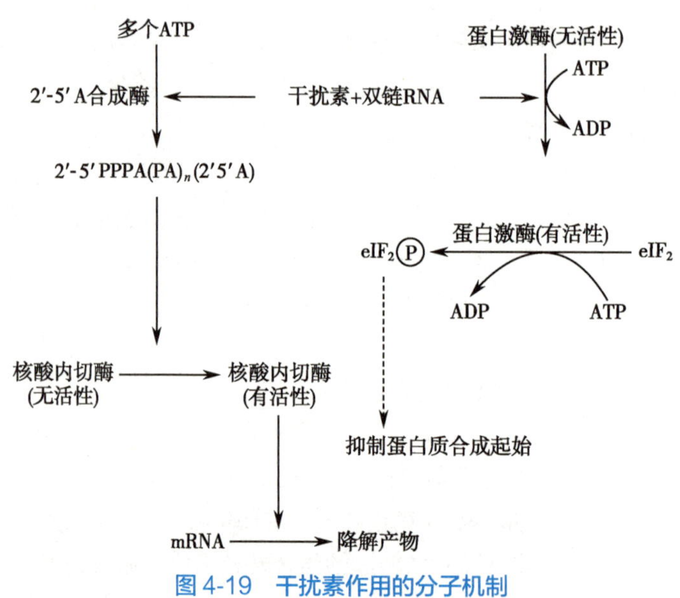

图 4-19 干扰素作用的分子机制

（二）调控翻译模板活性及稳定性的药物

mRNA 是蛋白质合成的模板，因此封闭 mRNA、抑制 mRNA 功能或引起 mRNA 降解的因素均可阻断翻译过程，这类药物均为基因治疗药物，本部分重点介绍反义核酸、小干扰 RNA 及 miRNA 的作用机制。

1. 反义核酸 反义核酸是指能与特定 mRNA 精确互补、特异阻断某些基因表达的 RNA 或 DNA 分子，这种技术称为反义核酸技术，包括反义 RNA、反义 DNA 和核酶三大技术。反义核酸的作用主要是抑制翻译，其机制包括：①通过与靶 mRNA 结合形成空间位阻效应，阻止核糖体与 mRNA 结合；②与 mRNA 结合后激活内源性 RNase 或核酶（ribozyme），降解 mRNA；③还可抑制转录后 mRNA 的加工修饰，如 5′ 端加帽、3′ 端加尾、中间剪接和内部碱基甲基化等，并阻止成熟 mRNA 由细胞核向细胞质运输。此外，反义 DNA 还可抑制转录。

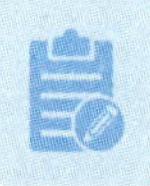

目前，反义核酸药物分三代：第一代为硫代修饰型寡核苷酸，主要指反义 DNA，包括甲基磷酸型 DNA 片段（M-ODN）、硫代磷酸型 DNA 片段（S-ODN）、双硫代磷酸型 DNA 片段（SS-ODN）、α- 构型

DNA 片段等。第二代为甲氧 / 乙氧基反义寡核苷酸，是一类反义 RNA，即将 RNA 核糖环上的 2′- 羟基转化为甲氧基 / 乙氧基。优点是可以口服，与 RNA 结合力强，无异构体，稳定性较好，硫相关毒性较小；缺点是不能激活体内的 RNase H。第三代为肽核酸（peptide nucleic acid，PNA），是指在特定肽链上连接不同碱基的核酸，即以类氨基多肽链代替核酸中的磷酸戊糖骨架，并按一定序列结合上标准的 A、G、C、T 碱基，从而形成肽核酸。肽核酸可与互补 DNA 或 RNA 特异性结合，抑制或封闭基因表达。特点是与靶基因结合能力强，稳定性好，易吸收，在体内具有内切酶活性和抑制端粒作用。

具有催化活性的 RNA 称之为核酶。核酶活性中心的底物结合部位高度保守，与靶 mRNA 特异互补结合，相当于一种反义 RNA，而催化部位则可通过作用 RNA 的磷酸二酯键降解靶 mRNA。核酶在抗肿瘤、抗病毒方面具有十分诱人的前景，第一个应用核酶进行 AIDS 基因治疗的临床计划已获批，核酶作为一种遗传信息药物，在肿瘤基因治疗中也必将日益受到重视。

2. 小干扰 RNA　小干扰 RNA（small interfering RNA，siRNA）是细胞内的一类双链 RNA（dsRNA）在特定情况下通过 Dicer 内切酶被切割成 21~23 个碱基对，并具有特定序列的双链小片段 RNA。siRNA 与一些蛋白质结合形成 RNA 诱导沉默复合体（RNA-induced silencing complex，RISC），并通过碱基互补与特异的靶 mRNA 结合，导致靶 mRNA 降解，阻断翻译过程。这种由 siRNA 介导的基因表达抑制作用被称为 RNA 干扰（RNA interference，RNAi）（见第六章）。

由于外源 dsRNA 导入细胞后也可以引起与 dsRNA 同源的 mRNA 降解，阻断翻译过程，进而抑制相应基因的表达，因此 RNA 干扰已经成为研究基因功能的重要工具，在疾病防治、基因治疗方面具有广阔的应用前景。目前 RNAi 已经广泛应用于抗病毒和抗肿瘤作用的研究。在抗病毒治疗方面，已经开展研究的包括 HIV21、HPV、HBV、HCV、脊髓灰质炎病毒、疱疹病毒等的抗病毒治疗。

3. miRNA　如前所述，miRNA 是一类内生性、序列结构进化上高度保守、长度为 20~25nt 的非编码单链小分子 RNA，广泛存在于真核生物。

成熟的 miRNA 结合到 RISC 上，形成非对称的 RISC，该复合物再与靶 mRNA 结合行使其功能。RISC 识别细胞内同源的靶 mRNA，诱发翻译抑制和 RNAi 两种调控作用：前者是由于 miRNA 与靶 mRNA 不完全的互补配对阻遏翻译过程，后者为完全配对引发的 RNAi 作用。

利用 miRNA 特异地敲除靶基因可作为一种简单的基因治疗手段，在抗病毒治疗方面有较大突破。2008 年世界上首个 miRNA 药物（SPC3649）开始进入人体第一阶段的临床试验，其适应证为丙型肝炎。SPC3649 的特异性靶点是 miR-122。目前，国际上有三家生物技术公司引领全球 miRNA 药物研发，除 miR-122 靶点以外，miR-34 靶点也已进入临床研究阶段，病毒感染、癌症、心血管疾病、糖尿病等多个适应证在研。此外还有许多 miRNA 靶点在做临床前研究。

（三）抑制泛素 - 蛋白酶体降解途径的药物

蛋白酶体抑制剂通过阻断泛素 - 蛋白酶体通路，影响细胞内多个周期蛋白的降解，诱导细胞凋亡。蛋白酶体抑制剂能直接作用于 20S 催化亚单位中的活性位点，发挥抗肿瘤作用。一般根据化学结构特点将蛋白酶体抑制剂分为 5 类：

1. 硼酸肽类　硼酸肽类包括硼替佐米（bortezomib，又称作 PS-341）和硼酸衍生物 CEP-18770 等，具有较强的蛋白酶体活性抑制作用，且具有可逆性和高度的酶选择性。主要作用于 26S 蛋白酶体的催化中心，与 20S 亚单位中的 β 亚基环的 Thr 位点结合，能有效抑制 26S 蛋白酶体的蛋白水解功能，阻断泛素 - 蛋白酶体系统。硼替佐米是第一个由美国食品药品管理局（FDA）批准的蛋白酶体抑制剂药物，主要用于耐药的多发性骨髓瘤的治疗，是唯一应用于肿瘤临床治疗的蛋白酶体抑制剂。

2. 肽乙烯基砜类　是不可逆的蛋白酶体抑制剂，容易合成且易于被放射性碘标记。此类抑制剂与蛋白酶体不同活性位点的结合速率不同，可选择性与蛋白酶体的不同亚基相互作用，故可作为蛋白酶体作用机制研究中活性位点的探针。

3. 环氧酮类　天然产物环氧酮类能够与蛋白酶体形成吗啉环结构，对蛋白酶体 20S 亚单位中的

β5 亚基具有高度选择性，其代表化合物是环氧酶素（epoxomicin）。此类抑制剂不可逆地抑制蛋白酶体活性，特别是蛋白酶体的类糜蛋白酶活性。

4. *β*- 内酯类 *β*- 内酯类化合物基本上都是从天然产物提取出来的，链霉菌代谢产物乳胞素（1actacystin）是从自然界分离出来的第一个非肽类蛋白酶体抑制剂。乳胞素在体内经过酶催化形成 *β*- 内酯活性中间体，后者与蛋白酶体 20S 亚单位中的 β_5 亚基活性位点共价结合。其他小分子的 20S 亚单位抑制剂如 PS-519（MLN519）是乳胞素 *β*- 内酯的合成类似物，具有抗炎等作用。

5. 醛肽类 醛肽类是一类最早被发现和广泛应用的蛋白酶体抑制剂，包括 MG132、MG115 等。这类抑制剂进入细胞速度快，能可逆地抑制蛋白酶体的胰凝乳蛋白酶样活性，同时也能抑制半胱氨酸和丝氨酸蛋白酶活性。MG132 在实验室应用较广泛。

（四）抑制溶酶体蛋白降解途径的药物

抑制溶酶体的药物已应用到某些疾病的研究中，其确切机制还有待研究，但多与调控细胞自噬有关，因此给自噬相关疾病的防治也提供了新的思路和途径。

1. 氯喹 氯喹（chloroquine）除了作为一种抗炎药用于治疗疟疾、风湿性关节炎等疾病，越来越多的研究发现其与化疗药物联合应用可治疗肿瘤。其机制是：化疗药物环磷酰胺、紫杉醇等可诱导自噬发生，而氯喹通过破坏溶酶体的功能抑制自噬，从而提高化疗药物对癌细胞的杀伤作用抑制肿瘤生长。氯喹本身具有弱碱性，同时具有趋溶酶体的特性，一旦其选择性地进入溶酶体内，就会破坏溶酶体的酸性环境，抑制各种蛋白酶的活性，使自噬体包裹的长寿命蛋白质等物质不能被溶酶体降解，导致自噬体囊泡在细胞内堆积，不但影响了细胞的吞噬作用，而且使溶酶体的通透性也发生了改变，最终使溶酶体肿胀破裂致细胞死亡。

2. 巴佛洛霉素 A1 巴佛洛霉素 A1（bafilomycin A1）属于大环内酯类抑制剂。巴佛洛霉素 A1 通过抑制液泡膜 H^+-ATP 酶活性来抑制自噬体与溶酶体融合形成自噬溶酶体，导致自噬体堆积，自噬溶酶体减少。这种阻断是可逆的，一旦去除巴佛洛霉素 A1，自噬体就能与溶酶体融合形成自噬溶酶体。

3. 苯基乙炔磺酰胺 苯基乙炔磺酰胺（2-phenylethynesulfonamide，PES）是 Hsp70 的特异性抑制剂，可抑制分子伴侣 Hsp70 介导的自噬而杀死癌细胞。PES 杀死癌细胞依赖 caspase 非依赖途径，促进蛋白质迁移，减少长寿命蛋白降解，过分蓄积溶酶体组织蛋白原 L，导致癌细胞酶的活性降低，使溶酶体功能失调而抑制自噬。

思考题

1. 蛋白质合成过程中有哪些机制保证多肽链翻译的准确性？
2. 真核生物的翻译起始与原核生物有何不同？受哪些因素调节？
3. 抑制蛋白质合成的药物可以治疗肿瘤吗？各有什么优缺点？

第四章
目标测试

（肖建英）

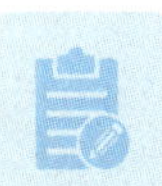

第五章

细胞信号转导分子基础

学习目标

1. **掌握** 受体的概念、分类、受体与信号分子的结合特点、信号转导级联反应系统的构成和基本过程、G蛋白偶联受体信号转导途径、受体酪氨酸激酶介导的信号转导途径。
2. **熟悉** 细胞内信号转导相关分子、酪氨酸激酶偶联受体介导的信号转导途径、受体丝氨酸/苏氨酸激酶介导的信号转导途径、胞内受体信号转导途径。
3. **了解** 依赖于受调蛋白水解的信号转导途径、细胞信号转导的特性、信号转导与分子靶向药物。

第五章
教学课件

生物体的代谢、生长、发育受遗传信息和环境变化信息的调控。对细胞而言，环境信息包括外界环境信息和体内环境信息。多细胞生物的一个显著特点是细胞之间以及细胞内外环境之间存在着相互沟通、相互作用、相互依赖的关系，这种现象称为细胞的社会性(cell society)。具有社会性的细胞经常会不断地接受和处理来自细胞内外环境的刺激，而单个细胞的代谢、增殖、分化、死亡以及一些特化的行为如分泌、收缩和游走等，也都是由各种刺激所引起的反应。事实上，这些刺激就是引起细胞反应的信号。针对外源性信号所发生的细胞内各种分子活性的变化，以及将这种变化依次传递至效应分子，以改变细胞功能的过程称为细胞信号转导(cellular signal transduction，cell signaling)。

在高等动物机体内，神经、内分泌和免疫系统的运行都离不开细胞与细胞间的信号转导。如果机体细胞间(内)不能有效地进行细胞通讯和信号转导，则可能发生代谢紊乱，从而引起机体的疾病甚至死亡。细胞间信号转导的作用方式主要分为以下几种类型。①内分泌型：细胞分泌的信号进入血液，随循环系统播散于全身各处，作用于生物体其他远端部位的相应靶细胞；②旁分泌型：细胞分泌的信号分子只是作为局部的介导物，作用于邻近靶细胞；③自分泌型：信号分子由细胞分泌后，可被细胞自身或临近同一类型的细胞受体所接受；④其他类型：包括接触依赖型、突触型和缝隙连接型等。阐明信号转导机制将有助于深入探讨疾病的发生、发展及防治机制，而研究和设计以信号转导途径为靶点的药物和治疗策略，也已成为临床医学和药学产业的新领域。信号转导是目前生物医药学研究的一个重要内容，本章将对细胞信号转导的基本知识、经典信号转导途径、细胞信号转导的特性，以及信号转导与分子靶向药物予以阐述与介绍。

第一节 信号转导的概述

一、信号分子与受体

(一) 信号分子

细胞所接受的信号多种多样，按信号的性质可分为物理信号(如光信号、电信号和机械信号等)、化学信号及其他信号3类。多细胞生物细胞之间的信号转导可通过相邻细胞的直接接触来实现，但

更重要的则是通过细胞分泌的各种化学物质（信号）来调节自身和其他细胞的代谢与功能。这些具有调节细胞生命活动的化学物质被称为信号分子（signal molecule）。信号分子是细胞信息的载体，可与靶细胞的受体相结合，通过信号转换机构把细胞外信号转变为细胞内信号。信号分子具有特异性、高效性和可被灭活等特点，但其并不具备酶活性。化学信号又被称为配体（ligand），主要包括细胞因子、气体分子、细胞的代谢产物，以及进入体内的药物等。化学信号分子种类繁多，其分类方法也众多。一般可按照信号分子的性质、信号分子的分泌方式及信号引起的细胞生物学效应等进行分类。

1. 依据信号分子的化学本质分类 根据信号分子化学本质的不同，可将细胞间信号分子分为亲水性信号分子、亲脂性信号分子和气体信号分子。①亲水性信号分子：主要包括蛋白质和肽类、氨基酸及其衍生物等。大多数亲水性信号分子通过与细胞表面的受体相结合，引发细胞的应答反应。②亲脂性信号分子：主要包括类固醇激素、脂肪酸衍生物及维生素等。这类信号分子疏水性强，可透过细胞膜与细胞内受体结合形成受体 - 激素复合体，进而来调控基因的表达等。③气体信号分子主要包括一氧化氮、一氧化碳等。

2. 依据信号分子的分泌方式分类 根据此分泌方式可将信号分子分为内分泌激素、局部化学介质和自分泌信号等。①内分泌激素：这类信号分子是由内分泌细胞分泌，并通过循环系统的运输作用于靶细胞的一类信号分子，如胰腺分泌的胰岛素、肾上腺分泌的肾上腺素等都属于内分泌信号。这类信号分子具有作用距离远、作用时间较长等特点。②局部化学介质：这类信号分子通常作用于其邻近的靶细胞，且作用时间较短，可被胞外酶快速降解或被邻近细胞吸收，如一氧化氮等为此类信号。③自分泌信号：其作用于分泌细胞自身或同类型的其他细胞。许多生长因子为此类信号分子，它们通过这种自分泌的方式发挥作用，以促进自身分泌细胞的生长和增殖。如肿瘤细胞可通过过度自分泌生长因子来刺激细胞的异常增殖。当然，以上分类并非绝对。有时，同种信号分子可以在两种甚至三种细胞信号转导方式发挥作用，如肾上腺素既可作为内分泌激素，又可作为局部化学介质发挥其调控作用。

此外，需要指出的是，本章的信号分子一般是指细胞间（或胞外）的信号分子，而广义的信号分子还包括跨膜转换胞外信息的受体分子、细胞内的信号传递分子和结合 DNA 影响基因表达的转录因子等。

（二）受体

受体（receptor）是一类存在于靶细胞膜或细胞内的可特异识别并结合配体，进而引起靶细胞内产生相应生物效应的分子。绝大多数的受体为蛋白质，少数为糖脂。根据受体所在细胞位置不同，可将其分为细胞膜受体和胞内受体。

1. 细胞膜受体 细胞膜受体（cell membrane receptor）又称细胞表面受体，它是亲水性化学信号分子的受体，在生物系统中发挥着至关重要的作用，而癌症、心脏病等多种疾病的发生也与某些膜受体的异常密切相关。当配体与膜受体结合后，往往引起其构象和功能的改变，导致细胞内某种化学物质的改变，由此将信号从胞外传递到胞内，触发一系列化学和生理的变化。膜受体根据其结构、接收信号的种类和转换信号方式的不同，主要分为离子通道型受体、G 蛋白偶联受体及酶偶联受体三大类（图 5-1）。

（1）离子通道型受体：离子通道型受体（ion channel receptor）指具有离子通道作用的细胞膜受体（图 5-1A），这类受体通常是位于质膜上的多聚体蛋白质。这些蛋白质的亚基可在质膜上组装形成环状的孔道，以供特定的离子通过。这类受体通过与神经递质结合而改变通道蛋白的构型，导致离子通道开启或关闭，从而改变膜对 Na^+、K^+、Ca^{2+} 等离子的通透性，把胞外的化学信号或机械信号转换为电信号。因此，这类受体既可与信号分子结合，同时又是离子通道。离子通道的开启是瞬时完成的，通道开启几毫秒后，即会关闭并进入静息状态，在短时间内它也不会再对信号做出反应。离子通道型受体是神经系统和其他电激发细胞（如肌细胞）所特有的一类受体。

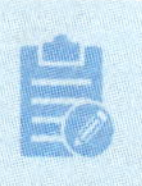

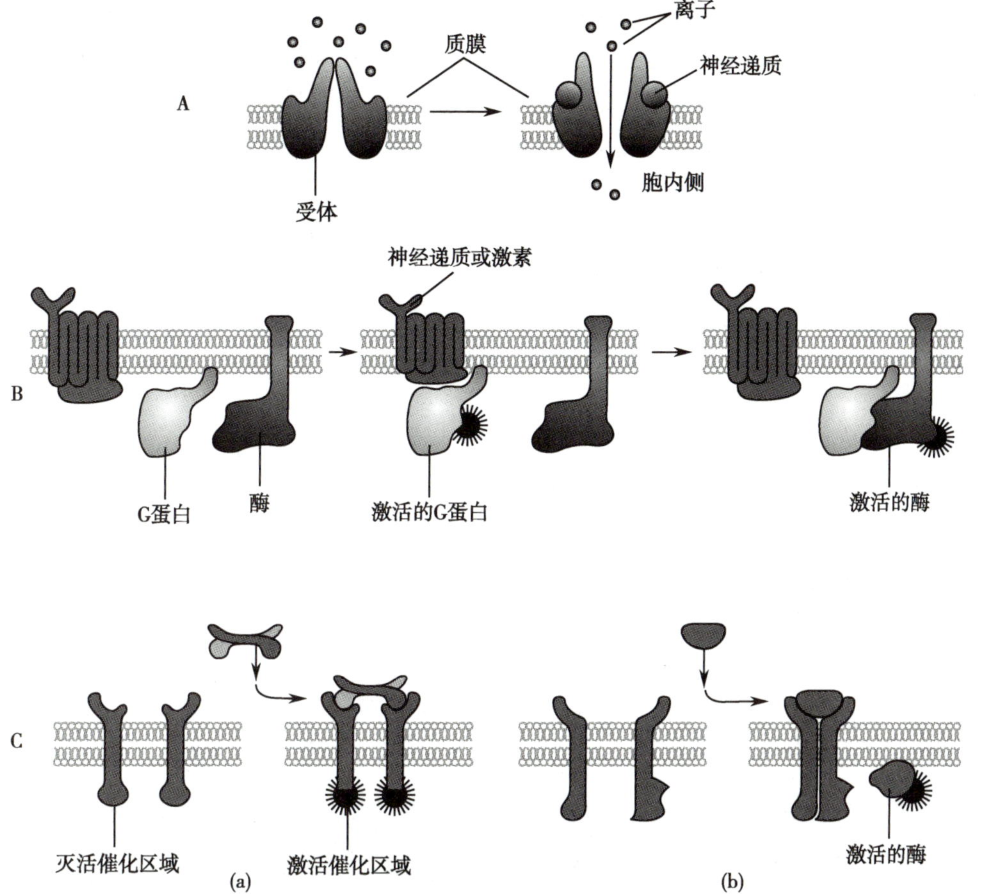

图 5-1　膜受体的主要类型

（2）G 蛋白偶联受体：G 蛋白偶联受体（G protein-coupled/linked receptor，GPCR）存在于真核生物中，由单一的多肽链组成，为 7 次 α 螺旋跨膜蛋白（图 5-1B）。其肽链的 N 端位于胞外区，C 端位于胞内区，中段形成 7 个跨膜的 α 螺旋结构、3 个胞外环与 3 个胞内环。此外，每个跨膜的 α 螺旋由 22~24 个氨基酸残基组成。GPCR 的配体包括光敏化合物、激素和神经递质等，其大小从小分子到肽再到大分子蛋白质不等。这些配体被受体胞外结构域识别并结合，而 G 蛋白则与 GPCR 的胞内结构域（第三内环区）相偶联。G 蛋白（G protein）可以与 GTP 结合并具有 GTP 酶活性。GPCR 通过与 G 蛋白偶联，影响腺苷酸环化酶（adenylate cyclase，AC）或磷脂酶 C 等分子的活性，生成第二信使，从而将细胞外信号跨膜传递至细胞内（详见第五章第二节）。

GPCR 是研究得最为广泛和透彻的一类受体，已报道的成员已超过 1 000 个，且数量仍在增加。事实上，GPCR 在人体内发挥着一系列令人难以置信的功能。因此，对于这类受体的进一步了解将极大地影响现代医学。此外，因其参与了与许多疾病相关信号途径的调控，如代谢异常（包括内分泌失调）、免疫性疾病（包括病毒感染）、心血管疾病和癌症等，GPCR 也成为目前许多上市药物的靶标，如全球畅销药物 Advair Diskus 和 Abilify。Brian Kobilka 与 Robert Lefkowitz 这两位科学家也因为他们在 GPCR 研究领域中的杰出贡献，于 2012 年被授予了诺贝尔化学奖。

（3）酶偶联受体：酶偶联受体（enzyme-linked receptor）大多为单次跨膜糖蛋白（图 5-1C），其被激活后，可直接发挥酶的作用，或与酶相偶联发挥其功能。一般将此类受体分为酪氨酸蛋白激酶受体（tyrosine protein kinase receptor，TPKR）和非酪氨酸蛋白激酶受体两大类。①TPKR：尽管所有细胞膜受体都会接收和传输信号，但其中某些受体也兼备酶的功能。这类膜受体与信号分子的结合会激活受体固有的酶活性，而酪氨酸激酶受体则属于这类受体中最大的一类，其也被

称为受体酪氨酸激酶(receptor tyrosine kinase,RTK)。RTK 为单次跨膜蛋白,其朝向细胞外的部分为配体结合区,朝向细胞质一侧的部分为激酶活性区,具有酪氨酸激酶的活性。当配体与受体结合后,由于受体蛋白构象的变化,使位于胞质部分的激酶活性区酪氨酸残基发生自体磷酸化,从而把细胞外的信号转导到细胞内。②非酪氨酸蛋白激酶受体:此类受体包括酪氨酸激酶偶联受体、丝氨酸/苏氨酸激酶受体、组氨酸激酶偶联受体、受体鸟苷酸环化酶和类受体酪氨酸去磷酸酶等 5 种亚类。例如,酪氨酸激酶偶联受体本身并不具备酶的活性,但当其与配体结合后,可与酪氨酸激酶偶联而表现出酶活性,从而使胞内蛋白发生磷酸化引起细胞反应。

酶偶联受体的配体包括某些生长因子、细胞因子和激素等,其在调控细胞生长、增殖和分化等功能中发挥着重要的作用。这类受体的突变可能会导致多种疾病,如癌症、神经性病变和动脉粥样硬化等,其机制将在本章第二节予以介绍。

2. 胞内受体　胞内受体(intracellular receptor)主要位于细胞质或核基质中,由于前者结合相应配体后亦可转位入核,所以位于细胞质/核中的受体统称为核受体(nuclear receptor,NR)。一般将位于细胞质中的受体称为Ⅰ型核受体(NR-Ⅰ),而位于核基质中的受体称为Ⅱ型核受体(NR-Ⅱ)。胞内受体通常为单体蛋白,且多为反式作用因子。脂溶性信息分子可以自由透过细胞膜或核膜进入胞质或核内,与胞内受体结合形成活性复合物,作用于 DNA 分子来直接调控基因表达,从而影响细胞的物质代谢或生理活动等。

参与信号转导的受体种类繁多,现列举部分受体分类,详见表 5-1。

表 5-1　受体类型

膜受体			胞内受体
离子通道型受体	G 蛋白偶联受体	酶偶联受体	
nACh 受体	mACh 受体	受体酪氨酸激酶	NR-Ⅰ
5-羟色胺受体	肾上腺素受体(AR)	表皮生长因子(EGF)受体	糖皮质激素受体
NMDA 受体	多巴胺受体(D1,D2)	血小板衍生生长因子(PDGF)受体	雌激素受体
离子通道型谷氨酸受体	代谢型谷氨酸受体	成纤维细胞生长因子(FGF)受体	黄体酮激素受体
红藻氨酸受体	黄体生成激素受体	神经生长因子(NGF)受体	雄激素受体
使君子氨酸受体	促甲状腺素受体	血管内皮细胞生长因子(VEGF)受体	盐皮质激素受体
γ-氨基丁酸 A 型受体	γ-氨基丁酸 B 型受体	胰岛素(INS)受体	NR-Ⅱ
甘氨酸受体	ACTH 受体	酪氨酸激酶偶联受体	甲状腺激素受体
	胰高血糖素受体	细胞因子受体	视黄酸受体
	视紫红质受体	生长激素受体	维生素 D3 受体
	神经肽受体	催乳素激素受体	PPAR-γ
	血管加压素受体	白细胞介素-2 受体	9-反式维 A 酸受体
	血管紧张素受体	鸟苷酸环化酶受体	9-顺式维 A 酸受体
	血管舒缓激肽受体	心钠素受体	
	神经紧张素受体	酪氨酸磷酸酶受体:CD45	
	催产素受体	丝氨酸/苏氨酸激酶受体	
	VIP 受体	转化生长因子 β(TGFβ)受体	

注:nACh:烟碱-乙酰胆碱(nicotinic acetylcholine);
NMDA:*N*-甲基-D-天冬氨酸(*N*-methyl-D-aspartate);
mACh:毒蝇碱-乙酰胆碱(muscarinic acetylcholine);
VIP:血管活性肠多肽(vasoactive intestinal polypeptide);
PPAR-γ:过氧化物酶体增殖因子激活受体 γ(peroxisome proliferator-activated receptor γ)。

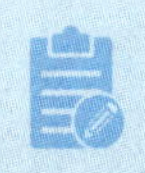

(三) 受体与信号分子的结合特点

受体与信号分子(配体)结合具有以下特点:①高度的专一性:通常一种受体仅识别并结合一种配体,它们通过分子结构空间构象的互补相结合;②高度的亲和力:受体与配体的结合力很强,极低浓度(通常 $\leqslant 10^{-8}$mol/L)的配体即可与受体结合并引起明显的生物学效应;③可饱和性:受体与配体的结合具有一定的饱和度,当体系中的受体与配体结合达到饱和状态时,即使再提高配体的浓度也不会增加其与配体的结合量;④可逆性:受体与配体呈非共价可逆性结合,当受体与配体结合引起相应的生物学效应后,二者解离,而恢复到初始状态的受体也可再与配体结合;⑤特定的作用模式:受体的分布无论从数量到种类均有组织特异性,并表现出特定的作用模式,即某些受体与配体结合后能引起某种特定的生物学效应。

二、信号转导的基本过程与细胞内信号转导相关分子

(一) 信号转导的基本过程

细胞信号转导系统包括信号接收装置、信号转导装置及第二信使系统等。细胞信号转导的基本过程包括以下步骤(图 5-2):①信号细胞合成或分泌信号分子;②信号分子被转运到靶细胞周围与靶细胞膜上的特异性受体结合(脂溶性信号分子可直接进入细胞内与胞内受体结合)并激活受体;③活化的受体将胞外信号转导入胞内,并通过一系列信号转导分子将信号逐级传递,从而激活特定的靶点,如基因调节蛋白、参与代谢反应的酶或细胞骨架蛋白等,由此引发多种效应,如基因表达的变化、代谢活性的变化、细胞形状的变化或细胞运动等。

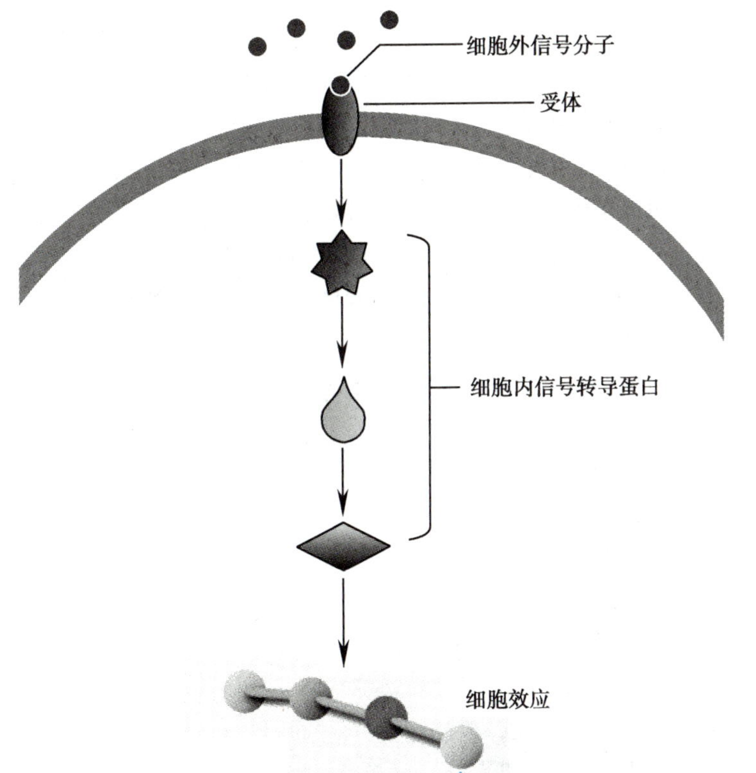

细胞信号转导的基本过程(动画)

图 5-2 信号转导的基本过程

(二) 细胞内信号转导相关分子

在细胞信号转导途径中,能够在细胞内传递特定调控信号的化学物质称为信号转导分子(signal transducer)或细胞内信号分子。信号转导分子主要有三大类:第二信使、酶分子及调节蛋白。

1. 第二信使 亲水性细胞外信号分子(也称为第一信使)不能直接进入细胞内,他们通过与靶细胞的膜受体结合并利用信号转换机制,把胞外的信号转变为细胞内的第二信使(second messenger)。因此,第二信使是第一信使与受体结合后在细胞内最早产生的信号分子,可迅速、准确、有效地传递受体所接收到的信号,使细胞对外界信号做出相应反应。第二信使的水平在时间和空间上受到精准调控,以确保信号转导的精确性。若第二信使系统异常则可能会引起细胞或器官的功能性障碍,并诱发疾病。

细胞内的第二信使在大小和化学特征上具有很大的差异性,正是这些不同的特性使第二信使能够在细胞膜上或细胞质内传递信号。第二信使主要可分为3类:①环核苷酸,如环腺苷酸(cyclic adenosine monophosphate,cAMP)和环鸟苷酸(cyclic guanosine monophosphate,cGMP)两种;②脂类衍生物,如二酰甘油(diacylglycerol,DG/DAG)和1,4,5-三磷酸肌醇(inositol 1,4,5-triphosphate,IP_3)等;③无机物,如Ca^{2+}、NO、CO和H_2S等。

第二信使具有以下共有特点:①在细胞中的浓度或分布可迅速改变,既可在短时间内迅速增长,又可在短时间内迅速灭活;②阻断该分子的变化可以阻断细胞对外源信号的反应;③不位于能量代谢途径的中心;④作为变构效应剂作用于细胞内相应的靶分子。

2. 酶分子 许多信号转导分子都是酶。依据其转导信号的方式不同,作为信号转导分子的酶主要有两大类,即催化小分子信使生成和转化的酶与蛋白激酶/蛋白磷酸酶。

(1)催化小分子信使生成和转化的酶:如腺苷酸环化酶、鸟苷酸环化酶(guanylate cyclase,GC)、磷酸二酯酶(phosphodiester,PDE)和磷脂酶C(phospholipase C,PLC)等。

(2)蛋白激酶/蛋白磷酸酶:蛋白质的磷酸化和去磷酸化修饰是信号转导中十分简便的反应方式。蛋白激酶和蛋白磷酸酶可催化蛋白质的可逆性磷酸化修饰。人类基因组编码的蛋白激酶有500余种,而磷酸酶有200余种,约有1/3信号分子的活化形式是通过蛋白质磷酸化来完成的。蛋白质的磷酸化修饰可提高或降低酶的催化活性,改变蛋白质与其他分子结合的亲和力、亚细胞定位及稳定性等。仅单个位点的磷酸化可能就会引起酶活性发生500倍的变化,甚至更大,而被磷酸化修饰的蛋白质残基往往不止一个。蛋白激酶种类繁多,对靶蛋白的选择和磷酸化位点具有特异性,根据其底物蛋白被磷酸化的氨基酸残基不同,可分为蛋白丝氨酸/苏氨酸激酶等5类。

1)蛋白丝氨酸/苏氨酸激酶:磷酸化丝氨酸(Serine,Ser)的蛋白激酶通常也识别苏氨酸(Threonine,Thr),因此得名蛋白Ser/Thr激酶。这类激酶可磷酸化丝氨酸/苏氨酸的羟基基团,主要包括蛋白激酶A(protein kinase A,PKA)、蛋白激酶C(protein kinase C,PKC)、蛋白激酶G(protein kinase G,PKG),以及丝裂原激活的蛋白激酶(mitogen activated protein kinase,MAPK)等。MAPK被激活后转移到细胞核内,使一些转录因子发生磷酸化,调控基因的表达,从而调控细胞的增殖和分化等(详见第五章第二节)。

2)蛋白酪氨酸激酶(protein tyrosine kinase,PTK):这类激酶可使酪氨酸的酚羟基发生磷酸化,PTK可分为PTK受体、胞质内PTK和核内PTK 3类。

3)蛋白组/赖/精氨酸激酶:蛋白质的组氨酸、赖氨酸或精氨酸的碱性基团被磷酸化。

4)蛋白色氨酸激酶:磷酸化蛋白质的色氨酸残基。

5)蛋白天冬氨酰基/谷氨酰基激酶:磷酸化蛋白质的酰基。

作为信号转导分子的蛋白激酶主要是蛋白丝氨酸/苏氨酸激酶和蛋白酪氨酸激酶。它们在信号转导中的作用主要有两方面:一是通过磷酸化调节蛋白质活性;二是通过蛋白质的逐级磷酸化,使信号逐级放大,引起细胞反应。因此,正是在相当数量蛋白激酶的共同作用下,机体才得以正常运转。

3. 调节蛋白 信号转导途径中有许多信号转导分子是没有酶活性的蛋白质,它们通过分子间的相互作用被激活或激活下游分子来调节其他信号转导蛋白的活性。与第二信使不同,信号转导蛋白在信号转导中主要表现为活性的变化,而不是量的变化。这些信号转导分子主要包括G蛋白

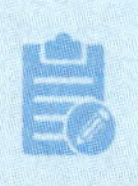

和衔接蛋白。

(1) G 蛋白：G 蛋白即鸟嘌呤核苷酸结合蛋白，其活性与 GTP/GDP 的结合状态相关。1994 年，科学家 Alfred G.Gilman 和 Martin Rodbell 因率先分离并确定了细胞内发挥"分子开关"作用的 G 蛋白而被授予了诺贝尔生理学或医学奖。G 蛋白在细胞内广泛存在，参与细胞信号转导的 G 蛋白包括异三聚体 G 蛋白（详见本章第二节）和小 G 蛋白两类。小 G 蛋白（small G protein）由一条亚基组成，因其分子量只有 20~30kDa 而得名。小 G 蛋白主要包括 Ras 家族、Rho 家族和 Rab 家族等，其中 Ras 家族成员已超过 50 种。多种细胞外信号可使小 G 蛋白从与 GDP 结合的非活性形式转变为与 GTP 结合的活性形式，并诱导信号的进一步转导。G 蛋白可通过调节代谢酶、离子通道、转运蛋白等来调控细胞的转录、运动、收缩和分泌等功能，进而发挥其在神经、内分泌等系统中的作用。此外，研究发现，G 蛋白异常与糖尿病及癌症等重大疾病密切相关。因此，G 蛋白的研究在了解疾病发生、发展及治疗等方面都具有十分重要的意义。（详见本章第四节）。

(2) 衔接蛋白：衔接蛋白（adaptor protein）也称接头蛋白，可连接上游和下游的信号转导分子，通过变构效应激活下游分子，其结构基础是含有蛋白质与蛋白质相互作用的结构域，功能是募集和组织信号转导复合物，如 Grb2 和 SOS 等。大部分衔接蛋白含有 2 个或 2 个以上的蛋白质相互作用结构域，因此，它可以同时与 2 个及以上的信号转导分子相结合。目前已知的结构域已有近 50 种，以下仅举数例。

1) SH2 结构域：SH2（Src homology 2 domain）结构域约由 100 个氨基酸残基组成（*Src* 是一种癌基因，最初在 Rous sarcoma 病毒中发现），可识别和结合 SH2 结合位点，其结构包含 2 条 α 螺旋和 7 条 β 链。SH2 结构域可特异性地识别 RTK 磷酸化的酪氨酸残基及其 C 端的 3~5 个氨基酸残基。此位点的序列通常为 pYxxγ，其中 pY 代表磷酸化酪氨酸，x 代表任意氨基酸，γ 代表疏水氨基酸。不同的氨基酸组成可形成不同的 SH2 结合位点，并与不同蛋白质分子的 SH2 结构域相结合。

2) SH3 结构域：SH3（Src homoloey 3 domain）结构域约由 60 个氨基酸残基组成，能识别和结合蛋白分子中富含脯氨酸的序列（R/KxxPxxP 或 PxxPxR/K）。

3) PH 结构域：PH（pleckstrin homology domain）结构域约由 120 个氨基酸残基组成，可以与磷脂酰肌醇衍生物等结合。此外，PKC 和 G 蛋白的 βγ 亚单位等也可以与 PH 结构域结合。

4) PTB 结构域：PTB（phosphotyrosine binding domain）结构域与 SH2 结构域一样，PTB 结构域也可以识别一些含磷酸化酪氨酸的位点。

除上述具有酶活性的信号转导蛋白和不具有酶活性的调节蛋白外，还有一些辅助性蛋白如支架蛋白（scaffolding protein）和锚定蛋白等分子也在信号转导过程中发挥着重要的作用。其中，支架蛋白以类似于"脚手架"的方式把多个信号转导分子连接为一个功能性复合物，并常常把它们锚定到细胞特定的部位，如细胞膜、细胞质、细胞核、线粒体等以发挥作用。

第二节 主要信号转导途径

大多数细胞信号转导途径都是由细胞外信号分子与细胞受体的相互作用开始。每种类型受体都有许多种，同一类型的受体所介导的信号转导途径有许多共同之处。

一、G 蛋白偶联受体信号转导途径

G 蛋白偶联受体是机体细胞中存在最广泛的，也是信号传递最复杂的一类受体，其介导的信号转导途径在调控细胞及机体功能中发挥着至关重要的作用。

（一）异三聚体 G 蛋白简介

G 蛋白即鸟苷酸结合蛋白，其可与 GDP 结合或与 GTP 结合并具有 GTP 酶的活性。在 G 蛋白

中，与膜受体偶联的异三聚体 G 蛋白（heterotrimeric G protein）由 α、β、γ 三种亚基组成，其分子量大约为 100kDa。异三聚体 G 蛋白的 α 亚基（简称 G_α）分子量为 39~46kDa，其结构的共同特点是都含有与受体结合并受其活化调节的位点，与 βγ 亚基相结合的位点，与靶蛋白结合的位点，与 GDP 或 GTP 结合的位点，GTP 酶活性的位点，ADP 糖基化位点和毒素修饰位点等。在各种 G 蛋白亚基中，α 亚基差别最大，因此，可根据 G_α 的不同对 G 蛋白分类。

β 亚基（G_β）分子量在 35kDa 左右，含有 7 个重复 WD 结构域形成的 β 螺旋桨结构，在胞内与 γ 亚基形成紧密结合的二聚体（$G_{\beta\gamma}$）。γ 亚基（G_γ）分子量为 7kDa 左右，其 C 端的异戊二烯化修饰及羧甲基化修饰使得 $G_{\beta\gamma}$ 亚基锚定到质膜上。$G_{\beta\gamma}$ 除可与 α 亚基形成复合体定位于质膜内侧以外，也可直接作用于下游的效应分子。因此，虽然传统理论认为组成 G 蛋白的 β、γ 亚基在信号转导过程中的重要性不及 α 亚基，但越来越多的证据显示 β、γ 亚基不仅是组成 G 蛋白必不可少的结构，也是参与 G 蛋白活性调节不可或缺的重要组成部分。迄今为止，通过分子克隆的方法，科学家已鉴定分离出 20 余种 α 亚基，β、γ 亚基亦有数种，如已在人类中发现 18 种不同的 G_α 亚基、5 种 G_β 亚基及 12 种 G_γ 亚基。理论上，这些亚基可以组成上千种异三聚体 G 蛋白。虽然现今只发现理论上的一小部分 G 蛋白，但其也可一定程度上反映出 G 蛋白介导信号转导的多样性。根据 G_α 的氨基酸序列相关性将细胞中存在的异三聚体 G 蛋白分为 4 种主要类型，其分类及介导的生物学效应见表 5-2。

表 5-2 异三聚体 G 蛋白的分类

类型	家族成员	介导信号亚基	介导的信号转导
G_s 家族	G_s	α_{s1}, α_{s2}	激活腺苷酸环化酶（AC）
	G_{olf}	α_{olf}	激活嗅觉神经元内的 AC
G_i 家族	$G_{i/o}$	α_i, α_o	抑制 AC，激活钾离子通道（通过 βγ 亚基），并抑制钙离子通道
	G_t	α_t	介导感光色素受体，激活磷酸二酯酶
	G_{gust}	α_{gust}	激活味觉上皮细胞磷酸二酯酶
	G_z	α_z	抑制 AC
G_q 家族	G_q	$\alpha_q, \alpha_{11}, \alpha_{14}, \alpha_{15}, \alpha_{16}$	激活磷脂酶 C
$G_{12/13}$ 家族	$G_{12/13}$	α_{12}, α_{13}	激活 Rho 家族 GTP 酶

（二）G 蛋白偶联受体信号转导的基本过程

G 蛋白偶联受体（GPCR）介导的信号转导可通过不同的途径产生不同的生物学效应，其基本过程主要包括以下 5 个阶段（图 5-3）。

1. 配体结合受体并激活受体 配体与 GPCR 结合导致受体构象改变并将受体激活。当胞外配体的浓度降至一定水平时，即与受体解离，受体恢复到无活性的状态，停止该信号的传递。

2. G 蛋白活化及 G 蛋白循环 G 蛋白可通过一定的机制进行有活性与无活性状态间的连续转换，这一过程称为 G 蛋白循环，其主要有以下步骤（图 5-3）。

（1）受体 - 配体结合激活 G 蛋白：GPCR 激活后，暴露出与 G 蛋白结合的位点，使激素 - 受体复合物与 G 蛋白相结合。此时，G 蛋白的 α 亚基排斥 GDP，结合 GTP，为活化状态。

（2）G 蛋白活化信号的传递：结合了 GTP 的 G 蛋白使 α 亚基构象改变，从而使 α 亚基 -GTP 与 βγ 亚基分离，而此时激活的 α 亚基 -GTP 及 βγ 亚基都能分别作用于各自的下游信号分子，将信号传递。

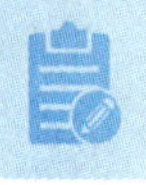

（3）G 蛋白的失活：G 蛋白激活维持时间很短，只有 10 余秒。当受体与配体的信号解除时，α 亚基 -GTP 复合物迅速水解 GTP 为 GDP，而 GTP 一旦水解成 GDP，G_α 便可与 $G_{\beta\gamma}$ 重新组合，形成无活性的三聚体 G 蛋白。

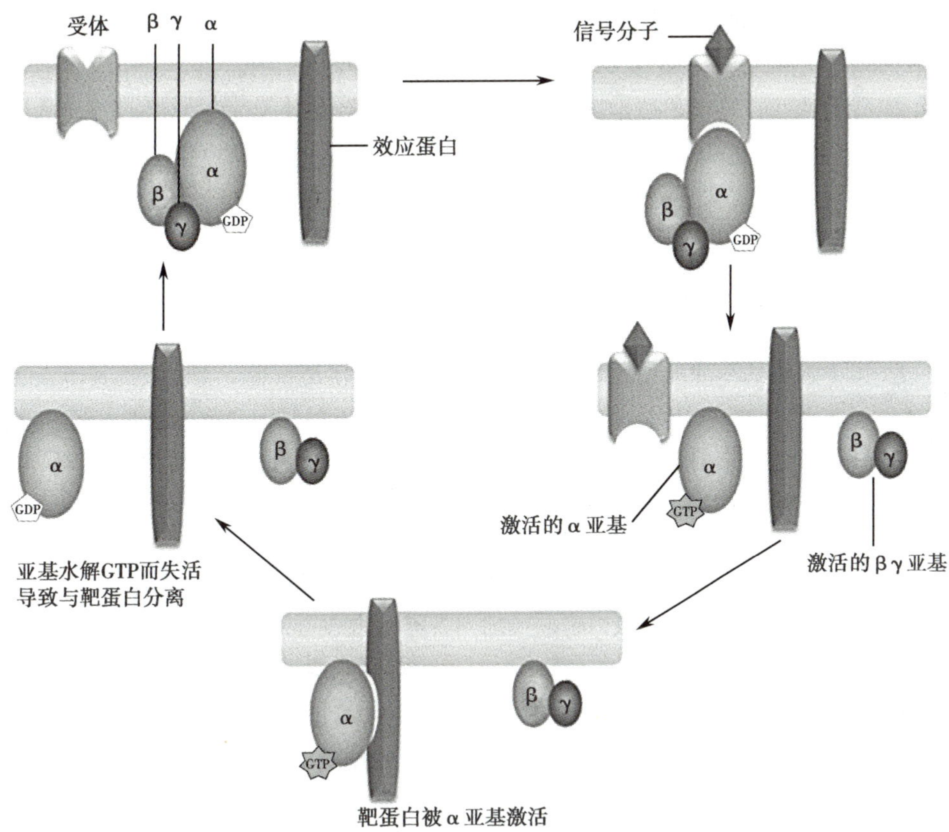

图 5-3　G 蛋白偶联受体信号转导的基本过程

3. G 蛋白激活下游效应分子　G 蛋白活化后激活的下游效应分子既可以是腺苷酸环化酶、PLCβ、PDE 等酶分子，也可以是离子通道等。不同的 α 亚基可激活不同的效应分子（表 5-2）。

4. 第二信使的产生及分布变化　G 蛋白的效应分子主要是催化产生第二信使，如激活的 α 亚基与 AC 的结合，催化 ATP 生成 cAMP，使细胞内 cAMP 水平升高；激活的 PLCβ 催化产生 DG/DAG 和 IP_3；而某些离子通道则是 βγ 亚基最常见的下游分子。

5. 第二信使激活蛋白激酶进而激活效应蛋白　第二信使作用于相应的蛋白激酶（有的可通过离子通道的调节改变 Ca^{2+} 在细胞内的分布），使之构象改变而被激活。蛋白激酶又可通过磷酸化作用激活其下游的效应蛋白，例如某些与代谢相关的酶、与特定基因表达相关的转录因子或细胞骨架蛋白等，从而产生各种生物学效应。

（三）AC-cAMP-PKA 信号转导途径和 PLCβ-IP_3/DG 信号转导途径

在 G 蛋白偶联受体信号转导过程中可产生不同的第二信使。根据第二信使的种类不同，可将其分为 AC-cAMP-PKA 和 PLCβ-IP_3/DG 等信号转导途径。

1. AC-cAMP-PKA 信号转导途径　AC 是位于细胞膜上的 G 蛋白效应蛋白之一，也是 cAMP 信号转导途径的关键酶，已发现多种亚型。AC 相对分子质量为 150kDa，为 12 次跨膜蛋白，其 N 端与 C 端均位于细胞质一侧，在 Mg^{2+} 或 Mn^{2+} 存在的条件下，其可催化 ATP 生成 cAMP。

cAMP 为最早发现的第二信使，为水溶性分子，其可将信息传递给胞质或胞核内的下游信号分子。cAMP 信号途径有刺激型（stimulatory）信号途径和抑制型（inhibitory）信号途径。刺激型信号分子作用于刺激型受体（R_s）和刺激型 G 蛋白（G_s）；抑制型信号分子则作用于抑制型受体（R_i）和抑制型 G 蛋白（G_i）。二者作用于同一效应器——AC。刺激型 G 蛋白激活 AC，催化 ATP 生成 cAMP，使细胞内 cAMP 水平升高；而抑制型 G 蛋白则抑制 AC 的活性，使细胞内 cAMP 的水平下降。正是二者的相互制约，方使胞内 cAMP 的水平得以保持动态平衡。研究发现，cAMP 在静息状态下的胞内浓

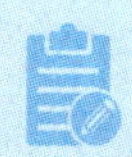

度≤5×10^{-8}mol/L，而当 G_s 被激活后，其含量可迅速升高至 10^{-6}mol/L，为静息状态的 20 倍。事实上，同一信号分子作用于不同的 cAMP 信号途径，产生的结果可能截然相反。例如，作用于心肌细胞膜上的肾上腺素可通过激活 G_s，使心肌细胞产生 cAMP，引起心率加快及心肌收缩增强；而作用于平滑肌细胞膜上的肾上腺素则会激活 G_i 并抑制 cAMP 的生成，最终引起平滑肌的舒张。

知识链接

cAMP 的发现

20 世纪 50 年代，Earl Sutherland 等人发现，肾上腺素及胰高血糖素会促进肝细胞内糖原转化为葡萄糖。他们将肝细胞破碎并离心后发现，激素只有加入到肝细胞的沉淀颗粒时，糖原才能转化成葡萄糖，而这一现象的产生正是因为沉淀颗粒部分的细胞膜可产生一个热稳定因子，即 cAMP。1971 年，Sutherland 也因为上述卓越的工作被授予了诺贝尔生理学或医学奖。

第二信使 cAMP 在不同的细胞中可转导多种生理信号，而在绝大多数真核细胞内，cAMP 的作用则是通过激活的 PKA 磷酸化其底物蛋白来调节细胞新陈代谢等功能的（图 5-4）。因此，PKA 也被称为 cAMP 依赖性蛋白激酶。PKA 是一种丝氨酸 / 苏氨酸蛋白激酶，能引起靶蛋白中丝氨酸 / 苏氨酸的残基发生磷酸化，从而将靶蛋白激活。PKA 由 4 个亚基组成，包括 2 个相同的调节亚基和 2 个相同的催化亚基。每个 PKA 的调节亚基含有 2 个 cAMP 的结合位点，即 CNB-A（cAMP-binding sites-A）与 CNB-B（cAMP-binding sites-B）。cAMP 与 CNB-A 及 CNB-B 这 2 个位点的结合导致调节亚基构象改变，从而使 PKA 释放出催化亚基。游离的催化亚基则表现出激酶活性，将靶蛋白激活。事实上，PKA 的调节亚基是以协同方式与 cAMP 结合的，即第一个 cAMP 分子与 CNB-B 的结合会降低第二个 cAMP 与 CNB-A 结合的解离常数。因此，胞内 cAMP 水平的微小变化就会使游离的催化亚基数量和活性发生显著的变化。当 cAMP 的信号终止后，靶蛋白的活性也会通过去磷酸化恢复为初始状态。

AC-cAMP-PKA 信号转导途径（动画）

PKA 的底物非常广泛，这些底物通常是细胞质中的磷酸化酶激酶或是细胞核内的 cAMP 反应元件结合蛋白（cAMP responsive binding protein，CREB）等基因表达的调节因子。PKA 被激活后，其催化亚基经核孔进入细胞核，可引发 CREB 磷酸化而使之活化，活化的 CREB 在 CREB 结合蛋白（CREB-binding protein，CBP）的协同下，启动特定基因的表达。

此外，在不同的组织或细胞中，PKA 的底物也不尽相同，其通过活化或抑制不同的底物，使细胞对外界信号产生不同的反应，这些反应包括糖原的合成或分解、蛋白质的合成或分解及细胞的分泌等。例如，肾上腺素激活的 PKA 在两种不同的组织细胞中就具有不同的效果。在脂肪细胞中，肾上腺素激活的 PKA 可促进脂肪酶的磷酸化，从而催化水解甘油三酯生成甘油和脂肪酸，为其他组织细胞提供能源；而在肝细胞中，激活的 PKA 则可通过调控糖原合成及分解相关的酶来影响糖原代谢。研究发现，活化的 PKA 既可通过磷酸化糖原合酶（glycogenesis，GS）来抑制葡萄糖合成糖原，也可通过磷酸化糖原磷酸化酶激酶（glycogen phosphorylase kinase，GPK）来促进糖原分解为葡萄糖。此外，PKA 也可通过启动与糖异生相关酶的基因表达来促进葡萄糖的合成。

为了使细胞对环境变化做出有效的反应，信号途径不仅需要激活，也需要相应的终止反应机制，否则，细胞将因信号转导途径持续“开启”或过度激活而出现异常。PDE 在 cAMP 信号途径的反馈调节中发挥着重要作用，其通过水解 cAMP 为 5′-AMP 来终止细胞反应，使细胞维持稳态。继 cAMP 后，cGMP 也被分离发现，它也是离子通道电导、糖原分解和细胞凋亡等常见的调节剂。cGMP 信号

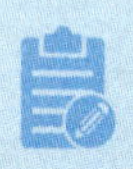

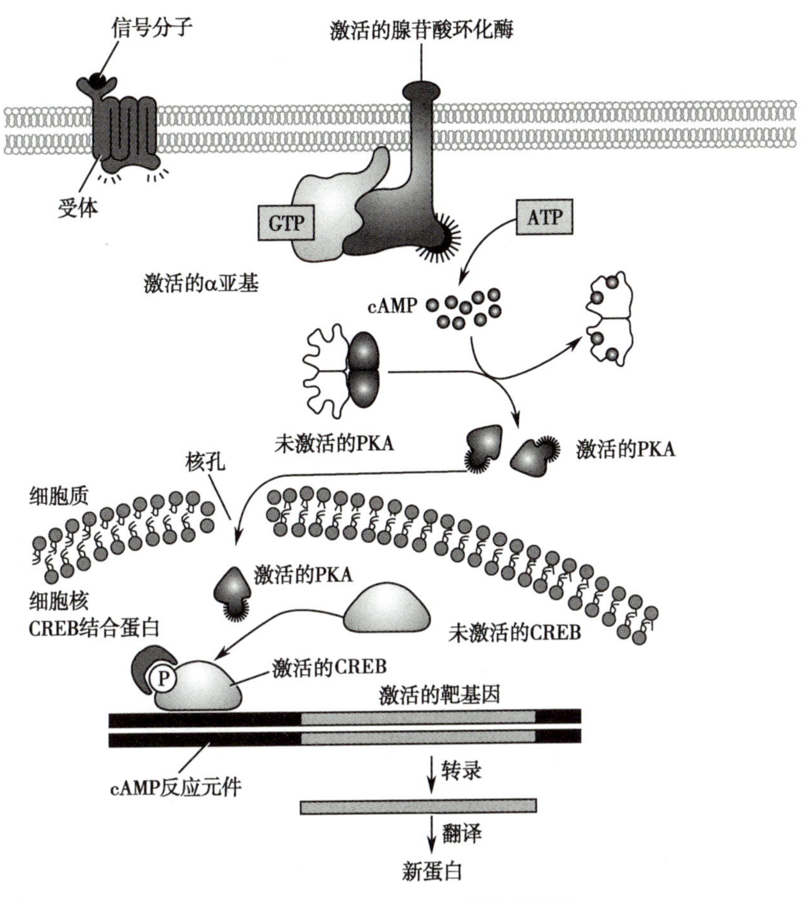

图 5-4　cAMP-PKA 调控基因转录

途径与 cAMP 信号途径的作用过程相似。此外，cGMP 也可被 PDE 催化水解。而二者的不同之处在于 cGMP 信号途径的第二信使为 cGMP，其由 GC 催化 GTP 生成。cGMP 在不同细胞中作用的底物也各不相同。例如，视网膜光感受器 cGMP 的变化能够直接作用于离子通道，从而传递视觉信息至大脑；而血管平滑肌细胞的 cGMP 则可通过活化 cGMP 依赖性蛋白激酶 PKG，激活肌动 - 肌球蛋白复合物信号途径来引起血管平滑肌的收缩。

2. PLCβ-IP_3/DG 信号转导途径　PLC 是典型的脂质信号转导酶，根据其不同的氨基酸序列可分为 β、γ、δ、ε 等 6 种亚型。其中，PLCβ 的调控是通过与 G 蛋白偶联来实现的。当 GPCR 与相应的信号分子结合后，活化的 G 蛋白激活 PLCβ，催化质膜上的磷脂酰肌醇 -4，5- 二磷酸（phosphatidylinositol-4，5-biphosphate，PIP_2）水解生成 DG/DAG 和 IP_3。这两个重要的第二信使则分别触发了两个不同但有时又相互关联的信号转导途径，即 DG-PKC 与 IP_3-Ca^{2+} 信号途径。因此，这一信号系统又被称为“双信使系统”（图 5-5）。激活此信号转导途径的胞外信号分子包括神经递质（如毒蕈碱型乙酰胆碱）、多肽激素（如促甲状腺素释放激素）和生长因子（如血小板生长因子）等。

（1）DG-PKC 途径：PLCβ 水解 PIP_2 的产物之一为著名的脂质第二信使——DG，其结合于质膜上，是 PIP_2 水解生成的瞬时产物，可活化与质膜结合的 PKC。PKC 属于钙激活磷脂依赖性丝氨酸 / 苏氨酸激酶家族，包括多种亚型，是广泛分布的具有单一肽链的蛋白质。PKC 含有一个亲水的催化活性中心区和一个疏水的膜结合区。在未受到外界信号刺激的细胞中，PKC 以非活性形式分布于细胞质中；而当质膜上的 DG 瞬间积累时，胞质中的 PKC 则会从细胞质转位至质膜内表面被 DG 活化。此时，PKC 对 Ca^{2+} 的亲和力增加，暴露出它的活性中心区，从而实现对底物蛋白酶的丝氨酸 / 苏氨酸残基磷酸化功能。因此，PKC 的激活由 Ca^{2+} 和 DG 二者共同决定。

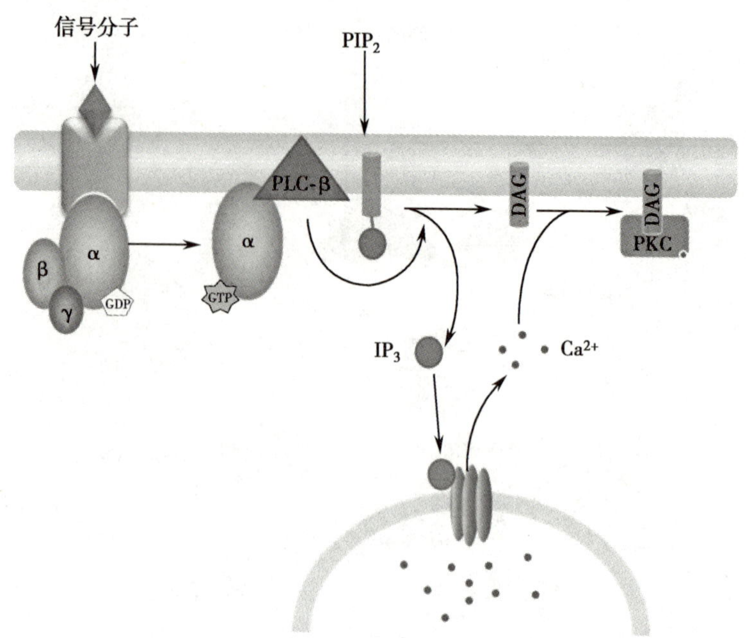

图 5-5　PLCβ-IP_3/DG 信号转导途径

PKC 是一种多功能酶，有广泛的作用底物（如膜蛋白和多种酶等），可调控代谢、细胞生长等多种生理功能。例如，PKC 可通过磷酸化质膜上的 Ca^{2+} 通道促进 Ca^{2+} 内流来提高胞质内 Ca^{2+} 的浓度；它也可通过磷酸化作用激活肌质网上的 Ca^{2+}-ATP 酶，来促进胞内 Ca^{2+} 进入肌质网，降低胞质内 Ca^{2+} 的浓度；在肝细胞中，PKC 则可通过磷酸化糖原合成酶来调节糖原的代谢。此外，在一些细胞中，PKC 还可通过磷酸化细胞质中的转录因子，使它们转位进入细胞核，来调控一些细胞分裂所必需的基因，从而发挥其在细胞增殖中的作用。

如前文所述，信号转导的终止反应机制对于维持机体的稳态非常重要。佛波酯（phorbol ester）相关实验便得以旁证。佛波酯是一种从植物中提取的肿瘤促进剂，由于其分子结构与 DG 相似，因此它在细胞内能取代 DG，并与 PKC 结合将其激活，从而引发下游一系列蛋白质的磷酸化。但佛波酯并不像 DG 那样会很快被降解。因此，佛波酯可引起 PKC 长时间且不可逆的活化，导致细胞增长失控，呈恶性化倾向，最终导致肿瘤的发生。因此，DG 作为 PIP_2 水解产生的瞬时产物极为重要。DG 可通过 2 种方式终止信号作用：一是被 DG 激酶磷酸化为磷脂酸，二是被 DG 脂酶等分解为单酰甘油和脂肪酸，而脂肪酸中的花生四烯酸又可进一步合成许多生物活性物质如前列腺素等。

（2）IP_3-Ca^{2+} 途径：IP_3 是 PLC 催化 PIP_2 生成的另一产物，为可溶性的第二信使，其最重要的靶标为内质网上的 IP_3 受体。IP_3 受体由 4 个相同的亚基组成，且每个亚基的 N 端胞质结构域都含有 1 个 IP_3 的结合位点。因此，当 IP_3 从质膜扩散到胞质中后，便可与肌质网上的 IP_3 受体结合从而开启 Ca^{2+} 通道，将储存在钙储库中的 Ca^{2+} 迅速释放到胞质中，以提高胞质中游离 Ca^{2+} 的浓度（浓度可高达 100 倍以上）；此外，IP_3 的进一步磷酸化产物 IP_4 也可以引发细胞外的 Ca^{2+} 内流。而 Ca^{2+} 浓度的增加则可协同 DG，来促进 PKC 的激活。有趣的是，PKC 的活化又会减少 Ca^{2+} 的释放，同时可通过抑制 PIP_2 的水解，降低 IP_3 的生成。因此，IP_3 介导的 Ca^{2+} 信号途径与 DG 介导的 PKC 信号途径既各自独立，又互相协调制约，此二者微妙的关系对于维持细胞的稳态具有十分重要的意义。此外，IP_3 信号的终止还可通过依次去磷酸化形成自由的肌醇来实现。由于 IP_3 引起胞内 Ca^{2+} 浓度增高，因此，一旦信号完成作用，Ca^{2+} 即可通过 Ca^{2+} 泵等机制被泵至胞外或胞内钙库，以防止其胞内浓度过高损伤细胞。在双信使系统中，Ca^{2+} 发挥的作用占有极其重要的位置，这一作用几乎发生在所有的真核细胞中。

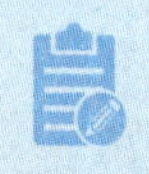

事实上，G 蛋白偶联受体至少可以通过 3 种途径引起细胞内 Ca^{2+} 浓度的升高：①某些 G 蛋白直

接激活质膜上的 Ca^{2+} 通道，引起 Ca^{2+} 内流；②在 cAMP/PKA 途径中，PKA 通过磷酸化作用激活 Ca^{2+} 通道，促使 Ca^{2+} 流入细胞质；③如前所述，在 IP_3/DG-PKC 途径中，IP_3 亦可促使细胞质内 Ca^{2+} 浓度升高。当细胞质内 Ca^{2+} 浓度升高后，Ca^{2+} 除了可与 DG 协同激活 PKC 外，还可以参与到另一信号转导途径中，即 Ca^{2+}/ 钙调蛋白（calmodulin，CaM）依赖的蛋白激酶途径。

钙调蛋白也被称为钙调素，是真核细胞质中普遍存在的一种 Ca^{2+} 结合蛋白，这类蛋白能与 Ca^{2+} 高度亲和。事实上，Ca^{2+} 结合蛋白的种类很多，却功能各异。在这些蛋白中，有的只是与 Ca^{2+} 结合后起到缓冲 Ca^{2+} 浓度或发挥 Ca^{2+} 运输者的作用；而有些则是由 Ca^{2+} 直接调节参与信号转导的相关蛋白，钙调蛋白即为这类 Ca^{2+} 结合蛋白。钙调蛋白由 148 个氨基酸组成，其氨基酸序列呈高度的保守性。由于钙调蛋白含有大量的酸性氨基酸，故其为酸性蛋白质。迄今为止，钙调蛋白被认为是细胞中分布最广、功能最多、研究也最为深入的一种钙结合蛋白。

Ca^{2+}/CaM 依赖的蛋白激酶途径包括以下几个主要阶段：

1）细胞质内 Ca^{2+} 浓度升高促使 Ca^{2+}/CaM 复合物的形成：CaM 含有 4 个结构域，每个结构域可结合一个 Ca^{2+}。胞质内 Ca^{2+} 浓度较低时（正常水平约为 10^{-7}mol/L），CaM 不易结合 Ca^{2+}，此时的 CaM 无活性；随着胞内 Ca^{2+} 浓度的升高，CaM 可结合不同数目的 Ca^{2+}，并形成不同构象的 Ca^{2+}/CaM 复合物。这时的 CaM 因被活化而具有调节功能。Ca^{2+}/CaM 复合物的形成或解离是受 Ca^{2+} 浓度调控的可逆反应。

2）Ca^{2+}/CaM 复合物激活蛋白激酶：Ca^{2+}/CaM 复合物能激活信号转导下游的一些钙调蛋白依赖蛋白激酶。CaM 的氨基和羧基两端为球形，整个分子呈哑铃状。当与 Ca^{2+} 结合时，CaM 发生构象变化，就像一把折叠刀，紧紧卡住靶蛋白。

3）CaM 依赖性蛋白激酶激活效应蛋白：CaM 依赖性蛋白激酶能使底物蛋白的丝氨酸（Ser）/ 苏氨酸（Thr）残基发生磷酸化。如肌球蛋白轻链激酶、糖原磷酸化酶激酶和钙调蛋白依赖性蛋白激酶（calmodulin-dependent protein kinase，CaMK）Ⅰ～Ⅲ等都是 CaM 依赖性蛋白激酶，这些激酶通过激活各种效应蛋白，调控物质的代谢、收缩与运动、神经递质的合成、细胞分泌和细胞分裂等多种生理活动。例如，CaMK Ⅱ可通过激活骨骼肌糖原合成酶、突触蛋白Ⅰ、酪氨酸羟化酶和色氨酸羟化酶等，来参与糖代谢和神经递质的合成与释放等多种细胞功能。

GPCR 亚型的组合表达影响信号转导和药物反应（拓展阅读）

Ca^{2+}/CAM 信号转导途径不是一条独立的途径，因为 Ca^{2+} 浓度升高可由不同信号引起，但最终都会形成一条独特的信号转导途径。

二、酶偶联受体信号转导途径

酶偶联受体为单次跨膜蛋白，其自身的胞内结构域具有酶活性，或可与酶直接偶联。这类受体与配体结合后可激发受体本身的酶活性，或者激发受体偶联酶的活性，使信号继续向下游传递。与 G 蛋白偶联受体信号转导途径不同，酶偶联受体胞内信号转导的主要特征是级联磷酸化（phosphorylation cascade）反应，其通过蛋白质分子的相互作用激活细胞内蛋白激酶，而蛋白激酶又通过磷酸化修饰激活代谢途径中的关键酶和反式作用因子等，最终影响代谢、细胞运动、增殖和分化等。酶偶联受体介导的信号转导途径错综复杂，这部分将介绍 3 条较常见的信号途径。

（一）受体酪氨酸激酶介导的信号转导途径

在酶偶联受体信号转导途径中，研究得最为清楚的是本身具有酪氨酸激酶活性的受体即 RTK 介导的信号转导途径。

1. RTK 的结构与 RTK 的活化

（1）RTK 的结构：这类受体为催化型受体，大多为单次跨膜糖蛋白，主要由三部分组成：①与配体结合以接受外来信号的胞外区，此区一般由 N 端 500~850 个氨基酸残基组成，有的含有免疫球

蛋白同源的结构，有的则富含半胱氨酸(cysteine, Cys)区段；②连接细胞内和细胞外信号的跨膜区；③介导生物学反应的胞内区，此部分含有酪氨酸激酶结构域，又可分为近膜区和功能区，其功能区位于C端，包括ATP结合区和底物结合区。已发现的RTK超过50种，主要包括表皮生长因子受体(epidermal growth factor receptor, EGFR)家族、神经生长因子受体(nerve growth factor receptor, NGFR)、血小板衍生生长因子受体(platelet-derived growth factor receptor, PDGFR)和胰岛素受体(Insulin Receptor, INSR)等近20个家族(图5-6)。其中，EGFR和NGFR于19世纪60年代被发现，为最早被发现的RTK。

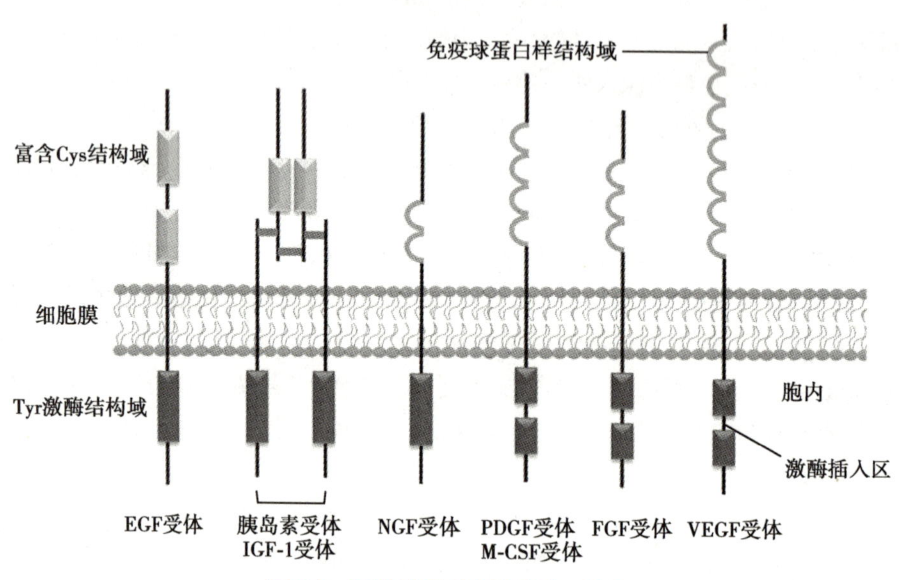

图5-6 受体酪氨酸激酶的分子结构

(2) RTK的活化：当配体与RTK结合后，相邻的两个受体会迅速汇聚在一起，形成二聚体，有的受体也会形成三聚体及以上的寡聚体(如INS-R家族为四聚体)；二聚体化(或寡聚体)受体的膜内部分发生构象改变，导致受体胞内的酪氨酸残基发生自体磷酸化(autophosphorylation)，从而对SH2结构域呈现出极强的亲和性，形成一个或数个SH2结合位点的空间结构(图5-7)；这种结构可与具有SH2结构域的下一级信号分子(如蛋白激酶、磷酸酶或磷酸酯酶等)结合，形成一个大的信号转导复合体，从而激活再下一级信号分子；活化的信号分子进一步结合下级含磷酸化酪氨酸基序的信号分子，以此类推把细胞外的信号转导到细胞内。应当指出的是，并不是所有含酪氨酸残基的蛋白都能被RTK磷酸化而活化，只有那些具有潜在磷酸化酪氨酸基序的蛋白(如含有SH2结构域)才有可能发生磷酸化。例如，表皮生长因子受体(EGFR)胞内区第1 068、1 148和1 173位3个酪氨酸残基可发生磷酸化。在哺乳动物细胞中能识别磷酸化RTK的蛋白激酶有许多种，但其在结构上却都有一个保守的SH2结构域。现已发现细胞内许多信号分子，如GTP酶激活蛋白(GTP-activating protein, GAP)、PLC-γ、磷脂酰肌醇-3-激酶等都含有SH2结构域。RTK信号途径的转导实际上是一系列含酪氨酸的蛋白激酶逐级活化(级联磷酸化反应)的连续过程。

2. RTK信号转导途径 与RTK结合的信号转导蛋白有些作为RTK的底物被激活，有些则只是连接上下游信号蛋白的衔接蛋白。不同的信号转导蛋白可启动不同的信号转导途径。这里简单介绍几种常见的RTK下游信号转导途径。

(1) Ras-MAPK级联反应信号转导途径：以MAPK为代表的信号转导途径称为MAPK途径。在不同的细胞中，此途径的成员组成及诱导的细胞应答有所不同。其中，研究最为清楚的途径为Ras-MAPK途径。Ras是一种小GTP酶或GTP结合调节蛋白单体，在细胞增殖过程中起着重要

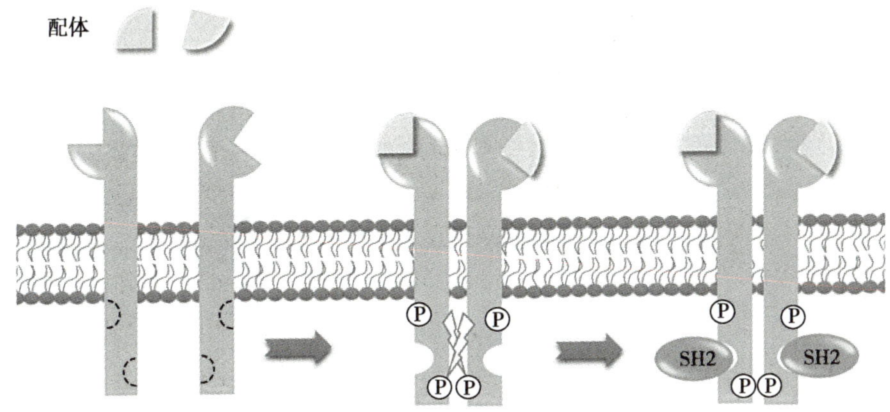

图 5-7　受体酪氨酸激酶的活化

的作用。*Ras* 基因也是第一个被克隆和分离的人类癌基因，大约 30% 的人类肿瘤细胞中含有突变的 *Ras* 癌基因。和其他小 G 蛋白一样，Ras 与 GDP 结合时为失活状态；而当其与 GDP 解离并与 GTP 结合时为激活状态，这一过程需在鸟嘌呤核苷酸交换因子（guanine exchange factor，GEF）如 SOS 的参与下完成。此外，与 Ras 结合的 GTP 水解为 GDP 的过程则需在 GTP 酶激活蛋白（GTPase-activating protein，GAP）的催化下完成，并以此来保证激活的 Ras 被迅速灭活，以防止其过度活化。因此，GEF 与 GAP 是参与 Ras-MAPK 途径的重要调节因子。多种生长因子，包括表皮生长因子（epidermal growth factor，EGF）、血小板衍生生长因子（platelet-derived growth factor，PDGF）、神经生长因子（nerve growth factor，NGF）和胰岛素生长因子（insulin-like growth factor，IGF）、细胞因子、淋巴细胞抗原受体和整合素等信号可激活 Ras-MAPK 信号转导途径。当 RTK 与配体结合后，可形成二聚体激活受体的蛋白激酶；受体自身酪氨酸残基发生磷酸化，形成 SH2 结合位点，从而能够结合衔接蛋白 - 生长因子受体结合蛋白 2（growth factor receptor-bound protein 2，Grb2），该蛋白含有一个 SH2 结构域和两个 SH3 结构域；Grb2 的两个 SH3 结构可与富含脯氨酸序列的蛋白质 SOS（son of sevenless）结合后将其活化；活化的 SOS 与 Ras 蛋白结合，并促进 Ras 释放 GDP，结合 GTP（图 5-8）；活化的 Ras 瞬时结合并刺激丝 / 苏氨酸蛋白激酶家族，从而触发 MAPK 级联反应。此级联反应包括 3 种蛋白激酶的级联激活：MAPK 在未受到刺激的细胞内处于静止状态，活化的 Ras 蛋白可激活 MAPK 激酶的激酶（MAPK kinase kinase，MAPKKK）；活化的 MAPKKK（如 Raf）可磷酸化 MAPK 激酶（MAPK kinase，MAPKK）而将其激活；活化的 MAPKK（如 MEK）又可将 MAPK 磷酸化，表现为逐级磷酸化；活化的 MAPK（如 ERK、JNK 等）可以在细胞质内或转位至细胞核内磷酸化多种效应蛋白，使细胞对外来信号产生相应的应答（图 5-8）。这些效应蛋白包括在细胞分裂、细胞存活和表型分化中调控基因表达的转录因子等。

MAPK 家族成员的活化需要分子中的酪氨酸和苏氨酸同时磷酸化。MAPK 活化部位的基序为 Thr-X-Tyr，这两个氨基酸残基的磷酸化是由 MAPKK 单独完成的。因此，MAPKK 属于丝 / 苏氨酸和酪氨酸双功能激酶。这种需要双重位点活化的特点使 MAPK 在多数情况下处于失活状态。

MAPK 途径的信号分子被认为是一类高度保守的蛋白激酶家族。迄今发现的 MAPKKK 包括 Raf、MEKK 家族（MEKK1-4）、MLK 家族（MLK1-3）、TAK、ASK 家族（ASK1-3）等；MAPKK 包括 MEK 家族、MKK 家族等。在哺乳动物细胞的 MAPK 家族中，ERK（extracellular signal-regulated kinase）家族、p38MAPK 家族和 JNK/SAPK（c-Jun N-terminal kinase/stress-activated protein kinase）家族都扮演着重要的角色。其中，ERK 广泛存在于各种组织中，可被 MAPKKK 的 Raf 家族调控。多种生长因子受体都需要 ERK 的活化来完成信号转导过程，进而调控细胞的增殖与分化。JNK/SAPK 家族是细

RTK-Ras-MAPK 信号转导途径（动画）

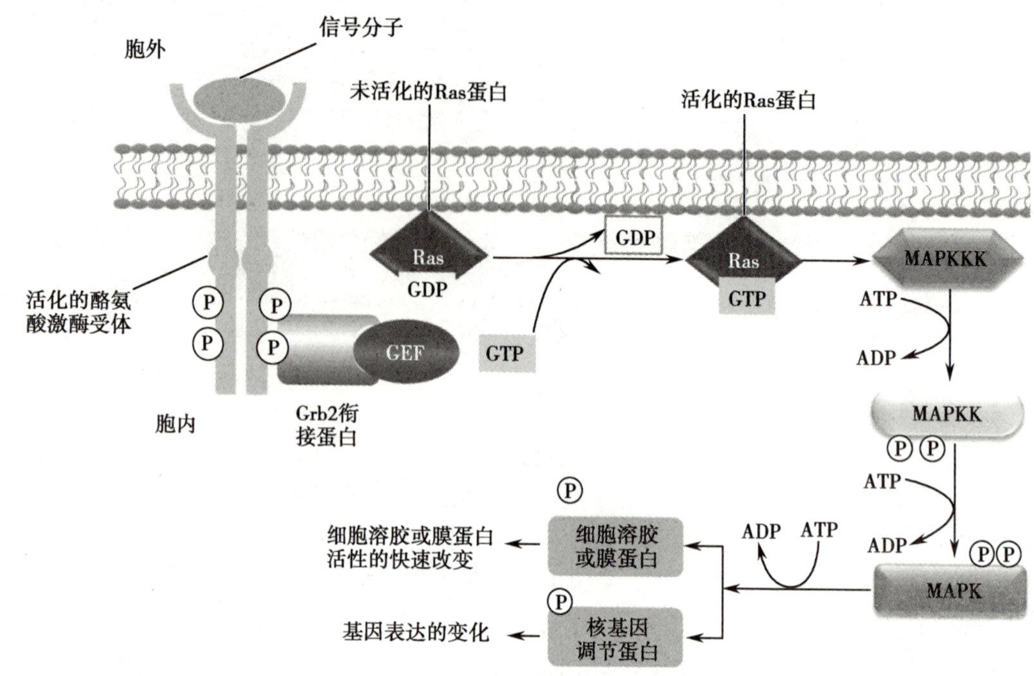

图 5-8 RTK-Ras-MAPK 信号转导途径

胞对各种应激源诱导信号转导的关键分子，可被 MEKK1/4、MLK2/3 和 MAPKKKASK 1 调控，并参与辐射、渗透压和温度变化等引起的细胞应激反应。一旦损伤信号通过 JNK/SAPK 的介导传至细胞核，则可调控细胞周期，使其保持在 G_2 期，促进细胞修复。p38MAPK 家族受 MEKK 1~4 和 TAO 1/2 家族的调节，介导炎症和细胞凋亡等应激反应，因而使其成为抗炎症药物的研发靶点。

MAPK 激活持续的时间及影响细胞反应的类型因配体不同而不同。例如，当 EGF 作用于神经前体细胞时，MAPK 的活性在 5 分钟内即可达到高峰，而后迅速下降，细胞则开始分裂增殖；而当 NGF 作用于同样的细胞时，MAPK 则可保持较高的活性达数小时，细胞则停止增殖而发生分化。

事实上，Ras-MAPK 信号转导途径除可被 RTK 激活外，许多单跨膜受体也可激活这一信号途径，甚至 GPCR 也可通过一些调节分子作用于这一途径。

(2) 其他 RTK 信号转导途径：由于 RTK 的胞内段存在着多个酪氨酸磷酸化位点，因此除 Grb2 外，它还可以募集其他一些含有 SH2 结构域的信号转导分子，调控 PLC-IP_3/DG 及 PI_3K/PKB 等信号途径。

1) PLC-IP_3/DG 途径：许多 RTK 能够通过其 SH2 结构域上的酪氨酸磷酸化位点与 PLCγ 结合并将其激活，此过程类似于 G 蛋白偶联受体激活 PLCβ-IP_3/DG 这一信号转导途径。此外，PLCγ 也能激活 IP_3-Ca^{2+} 和 DG-PKC 两个信号转导途径，并引起与 PLCβ/DG 相似的细胞反应。

2) PI_3K/PKB 途径：磷脂酰肌醇 -3- 激酶（phosphatidylin-ositol-3-kinase，PI_3K）是一类调控细胞功能（如细胞增殖、分化及运动等）的酶家族，其和蛋白激酶 B（protein kinase B，PKB）共同构成一条重要的信号转导途径。根据 PI_3K 的结构和底物特异性不同，它的家族被分为不同类别（Ⅰ~Ⅳ型），其中 IA 型 PI_3K 由调节亚基 p85 和催化亚基 p110 组成。当配体与受体结合后，PI_3K 的 p85 亚单位与活化的受体结合，p110 亚单位则被受体磷酸化而活化。这时的 PI_3K 可催化 PIP_3 的产生，进而激活 PKB。PKB 是一种丝氨酸 / 苏氨酸蛋白激酶，因其为原癌基因 *c-akt* 的产物，故又被称为 Akt。除含有激酶结构域外，PKB 还具有 PH 结构域。当细胞在静息状态时，PIP_3 的浓度很低，此时的 PKB 以非活性形式存在于胞质中；当细胞受到信号刺激产生 PIP_3 后，PKB 的 PH 结构域则与这些膜结合分子结合并锚定于质膜而被活化。活化的

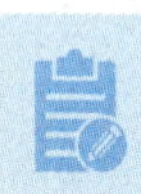
PI_3K 与癌症（拓展阅读）

PKB 可磷酸化多种蛋白，从而介导代谢调节和细胞增殖、凋亡等效应。

RTK 除介导上述已提到的 3 种信号转导途径外，还可通过其 SH2 结构域与某些信号转导途径中的蛋白质相互作用（如胞质酪氨酸蛋白激酶和酪氨酸蛋白磷酸酶等），形成多种途径信号的交汇（cross talk）或串流，以维持机体的正常功能。此外，当 RTK 异常时，细胞的功能可能也会随之出现异常，如 RTK 异常可导致细胞异常增殖，进而诱发肿瘤等。因此，RTK 也常被作为药物靶标用于癌症治疗，如乳腺癌药物赫赛汀即是通过结合并抑制过度表达的 RTK- 酪氨酸激酶受体 -2（ErbB-2）来发挥其作用。

（二）酪氨酸激酶偶联受体介导的信号转导途径

酪氨酸激酶偶联受体（tyrosine kinase-linked receptor）的特点是受体本身不具有酶的活性，而是可与胞质内的酪氨酸激酶相偶联。这类受体的配体多为细胞因子，其可以募集大量的胞内信号转导蛋白，其中最重要的信号转导蛋白是一种胞质酶即非受体酪氨酸激酶（non-receptor tyrosine kinase，NRTK）。NRTK 在调控细胞生长、增殖、分化、黏附、迁移和凋亡等过程中发挥着重要的作用，同时，它们也是免疫系统调节的关键分子，如 janus 激酶（janus kinase，JAK）家族及 src 激酶家族等均为非受体酪氨酸激酶。

JAK 家族在细胞因子信息传递中扮演着重要的角色，其家族主要包括 4 名成员，即 JAK1、JAK2、JAK3 和 TYK2（tyrosine kinase 2）。当细胞因子与受体结合后，受体二聚化导致其胞内段富含脯氨酸的蛋白质 - 蛋白质相互作用基序与 JAK 结合；JAK 与配体 - 受体复合物结合后，相邻受体偶联的 JAK 互为底物而发生磷酸化，JAK 也因此被活化，而后引起受体自身离细胞膜较远区域的酪氨酸残基发生磷酸化；这些磷酸化位点可作为其他含有 SH2 结构域的下游信号转导蛋白识别和锚定的位点，其中最重要的一类下游信号转导蛋白即为信号转导子和转录活化子（signal transducer and activator of transcription，STAT）。STAT 是介导细胞免疫、增殖、凋亡和分化等功能的重要转录因子，其在哺乳动物中已有 7 名家族成员被确定。这些家族成员具有一些共同的结构特征：N 端保守区后依次连接卷曲螺旋区、DNA 结合区、连接区、SH2 结构域和 C 端反式激活结构域。大多数 STAT 在静息状态时位于胞质中，而当其被激活后则可迅速转位到细胞核内，调控基因表达。

JAK-STAT 途径是细胞因子（如 IFNγ 等）信息内传非常重要的一条途径。干扰素 -γ（IFN-γ）激活 JAK-STAT 的过程主要包括：①IFN-γ 结合受体并诱导其形成同型二聚体；②受体与 JAK 结合，JAK1 和 JAK2 成为相邻蛋白，从而相互磷酸化使 JAK 活化；活化的 JAK 将受体自身离细胞膜较远区域的酪氨酸残基磷酸化，为具有 SH2 结构域的 STAT 创造结合位点，使之与受体结合；③与受体结合的 STAT 在 JAK 的作用下实现磷酸化后，与受体分离；④磷酸化的 STAT 分子彼此间通过 SH2 结合位点和 SH2 结构域结合而形成二聚体，而后转移到核内，并直接作用于 DNA 的某些顺式作用元件，调控其下游基因的转录（图 5-9）或参与免疫细胞的分裂等活动。而活化的 STAT 可在核磷酸酶的作用下发生去磷酸化而失活，并被 exportin-Ran-GTP 复合物转运出细胞核。事实上，一些细胞因子除了可调控 JAK-STAT 途径外，还可触发 MAPK 级联反应等。

（三）受体丝氨酸 / 苏氨酸激酶介导的信号转导途径

转化生长因子 β（transform growth factor β，TGF-β）、激活素（activin）和骨形态发生蛋白（bone morphogenetic protein，BMP）等 TGF-β 超家族成员可激活 TGF-β 超家族受体。这类受体具有丝氨酸 / 苏氨酸激酶活性，为受体丝氨酸 / 苏氨酸激酶（Receptor serine/threonine kinases，RSTK）。TGF-β 超家族除在发育过程中起重要作用外，还可以调节细胞的增殖、分化、黏附、移行及细胞凋亡，而其突变则可能会促使某些肿瘤的发生。TGF-β 超家族受体主要包括Ⅰ型受体和Ⅱ型受体，其被激活后可磷酸化这一途径中最重要的信号转导分子——Smad，从而将 TGF-β 信号直接从膜受体转导入核。Smad 的命名源于在线虫中发现的 Sma 及果蝇中发现的 Mad，其家族至少有 8 名成员，这些成员又被分为 3 类：①膜受体激活型 Smad，包括 Smad1、Smad2、Smad3、Smad5、Smad8/9 亚型；②通用

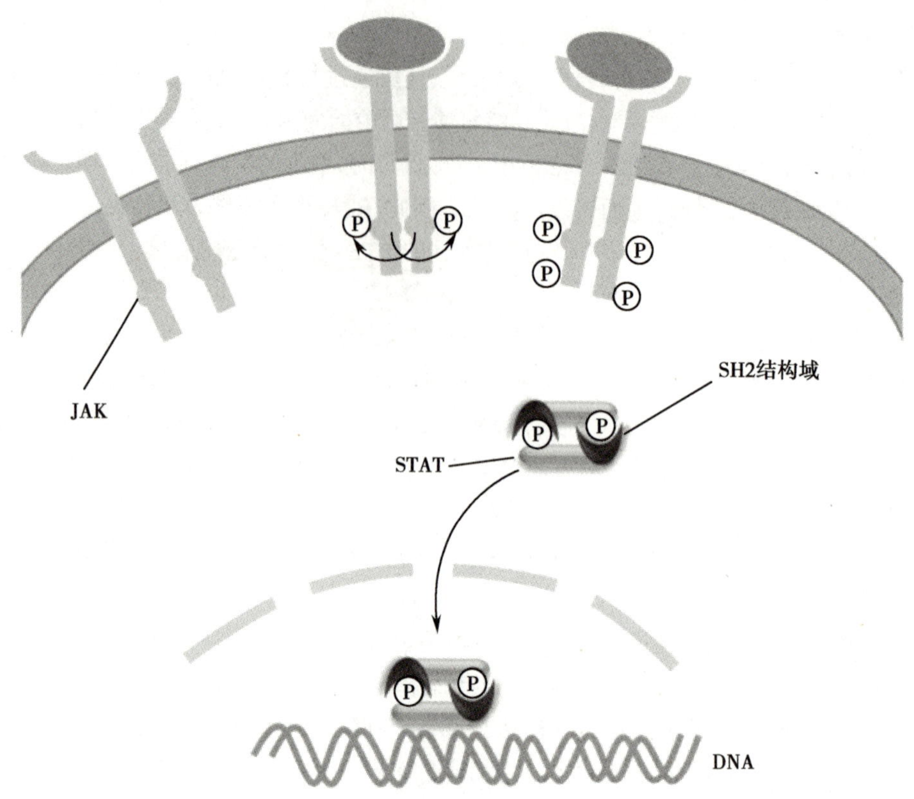

图 5-9 酪氨酸激酶偶联受体介导的信号转导途径

型 Smad，Smad4 也是目前唯一已知的人类通用型 Smad，它不能磷酸化也不能与受体结合，但却可与 Smad 家族中的其他成员相互作用形成异源多聚体来调控靶基因；③抑制型 Smad，包括 Smad6、Smad7，它们是 TGF-β 信号转导途径中的抑制因子，可以对 Smad 信号途径进行反馈调节。膜受体激活型 Smad 及通用型 Smad 主要位于细胞质中，当 TGF-β 信号途径被激活后，它们则可转位至细胞核来调控基因的表达等。抑制型 Smad 则作为转录调节因子主要存在于细胞核中。

TGF-β 信号转导的基本过程是：①TGF-β 结合 2 个Ⅰ型受体和 2 个Ⅱ型受体，形成异源四联复合物，从而引起受体结构的改变，使一个催化亚基磷酸化其相邻亚基的丝氨酸 / 苏氨酸残基，Ⅱ型受体被激活，其激酶活性将Ⅰ型受体磷酸化并活化；②Smad 受体激活锚蛋白（Smad anchor for receptor activation，SARA）结合 Smad2/Smad3，并将其呈递给活化的Ⅰ型受体；③受体的临近亚基募集并磷酸化 Smad2 和 Smad3；④在未磷酸化的时候，Smad 具有折叠构象，不能与其他 Smad 亚型结合并保持其在细胞质基质的定位；磷酸化的 Smad2/Smad3 亚型则具有非折叠构象，可与 Smad4 形成三聚体，暴露位于 Smad 上的核定位序列（nuclear localization sequence，NLS），从而使得细胞质基质中的复合物转移至细胞核内，并与相应的基因调节蛋白相结合，以此来调控有关器官发育和组织分化基因的转录（图 5-10）。

三、依赖于受调蛋白水解的信号转导途径

细胞上还存在着一类既不偶联 G 蛋白或酶，本身也无酶活性的分子，其信号转导特点是在外来信号分子作用下，会引起某个潜在基因调控蛋白（latent gene regulatory protein）的受调蛋白水解（regulated proteolysis）。受调蛋白水解过程可调节相应靶基因的表达。这类信号途径包括 Wnt、NF-κB、Notch 和 Hedgehog 等，它们在动物发育中都扮演着极为重要的角色，下面将简介 2 种常见的此类信号途径。

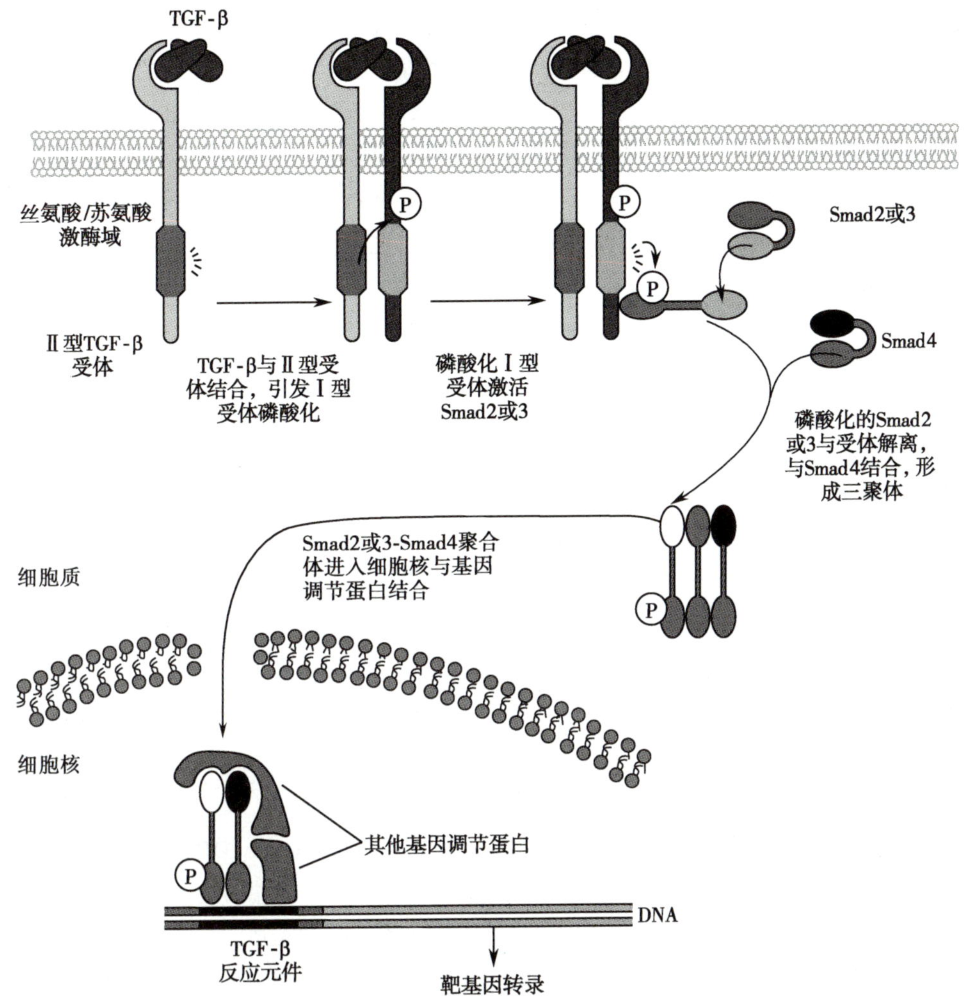

图 5-10　TGF-β 激活受体丝氨酸 / 苏氨酸激酶介导的信号转导途径

(一) Wnt 信号转导途径

人们最早发现果蝇中无翅(*wingless*)突变基因和小鼠乳腺肿瘤中的 *Int-1* 原癌基因具有同源性，并将两者合并后统称为 *Wnt*。人类细胞中共含有 19 种 *Wnt* 基因。Wnt 信号途径包括经典途径和非经典途径，其参与调控发育，细胞分化、癌变、凋亡，机体免疫，应激等生理病理过程。

Wnt 配体可通过卷曲蛋白(frizzled，Frz)家族的 7 跨膜受体及 LDL 受体相关蛋白(LDL receptor-related protein，LRP)共受体传递信号。当没有 Wnt 信号时，酪蛋白激酶 1(casein kinase 1，CK1)能磷酸化 β- 联蛋白(β-catenin)的 Ser45 位点，随后轴蛋白(axin)迫使糖原合成激酶 -3β(GSK-3β)靠拢 β 联蛋白，并将 β 联蛋白的 Thr41、Ser37、Ser33 位点磷酸化；最终 GSK-3β、CK1、β 联蛋白和多发性结肠腺瘤(APC)蛋白结合在一起构成 β 联蛋白降解复合体，促进 β 联蛋白被泛素化降解。造成胞内 β 联蛋白的缺乏，使得 Wnt 调控的靶基因不能表达。当 Wnt 信号存在时，Wnt 与 Frz 和 LRP 结合后会激活蓬乱蛋白(dishevelled，Dvl)，从而破坏 β 联蛋白降解复合物，使未磷酸化的 β 联蛋白在胞质中积累，并转位至细胞核内，取代转录抑制因子 Groucho，启动下游基因转录。

(二) 核转录因子 - κB 信号转导途径

核转录因子 -κB(NF-κB)是一种重要潜在的基因调控蛋白(转录因子)，其因能够与 Igκ 轻链基因的增强子 κB 序列(GGGACTTTCC)特异结合而得名。NF-κB 广泛存在于真核细胞中，其家族所有蛋白质的 N 端都共同拥有一个 Rel 同源结构域。哺乳动物细胞有 5 种 NF-κB 蛋白(NF-κB1、NF-κB2、RelA、RelB 和 c-Rel)，它们可形成不同的同源(或异源)二聚体，每一个二聚体都会激活其特异的一套基因。

在静息状态下，NF-κB 以二聚体的形式与其天然的抑制因子 I-κB（inhebitory kappa B，I-κB）家族蛋白（包括 I-κBα、I-κBβ 和 Bcl-3）结合在一起。此时的 I-κB 覆盖了 NF-κB 的核定位信号，并使 NF-κB 以无活性的形式被锚定于细胞质中。配体如肿瘤坏死因子 -α（Tumor necrosis factor，TNF-α）等与质膜上簇集的受体结合，导致受体的尾部招募并结合不同的衔接蛋白，主要有肿瘤坏死因子受体相关死亡域蛋白（TNF receptor-associated death domain protein，TRADD）和肿瘤坏死因子受体相关因子 -2（TNF receptor-associated factor-2，TRAF-2）；通过这两个衔接蛋白，受体相互作用蛋白激酶（receptor-interacting protein kinase，RIPK）被激活，而后 I-κBα 激酶的激酶（I-κBα kinase kinase，IKKK）被进一步活化；IKKK 直接磷酸化并激活 I-κBα 激酶（IKK）；IKK 激活并磷酸化 I-κBα，磷酸化的 I-κB 与 E3 泛素连接酶结合，引起 I-κB 泛素化（ubiquitination）；ATP 依赖的 26S 蛋白酶体（proteasome）将 NF-κB-I-κB 复合物解体，从而使 NF-κB 暴露出自己的核定位信号随后进入细胞核内，与特定基因启动子区域上的特定序列结合，启动特定基因的转录。

需要指出的是，NF-κB 还可被 IL-1、细菌脂多糖和紫外线辐射等多种刺激因子激活。NF-κB 不仅可以调控免疫细胞的激活及 T、B 淋巴细胞的发育，它还广泛参与了机体的应激反应和炎症反应，也与细胞的增殖、分化和凋亡等密切相关。

四、胞内受体信号转导途径

胞内受体主要位于细胞质或核基质中，其相应配体主要为可独立通过脂膜的疏水性小信号分子，如类固醇激素、甲状腺素、维生素 A 和维生素 D 等。正因如此，胞内受体也成为细胞中独一无二的受体。事实上，位于细胞质或核基质中的核受体是一类可直接调控基因表达的转录因子，其结构主要包括：N 端的调节区、高度保守的 DNA 结合区（DNA-binding domain，DBD）、配体结合区（Ligand binding domain，LBD）、连接 DBD 和 LBD 的铰链区，及高度可变的 C 端结构区。当这些受体与进入细胞的信号分子结合后，其构象改变，从而将信号传递，调控基因的表达。另有一些胞内受体可以结合细胞内产生的信号分子（如细胞应激反应中产生的细胞内信号分子），来激活效应分子。

此外，还有一类特别的胞内受体是由一种小分子气体一氧化氮（NO）所激活。NO 作为细胞内信号转导的信使是近 20 余年来生物医学领域的一个重要发现。Furchgott、Ignarro 及 Murad 三位科学家因为发现 NO 为心血管系统的细胞内信号分子而获得了 1998 年的诺贝尔生理学或医学奖。在血管内皮细胞和神经细胞中，NO 可以由 NO 合酶（NO synthase，NOS）催化生成，而 NOS 的活性又与 Ca^{2+}/CaM 密切相关。因此任何使细胞内 Ca^{2+} 浓度升高的因素都可能增强 NOS 的活性，并通过 NO 来调节细胞内代谢等。

体内多种刺激因素，如乙酰胆碱（acetylcholine，ACh）和缓激肽等通过与血管内皮细胞上的受体结合引起内皮细胞内 Ca^{2+} 的短暂升高，激活 NOS 合成并释放 NO；NO 可弥散出内皮细胞进入邻近的平滑肌细胞，并通过与平滑肌细胞内的 GC 活性中心的 Fe^{2+} 结合，改变酶的构象而激活可溶性的 GC，产生 cGMP；cGMP 水平升高，可降低血管平滑肌细胞中 Ca^{2+} 浓度，使平滑肌舒张，血管扩张。临床上用硝酸甘油治疗缺血性心脏病，就是通过释放 NO 来舒张血管平滑肌及扩张血管的。

第三节 细胞信号转导的特性

一、信号转导的一过性与记忆性

（一）信号转导的一过性

信号的传递和终止实际上就是信号转导分子的数量、分布、活性转换的双向反应。在细胞信号转导链中，连续不断的配体可连续多次的刺激信号转导，而信号转导链的每一个节点在接收到上游一次信号并把信号转导至下游分子后，该节点的信号就会及时终止，并恢复到未接收信号的初始状态，以

便接收下一次信号，信号转导的这一特性即被称为“一过性”。

1. 保证信号转导一过性的机制　“一过性”是所有信号转导过程的一个最基本特性，它是通过信号转导链中多节点的受体与信号转导蛋白的快速“活化 - 失活”的可逆性调节来实现的。信号转导蛋白接收到上游信号后会迅速活化，并在活化状态下完成信号的下游传递，而后自身失活，恢复为非活化状态，以便接收新一次的上游信号。信号转导蛋白每经历一次“活化 - 失活”的转换，就完成一次信号转导。具有这种特征的信号转导蛋白被称为“分子开关”，如 G 蛋白，它可以通过结合 GTP 或结合 GDP 的转换实现“活化 - 失活”的调节。此外，信号转导分子还可以通过与上、下游分子的迅速结合与解离来传递信号或终止信号传递。当然，“磷酸化 - 去磷酸化”也是实现信号转导分子活性状态与无活性状态之间转换的作用方式。

第二信使的快速产生与降解同样也为“一过性”的调节，如 AC 通过催化 ATP 生成 cAMP 来传递信号，而磷酸二酯酶则可将 cAMP 迅速水解为 5′-AMP 来终止信号传递。当钙离子做为细胞内信使发挥作用时，它既可以从其贮存部位被迅速释放，而后又可通过细胞 Ca^{2+} 泵作用将其泵出，从而迅速恢复为初始状态。PLC 可通过催化 PIP_2 分解成 DG 和 IP_3 来传递信号，而 DG 激酶和磷酸酶则又分别通过催化 DG 和 IP_3 转化而重新合成 PIP_2。

2. 信号转导一过性的意义　其主要包括两个方面：①有效降低信号转导途径的背景，保证细胞对连续多次信号的灵敏应答；②限制信号在某一节点的持续时间，保证信号强度适度。当信号转导的“一过性”受到干扰时会产生严重的不良后果，如霍乱菌产生的霍乱毒素可对 G_s 的 α 亚基进行修饰，使 α 亚基保持持续活化状态，从而持续激活 AC，使胞质中 cAMP 的浓度在短时间内增加至 100 倍以上，使得 Na^+ 通道持续开放，最终引起大量水分外流进入肠腔，造成患者严重的腹泻。

（二）信号转导的记忆性

某些情况下，在上游信号已经终止后，一些信号转导蛋白仍可保持一定时间的持续活化状态，即表现为“记忆性”，但这种持续性活化（记忆）是受到严格调控的。如在 Ca^{2+} 水平升高后 CaM 激酶Ⅱ可被激活，由于 CaM 激酶Ⅱ具有较强的自身磷酸化作用，即使 Ca^{2+} 水平降低至静态后，CaM 激酶Ⅱ的活性仍可维持较长时间，使它对 Ca^{2+} 信号呈现出一定的记忆性，直到蛋白磷酸酶彻底使其去磷酸化方才失活（图 5-11）。

在多细胞生物的发育过程中，胞外一些信号的瞬时变化可能会引起细胞某些结构或功能的长期变化，这些变化甚至可能会伴随机体的一生，而这一过程的发生则与信号转导的“记忆性”密不可分。例如，诱导分化肌细胞的一些信号可激活一系列肌肉特异性的基因调控蛋白，而这些蛋白既可刺激自身的基因转录，还可刺激其他一些肌细胞蛋白基因的转录，由此使这些细胞最终分化为肌细胞。

二、信号转导的放大效应与负性调控

（一）信号转导的放大效应

细胞在对外源信号进行转换和传递时，大都具有逐级将信号加以放大的作用。G 蛋白偶联受体介导的信号转导过程和蛋白激酶偶联受体介导的 MAPK 途径都是典型的级联反应过程。例如，一个信号可激活多个受体，一个活化的受体进一步又激活多个 G 蛋白，而每个 G 蛋白又可激活多个效应器（酶），从而生成许多第二信使，进而使更多的靶蛋白（酶）发生磷酸化，最终产生放大效应（图 5-12）。因此，每个信号转导过程都好比一个信号扩大器，将细胞外微小（少量）的信号逐级放大，作用于大量胞内效应分子，最终产生明显的生物学效应。例如，引起糖原分解必需的肾上腺浓度为 10^{-10}mol/L，如此微量的 β 肾上腺素通过信号转导可促使细胞产生 10^{-6}mol/L cAMP，信号被放大了 1 万倍，此后经过 3 步酶促反应（PKA →糖原磷酸化酶激酶→糖原磷酸化酶），信号又可放大 1 万倍，使短时间内糖原分解为葡萄糖。信号转导的放大效应是受到一定调控的，是一种“一过性”的放大，对放大效应的负性调节，也是细胞信号转导的重要组成部分。

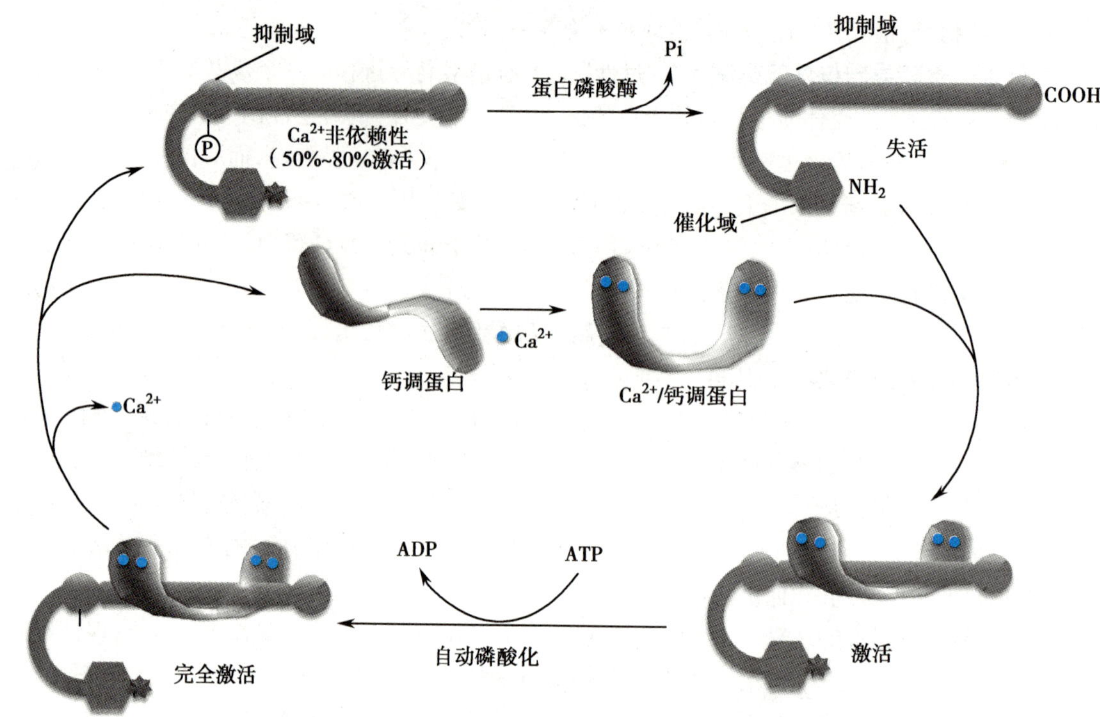

图 5-11　CaM 激酶的记忆性

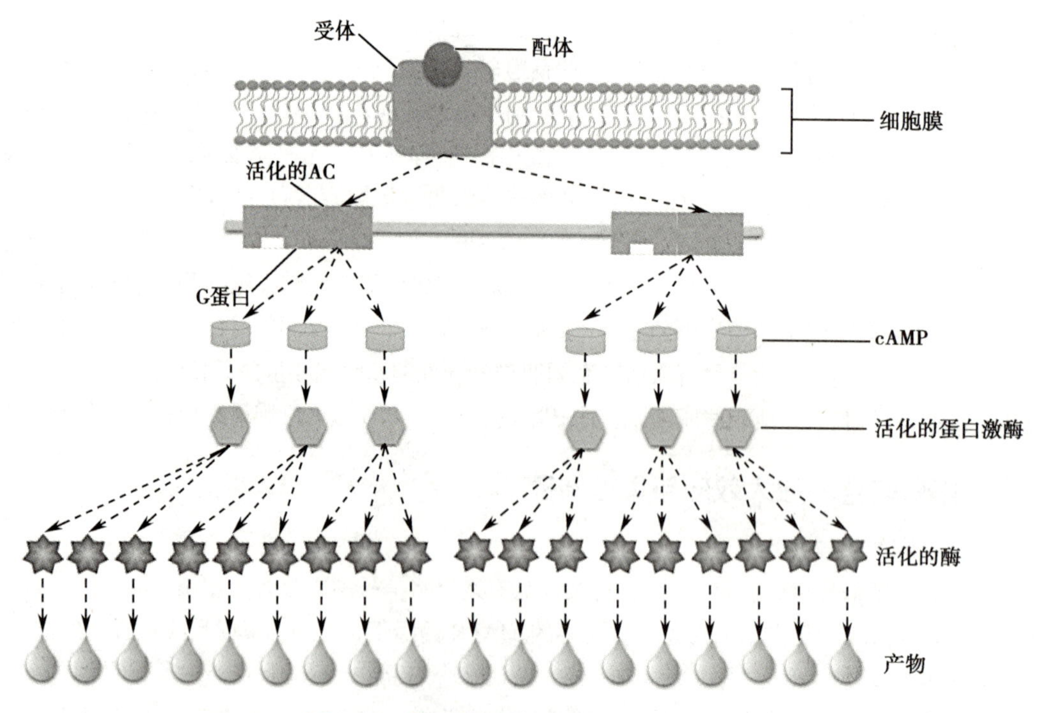

图 5-12　信号转导的级联反应与放大效应

（二）信号转导的负性调控

利用负反馈机制终止或降低某节点的信号称为信号转导的负性调控。负性调控是对外界信号变化做出的灵敏反应，通过对整个信号转导强度的及时调控，使细胞对外来信号做出适度和精确的反应。

1. 细胞对外来信号的适应和失敏　在外来信号持续作用下，细胞并不能一直保持很高的反应

性，这一现象称为细胞对外来信号的适应（adaption）或失敏（desensitization）。例如，在β肾上腺素的作用下，某些细胞内的cAMP会迅速显著升高，但随着β肾上腺素作用时间的持续，细胞的反应会明显减弱甚至消失。一般情况下，胞外信号分子的总量远大于细胞信号系统的负载能力，失敏机制使细胞对水平持续不变的外源信号失去反应性，从而保证了细胞对外源信号水平的突然变化能够及时作出反应。

2. 细胞信号转导的负性调控　细胞信号系统的失敏机制实际上就是细胞信号转导的负性调控。细胞信号转导的负性调控在时相上一般较“一过性”调节要晚，有时还涉及新基因的转录表达。信号转导的负性调控包括受体的调节，如受体失敏、受体滞留和受体减量调节。此外，某些信号转导蛋白的失活或抑制等则为信号转导负性调控的另一种方式。

(1) 受体的调节：激活的受体可被磷酸化修饰而失活，称为受体失敏。失敏受体（实际上为受体-配体复合物）可通过受体介导的胞吞作用进入细胞内，这一过程称为受体滞留。部分滞留的受体-配体复合物可在胞质中发生受体与配体的解离，一些解离后的受体可通过再循环重返细胞膜并恢复敏感性；还有一些滞留的受体-配体复合物则会被导向溶酶体并被降解。受体再循环与降解的比例是受到严格调控的。由于溶酶体对受体的不断降解，使得细胞膜受体的数目逐渐减少；同时，随着胞外配体作用时间的延长，相应受体mRNA的转录也开始减少，而这一过程又促使膜受体的数目进一步降低，因此，受体数量减少的这一过程即为受体的减量调节。

受体调节实际上是非常广泛的一种现象，如GPCR失敏的过程即为受体调节的典型例子。在GPCR激酶的作用下，GPCR胞内C端多个位点发生磷酸化，磷酸化的GPCR能够高亲和性地与拘留蛋白（arrestin）结合，从而阻断GPCR与G蛋白之间的相互作用，使之解偶联，最终引起受体失敏。此外，拘留蛋白还可以识别细胞膜上的笼蛋白，从而启动笼蛋白依赖的受体介导细胞内吞，而后，部分进入细胞的受体经泛素化修饰后被溶酶体降解，从而使膜受体数目降低。

受体的异常调节可引起机体功能异常，从而产生严重的后果。例如，GPCR多肽链多处位点自发突变能够导致受体持续处于激活状态，从而诱发多种疾病，其中，促甲状腺激素受体第3环的点突变引起甲状腺瘤合并甲亢、促黄体生成（LH）受体的突变引起家族性性早熟等都为GPCR异常调节的典型例子。

(2) 细胞内的某些信号蛋白直接参与负性调控：依赖于受调蛋白水解的信号转导途径往往具有这种负性调控机制，如在NF-κB信号转导途径中，I-κB与NF-κB相结合形成复合体，覆盖了NF-κB的核定位信号，从而终止了信号蛋白的传递。此外，某种抑制蛋白的活性或转录表达在信号转导过程中被激活，也会发挥负性调控的作用，如在TGF-β信号转导途径中，*Smad3*基因是TGF-β的靶基因，其产物Smad3蛋白则可以阻止TGF-β受体对Smad1的激活。

三、信号转导的交汇性与专一性

信号转导途径并不是由配体-受体-信号转导分子-效应蛋白构成的一成不变的固定组合，各个信号转导途径也并非各自独立存在，一条信号转导途径中的功能分子可影响和调节其他信号转导途径，同时，不同信号转导途径之间也存在着复杂的多种交互的联系。它们相互作用，形成一个复杂的信号网络（signal network）。不同信号途径的信号通过这个网络将信息进行传递、交换和汇集，最后引发特定的细胞反应。

（一）信号转导的交汇性

1. 信号途径间的交汇性　胞内的信号转导是多途径、多环节、多层次和高度复杂的可控过程。在复杂的信号网络系统中，信号转导往往是非线性的（图5-13）。不同信号转导途径间的相互作用常被形象地称为交汇（crosstalk）或“交谈”“串流”，其表现为部分信号转导链的共享，主要包括3种模式：

(1)信号趋异：一种信号转导分子可能参与多条信号转导途径，如 G 蛋白的 βγ 二聚体除了可激活 K^+ 通道外，还可通过 SOS 及 Ras 蛋白激活 MAPK 途径。

(2)信号收敛：多种不同的信号途径可能汇合在一个共同的靶效应分子上，如 GPCR 和生长因子受体各自接收不同的信号刺激，但信号传至胞内后，都可形成自磷酸化位点供 Grb2/SOS 衔接蛋白的结构域特异性识别，后者通过 Ras 激活 MAPK 级联系统。事实上，Ras 蛋白可谓多种信号转导途径的汇合点，其使这些信号转导途径得以汇聚，而 Ras 的这一作用则被称为收敛作用(convergence)。

(3)信号串扰：一条信号转导途径可影响和调节其他信号途径，如 Ras/MAPK 途径可调节 Smad 途径，而 DG/PKC 途径可调节蛋白酪氨酸激酶途径。

GPCR 和 RTK 所涉及的 cAMP/PKA、IP_3/Ca^{2+}、DG/PKC、Ras/MAPK 和 PI_3K/PKB 等 5 条信号转导途径之间即存在“交汇”(图 5-13)，例如，磷脂酶 C 既是 GPCR 途径的效应酶，又是 RTK 途径的效应酶。此外，虽然这 5 条信号途径彼此不同，但它们在运作机制上又都具有相似的原理，即最终都可激活蛋白激酶，而由蛋白激酶形成的整合信息网络，理论上可调节细胞任何特定的过程。

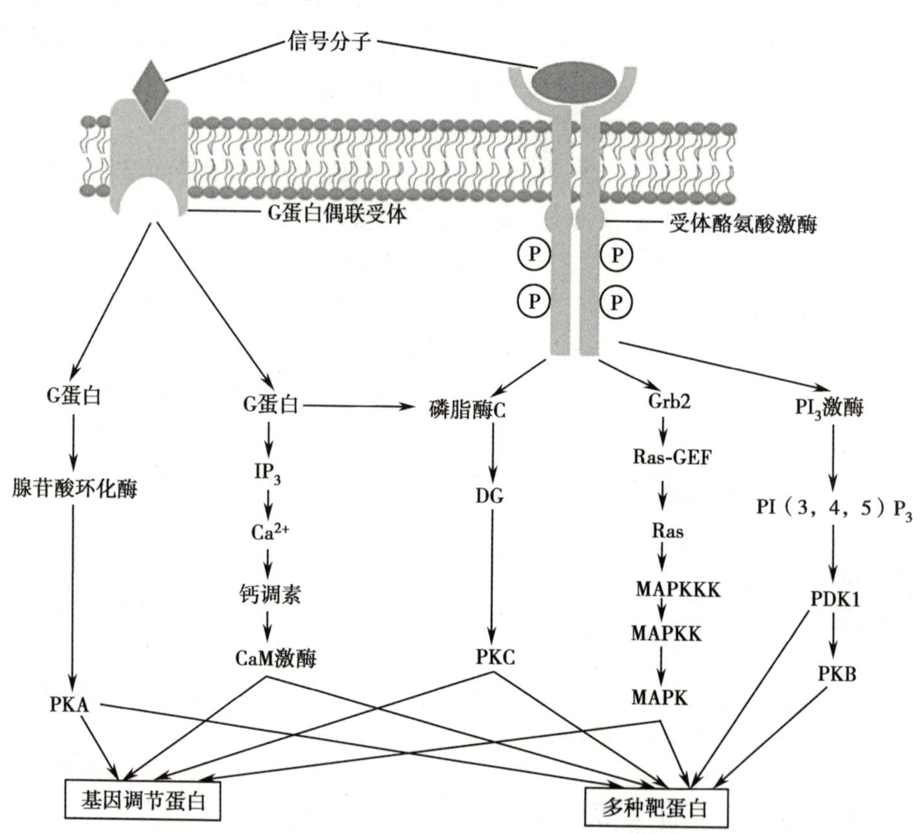

图 5-13　GPCR 与 RTK 信号途径间的“交汇”

此外，研究表明，活化的 GPCR 可通过 G 蛋白的 βγ 亚基或通过 PI_3K、拘留蛋白来活化 Src 样激酶，而激活的 Src 样激酶可进一步使 RTK 的胞内域酪氨酸残基发生磷酸化，从而使 RTK 在无胞外配体的情况下被活化。GPCR 还可以通过某些信号转导蛋白激活 Ras/MAPK 途径，而 Ras/MAPK 可能是 GPCR 和 RTK 共享的信号途径。例如，Src 样激酶可磷酸化 RTK 下游的衔接蛋白 Grb2 和 Shc 并进一步活化 Ras 蛋白激活 MAPKKK；GPCR 可以激活 Gq，进而激活 PLCβ，PLCβ 又通过 IP_3 和 DG 激活 PKC，而 PKC 则可以激活 MAPKKK；cAMP/PKA 也可以激活某种 MAPKK；Ca^{2+} 信使则可通过鸟嘌呤核苷酸释放因子(guanine nucleotide-releasing factor，GRF)与 PKC 等调节 Ras 途径的多种上下游组分。

2. 信号转导网络　正是信号转导途径间的相互交汇作用，使不同的细胞信号转导途径间形成了极其复杂的细胞信号转导网络。例如，不同的 MAPK 级联反应构成的信号转导网络（图 5-14）可整合自多条途径的信号，最后引发特定基因的转录。细胞信号转导网络的形成涉及以下几个层次。

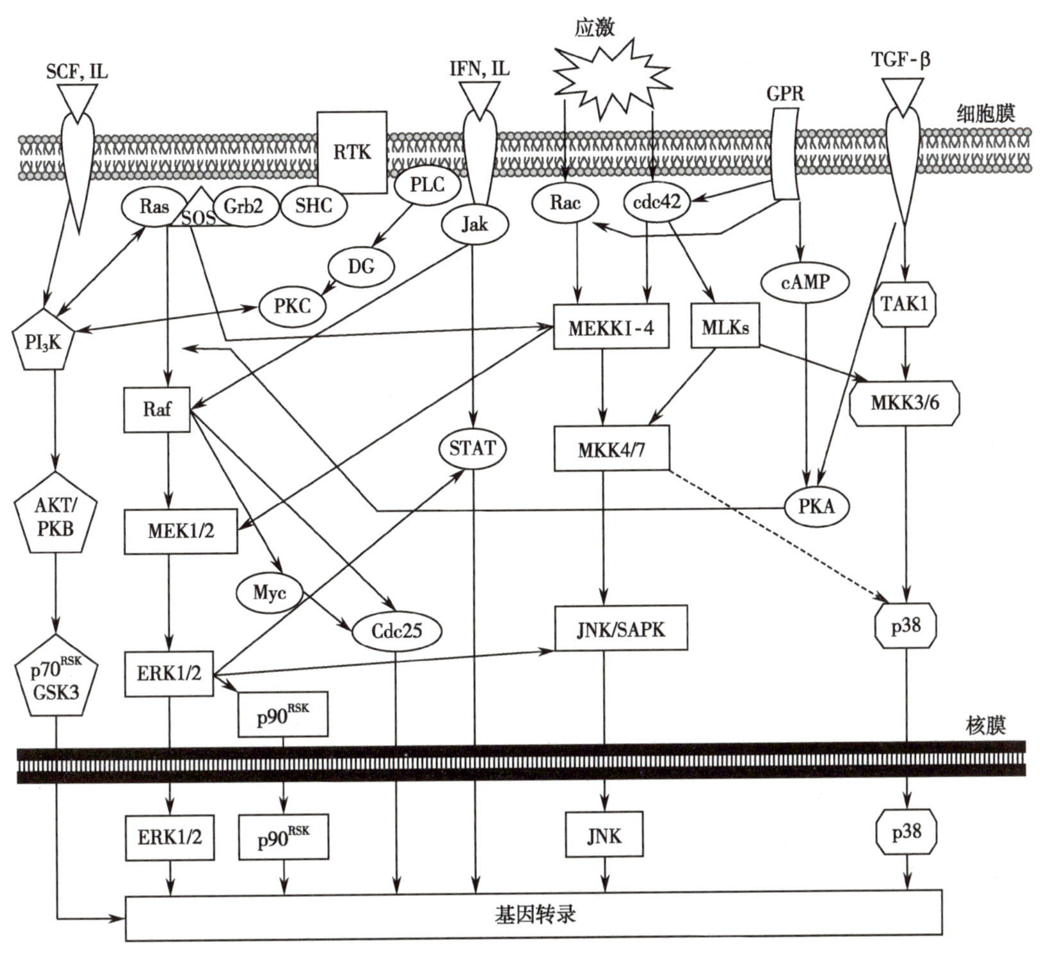

图 5-14　MAPK 信号途径及其形成的信号转导网络

(1) 不同受体间的相互作用：一条信号转导途径并非只能由一种受体激活，如多种受体都可以激活 PI_3K 途径。此外，一种受体也可激活多条信号转导途径。例如，PDGF 受体激活后，可同时激活 Src 激酶、结合 Grb2 并激活 Ras、激活 PI_3K 或激活 PLCγ 等多条信号转导途径而引起复杂的细胞应答反应。

(2) 不同信号转导分子间的相互作用：信号转导中的许多蛋白激酶可以磷酸化不同的信号转导蛋白，这使得单一信号在信号转导过程中呈现出多样化而产生出多种不同的下游反应。信号转导分子聚合成复合体是形成信号传递网络的一般机制，如 SH2、PTB、SH3 和 PH 等调节性结合功能域可聚集连接，这些结合功能域又分别亲和结合磷酸化酪氨酸、SOS 分子富含脯氨酸的基团和 PIP_3 等位点或结构域。一个单一受体结合相应配体后，依赖上述这些结合功能域，就可募集许多相关的信号分子在受体胞浆段周围，经过交汇和整合，形成复合体的网络结构，发出多条信号途径，促进相应的一组基因转录表达或产生一系列效应。例如，PDGFRβ 的胞浆段上含有 7 个可被磷酸化的酪氨酸位点（$Y^{716,740,751,763,771,1009,1021}$），根据磷酸化酪氨酸周围的氨基酸序列特征，它们可分别专一性地连接含有 SH2 结构域的衔接蛋白分子（Grb2、Shc 和 SHP-2）、效应分子（PI_3K、PLC-γ 和 GAP）和转录因子（STAT），再经过多处正负交汇（GAP-Ras、Ras-PI_3K、PIP_2-PLC-γ、PKC-Raf 和 PAK-MEK），最终使

其发挥作用。因此,由此单一受体诱导形成的信号传递网络,至少可通过 5 条信号途径来调控相应的一系列基因表达,从而产生多种协调的细胞效应。

形成网络的信号分子复合体是可塑性动态的复合体。在静息状态下,构成细胞信号转导途径的信号分子分散在胞质的不同部位,如有的锚定于胞膜内侧(如 Src 和 Ras 等),有的则存在于细胞质内(如 Grb2-SOS、PI_3K、PKC、PKA 和 PLC 等)。在外来信号刺激作用下,这些信号蛋白会重新定位,通过信号转导复合体等形式有序地组织起来,形成多个特定的信号模块,这些模块可在某些特定的节点交叉,并由此最终形成一条独立于其他信号转导途径的、专一性的细胞信号转导途径。形成信号转导复合体的三维网络提高了信号转导的速度、效率和特异性。

(3)不同转录因子与顺式作用元件的相互作用:如转录因子 Fos/Jun 家族和 CREB 家族都具有亮氨酸拉链,因此它们可通过亮氨酸拉链相互作用。由于细胞转录因子组分的数量、比例,以及其相互作用形成的异源二聚体等差异,使得它们在基因转录水平形成自由交汇的局面,从而构成了极其复杂的基因表达调控格局。

信号转导网络是极其复杂的,而正是这种复杂性和动态性使得细胞得以整合和分类输入的信号,以调节多种细胞内功能并维持生命活动的正常进行。

(二)信号传递的专一性

信号传递的专一性主要由以下因素决定。

1. 配体 - 受体之间的专一性 配体与特异性受体结合介导的信号转导途径可引起相对专一的细胞效应。例如,胰岛素与胰岛素受体结合后激活的 PI_3P 途径可促进葡萄糖转运等代谢反应;而在相同细胞中,生长因子与其受体结合后激活的 PI_3P 途径却不调控上述代谢反应。

2. 细胞内信号转导的专一性 细胞通过相应的调控机制把不同的信号转导蛋白组织起来,使它们相互作用乃至结合以形成一个专一的信号转导链或信号转导模块,以应答不同的刺激。

3. 基因转录的专一性 信号转导途径和转录因子之间的相互作用和相互协调,使基因可专一性的转录,其机制主要包括以下几点:

(1)不同基因结构的专一性:受信号调控的转录因子的靶基因元件是否容易接近,及染色质结构的致密程度等,都会显著影响该区域基因转录的可能性。

(2)转录辅因子的专一性:受信号调控的转录因子常常需要与胞内的其他转录辅因子相互作用才能激活基因转录,而这些转录辅因子常常具有细胞特异性。

(3)转录因子的相互作用:许多基因启动子的激活需要有多个转录因子同时存在,因此只有同时激活这些转录因子,这个基因的转录才能被激活;若只激活部分转录因子,此基因的转录则不足以被激活。

(4)信号阈值的大小及刺激时间的长短引发不同的转录活动:完全相同的信号刺激,仅仅由于它的强度或者作用持续时间的不同,就可使细胞做出完全不同的转录反应。

此外,下列几种因素也参与了基因转录的专一性调节,如转录因子在核内的浓度梯度、转录因子在靶基因调控元件上结合位点的数量、转录因子与靶基因调控元件结合的相对亲和力,及转录因子与其他蛋白质因子的相互作用等。

第四节 信号转导与分子靶向药物

信号转导是细胞可以精准调节和维持其功能以响应环境刺激的不可或缺的手段,其通过传感器(例如 G 蛋白、激酶、磷酸酶等)将信号迅速传递到特定的效应位点。无论是受体激活信号转导分子,还是效应蛋白调控细胞功能,其中任何过程发生异常都可能诱发疾病。例如,一些致病毒素(如破伤风毒素和百日咳毒素等)通过异常调控 G 蛋白,导致受累细胞的功能异常,从而引起细

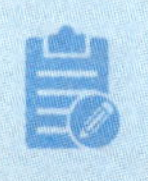

菌感染性疾病(如破伤风和百日咳等)。当然,信号转导分子的异常也是造成机体功能异常的重要原因。这些异常既可能发生在基因编码阶段,也可能发生在蛋白质合成乃至其细胞内降解等各个层次和各个阶段。例如,G 蛋白基因突变可导致色素性视网膜炎、侏儒症、先天性甲状旁腺功能减退、先天性甲状腺功能减退或亢进等疾病;编码细胞因子、黏附分子等基因的过表达则可导致哮喘、慢性阻塞性肺疾病(COPD)、类风湿关节炎和结肠炎等疾病。此外,肿瘤的发生和发展也与信号转导的异常密切相关。绝大多数癌基因或抑癌基因的编码产物都是信号转导过程中的关键分子,它们可以从多个环节干扰细胞信号转导过程,引起细胞增殖与分化的异常,最终导致肿瘤的发生。事实上,通过针对信号转导关键分子进行治疗干预,也已成为药物设计的重要方法之一。总之,信号转导机制的研究不仅加深了人们对发病机制的认知,同时也为疾病的诊断和治疗提供了新的有效靶点。

一、细胞信号转导与药物靶标

研究各种病理过程中信号转导分子结构与功能的改变为新药的筛选和研发提供了靶点,信号转导药物(signal transduction drug)这一概念也由此产生。人类基因组计划的实施和完成已有效帮助科学家预测出近 8 000 个具有潜在药理作用的药物靶分子。随着基因芯片等分子生物学技术的发展,越来越多新的药物靶标将会被筛选和鉴定出来。目前,已确认的药物靶标众多,这些靶点主要包括膜受体、离子通道、核受体、胞内信号转导分子(酶)等。因此,研究和设计以信号转导途径为靶点的药物和治疗方法,对于药物的多效性研究具有十分重要的意义。

事实上,一种信号转导干扰药物是否可以用于疾病的治疗而又具有较少的副作用主要取决于两个因素:一是它所干扰的信号转导途径在体内是否广泛存在,如果该信号转导途径广泛存在于细胞内,其副作用则很难得以控制;二是药物自身的选择性,药物对信号转导分子的选择性越高,其副作用就越小。基于上述两点,人们已深入了解信号转导分子在不同细胞中的分布情况,同时也在努力筛选和改造已知的化合物,以发现具有更高选择性的信号转导分子激动剂和抑制剂,尤其是在抗肿瘤新药研发中被广泛用作母体药物的各种蛋白激酶抑制剂等。酶分子作为信号转导分子的一员在信号转导过程中扮演着重要的角色,药物对其作用机制主要包括两方面:一是调节酶量,使酶的合成增加或减少;二是调节酶的活力,包括对其激动剂、抑制剂、辅酶的调节等。此外,药物受体也是新药研发中被关注的重要靶点,它是一类在分子水平上与药物相互识别、相互作用而发生初始药理效应的生物分子。这些相关研究的新进展已经使得一些信号转导药物在临床中得以应用,特别是其在肿瘤治疗领域中的应用。

在以往的药物设计和研发中,寻找疾病进程中某个特定靶点的高特异性或高活性抑制剂往往被作为关注的重点。但是对于涉及多基因、多蛋白质分子改变的肿瘤、糖尿病、高脂血症、阿尔茨海默病和神经性疾病等复杂的疾病,这样高特异性药物的治疗效果通常不佳。因此,人们需要重新考虑药物靶标选择和研发的策略。近些年来,为了克服药物单一靶点的局限性及发现治疗复杂疾病的全新药物,药物学家已将研究兴趣与关注度由单分子药物靶标(即靶向一个基因 / 一种蛋白质的单一药物策略)转向以疾病的动态细胞信号转导网络为靶标的多靶点药物设计。利用邻近闪烁分析(scintillation proximity assay,SPA)、激酶活性分析、免疫印迹和质谱分析等方法,研究人员不仅已经构建出许多与人类疾病相关的细胞信号转导网络(其中包括 GPCR、蛋白质磷酸化、siRNA 介导的基因表达和蛋白酶信号网络等),而且这些网络和细胞的行为与功能也已被联系起来。因此,药物设计现已不仅仅是面向单靶点或是双靶点的设计,而是开始转向以信号网络为靶标多途径调节的研发策略(也称为网络药理学),如以表皮因子受体家族、血小板衍生生长因子受体家族、血管内皮生长因子受体家族和受体激酶、非受体激酶等介导的信号转导网络为靶标的药物研发新策略。

二、细胞信号转导与靶向抗肿瘤药物

肿瘤的发生和发展与细胞信号转导异常密切相关。无论是受体的过度表达、信号转导蛋白，亦或是蛋白激酶的突变都可能诱发肿瘤。至今，靶向信号转导途径的抗肿瘤药物已取得巨大的进展。

（一）受体与靶向抗肿瘤药物

受体数量、结构等异常或突变可致信号转导途径异常，进而诱发肿瘤。例如，酪氨酸激酶受体——表皮生长因子受体（EGFR）的突变或异常表达可引起细胞异常增殖，进而诱发肿瘤。用于治疗某些乳腺癌或非小细胞肺癌等癌症的药物吉非替尼（gefitinib）则是一种 EGFR 的抑制剂，它可通过抑制 EGFR 的活化来阻断其下游 Ras 等信号途径，从而促进癌细胞的凋亡，并抑制癌细胞增殖及血管生长。由我国科研工作者研发的盐酸埃克替尼（icotinib hydrochloride）也是以 EGFR 为靶标的一代靶向抗癌药物，其适应证为 EGFR 突变的晚期非小细胞肺癌，已于 2011 年获国药准字批准文号。该药的疗效不逊于国际专利品牌药物吉非替尼，而且在安全性上具有明显优势。此外，国产第三代 EGFR 靶向药阿美替尼也于 2020 年获得国家药品监督管理局的批准，这也为非小细胞肺癌患者的治疗提供了新的选择。

VEGF 在信号转导与疾病中的作用（拓展阅读）

此外，血管内皮生长因子受体（vascular endothelial growth factor receptor，VEGFR）为另一酪氨酸激酶受体，它的激活可促进血管内皮细胞增殖及血管新生。由我国自主开发的阿帕替尼（apatinib）为 VEGFR-2 的抑制剂，于 2014 年获得国家食品药品监督管理总局的批准，其通过抑制 VEGFR 介导的内皮细胞迁移和增殖来抑制肿瘤组织中新血管的形成。该药主要用于治疗既往至少接受过两种系统化疗后进展或复发的晚期胃腺癌或食管胃结合部腺癌患者。表 5-3 列举了部分靶向受体的抗肿瘤药物。

（二）蛋白激酶与靶向抗肿瘤药物

以蛋白激酶为靶点的抗肿瘤治疗已成为肿瘤领域研究的热点。目前，一些靶向性蛋白激酶抑制剂作为抗癌药物已经上市（表 5-3）。例如，已上市的信号转导药物伊马替尼（imatinib）对慢性髓细胞性白血病（chronic myelogenous leukemia，CML）具有明显的疗效，其可通过抑制 Bcr-Abl 酪氨酸激酶的活性来发挥抗肿瘤作用。另一方面，伊马替尼还可通过抑制细胞膜上的 PDGFR 及 c-Kit 来促进癌细胞凋亡或抑制癌细胞增殖和肿瘤血管生成。此外，作为第二代酪氨酸激酶抑制剂的抗肿瘤药物达沙替尼（dasatinib）除可抑制 Bcr-Abl 外，还可有效地抑制 Src 激酶等，其主要用于治疗对伊马替尼耐药的慢性髓细胞性白血病病及费城染色体呈阳性的急性髓系白血病（Ph^{+} ALL）。

MEK 是 MAPK 信号级联系统的重要成员，当其被抑制时，可抑制某些肿瘤细胞的增殖并诱导细胞凋亡。曲美替尼（trametinib）是一种具有抗癌活性的 MEK 抑制剂。在Ⅲ期临床试验中发现，曲美替尼对携带 BRAF V600E 突变的黑色素瘤患者具有良好的疗效。

表 5-3 已获准上市的部分靶向抗肿瘤药物

药物名称	已知靶点	主要用于治疗的疾病
伊马替尼（格列卫）	Abl，PDGFR，c-KIT	慢性髓细胞性白血病（CML）
吉非替尼（易瑞沙）	EGFR	某些乳腺癌、非小细胞肺癌等
厄洛替尼（特罗凯）	EGFR	原发性或复发性晚期非小细胞肺癌、胰腺癌
索拉非尼（Nexavar）	VEGFR，PDGFR，FLT3，B-RAF	原发性晚期肾癌、肝癌、放射性碘抵抗的晚期甲状腺癌
舒尼替尼（索坦）	VEGFR，PDGFR，FLT3，c-KIT	肾细胞癌及耐伊马替尼的胃肠道间质瘤（GIST）
达沙替尼	Ephrin 受体、Src 激酶及 Bcr-Abl 等	伊马替尼耐药的 CML 和急性淋巴细胞白血病（ALL）
拉帕替尼	EGFR，HER2	乳腺癌

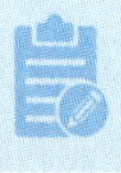

续表

药物名称	已知靶点	主要用于治疗的疾病
尼洛替尼	Bcr-Abl	对伊马替尼耐药或不耐受的 CML、Ph^+ALL 和 GIST
帕唑帕尼(维全特)	VEGFR,PDGFR,c-KIT,FGFR	晚期肾细胞癌
曲妥珠单抗(赫赛汀)	ErbB2(HER2/neu)	转移性乳腺癌、胃癌
西妥昔单抗(爱必妥)	EGFR	转移性结肠直肠癌、头颈癌
贝伐珠单抗(阿瓦斯汀)	VEGF	结肠癌、肾细胞癌、肺癌及乳腺癌、胶质母细胞瘤等
克唑替尼	ALK,c-Met,HGFR,ROS1	ALK 阳性转移性非小细胞肺癌
阿昔替尼	VEGFR-1/2/3,PDGFR,c-KIT	既往接受一种系统治疗失败的晚期肾细胞癌患者
阿法替尼	EGFR,HER2	非小细胞肺癌
曲美替尼	MEK1/2	黑色素瘤
奥希替尼(泰瑞沙)	EGFR	晚期非小细胞肺癌
盐酸埃克替尼	EGFR	晚期非小细胞肺癌
阿美替尼	EGFR	存在 EGFR T790M 突变的局部晚期或转移性非小细胞肺癌的患者

(三) 其他信号转导分子与靶向抗肿瘤药物

小 G 蛋白 Ras 在细胞生长、凋亡及分化等方面发挥着重要的作用,如其可通过调控 ERK 等信号途径促进血管新生。一旦其编码基因 *Ras* 发生突变或异常活化,均可能诱发肿瘤。法尼基转移酶抑制剂(FTI)是一类实验性抗癌药物,如替吡法尼(tipifarnib)可通过抑制 CAAX 尾部基序的异戊二烯化来阻断法尼基转移酶的活性,从而抑制 Ras 的活性,并促进某些肿瘤细胞的凋亡。此外,以 Ras 为靶点的反义核苷酸疗法也已进入临床实验阶段。

抗肿瘤靶向药物的耐药性问题是引起肿瘤治疗效果不理想的重要原因,如某些抑癌基因的突变失活或某些驱动基因的改变等都能引起信号途径的改变,进而使机体或癌细胞产生耐药性。因此,明确耐药机制,优化治疗策略,已成为癌症治疗的关注热点。

三、细胞信号转导与其他靶向药物

(一) 抗抑郁药物靶标与相关信号转导途径

参与抑郁症和抗抑郁药作用的信号转导途径主要有 cAMP 途径、MAPK 途径及 IP_3 途径等。

1. cAMP 途径　多数抗抑郁药可引起脑内 5- 羟色胺(5-hydroxytryptamine,5-HT)和去甲肾上腺素浓度的增加,5-HT 和去甲肾上腺素与 GPCR 结合,激活 cAMP 途径,催化 ATP 生成 cAMP 进而激活 PKA,促进 CREB 发生磷酸化,调节基因转录,从而调节细胞存活和神经可塑性。

2. MAPK 途径　抗抑郁药引起的神经递质、神经营养因子和生长因子等改变可作用于 MAPK 途径,如抗抑郁药激活的小分子 G 蛋白 Ras 可通过活化 MAPKKK/RAF 激活 MAPKK/MEK,随后 ERK1/2 被激活,进而活化核糖体 S6 激酶(ribosomal S6 kinase,RSK),使 CREB 发生磷酸化,调节基因转录。

知识链接

抗抑郁药的分子作用新机制

抑郁症是一种最常见的且给患者带来巨大精神和经济负担的心理疾病,病情严重者甚至可引致自杀。据世界卫生组织(WHO)报道,全世界约有 2.8 亿人正饱受该病的困扰,且患病人

数还在快速增长中。WHO 预测到 2030 年重度抑郁症可能将会成为全球疾病负担第一位的疾病。2020 年 9 月，国家卫生健康委员会发布了《探索抑郁症防治特色服务工作方案》，该方案确定了试点地区到 2022 年的工作目标，包括公众对抑郁症防治知识知晓率达 80%，抑郁症就诊率提升 50%。

用于治疗抑郁症的药物常被认为是通过增加突触中 5- 羟色胺和去甲肾上腺素的水平或是通过抑制神经递质谷氨酸受体来发挥作用的。而来自芬兰赫尔辛基大学 Eero Castrén 团队的研究发现，抗抑郁药如氟西汀、丙米嗪等可通过直接与酪氨酸激酶受体（激活 MAPK 途径的重要上游分子）结合，来激活脑源性神经营养因子（brain-derived neurotrophic factor，BDNF）信号转导，从而发挥其抗抑郁的作用。这一发现直接将抗抑郁药的作用与神经可塑性联系起来，也为抗抑郁药的分子效应如何恢复患者的情绪提供了新的理论依据。

3. IP_3 途径 抗抑郁药可以通过激活 PLC 生成 IP_3，进而使 Ca^{2+} 从钙库释放出来，并与 CaM 结合，激活 CaMK。激活的 CaMK 会进一步磷酸化 CREB，调节基因转录。不同抗抑郁药可能通过不同的靶标起作用，但最终都可以引起功能蛋白（如 CREB）的磷酸化，从而使神经营养因子（NF）基因表达增加，进而促进神经细胞的生长、增殖和调控神经可塑性等，最终达到逐渐改善抑郁患者情绪的效果。如 NGF、VEGF、IGF-Ⅰ和激活素（activin）等，均可发挥抗抑郁效应。

（二）抗糖尿病药物靶标与相关信号转导途径

某些特殊靶点的干预为糖尿病的药物治疗提供了新途径。例如，胰高血糖素样肽 1（glucagon-like peptide-1，GLP-1）刺激胰岛素分泌，激活与胰岛 β 细胞增殖有关的信号转导途径，而二肽基肽酶 -4（dipeptidyl peptidase-4，DPP-4）则参与了 GLP-1 等肠促胰岛素的降解；腺苷酸活化蛋白激酶（AMP-activated protein kinase，AMPK）激动剂促进葡萄糖转运体 4（Glucose Transporters 4，GLUT4）易位；内源性大麻素受体拮抗剂引起脂联素水平升高等。目前主要研究的临床药物 GLP-1 类似物艾塞那肽（exenatide）和 DPP-4 抑制剂西格列汀（sitagliptin）及维格列汀（vildagliptin）均已上市。

糖基化终产物（advanced glycation end products，AGE）通过与其细胞表面的 AGE 受体（receptor for advanced glycation endproducts，RAGE）结合来发挥其在糖尿病慢性并发症病理进程中关键作用。因此，抑制 AGE-RAGE 的相互作用有助于糖尿病慢性并发症的防治。此外，通过阻断细胞表面的 RAGE 来抑制 AGE 引起的血管病变进程，也可能成为防治糖尿病血管病变的一个新策略。常用的 AGE 阻断药物包括可溶性 RAGE（soluble RAGE，sRAGE）和抗 RAGE 抗体。

众所周知，糖尿病可导致高血糖，而高血糖又会过度激活 Ras-MAPK 信号途径，促进 NF-κB 介导的炎症反应，最终诱发糖尿病源性的动脉粥样硬化。研究发现，在糖尿病视网膜病变过程中，应用抗氧化剂能够抑制 Ras-MAPK 信号途径诱导的视网膜内皮细胞的凋亡，并改善高血糖的症状。

（三）抗心血管疾病药物靶标与相关信号转导途径

Rho 激酶（Rho-associated protein kinase，ROCK）是一种属于丝氨酸 - 苏氨酸激酶，它介导了血管平滑肌细胞的收缩、增殖和迁移等功能。因此，Rho 激酶抑制剂在多种心血管疾病的治疗方面具有潜在的应用价值。盐酸法舒地尔是一种有效的 Rho 激酶抑制剂，可用于治疗蛛网膜下腔出血后脑动脉痉挛及改善脑缺血等症状。研究发现，该药还可通过选择性抑制 ROCK 来调控血管紧张素转换酶（angiotensin converting enzyme，ACE）及 ERK 等，从而发挥其对肺动脉高压的治疗作用。他汀类药物可减少心血管疾病高危人群的患病及死亡率，它则主要是通过对 Rho 进行共价修饰来发挥其对 Rho/Rho 激酶信号途径的抑制作用，从而改善内皮功能、调节免疫功能，并保护心血管等。

NF-κB 是一种蛋白质复合物，其可在动脉粥样硬化形成的多个环节中发挥作用。如前所述（第五章第二节），IκB 激酶（IKK）被激活后，可引起 IκB 的泛素化，并与 NF-κB 解离，激活 NF-κB，从而使之进入细胞核调控某些炎症相关基因的表达。阿司匹林为全球使用最广泛的药物之一，并被列在世

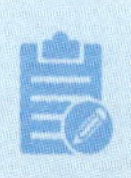

界卫生组织基本药物标准清单上，其可用于减缓疼痛、发热或炎症。而其长期使用，也可一定程度上防止心脑血管疾病的高危人群病情的发作或进一步恶化。研究发现，阿司匹林可通过抑制 NF-κB 的激活来抑制某些炎性细胞因子的表达，从而抑制动脉粥样斑块的形成和进展。

GPCR 是一个重要的药物靶标，其介导的信号途径与心血管疾病的发生、发展亦密切相关。例如，血压、心率等可受到 GPCR 的调控。此外，其在血管炎症损伤中也发挥着重要作用。因此，深入探讨 GPCR 在心血管疾病中的作用，发现可能成为预防和治疗靶点的 GPCR，也将成为防治心血管疾病的新策略。

思考题

1. 举例说明细胞信号转导异常与疾病的关系。
2. 试述细胞信号转导理论在药物研发中的应用。
3. 如何理解“信号转导的放大效应是一种一过性的放大”？

第五章
目标测试

（王　爽）

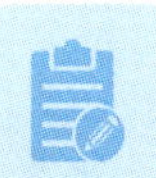

第六章

常用分子生物学技术

第六章
教学课件

学习目标

1. **掌握** PCR和分子杂交的原理、种类及应用。
2. **熟悉** RNA干扰原理及应用;CRISPR/Cas9基因组编辑技术的基本原理;分子间相互作用分析技术的原理和方法。
3. **了解** RNA干扰、CRISPR/Cas9技术及分子间相互作用分析技术在药学领域的应用。

当前生命科学研究的发展与突破,无一不与分子生物学技术的创立、完善与发展息息相关,分子生物学技术已成为生命科学研究领域的"通用技术"。因此,了解分子生物学技术的原理与用途,对于加深理解现代分子生物学的基本理论、深入认识疾病的发生机制及药物作用机制、建立新的诊断和治疗方法都有极大的帮助。本章主要介绍常用的分子生物学技术,如PCR、分子杂交,以及分子生物学发展的前沿技术,如RNA干扰、CRISPR/Cas9基因组编辑等。

第一节 PCR

Kary Mullis 发明PCR获诺贝尔奖(拓展阅读)

聚合酶链反应(polymerase chain reaction,PCR)是1985年美国PE-Cetus公司人类遗传研究室的Kary Mullis发明的具有划时代意义的核酸体外扩增技术。其原理是模拟DNA的体内复制,在体外提供DNA合成的条件从而对特定的DNA片段快速大量地扩增。它与分子克隆和DNA序列分析方法几乎构成了整个分子生物学技术的基础。PCR使对微量核酸的操作变得简单易行,同时还可以使核酸研究脱离活体生物。该技术的发明是分子生物学技术的一项革命,极大地推动了分子生物学以及生物技术产业的发展和生命科学的进步。1993年,Mullis因发明PCR而获得了诺贝尔奖。到目前为止,PCR方法已有几十种之多,应用领域也在逐步扩大。

一、PCR基本原理

PCR的基本工作原理就是以待扩增的DNA分子为模板,以一对分别与模板互补的寡核苷酸片段为引物,在DNA聚合酶的作用下,以dNTP为底物,按照半保留复制的原理完成新的DNA合成,并反复重复这一过程。PCR反应包括变性、退火和延伸三个步骤(图6-1):

1. 变性(denaturation) 将反应体系加热至约95℃,使模板DNA完全变性解成单链,同时引物自身及引物之间存在的局部双链也得以消除。

2. 退火(annealing) 将反应体系降温到适宜的温度(一般为引物 T_m 值的附近),使得预先加入的两种引物分别与模板DNA两股单链杂交。

3. 延伸(extension) DNA聚合酶最适反应温度72℃,在有四种dNTP存在的条件下,聚合酶按照碱基互补配对原则,从引物的3′端以待扩增DNA为模板合成新的DNA链,引物也被整合到扩增产物中。

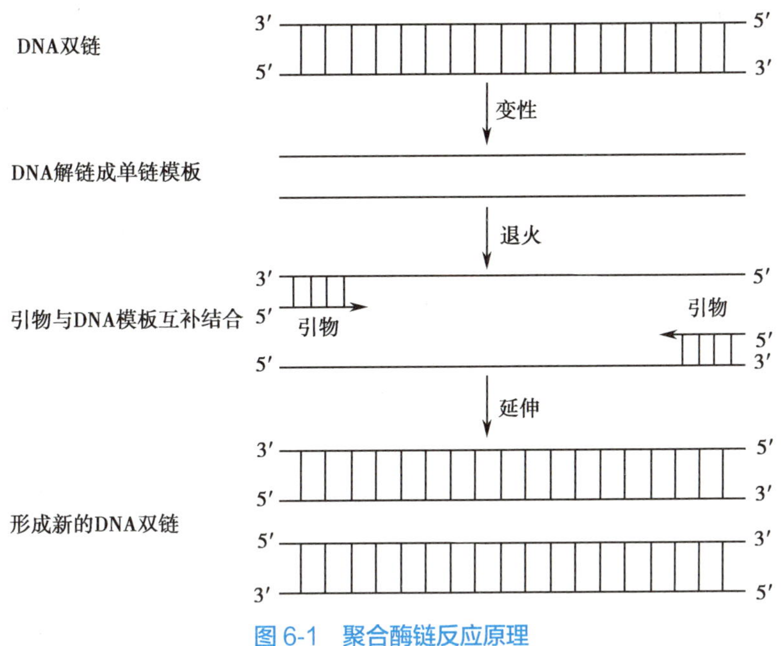

图 6-1　聚合酶链反应原理

以上变性、退火、延伸三步反应为 PCR 的一个循环，每一个循环的产物可以再变性解链，作为下一个循环的模板。这样每循环一次，目的 DNA 的拷贝数就增加一倍。整个 PCR 过程一般需要 25~35 次循环，理论上能将目的 DNA 扩增 2^{25}~2^{35} 倍。有报道，即便反应混合物中只含有一个拷贝的靶 DNA 分子，亦能被有效地扩增。正因为 PCR 具有如此高的扩增敏感性，所以任何 DNA 样品或实验试剂均应避免污染。同时，也意味着这一技术在痕量 DNA 的样品检测鉴定领域（如法医学中鉴定一根头发、一丝血迹等样品）具有重要的应用价值。

PCR 的基本原理（图片）

二、PCR 反应体系

常规的 PCR 反应体系包括寡核苷酸引物、耐热 DNA 聚合酶、dNTPs、模板、$MgCl_2$ 和缓冲溶液等。

1. 引物　引物决定 PCR 产物的特异性与长度。因此，合理的引物设计是 PCR 成败的关键环节。PCR 扩增的模板是一个双链目的 DNA，需要两个引物分别与目的 DNA 两股链的 3′ 端互补。

PCR 反应体系——引物（视频）

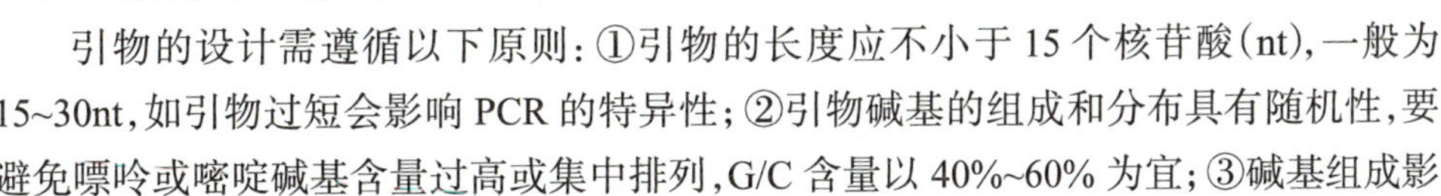

引物的设计需遵循以下原则：①引物的长度应不小于 15 个核苷酸（nt），一般为 15~30nt，如引物过短会影响 PCR 的特异性；②引物碱基的组成和分布具有随机性，要避免嘌呤或嘧啶碱基含量过高或集中排列，G/C 含量以 40%~60% 为宜；③碱基组成影响退火温度，两引物的碱基组成比例应相近，T_m 尽量一致；④减少引物自身互补序列，以避免形成茎-环结构影响退火；⑤两引物之间不应存在互补序列，避免形成引物二聚体，特别是在引物的 3′ 端更不能有互补碱基；⑥引物的 3′ 端最好是 G/C；⑦引物的 5′ 端即使与模板不互补，也基本不影响 PCR 的特异性，因而可以修饰，包括加接限制性酶切位点或密码子序列，引入突变位点或末端标记；⑧引物与样品中其他序列同源性一般不超过 70%。

2. 耐热的 DNA 聚合酶　目前用于 PCR 的耐热 DNA 聚合酶有多种，其中 *Taq* DNA 聚合酶应用最为广泛。*Taq* DNA 聚合酶是从水生栖热菌分离得到的，有良好的热稳定性，其催化合成 DNA 的活性可以适应相当宽的温度范围，但在 75~80℃活性最高，降低温度则扩增效率降低。

Taq DNA 聚合酶具有以下特点：①以 dNTP 为底物，DNA 为模板，引物的 3′ 端为起点，遵循碱基

互补原则，按 5′→3′ 方向合成 DNA 新链；②有 5′→3′ 外切酶的活性，但无 3′→5′ 外切酶的活性，所以没有校对功能，其错配率可达 0.25%；③具有逆转录酶活性；④具有类似末端转移酶的活性，可以在新生链的 3′ 端加接一个不依赖模板的核苷酸，而且优先加接 dAMP，利用这一特征可以构建重组 DNA 载体，克隆带 dAMP 尾的 PCR 产物。

*Taq*DNA 聚合酶的发现及其特点（拓展阅读）

3. DNA 模板 PCR 扩增目的 DNA 的长度一般在 1kb 以内，特定条件下可以扩增 10kb 的片段。PCR 的模板来源广泛，可以根据科学研究或临床检验的需要进行选择。如病原体标本可以是病毒、细菌、真菌、支原体、衣原体和立克次体等；临床标本可以是组织细胞、血液、尿液、分泌物和羊水等；法医学标本可以是犯罪现场的血迹、精斑和毛发等；药用植物、考古标本也可以作为 PCR 模板。

4. Mg^{2+} *Taq* DNA 聚合酶是 Mg^{2+} 依赖性酶，对 Mg^{2+} 的浓度较为敏感，所以 Mg^{2+} 的浓度对 PCR 产物的特异性和产量影响明显。过量的 Mg^{2+} 会导致酶催化非特异产物的扩增，而 Mg^{2+} 浓度过低，又会使 *Taq* 酶的催化活性降低。一般 Mg^{2+} 浓度在 0.5~2.5mmol/L 之间。如果溶液中存在 EDTA，或在引物贮备液中有其他螯合物，会干扰 Mg^{2+} 的浓度。这时就要适当提高 Mg^{2+} 的用量。

5. 缓冲体系 pH 最常用的 PCR 缓冲液是 10~50mmol/L 的 Tris-HCl（pH 8.3~8.8，20℃），在 72℃（PCR 反应延长阶段的常用温度）时，其 pH 为 7.2 左右，有利于 *Taq* DNA 聚合酶在适合的 pH 下发挥活性，从而提高扩增效率。

三、重要的 PCR 衍生技术

PCR 自建立以来不断发展，并与其他技术联合，形成了多种 PCR 衍生新技术，以提高反应的特异性和应用的广泛性。下面举例介绍两种与药学研究关系密切的相关 PCR。

（一）巢式 PCR

巢式 PCR（nested PCR）是一种在 PCR 基础上发展起来的技术。其技术原理是针对同一 DNA 扩增模板，设计“外侧”和“内侧”两对引物，进行两轮 PCR 扩增。通过对靶序列两次连续的扩增放大，显著提高了 PCR 灵敏度和特异性，特别适合微量靶序列的扩增和目的基因的制备。

首先用成对的外侧引物进行第一轮 PCR 扩增靶序列，获得长的 PCR 产物。然后，用第二对内侧引物以第一轮 PCR 产物为模板，进行第二轮 PCR 扩增。由于第二对内侧引物结合在第一轮 PCR 产物的内部，使得第二轮 PCR 扩增产物短于第一轮 PCR 扩增产物，称为巢式 PCR（图 6-2）。如果成对内侧引物的一条在外侧引物的内侧，另一条与外侧引物相同，则称之为半巢式 PCR。通常情况下，第一轮 PCR 进行 15~30 个循环的扩增，将一部分第一轮 PCR 扩增产物适当稀释后作为第二轮 PCR 的模板，再进行 15~30 个循环。

巢式 PCR 应用于检测样品微量或模板 DNA 含量较低，常规的一轮 PCR 难以获得所需量的靶基因序列，通过两轮 PCR 扩增进一步提高扩增效率。该技术应用于病毒、肿瘤基因等基因的特异性检测，以及法医学、转基因食品残留目的基因的鉴定等。

（二）逆转录 PCR

逆转录 PCR（reverse transcription PCR，RT-PCR）是将逆转录反应与 PCR 反应联合应用的一种技术。其原理是以 RNA 为模板，在逆转录酶的催化下合成 cDNA，再以 cDNA 为模板进行 PCR 扩增，从而获得大量的双链 DNA。RT-PCR 具有灵敏度高、特异性强和省时等优点，是目前获得目的基因 cDNA 和构建 cDNA 文库的有效方法之一，可以用少量的 RNA 构建 cDNA 文库。在 RT-PCR 中，RNA 模板的质量是实验成败的重要因素。在操作环节中必须防止模板 RNA 分子的降解，保证其分子的完整性，且要求其纯度较高，不含 DNA、蛋白质等杂质（图 6-3）。

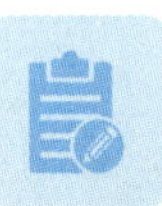

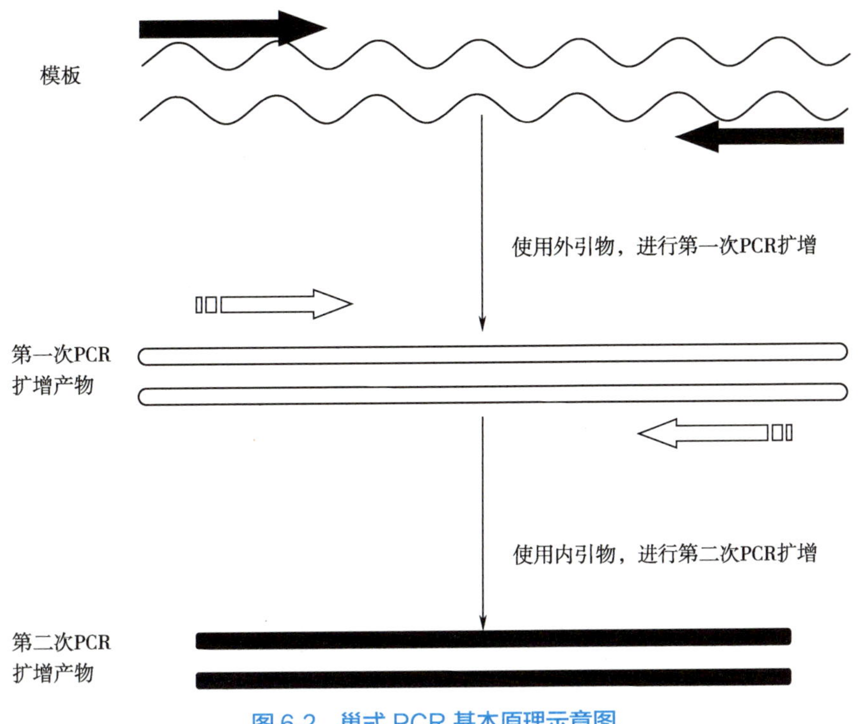

图 6-2　巢式 PCR 基本原理示意图

用于 RT-PCR 的逆转录酶是多功能酶，具有：①RNA 指导的 DNA 聚合酶活性，能沿 5′→3′ 方向合成 DNA，并需要引物提供 3′-OH；②RNA 酶 H（RNase H）活性，能特异性水解 RNA-DNA 杂交体上的 RNA；③DNA 指导的 DNA 聚合酶活性，以逆转录合成的单链 DNA 为模板合成互补 DNA 链。逆转录酶对 DNA 没有 3′→5′ 外切酶活性，因此它没有校对功能，错误率相对较高。

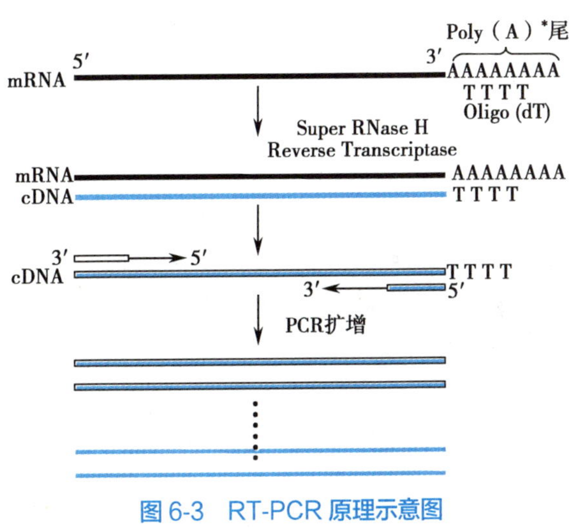

图 6-3　RT-PCR 原理示意图

（三）实时 PCR

实时 PCR（real time PCR）技术是一种对 PCR 产物进行定量分析的技术。通过动态监测反应过程的产物量，消除产物堆积对定量分析的影响，亦被称为定量 PCR（quantitative PCR）或实时定量 PCR（real-time quantitative PCR）。

实时 PCR 的基本原理是在 PCR 反应体系中加入荧光基团，利用荧光信号积累实时监测整个 PCR 进程。实时定量 PCR 需要采用专用 PCR 仪，自动在每个循环的特定阶段对反应体系的荧光强度进行采集，实时记录荧光强度的改变，可以做到 PCR 每循环一次就收集一个数据，建立实时扩增曲线。由于反应起始的模板 DNA 量与循环过程的指数期的扩增产物量之间存在着定量关系，利用荧光信号的实时监测和计算，可以准确地确定起始 DNA 拷贝数，从而对样品的浓度进行精确定量。根据荧光化学原理不同可分为双链 DNA 结合染料法、TaqMan 探针法等。

1. 双链 DNA 结合染料法　属于非引物探针类实时 PCR 法。不使用荧光来标记引物，而是加入能与双链 DNA 结合的荧光染料，由此来实现对 PCR 过程中产物量的全程监测，最常用的是能结合到 DNA 双螺旋小沟区域的荧光染料 SYBR Green。该染料处于游离状态时，荧光信号强度较低，一

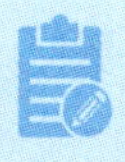

且与双链 DNA 结合之后，荧光信号强度大大增强（约为游离状态的 1 000 倍）。荧光信号的强度与反应体系中的双链 DNA（代表合成产物）的量成正比（图 6-4）。因此，该荧光染料可用来实时监测 PCR 产物量的多少。由于这种实时 PCR 成本低廉，简便易行，在基因表达的定量分析方面得到了广泛应用。

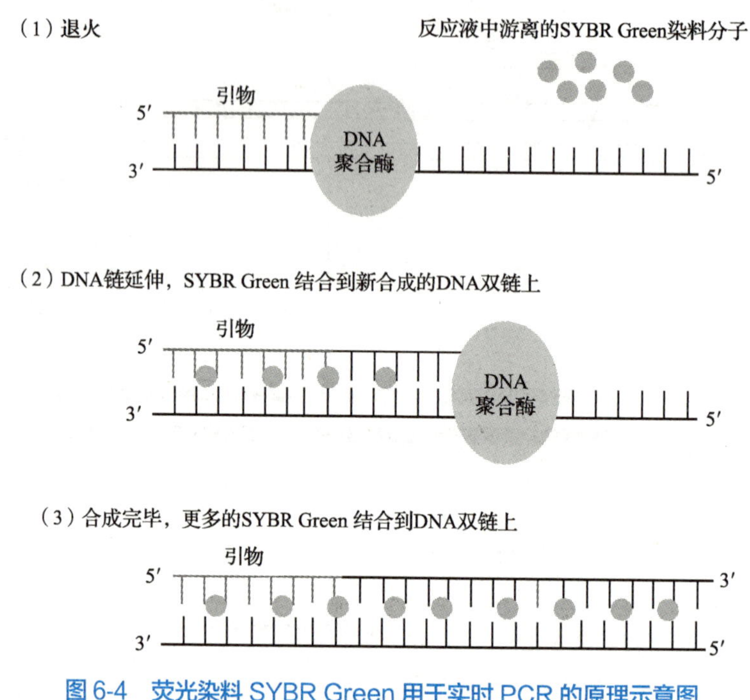

图 6-4　荧光染料 SYBR Green 用于实时 PCR 的原理示意图

2. TaqMan 探针法　属引物探针类实时 PCR 法。在 PCR 反应体系中加入一对引物和一个特异性的 TaqMan 探针，该探针两端分别标记一个报告荧光基团和一个淬灭荧光基团。探针完整时，报告基团发射的荧光信号被淬灭基团吸收。PCR 扩增时，DNA 聚合酶的 5′→3′ 外切酶活性将探针降解，使报告荧光基团和淬灭荧光基团分离从而发出荧光。荧光监测系统可接收到荧光信号，即每扩增一条 DNA 链，就有一个荧光分子形成，实现了荧光信号的累积与 PCR 产物形成完全同步（图 6-5）。与非引物探针类实时 PCR 相比，引物探针类实时 PCR 是利用与靶序列特异杂交的探针来指示扩增产物的累积，增加了探针的互补识别步骤，特异性更高，且可采用多色荧光探针，可在一个反应中实现对数种不同基因表达水平的同时检测。

四、PCR 在医药领域中的应用

PCR 是分子生物学核心技术之一，广泛应用于与药学研究和药物应用相关的各个领域。在分子药理学领域，可用于分析药物对 DNA 序列、基因表达、基因突变及基因定点诱变等方面的影响，以阐明药物的作用靶点和分子机制。在临床药学领域，可用于遗传病和肿瘤等疾病的早期诊断、鉴别、分型和分期等方面，为指导药物的个体化治疗和预后评估奠定基础。在分子生药学领域，基于 PCR 开发的 DNA 条形码技术可对中草药和动物药进行快速、准确的鉴定，在中药材鉴定领域发挥了重要的作用。此外，实时定量 PCR 能够准确检测出标本中的病毒拷贝数，可以用于实时监测病毒感染患者的药物治疗效果和临床症状。

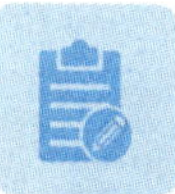

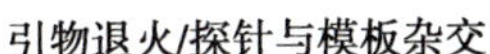

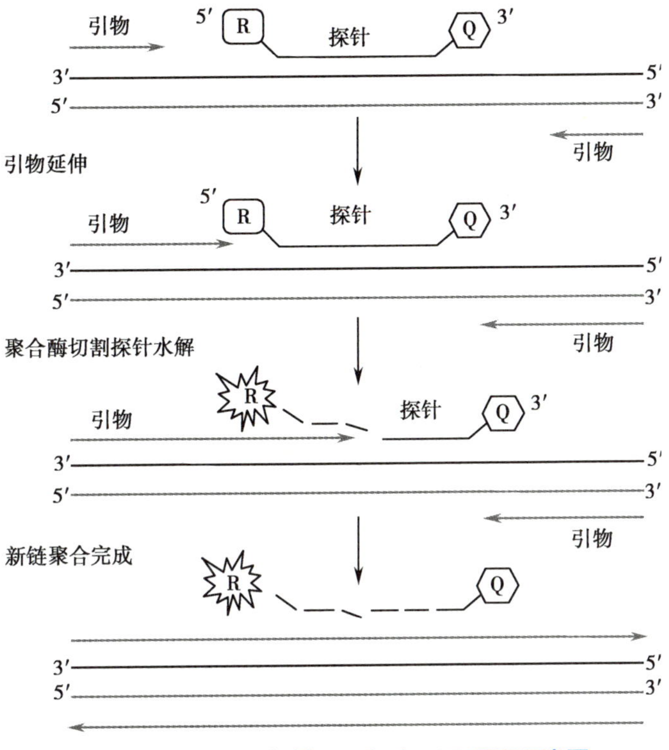

图 6-5　TaqMan 探针用于实时 PCR 原理示意图

第二节　分 子 杂 交

分子杂交是利用单链核酸碱基互补配对、抗原与抗体、受体与配体、蛋白质与其他分子的相互作用进行目的核酸、蛋白质检测的技术，广泛应用于基因重组、印迹示踪、生物芯片等领域，具有高特异性、高灵敏度、高通量等特点。分子杂交可在液相或固相中进行，印迹技术中应用硝酸纤维素膜或尼龙膜，而生物芯片则应用玻片、硅片等作固相支持物进行杂交。其中，核酸杂交技术则需利用标记的探针，通过跟踪监测探针的位置，从而确定核酸靶分子所在的位置。

一、探针制备

探针（probe）指的是带有放射性核素、生物素或荧光物质等可检测标志物的核酸片段，它具有特定的序列，能够与待测的核酸片段依据碱基互补原理结合，因此可以用于检测核酸样品中存在的特定核酸分子。核酸探针既可以是人工合成的寡核苷酸片段，也可以是基因组 DNA 片段、cDNA 全长或片段，还可以是 RNA 片段。在硝酸纤维素膜（NC 膜）杂交反应中，标记探针的序列如果与 NC 膜上的核酸存在碱基序列互补，就可以结合到膜上的相应 DNA 或 RNA 区带，经放射自显影或其他检测手段就可以判定膜上是否有互补序列的核酸分子存在。理想的探针必须具备以下几点：①必须是一段已知的核苷酸序列；②必须加以标记；③便于杂交后的检测。

常用的探针标记物有两类：放射性核素和非放射性核素标记物。一个理想的探针在标记后应不改变探针分子的理化特性，不影响探针与靶分子的特异结合，同时检测的方法要求简便、灵敏、特异。

1. 放射性核素标记　放射性核素是目前最常用的探针标记物，它不影响探针与靶分子的特异结合，而且检测灵敏度高，可以检测到 10^{-18}~10^{-14}g 的物质。其主要缺点是存在放射性污染，半衰期短，

不宜长期存放。标记探针的放射性核素主要有的 ^{32}P、^{3}H、^{35}S 以及 ^{131}I、^{125}I、^{14}C 等，其中以 ^{32}P 在 DNA 印迹法杂交中最为常用。

2. 非放射性核素标记　非放射性核素是继放射性核素标记后另一常用的探针标记物。它安全、无污染，标记好的探针可保存一年甚至更久，可降低工作强度，使批次检测之间重复性好。其主要缺点为灵敏度及特异性有时不太理想。常用的探针标记物有生物素、地高辛、荧光素和一些酶类，如罗丹明、碱性磷酸酶等。

DNA 探针标记反应结束后，反应液中存在着游离的 dNTP 或 NTP 分子、磷酸盐分子等，这些杂质如不去除可能会对杂交反应有不良的影响。因此，探针标记后，一般都需要进行分离纯化。常用的纯化方法有凝胶过滤层析法或选择性沉淀法等。

二、印迹技术

DNA 印迹、RNA 印迹和蛋白质印迹技术示意图（图片）

1975 年，英国爱丁堡大学的 E.Southern 最先将琼脂糖电泳分离的 DNA 片段在胶中变性使其成为单链，然后将 NC 膜平铺在胶上，膜上放置一定厚度的吸水纸巾，利用毛细作用使胶中的 DNA 分子转移到 NC 膜上。然后，将此 NC 膜放在核酸杂交反应溶液中，溶液中具有互补序列的 DNA 或 RNA 单链分子就可以结合到存在于 NC 膜上的 DNA 分子上。这一技术类似于用吸墨纸吸收纸张上的墨迹，因此称之为"blotting"，译为印迹技术。印迹技术可以分为 DNA 印迹、RNA 印迹和蛋白质印迹三大类，目前已广泛用于 DNA、RNA 和蛋白质的检测。

（一）DNA 印迹法

DNA 印迹法（又称 Southern 印迹法，Southern blotting）是由 Southern 创建的，故以其姓氏命名。主要用于基因组 DNA 的定性和定量分析。该方法通过核酸限制性内切酶降解样品中 DNA，再经琼脂糖凝胶电泳分离，将分离后的 DNA 片段从凝胶转移到吸附薄膜上并固定，随后用标记的探针进行杂交，以检测目的 DNA。

E.Southern 教授简介（拓展阅读）

琼脂糖凝胶电泳（agarose gel electrophoresis）是用琼脂糖作为支持介质的一种电泳方法，兼有分子筛和电泳的双重作用，是分离、鉴定和纯化核酸最为常用的方法之一。DNA 分子在高于等电点的 pH 溶液中带负电荷，在电场作用下向正极泳动。不同的 DNA 片段由于电荷、分子大小及构型不同，在电场中所受的动力及琼脂糖交联分子的阻力不同，小分子及构型紧密的分子泳动较快，大分子则较慢，大小相同的分子形成一条带，于是达到了分离 DNA 分子的目的。

DNA 印迹法包括下列步骤：①获取具有一定纯度和完整性的核酸样品；②将 DNA 样品经核酸限制性内切酶酶切，然后进行琼脂糖凝胶电泳分离，电泳后的凝胶浸泡在 NaOH 溶液中使 DNA 变性，形成单链 DNA；③将变性 DNA 转移到硝酸纤维素膜或尼龙膜上，固定，使 DNA 牢固地吸附在固相膜上；④预杂交固相膜，封闭固相膜对 DNA 探针的非特异性吸附；⑤与放射性同位素或生物素标记的 DNA 探针进行杂交，杂交需在较高的盐浓度及适当的温度下进行；⑥洗涤除去未杂交的 DNA 探针和形成的非特异性杂交的探针。其中，非特异性杂交体稳定性差，解链温度低，可以在低于解链温度 5~12℃的条件下解链，而特异性杂交体不会解链；⑦将固相膜烘干后进行放射自显影或酶反应显色，从而检测或定位特定的 DNA 分子（图 6-6）。

（二）RNA 印迹法

RNA 印迹法（又称 Northern 印迹法，Northern blotting）是应用 RNA 或 DNA 探针检测特异 mRNA 的一种杂交技术，其方法类似于 DNA 印迹法，为了与 Southern 印迹法对应，故称为 Northern 印迹法，主要用于检测特定组织或细胞中已知的特异 mRNA 和非编码 RNA 的表达水平，也可以比较不同组织和细胞中的同一基因的表达情况。RNA 分子较小，在转移前无须进行限制性内切酶切割，

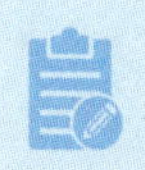

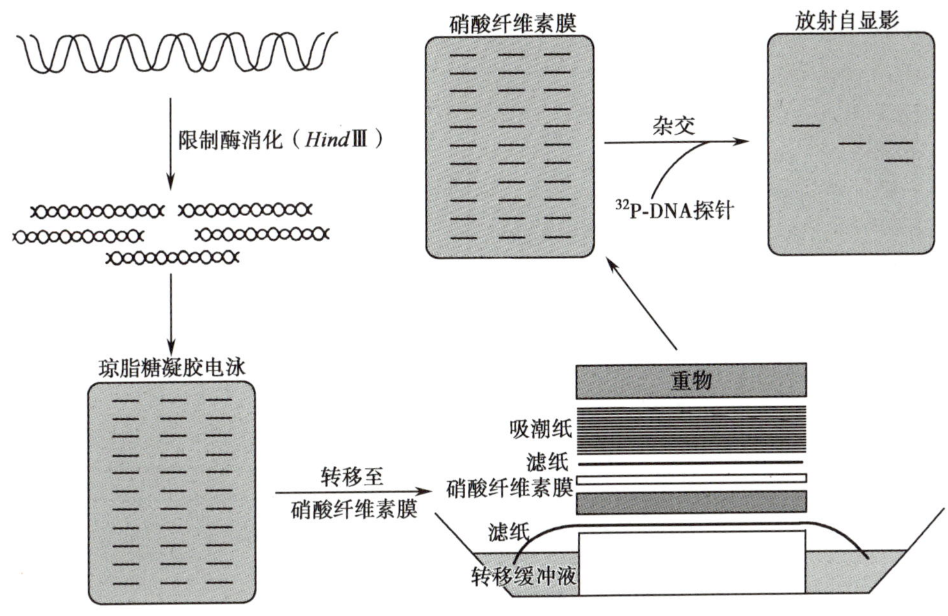

图 6-6　DNA 印迹法原理示意图

而且变性 RNA 的转移效率也比较高，因此将完全变性的 RNA 样品，通过琼脂糖凝胶电泳按大小分离后，转移到固相膜上，固定后与探针进行杂交。尽管用 RNA 印迹技术检测 RNA 的敏感性较 PCR 法（见本章第一节）低，但是由于其特异性强，假阳性率低，仍然被认为是最可靠的 mRNA 和非编码 RNA 定量分析方法之一。

（三）蛋白质印迹法

蛋白质印迹法（又称 Western 印迹法，Western blotting），亦被称为免疫印迹（immunoblotting），主要用于检测样品中特异性蛋白质的存在、细胞中特异蛋白质的半定量分析以及蛋白质分子的相互作用研究等。蛋白质印迹法是将聚丙烯酰胺凝胶电泳分离的蛋白区带转移到硝酸纤维素膜或尼龙膜上，检测经电泳分离的样品中能与免疫反应或亲和反应的标记配体特异结合的蛋白区带。

聚丙烯酰胺凝胶电泳（polyacrylamide gel electrophoresis，PAGE）是以聚丙烯酰胺凝胶作支持介质的一种电泳方法。它是由丙烯酰胺单体（Acr）和交联剂甲基双丙烯酰胺（Bis）在加速剂 *N*,*N*,*N*′,*N*′- 四甲基乙二胺（TEMED）和催化剂过硫酸铵（APS）的作用下，聚合交联而成的三维网状结构凝胶。各种蛋白质因所带的净电荷、分子量大小和形状不同而有不同的迁移率，如果在电泳体系加入十二烷基硫酸钠（sodium dodecyl sulfate，SDS），则其电泳迁移率主要依赖于分子量，与所带的净电荷和形状无关，这种电泳方法称为 SDS-PAGE。SDS-PAGE 性能稳定、样品用量少、重复性好、分辨率高，常用于蛋白质分离以及基因表达相关研究中。

蛋白质印迹法是将蛋白质电泳、印迹、免疫测定融为一体的特异性蛋白质的检测方法。其方法是：①从生物细胞或组织中提取总蛋白或目的蛋白；②经 SDS-PACE 电泳将蛋白质按分子量大小分离；③把分离的各蛋白质条带原位转移到固相膜（硝酸纤维素膜或尼龙膜）上。蛋白质的转移只有靠电转移方可实现；④将膜浸泡在高浓度的蛋白质溶液中温育，以封闭其非特异性位点；⑤加入特异性抗体（称为第一抗体）首先与转移膜上相应的蛋白质分子结合，然后用碱性磷酸酶、辣根过氧化物酶标记或放射性核素标记的第二抗体与之结合；⑥用底物显色或放射自显影来检测蛋白质区带的信号，底物亦可与化学发光剂相结合以提高敏感度；⑦根据检测结果，可得知被检生物细胞内目的蛋白的表达与否、表达量等情况（图 6-7）。

蛋白质印迹法示意图（图片）

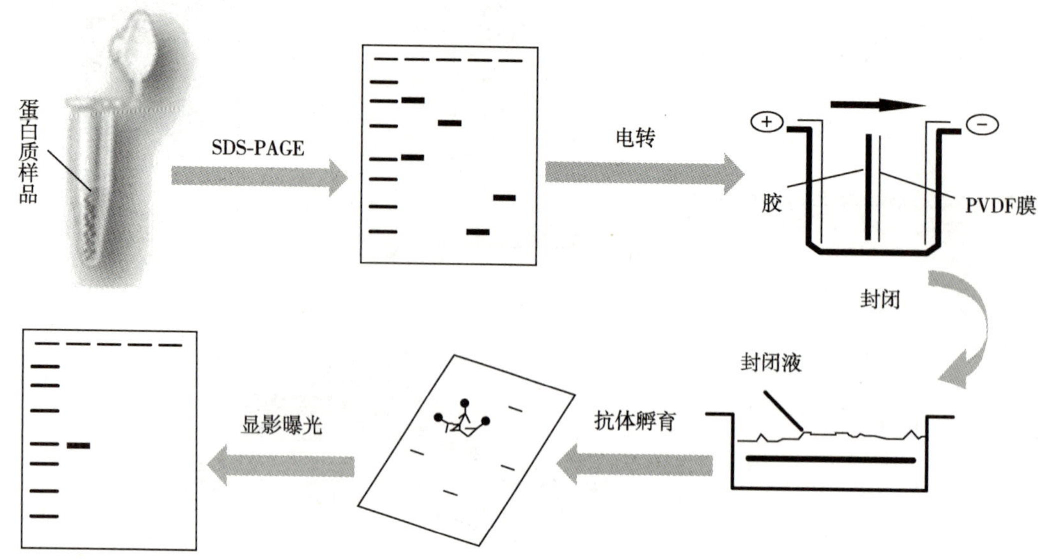

图 6-7　蛋白质印迹法原理示意图

(四) 菌落原位杂交

菌落原位杂交是将平板培养基上菌落或噬菌斑影印在 NC 膜或尼龙膜上，将影印后的膜用 NaOH 溶液处理，这样不仅可以使微生物裂解，同时可使核酸变性而吸附在膜上，然后用无关的其他核酸处理膜，该过程称为预杂交，这样可以封闭膜对标记探针的非特异性吸附，降低背景噪音。封闭后的膜与标记探针在缓冲溶液中杂交，洗涤除去未结合的探针，干燥后经放射自显影确定阳性菌落或噬菌斑，再从主平板回收阳性菌落或噬菌斑(图 6-8)。这种方法快速准确，适用于大量重组体筛选，常用于从基因文库或 cDNA 文库中筛选目的基因。

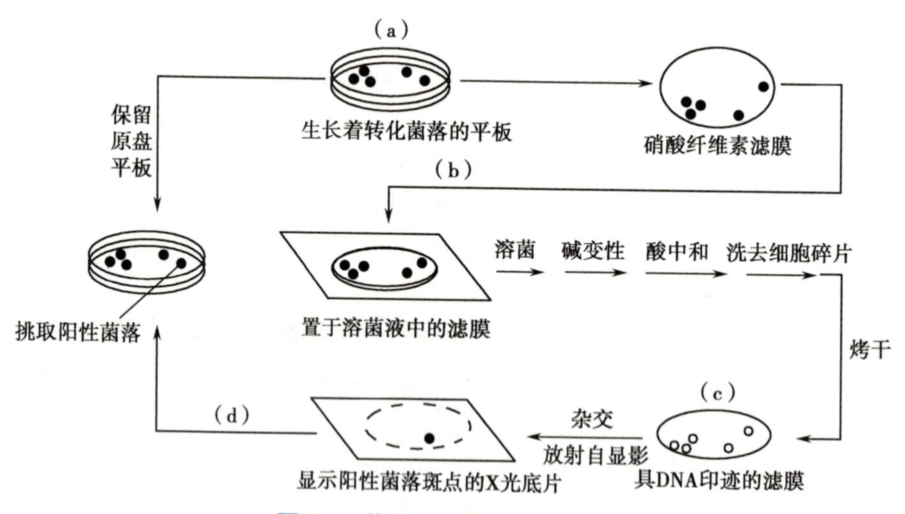

图 6-8　菌落原位杂交原理示意图

三、生物芯片

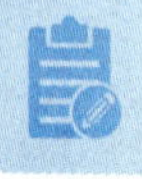

生物芯片(biochip)是指包被在硅片、尼龙膜等固相支持物上的高密度的核酸、蛋白质、细胞、组织或其他生物组分的微阵列。将芯片与标记的样品进行杂交，通过检测杂交信号即可实现对生物样品的分析。由于常用硅芯片作为固相支持物，且在制备过程中运用了计算机芯片的制备技术，所以称之为生物芯片技术。从本质上讲，生物芯片技术与 DNA 印迹法、RNA 印迹法和蛋白质印迹法等分子

杂交技术原理相同，只是将许多探针同时固定在同一芯片上，在平行的实验条件下，同时完成多种不同分子的检测。它将微电子、微机械、化学、物理、计算机等技术融于一体，是分子生物学技术与其他学科相互交叉和渗透的产物。生物芯片技术将分子生物学研究过程中所涉及的样品制备、化学反应和分析检测等不连续的过程连续化、集成化、微型化，具有高信息量、快速、自动化、成本低、污染少、用途广等特点。

目前常见的生物芯片分为三类：第一类为微阵列芯片（microarray chip），包括基因芯片（gene chip）、蛋白质芯片（protein chip）、组织芯片（tissue chip）和细胞芯片（cell chip）；第二类为微流控芯片（microfluidic chip），包括各类样品制备芯片、毛细管电泳芯片和色谱芯片等；第三类为以生物芯片为基础的集成化分析系统或称芯片实验室（lab-on-chip）。这里主要介绍微阵列芯片。

1. 基因芯片 又称为 DNA 芯片、DNA 微阵列，是指将数以万计的 DNA 探针有规律地紧密排列固定在支持物的表面，产生二维 DNA 探针阵列。然后将其与标记的样品分子进行杂交，杂交后用荧光检测系统等对芯片进行扫描，通过计算机系统对每一位点的荧光信号做出检测、比较和分析，从而迅速得出定性和定量的结果。

基因芯片的制备方法基本上可以分为原位合成法和点样法两大类。原位合成法是采用光刻原位化学合成技术，在玻片、硅片等载体表面合成寡核苷酸探针点阵。该方法适合于商品化、规模化的高密度基因芯片制备。点样法又称合成后交联，利用手工或自动点样装置将寡核苷酸链探针、cDNA 或基因组 DNA 点在经特殊处理的载体上，包括接触法和喷墨法两种，适合于研究单位根据需要自行制备点阵规模适中的基因芯片。

基因芯片技术主要流程包括：①基片的选择与芯片制备。载体材料目前常用的有玻片或硅片等。芯片的制备方法有原位合成法和点样法等；②靶基因的标记。主要指待检测的靶基因片段的体外扩增和标记。靶基因体外扩增的方法很多，但常用的仍然是 PCR 方法。样品的标记物主要还是采用荧光素标记；③芯片杂交与杂交信号检测；④杂交信号的分析和生物信息的获取等（图 6-9）。

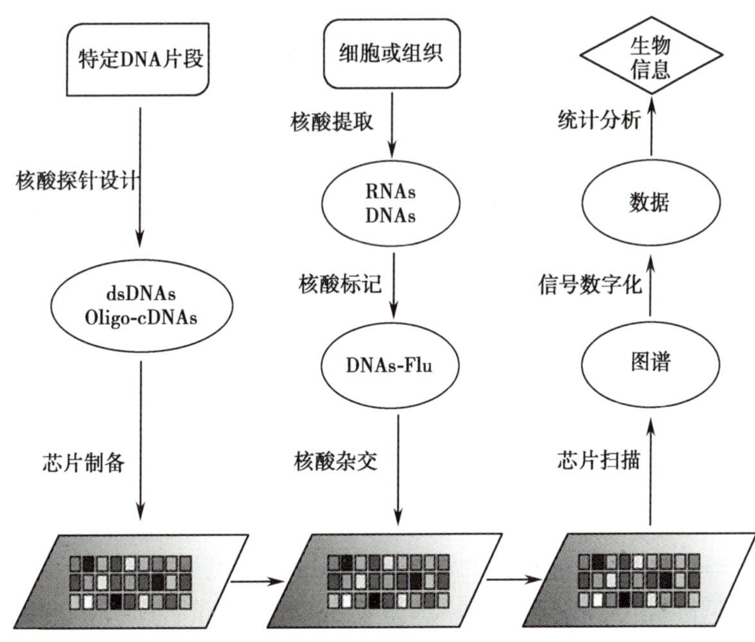

图 6-9 基因芯片技术主要流程

2. 蛋白质芯片 蛋白质芯片也称蛋白质微阵列，是将已知多肽、蛋白质固定于硅片、玻片等支持介质上，制成高密度的多肽分子或蛋白质分子的微阵列，利用抗原与抗体、受体与配体、酶与底物、

蛋白质与其他小分子之间的相互作用，检测分析多肽、蛋白质的一项技术。

蛋白质芯片的检测方法有多种，目前常用的检测方法有标记检测法和直接检测法。标记检测法是将样品中的蛋白质标记上荧光分子、化学发光分子或放射性核素，与蛋白质芯片反应后，再通过特定的检测仪对反应信号进行分析，可以获得蛋白质表达的信息。直接检测法包括表面增强激光解析离子化飞行时间质谱（SELDI-TOF-MS）、表面等离子体共振检测技术等检测方法。

传统的酵母双杂交方法、蛋白质印迹法，酶联免疫吸附测定（ELISA）等常用蛋白质检测技术存在着操作烦琐、费时费力、不能大规模并行处理样品的缺点。二维蛋白质电泳虽然能够一次性大批量处理和检测蛋白质样品，但其操作复杂，不能精确确定蛋白质的分子量，电泳分离后的蛋白质条带还需进一步的质谱测定。而蛋白质芯片技术则具有快速、高通量、可定量分析等特点，它可以对整个基因组水平的上千种蛋白质同时进行分析，是蛋白质组学研究的重要手段之一，已广泛应用于蛋白质表达谱、蛋白质功能、蛋白质间的相互作用的研究。

蛋白质芯片主要技术流程（图片）

3. 组织芯片　也称组织微阵列，是将不同生物体的组织按预先设计或研究需要排列在固相载体上所形成的组织微阵列。组织芯片最大优势在于可以对大量组织标本同时进行检测，只需一次实验过程即可完成普通实验所需的几十至几百次相同的实验操作，缩短了检测时间，减少了不同染色玻片之间人为造成的差异，使得各组织或穿刺标本间对某一生物分子的测定更具有可比性。目前，组织芯片已经在肿瘤研究、病原体检测、药物筛选、新药毒理学研究、形态学教学中广泛应用。

4. 细胞芯片　又称细胞微阵列，是以活细胞为研究对象的一种生物芯片。在芯片上完成对细胞的捕获、固定、平衡、运输、刺激及培养的精确控制，并通过微型化的化学分析方法，实现对细胞样品的高通量、多参数、连续原位信号检测和细胞组分的理化分析等。目前已发展的细胞芯片有整合的微流体细胞芯片、微量电穿孔细胞芯片、细胞免疫芯片等。

生物芯片在生物医药领域的应用日益广泛。其中，基因芯片主要应用于基因组研究，包括基因表达谱分析、基因鉴定、多态性分析、点突变检测、基因组作图等，可实现对于疾病的临床诊断和发病机制解析，以便针对不同的基因型给药，实现个体化用药，从而将药物的药效充分发挥，而将不良反应发生率降到最低。蛋白质芯片广泛应用于蛋白质功能研究和蛋白表达谱分析，对于疾病的机制研究和临床诊断意义重大，同时，蛋白质芯片技术也被用于确证药物靶标和揭示药理作用，对新药研发有着积极的影响。组织芯片具有保存标本数量多、空间小、时间长的优势，可以节省大量的人力和物力，主要用于新药研发临床前安全性评价和药物机制研究过程中建立组织芯片数据库，在检测组织中靶基因表达情况的同时，还有助于历史数据的分析和储存，更有利于加快新药研发速度。此外，在中药学的研究方面，由于中药具有多成分、多靶点及系统调控的复杂作用特征，很难对其进行全面系统的研究。而基于生物芯片技术的高通量体系能够快速从整体上明确中药的系统生物学效应，为认识中药复杂作用体系的靶点网络，阐明其分子机制提供了有效的工具。

第三节　基因敲除

基因敲除（gene knockout）又称基因打靶（gene targeting），是利用细胞染色体 DNA 可与外源性 DNA 同源序列发生同源重组的原理，使特定靶基因失活，以研究该基因的功能。

一、基因敲除一般原理

基因敲除主要利用胚胎干细胞（embryo stem，ES）进行。首先在体外通过常规的分子生物学技术构建基因敲除载体，载体中的外源基因与相应的目标基因具有高度的同源性，而且已对其进行了修饰和改造。将此基因敲除载体通过电穿孔、显微注射等方法导入 ES 细胞中，有的外源基因随机整合

到 ES 细胞的基因组中，而有的则与 ES 细胞基因组中序列相同或相似的目标基因发生同源重组。从中筛选出发生了同源重组的 ES 细胞，经鉴定和扩增后，通过显微注射等方法将 ES 细胞导入胚胎，再将胚胎植入假孕雌鼠的子宫内发育，产生的小鼠经过交配传代，就可以获得特定的纯合基因型子代小鼠，而用于各类生物学和医学研究。通过 ES 细胞基因的同源重组产生基因敲除小鼠的基本原理和操作程序如图 6-10 所示。

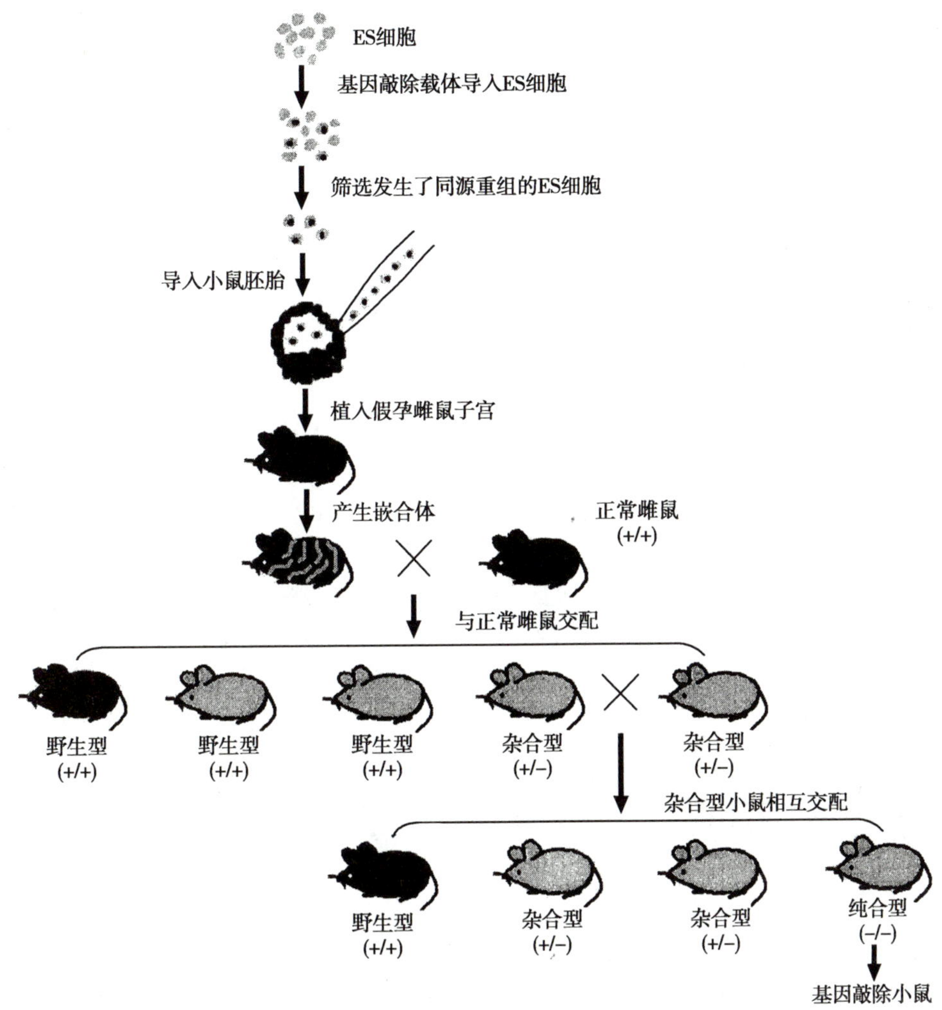

图 6-10　基因敲除小鼠的产生原理

二、基因敲除载体构建

1. 载体的结构组成　为了对 ES 细胞进行基因敲除，首先应在体外构建一个基因敲除载体，用于 ES 细胞基因组中的同源序列进行重组而使其失活。载体上除含有与 ES 细胞中的目标基因同源的 DNA 序列以外，通常还会带有选择性标记基因。这一方面是为了将其插入或置换同源序列中的外显子而导致目标基因的失活，另一方面可以便于后续发生了同源重组的 ES 细胞的筛选和富集。与目标基因同源的序列一般通过特异性探针从基因组 DNA 文库中分离获得或利用 PCR 方法对基因组中特定的目标序列扩增而得到，将其和选择性标记基因片段重组到克隆质粒中，构建基因敲除载体。

2. 筛选标志　在基因敲除的实验中，ES 细胞发生同源重组的频率很低，而通过在基因敲除载体上引入选择性标记基因则大大方便基因敲除 ES 细胞的筛选及富集。选择性标记基因可以分为正选择性标记基因和负选择性标记基因。前者可以插入或置换同源序列的外显子而破坏其功能，并使插

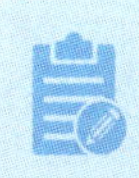

入了外源基因的ES细胞带上选择性标记，后者则使其中发生了非同源重组的ES细胞被淘汰，起到富集的作用。

目前，已经开发出了多种选择性标记基因，其中新霉素磷酸转移酶基因(*neo*)是最常使用的正选择性标记，其表达的产物使细胞产生对G418(一种新霉素类似物)的抗性，使细胞能够在新霉素存在的情况下正常生长。另外，潮霉素B磷酸转移酶基因(*hph*)、嘌呤霉素乙酰转移酶基因(*puro*)等有抗性的基因也可作为正选择性标记基因。此外，还可以将β-半乳糖苷酶基因(*lacZ*)按正确的阅读框架插入同源序列的外显子中，不仅使目标基因丧失功能，而且根据β-半乳糖苷酶的表达情况可以推测目标基因表达的时空特异性。在负选择性标记基因中，以来源于单纯疱疹病毒的胸腺嘧啶激酶基因(*HSV-tk*)用得较普遍，其基因产物可以将更昔洛韦等核酸类似物转化成有毒物质，而将发生外源基因随机整合的ES细胞杀死。其他的负选择性标记还有次黄嘌呤磷酸核糖转移酶基因(*Hprt*)、白喉毒素基因(*dt*)、特异性免疫毒素*anti-Tac*(*Fv*)*-PE40*基因等。正选择性标记用于从被处理(如电穿孔)的细胞中选出被转染的细胞克隆，而负选择性标记用于从被转染的细胞中选出同源重组的细胞克隆。

3. 载体类型 根据与ES细胞基因重组结果的不同，基因敲除载体可分为置换型载体(replacement vector)和插入型载体(insertional vector)两类。置换型载体又称Ω型载体，载体上同源序列的一侧或两侧存在线性化位点(DNA分子的线性化有利于重组的发生)，正选择性标记基因一般位于同源序列的内部。线性化后，这类载体与目标基因发生同源重组需要载体上的同源序列与ES细胞中的相应目标基因发生两次交换，这样目标基因被载体上的同源序列及插入同源序列中的正选择性标记所取代(图6-11A)。插入型载体又称O型载体，线性化位点位于载体同源序列的内部。而其选择性标记基因可位于同源序列内部，也可位于同源序列外侧。线性化的载体与目标基因的同源重组过程只发生一次基因交换，同源重组后整个载体整合到ES细胞基因组的相应位点上，由此在该位点产生了两个同源序列串连排列的重复序列，并导致目标基因发生插入突变(图6-11B)。

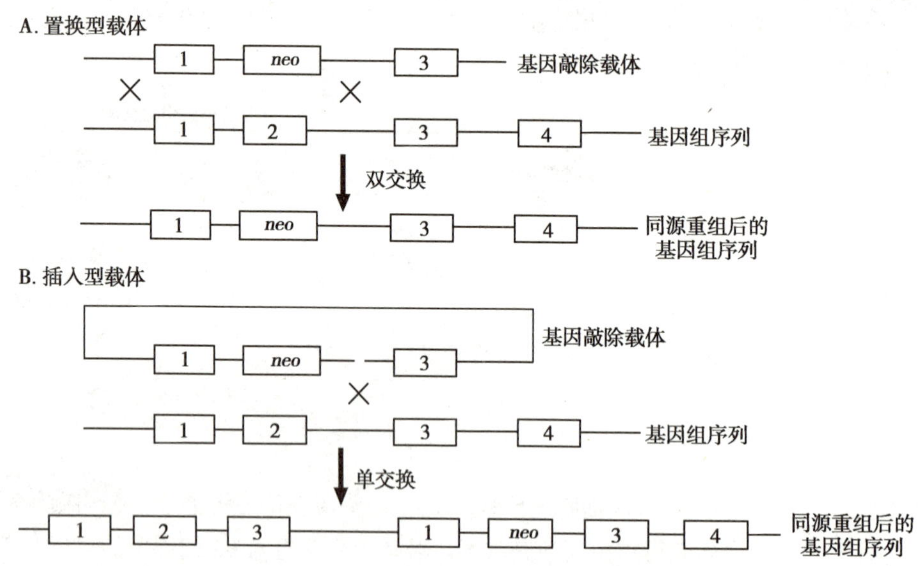

图6-11 两类基因敲除载体的重组结果

注：载体在与ES细胞基因组序列重组之前先要线性化。用数字标记的框分别代表目标基因的多个外显子，"*neo*"标记的框代表正选择性标记基因。

由于置换型载体取代目标序列的过程要求进行两次基因交换，因此其发生重组的效率一般比插入型载体低。但采用置换型载体可以通过正负筛选法(positive-negative selection，PNS)方便地筛选出发生了同源重组的ES细胞，而采用插入型载体则无法很好地区分发生同源重组和基因随机插入的ES细胞，并且，插入型载体插入到目标基因中以后，其串连排列的重复序列不稳定，可能进一步发

生染色体内的重组而将插入序列去除；或者，即使串连排列的重复序列没有发生进一步的重组，其转录产物也可能发生正确的剪接并形成野生型蛋白，在这两种情况下就会造成回复突变。因此，在大多数的基因敲除中，人们都采用置换型载体，而插入型载体则更多地在基因敲入和对目标基因进行精细突变的操作中应用。

三、基因敲除载体导入胚胎干细胞

基因敲除载体在体外构建完成之后，就需要使其线性化并将线性化的载体通过一定的途径导入 ES 细胞，使载体与细胞内目标基因中的相应位点发生同源重组而定点整合到内源基因组中，从而得到基因敲除的 ES 细胞。

基因敲除载体导入 ES 细胞的方法有很多，如显微注射法、电穿孔法、DNA- 磷酸钙共沉淀法、DEAE 葡聚糖介导法、脂质体法、病毒感染法、精子载体法等，这些都是外源基因导入哺乳动物细胞的常用方法。其中，显微注射法借助于显微注射仪将基因敲除载体准确地注入细胞，其转染效率较高，因此发生同源重组的绝对频率也高，但其技术难度较大，而且一次只能转染一个细胞，无法获得大量的细胞用于筛选；电穿孔法和 DNA- 磷酸钙共沉淀法由于转染效率较低，但使用这些方法时可同时转染很多细胞，操作较简单；病毒感染法作为一种生物方法，模仿了病毒侵染细胞的生物过程，其转染效率很高，外源基因多为单拷贝整合，且不易发生重排，对细胞影响也较小，而且有些病毒对组织细胞的亲和力存在选择性，这使病毒感染法在新近发展的条件性基因敲除和基因治疗方面有很大的应用价值。

四、筛选与鉴定

将基因敲除载体转染 ES 细胞后，大部分的细胞中并没有整合入外源基因，即使在整合了外源基因的 ES 细胞中，随机插入的发生概率也远远高于同源重组的概率。因此，在基因转染后通过合理、有效的手段，从众多的 ES 细胞中筛选和鉴定出发生了同源重组的 ES 细胞，是基因敲除中的重要步骤。

对于大多数目标基因，基因敲除的 ES 细胞无法通过表型的差异直接得到富集和筛选，因而通常采用正负筛选法、正向筛选法等方法。正负筛选法（PNS 法）使用的载体（PNS 载体）一般为置换型载体，含有正、负两种选择性标记基因。*neo* 或其他正选择性标记基因插入或取代载体上同源序列的关键外显子，而负选择性标记基因（如 *HSV-tk*）位于同源序列的外侧。用 PNS 载体转染 ES 细胞后，大多数的细胞未整合入外源基因（neo^-/$HSV\text{-}tk^-$），在含 G418 的培养基中都会被杀死。有的细胞的基因组中被随机插入了外源基因（图 6-12B），由于大多数的随机整合发生在染色体末端，负选择性标记基因也会随着同源序列一同整合入基因组（neo^+/$HSV\text{-}tk^+$），在含更昔洛韦的培养基中，*HSV-tk* 基因的表达产物将更昔洛韦转化为有毒物质，将细胞杀死；而对于发生了同源重组的细胞（图 6-12A），正选择性标记基因随着同源序列整合入基因组，负选择性标记基因则由于位于同源序列外侧而未能整合入基因组（neo^+/$HSV\text{-}tk^-$），因而只有这种细胞能在含有 G418 和更昔洛韦的培养基中生长。

正向筛选法，又称标记基因的特异位点表达法，这种方法中使用的基因敲除载体比较特殊，上面仅携带正选择性标记的标记基因，而且选择性标记基因缺乏自身的某个表达调控序列。载体转染 ES 细胞后，如果发生同源重组，或随机整合入细胞基因组内并在整合位点附近恰巧存在相应的表达调控序列（这类事件的发生概率较小），那么残缺的选择性标记基因就能利用基因组上的表达调控序列得到表达；反之，没有发生整合，或者随机整合的位点附近没有相应的表达调控序列的，选择性标记基因无法得到表达。通过选择性培养基的培养，表达了选择性标记基因的 ES 细胞就可以被筛选出来，并通过进一步的鉴定工作就能确定其中发生同源重组的 ES 细胞。

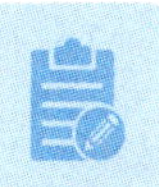

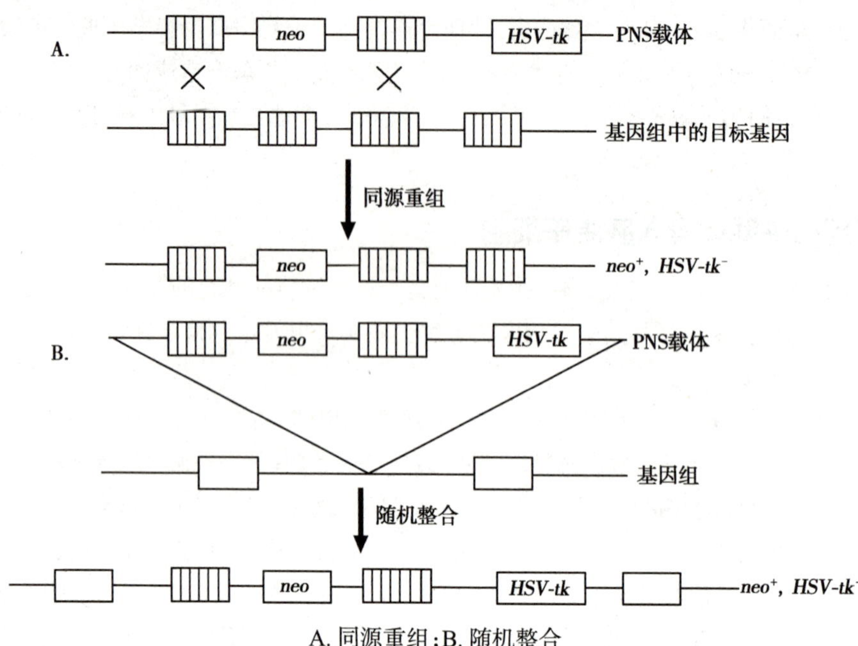

A. 同源重组；B. 随机整合

图 6-12　PNS 法外源基因整合到基因组中的情况

注：带竖线的框代表目标基因的多个外显子，“*neo*”标记的框代表正选择性标记基因，“*HSV-tk*”标记的框代表负选择性标记基因。

转染后的 ES 细胞在经过上述方法的筛选和富集之后，在选择性培养基中存活下来的有一部分仍然是发生随机重组的细胞，因此必须采用 PCR 或 DNA 印迹法等方法对筛选得到的 ES 细胞克隆进行鉴定，以确认外源基因是否真正定向整合到 ES 细胞基因组的相应位点。一般，先要挑取选择性培养基中的阳性 ES 细胞克隆，并置于 96 孔板中 −70℃暂存。之后，就开始分批提取 ES 细胞克隆的基因组 DNA，用于 PCR 或 DNA 印迹法鉴定。

五、基因敲除动物的产生

ES 细胞经体外遗传修饰之后重新引入动物胚胎，可以发育产生嵌合体或完全 ES 细胞来源的动物。由于同源重组一般只发生于两个等位基因中的一个，所以获得的动物需要经过进一步交配以建立纯合型的基因敲除动物模型，进而对其形态、生物学特性等方面进行研究。

1. ES 细胞导入胚胎　基因敲除的 ES 细胞引入动物体胚胎的方式有多种，包括显微注射法、胚胎聚合法和核移植法等。显微注射法是在显微镜下，将 ES 细胞注射入动物的囊胚腔或桑葚胚中；胚胎聚合法是用一种类似于“三明治组装”的方式，在两个去除了透明带的胚胎之间夹进 ES 细胞，通过胚胎间的聚合使 ES 细胞进入胚胎内部，形成聚合体，聚合体再经过夜培养就形成了早期囊胚。

在使用显微注射法或胚胎聚合法时，应根据所用 ES 细胞的遗传背景来选择适合的胚胎。首先要保证 ES 细胞与选择的胚胎具有较好的相容性，以获得较高的嵌合率；其次，ES 细胞供体与胚胎供体之间最好存在遗传学标志（如毛色、同工酶等）的差异，且这种遗传学标志能方便地检测，以便于嵌合体的筛选。例如，当使用 129 系小鼠 ES 细胞进行基因敲除时，常选用 C57BL/6 系小鼠作为胚胎的供体，由于 129 系小鼠的皮毛呈野灰色，而 C57BL/6 系小鼠的皮毛为黑色，且野灰色对黑色是显性的，因此通过出生小鼠的毛色嵌合度就可以估计 ES 细胞整合到生殖系的情况。

2. 嵌合体小鼠产生　获得了带有基因敲除 ES 细胞的胚胎后，就可以将其移植到假孕母鼠的子宫内，并发育成嵌合体或完全 ES 细胞来源的动物。对于嵌合体动物，在进行交配育种之前，有必要确定 ES 细胞是否真正整合入生殖系。一般，通过检测嵌合体组织中某种天然遗传学标志的嵌合情况，可以大致推测 ES 细胞在生殖系中的嵌合比例。为了进一步验证 ES 细胞是否已嵌合入生殖系，

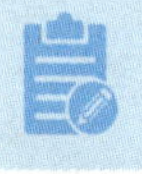

一般还需要对其进行繁殖检测，也就是让嵌合体与胚胎供体品系回交(backcross)。举例来说，对由129系ES细胞和C57BL/6系胚胎产生的嵌合体小鼠，如果回交产生的所有子代的皮毛均为黑色，说明ES细胞未整合入生殖系，而如果有一部分子代的皮毛为野灰色，则说明其确实是生殖嵌合体。为了产生纯合型基因敲除动物，生殖嵌合体先要与正常的近交系动物交配，以产生相应的杂合型突变体。目前应用得最多的小鼠ES细胞来自于129系小鼠，其繁殖能力低下并可能自发突变形成畸胎瘤，不利于后续基因敲除小鼠的获得和维持，因而很多情况下由其产生的嵌合体小鼠常与C57BL/6等其他品系的小鼠杂交，以产生杂合型突变体小鼠。在杂交产生的子代中，大致50%的个体是相应的杂合型突变体，只要提取所有杂交子代的基因组DNA并进行PCR或DNA印迹法鉴定，就可以确定其中的杂合型突变体。

3. 基因敲除小鼠鉴定 对于由核移植或四倍体胚胎聚合法产生的动物，通过鉴定动物的细胞来源，可以从中筛选出完全ES细胞来源的动物，也就是相应的杂合型突变个体。为了确保筛选得到的动物个体完全由基因敲除的ES细胞发育而来，必须使用高灵敏度的鉴定方法，常用的包括葡萄糖磷酸异构酶(GPI)电泳分型法、DNA原位杂交法(以突变的目标基因为探针)、*lacZ*基因表达活性分析法等。在得到了杂合型突变动物之后让它们进行互交(intercross)，可以产生野生型(25%)、杂合型(50%)和纯合型(25%)的子代，再经过基因型鉴定就可以筛选得到纯合型的基因敲除动物。通过比较正常动物和基因敲除动物在表型上的差异，可以推测被敲除基因的功能。

利用ES细胞囊胚注射建立基因敲除小鼠流程(图片)

基因敲除能够精准地敲除生物体基因组中目标基因，使其失去功能，以研究基因在生物发育和病理过程中的作用。迄今为止，基因敲除已经帮助人们构建了数百个人类疾病的小鼠模型，包括心血管疾病、神经退化性疾病、糖尿病、癌症等小鼠模型。利用这些基因敲除动物，能够通过表型变化，生理指标检测等分析被敲除基因在疾病中的功能。这些基因敲除小鼠也为新药评价和药物作用新靶点提供一个更高效便捷的研究手段，极大地促进新药研发，有利于在疾病治疗方面取得突破性进展。

第四节 RNA干扰

RNA干扰(RNA interference，RNAi)是外源或内源性双链RNA(double-stranded RNA，dsRNA)在生物体内诱导同源靶基因的mRNA特异性降解，导致转录后基因沉默的技术。

一、RNA干扰的发现

RNAi最初是在对植物和线虫的研究中发现的。20世纪90年代初，Jorgensen等将紫色素合成基因导入牵牛花中，发现不但导入的基因没有表达，植物本身的色素合成基因也受到某种程度的抑制，这种现象被称为共抑制。随后又有实验发现将*albino23*基因导入链孢霉中，其内源性基因表达减弱。1995年，Guo等在利用反义RNA阻断线虫*par21*基因表达时，发现反义和正义RNA均能抑制该基因的表达。1998年，Fire证实上述现象是由于单链RNA(single-stranded RNA，ssRNA)中混有双链RNA而导致的，纯化的dsRNA可以产生比反义RNA(antisense RNA，asRNA)强约两个数量级的抑制效果，同年dsRNA介导的基因表达阻抑在锥虫和果蝇中得到证实。这种生物界内广泛存在的由dsRNA介导的同源基因表达抑制现象称为RNAi。

二、RNA干扰的作用机制

细胞中dsRNA的存在是RNAi形成的先决条件，dsRNA诱导的RNAi作用机制可分为起始阶段和效应阶段(图6-13)。

1. 起始阶段 dsRNA在核酸内切酶Dicer(一种具有RNase Ⅲ活性的核酸酶)的作用下，被加工

裂解为 21~23nt 的由正义序列和反义序列组成的小干扰 RNA(small interfering RNA,siRNA)。这些 siRNA 与所作用的靶 mRNA 序列具有同源性,每一条链均有 2nt 的 3′ 突出端(end overhangs)。

2. 效应阶段　siRNA 与解旋酶、ATP 及多个蛋白形成的核酸复活物结合形成一种核酸内切酶复合体,称为 RNA 诱导沉默复合体(RNA-induced silencing complex,RISC)。RNA 诱导沉默复合体与靶向 mRNA 特异性结合,通过 ATP 依赖的解旋酶解开 siRNA 双链的过程激活 RNA 诱导沉默复合体。激活的 RNA 诱导沉默复合体通过碱基配对定位到同源 mRNA 上,并在距 siRNA3′ 端 12bp 的位置切割 mRNA。切割后的 mRNA 或者被核酸外切酶所降解,或者以 siRNA 为引物,在 RNA 依赖性 RNA 聚合酶(RNA-dependent RNA polymerase,RdRP)的作用下,以靶 mRNA 为模板合成新的 dsRNA,后者再次被核酸内切酶识别并切断,形成新的 siRNA 又进入上述的循环,进一步作用于靶向 mRNA。新生的 dsRNA 反复合成与降解,不断形成新的 siRNA,从而使靶 mRNA 渐进性减少,导致目的基因的沉默,呈现 RNAi 现象。RNA 依赖性 RNA 聚合酶一般只对所表达的靶 mRNA 发挥作用,这种在 RNAi 过程中对靶 mRNA 的特异性的扩增作用,有助于增强 RNAi 的特异性基因监视作用。

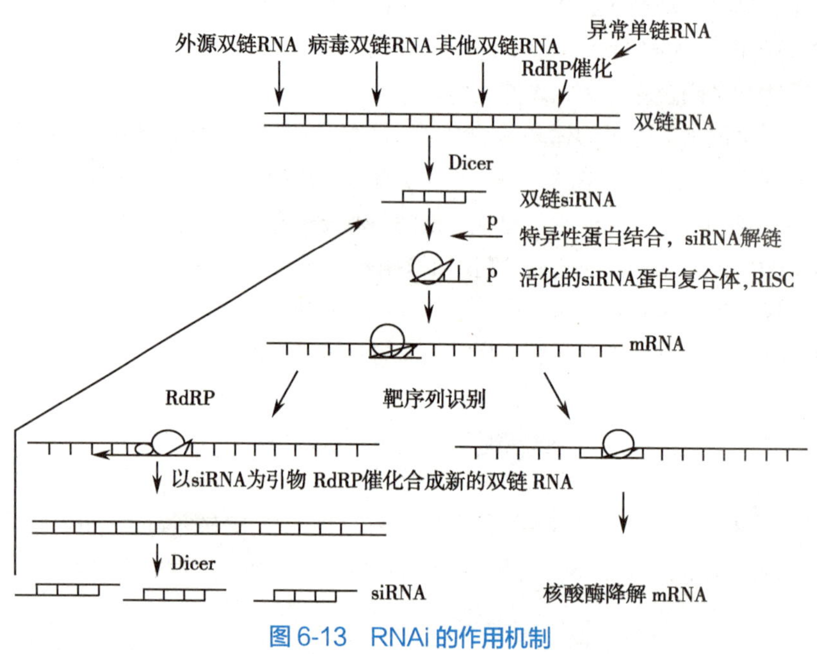

图 6-13　RNAi 的作用机制

三、RNA 干扰的作用特点

1. RNAi 具有高度特异性　在 RNAi 过程中,siRNA 能够特异性诱导其同源基因 mRNA 的降解,而其他基因几乎不受影响。RNAi 的序列专一性要求非常严谨,与靶 mRNA 之间一个碱基错配都会显著削弱基因沉默的效果。

2. RNAi 具有高效性　研究发现,细胞仅需几个分子的 siRNA,即可产生类似于缺失突变体表型的 RNAi 效应。在 RNAi 作用的过程中,细胞以 siRNA 为引物,以 mRNA 为模板,在 RNA 依赖的 RNA 聚合酶催化作用下,生成 dsRNA,dsRNA 再在 Dicer 酶的作用下,被切割形成新的 21~23nts 的 siRNA,以维持高效、特异靶向的干扰作用。

3. RNAi 需 siRNA 介导　RNAi 作用的靶向精确定位是依赖于 siRNA 与目的基因 mRNA 的碱基互补配对来实现的,siRNA 来源于 Dicer 酶对 dsRNA 的切割,而 dsRNA 又是以 siRNA 为引物,以目的基因 mRNA 为模板,在 RNA 依赖性 RNA 聚合酶作用下合成的,因此,RNAi 作用是一种由 siRNA 介导的同源依赖过程。

4. RNAi 对靶基因位点的选择性　研究发现对于相同的目的基因 mRNA，不同 siRNA 有不同的干扰效应，如对应于内含子和启动子的 siRNA 的 RNAi 作用无效；对应于各外显子的 siRNA 的 RNAi 作用也有很大的区别。

5. RNAi 具有可传播性　可以跨越细胞界限，在不同细胞甚至生物体间长距离传递和维持，使 RNAi 扩散到整个机体并可传递给子代。

6. RNAi 具有 ATP 依赖性　在去除 ATP 的样品中 RNA 干扰现象降低或消失显示 RNAi 是一个 ATP 依赖的过程，可能是由于 Dicer 及 RISC 的酶切反应需由 ATP 提供能量。

四、siRNA 设计与制备

1. siRNA 的设计原则　RNAi 成功的关键是 siRNA 的设计。在哺乳动物细胞 RNAi 研究中，目前常采用 Elbashir 等报道的 siRNA 设计规则。

设计 siRNA 时应遵循以下原则：①从靶 mRNA 的 5′AUG 起始密码子开始向下游寻找“AA”二连序列，将此双核苷酸序列和其下游相邻 19 个核苷酸作为 siRNA 序列设计模板。5′ 和 3′ 非编码区和起始密码子附近区域应尽量避免，因为这些区域是调节蛋白的结合位点，或是翻译起始复合物结合区域，它们可能对 RISC 复合物的形成造成干扰，而削弱 RNAi 的作用；② siRNA 的 G 和 C 碱基含量最好在 50% 左右(30%~70%)，尽量避免 GGG 的出现，以影响 siRNA 的解链，降低 RNAi 的效应；③在 EST 和 NCBI 数据库使用 Blast 程序查找所设计的靶基因是唯一的。

此外，通常一个基因需要设计多个靶序列的 siRNA，以找到最有效的 siRNA 序列。同时，阴性对照的设立是一个严谨的 RNAi 实验所必需的。作为阴性对照的 siRNA 应该与备选 siRNA 序列有类似的组成，但是和靶 mRNA 没有明显的同源性。同样，也要保证其与该生物中其他基因没有同源性。

2. siRNA 的制备策略　目前制备 siRNA 较为常用的方法有：①化学合成法；②体外转录法；③长片段 dsRNA 经 RNase Ⅲ降解体外制备 siRNA 法；④通过 siRNA 表达载体或病毒载体在细胞中表达产生 siRNA 法；⑤利用 PCR 制备的 siRNA 表达框架在细胞中表达产生 siRNA。

五、RNA 干扰的生物学意义

2006 年，自 Andrew Z.Fire 和 Craig C.Mello 因发现 RNAi 的作用机制获得诺贝尔生理学或医学奖以来，RNAi 技术得到广泛研究，成果日益增多。目前，RNAi 技术已被广泛应用于生物医药学的各个领域，对疾病的临床诊疗和新药研发带来推动作用。一方面，RNAi 技术是基因表达调控研究及疾病基因治疗的重要手段。通过 RNAi 高效特异地阻断疾病发生发展中关键基因的表达，可抑制致病基因或关闭相应信号转导通路对细胞表型的影响，从而阐明疾病的发病机制。同时，利用 RNAi 技术可以直接抑制疾病相关基因的表达，从而达到治疗疾病的目的。另一方面，RNAi 是研究基因功能、明确药物靶标的重要工具。RNAi 技术能够抑制特定基因的表达而用于构建特异基因敲减的细胞模型或转基因动物模型，产生类似基因敲除的效应，对于发现和研究药物的作用靶点具有重要意义。

第五节　CRISPR/Cas9 系统介导基因组编辑

2013 年，一种全新的人工核酸内切酶系统 CRISPR/Cas9 技术诞生了，相比传统的基因打靶技术和其他基因组编辑技术，它具有快速、高效、成本低且易于操作等优点，因而迅速成为炙手可热的分子生物学研究工具之一。2020 年，诺贝尔化学奖授予 Emmanuelle Charpentier 和 Jennifer a.Doudna 两位女科学家，以表彰她们在基因组编辑领域所作出的杰出贡献。

一、CRISPR/Cas 系统发现

1987 年，日本学者在大肠埃希菌 K12 碱性磷酸酶基因附近发现串联间隔重复序列，随后发现这种串联间隔重复序列广泛存在于细菌和古核生物中。2002 年，这种重复序列被命名为成簇规律间隔性短回文重复序列（clustered regularly interspaced short palindromic repeats，CRISPR）。2005 年，3 个实验室分别报道 CRISPR 中的间隔序列（spacers）和噬菌体或质粒等染色体外的遗传物质具有同源性，推测其功能可能与细菌抵抗外源遗传物质入侵的免疫系统有关。2012 年，Doudna 和 Charpentier 在 *Science* 杂志上发表的一篇论文中指出，细菌用以对抗病毒的 CRISPR/Cas9 系统可以作为简单、灵活的基因组编辑工具。

二、CRISPR/Cas 系统分类与结构组成

CRISPR/Cas 系统是由 CRISPR 基因座和与其串联的 *cas* 基因（CRISPR-associated genes，*cas* genes）组成的，通过序列特异的 RNA 介导切割、降解外源性 DNA 的原核免疫系统。*cas* 基因编码的 Cas 蛋白在细菌防御过程中至关重要，目前已经发现了 *cas1*~*cas10* 等多种类型的 *cas* 基因。

（一）CRISPR/Cas 系统的分类

根据 CRISPR/Cas 系统中的 Cas 蛋白的种类和同源性，可将 CRISPR/Cas 系统区分成 3 种类型，即类型Ⅰ、Ⅱ和Ⅲ，这 3 种类型标志基因分别是 *cas3*、*cas9* 和 *cas10*，此外，这 3 种类型都含有基因 *cas1* 和 *cas2*。

在 CRISPR/Cas 系统中，类型Ⅱ的 CRISPR/Cas 系统组成最为简单，除了含有标志基因 *cas9* 外，还含有另外三个基因（*cas1*，*cas2*，和 *csn2* 或者 *cas4*）。*csn2* 出现在类型Ⅱ-A 亚型中，*cas4* 出现在类型Ⅱ-B 亚型中。类型Ⅱ的 CRISPR/Cas9 系统在产脓链球菌（Streptococcus pyogenes SF370）中研究最为清楚，因其简易性及可操作性，已经发展成为基因组编辑新技术。

（二）CRISPR/Cas9 系统的结构组成

CRISPR/Cas9 系统由三部分组成：反式激活 crRNA（trans-activating crRNA，tracrRNA）、CRISPR 基因座和 *cas* 基因（图 6-14）。

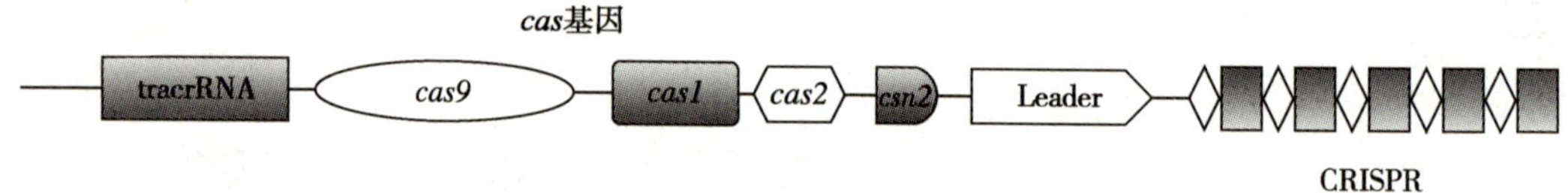

图 6-14　CRISPR/Cas9 系统的组成

1. 反式激活 crRNA　是由反式激活 crRNA 的 DNA 序列转录的非编码序列，它的功能是指导 Cas9 和 RNase Ⅲ完成前体 crRNA（Pre-CRISPR RNA，pre-crRNA）的成熟；它还能与成熟的 crRNA 的重复序列配对形成 RNA 二聚体，进而与 Cas9 蛋白结合成核糖核蛋白复合体，发挥识别和降解入侵的外源 DNA 功能。

2. CRISPR 基因座　典型的 CRISPR 基因座由 3 部分组成：即位于 5′ 端的前导序列（leader，L），高度保守的同向重复序列（directed repeat，R），以及长度相似的间隔序列（spacer，S）。重复序列长 21~48bp，含有回文序列，转录出的茎 - 环结构能够稳定 RNA 的整体二级结构，其在同一细菌中的碱基组成和长度是相对保守的，基本不变；间隔序列长 26~72bp，与重复序列间隔排列，每两个重复序列被一个间隔序列隔开。间隔序列由捕获的外源 DNA 组成，差异较大、彼此不同，包含着外源入侵生物基因组中的特异性高的保守序列。当有同样序列的外源 DNA 入侵时可被宿主识别，并进行剪切使之破坏，达到保护自身的目的；前导序列，长度为 300~500bp，富含 A、T 碱基，位于 CRISPR 序列的 5′ 端，是新的间隔序列插入的识别位点，同时负责 CRISPR 序列的转录。

3. *cas* 基因　类型Ⅱ-A 亚型的 CRISPR/Cas9 系统中有 4 个 *cas* 基因，分别为 *cas9*、*cas1*、*cas2* 和 *csn2*，它们的表达产物主要发挥核酸酶切割作用。Cas9 蛋白是 CRISPR/Cas9 系统的标志性蛋白，包括 α 螺旋组成的识别区 REC、由 RuvC 结构域与 HNH 结构域组成的核酸酶区以及位于 C 端的 PAM 结合区(图 6-15)。

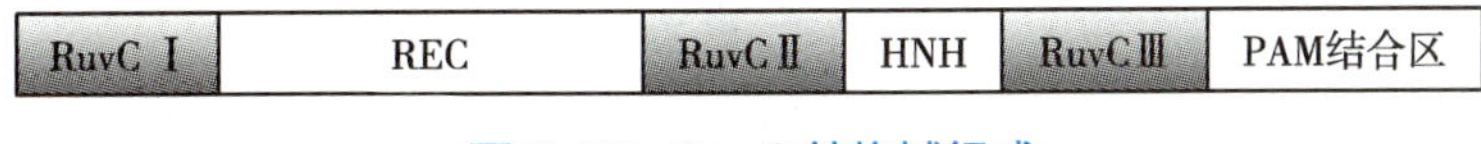

图 6-15　Cas9 结构域组成

在 REC 识别区中的一个富含精氨酸的 α 螺旋负责与 RNA-DNA 异源二聚体的 3′ 端 8~12 个核苷酸的结合。RuvC 结构域由 3 个亚结构域组成：RuvC Ⅰ位于 Cas9 蛋白的 N 端，RuvC Ⅱ/Ⅲ分别位于 HNH 结构域的两侧，位于 RuvC 结构域中的 D10A 突变体可导致 RuvC 结构域的失活。HNH 为单个结构域，位于 HNH 结构域的 H840A 突变体可导致 HNH 结构域的失活，但单点突变体可使 Cas9 成为切口酶(nickase)，形成单链 DNA 断裂。RuvC 与 HNH 可分别对与向导 RNA 互补的 DNA 链和非互补链进行切割，产生平末端的 DNA 双链断裂(double strand broken，DSB)。

三、CRISPR/Cas9 系统原理与作用机制

(一) CRISPR/Cas9 系统的原理

细菌在遭遇噬菌体等病毒侵染之后，可以获得其部分 DNA 片段并整合进基因组形成记忆，当再次遭到入侵时，CRISPR 基因座首先转录为长的 pre-crRNA，然后逐步被加工成小的成熟 crRNA，crRNA 通过碱基配对与 tracrRNA 结合形成双链 RNA，此 tracrRNA-crRNA 二元复合物指导 Cas9 蛋白在特定的位点切割 DNA，从而破坏入侵病毒的 DNA，使其不能在细菌内进行复制。

CRISPR/Cas9 基因组编辑技术，简称 CRISPR/Cas9 技术，就是利用这一原理，依据 tracrRNA-crRNA 复合体的结构特征设计了能够被 Cas9 蛋白识别并引导 Cas9 蛋白结合于靶位点的单链向导 RNA(single guide RNA，sgRNA)，对预设 DNA 位点进行切割，造成 DNA 断裂，启动细胞内基因组修复机制。通过同源重组(Homologous recombination，HR)或者非同源性末端连接(Non-homologous end joining，NHEJ)途径对断裂 DNA 进行修复。这两种修复途径可实现一个或多个基因敲出和敲入，从而实现对基因组的定向编辑(图 6-16)。

(二) CRISPR/Cas9 系统的作用机制

CRISPR/Cas9 系统的免疫作用机制分为 3 步：即间隔序列的获得，crRNA 的表达、加工和成熟，以及免疫干扰。

1. CRISPR 间隔序列的获得　间隔序列的获得是指外来入侵的噬菌体或质粒 DNA 的一小段 DNA 序列被整合到宿主菌 CRISPR 基因座的 5′ 端的两个同向重复序列之间。噬菌体或质粒上与间隔序列对应的序列被称为原间隔序列(protospacer)，通常原间隔序列的下游存在一个保守的几个碱基序列，称为原间区序列邻近基序(protospacer adjacent motifs，PAM)。它的长度一般为 2~5bp，一般与原间隔序列相隔 1~4bp。PAM 的主要功能是帮助 Cas9 区分需要降解的非自身 DNA 和自身 DNA，并实现外源 DNA 精确的靶向切割。

宿主细胞获得新间隔序列，首先识别入侵的核酸和扫描外源 DNA 潜在的 PAM；其次，Cas 蛋白通过 PAM 信号识别原间隔序列，然后酶切产生原间隔序列；最后，再整合到 CRISPR 重复序列中。

2. crRNA 的表达、加工和成熟　CRISPR 基因座首先在前导区的调控下转录产生 pre-crRNA，同时与 pre-crRNA 序列互补的 tracrRNA 也被转录出来。pre-crRNA 通过碱基互补配对与 tracrRNA 形成双链 RNA 并与 Cas9 编码的蛋白组装成一个复合体，并在核糖核酸酶Ⅲ(RNase Ⅲ)的协助下进一步切割，最终产生成熟的 crRNA。

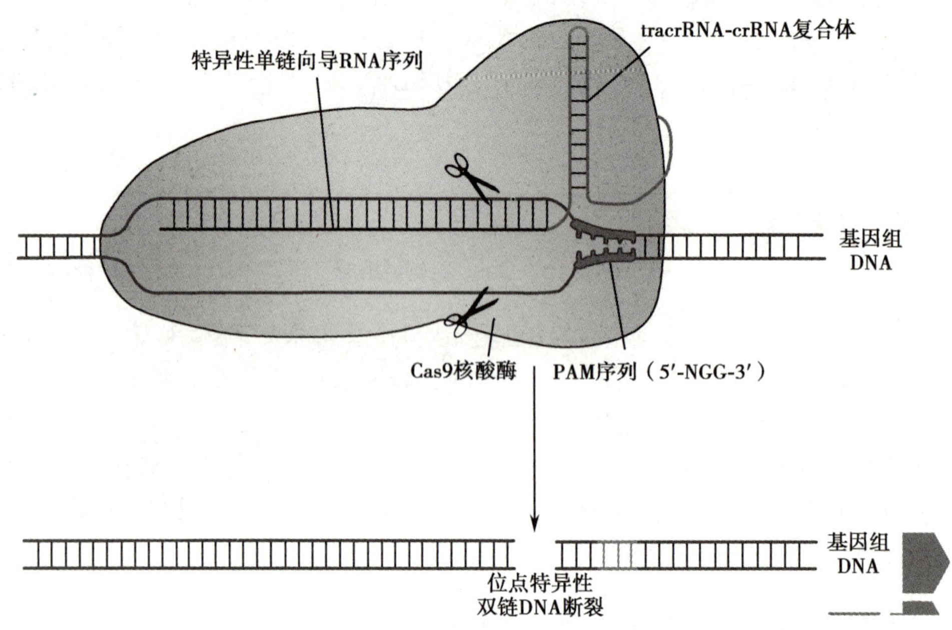

图 6-16 CRISPR/Cas9 技术作用示意图

3. 免疫干扰 成熟的 crRNA 与反式激活 crRNA 形成嵌合 RNA 分子，被称为向导 RNA（guideRNA，gRNA），并与 Cas9 结合形成三元复合物。在 gRNA 的介导下，crRNA-tracrRNA-Cas9 三元复合物扫描外源入侵 DNA，当遇到 PAM，且 DNA 序列可与 crRNA 互补配对形成一个 R 环时，Cas9 蛋白将分别利用 HNH（作用于与 crRNA 互补链）与 RuvC（作用于非互补链）核酸内切酶活性对 DNA 双链进行切割，形成 DNA 的双链断裂，从而破坏入侵病毒的 DNA。

四、CRISPR/Cas9 技术在医药领域中的应用

CRISPR/Cas9 技术在疾病治疗和药物研发领域具有重要的发展前景和应用价值。在疾病基因治疗方面，CRISPR/Cas9 技术在癌症（如白血病）、遗传性疾病（如迪谢内肌营养不良症）和逆转录病毒相关传染病（如 AIDS）等疾病的治疗方面提供了重要的工具。在药物研发方面，科学家通过使用 CRISPR/Cas9 技术构建了多种动物疾病模型，建立了药物筛选的研究平台，使药物研发的成功率大大提高。并且，CRISPR/Cas9 技术在药物靶标筛选与验证、耐药性突变筛选中被广泛应用。在中药学研究方面，利用 CRISPR/Cas9 技术开展中药药效成分、药材的生长及抗性相关基因的研究和改造工作，结合先进的育种方法，可以筛选出既保持药材的道地性，又具备优质、高产、抗病特性的中药材优良品种。

知识链接

CRISPR 技术进军基因治疗

迪谢内肌营养不良（Duchenne muscular dystrophy）是一种 X 染色体隐性遗传疾病，主要发生于男孩，发病率是 1/5 000。这种疾病的患者编码抗肌营养不良蛋白（dystrophin）的基因缺陷。抗肌营养不良蛋白是维持肌肉纤维强度的必需分子，缺乏这种蛋白质，肌肉和心脏肌肉会发生退化。绝大多数患者会先失去行走能力，到 10 岁就要靠轮椅生活，然后失去呼吸功能，依靠呼吸机生存，大约在 25 岁死亡。科学家一直没有发现有效治疗该疾病的方法。

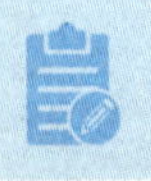

CRISPR 技术当选为 *Science* 评选的 2015 年年度突破，科学家使用这种技术成功治疗了小鼠肌

营养不良。2015 年 12 月 31 日，三个研究小组在 *Science* 同时发表了使用 CRISPR 技术切除迪谢内肌营养不良有缺陷的基因，使患有这种遗传病的成年小鼠制造出必需的肌肉蛋白。这是人类第一次成功使用 CRISPR 技术对患遗传病的成年哺乳动物进行的基因治疗。CRISPR 技术的精确性也在研究中进行了评价，所有三组研究都没有发现这种技术因脱靶效应影响到其他基因的情况。

第六节 分子间相互作用分析技术

蛋白质和核酸是构成生物体内最重要的两类生物大分子，核酸具有传递遗传信息的功能，蛋白质则贯穿生命的全过程。这些生物大分子并不是独立存在的，它们之间通过相互作用协同完成各种生命活动。细胞各种重要的生理过程，包括信号的转导、细胞对外界环境及内环境变化的反应等，都是以蛋白质与其他物质的相互作用为纽带。另外，大分子间的相互作用还是信号转导网络控制基因表达的物质基础。

一、染色质免疫共沉淀分析 DNA 和蛋白质相互作用

真核生物的基因组 DNA 以染色质的形式存在，是基因表达调控的结构基础。染色质免疫共沉淀分析（chromatin immunoprecipitation assay，ChIP）是利用免疫沉淀的原理共沉淀蛋白质与染色质结合的复合物，研究蛋白质与 DNA 的相互作用的方法。ChIP 技术可以真实地反映蛋白质分子（含转录因子）在体内与基因组 DNA 结合的状况，是目前可以研究体内 DNA 与蛋白质相互作用的主要方法。近年来，其应用范围已经从研究目的蛋白与已知 DNA 靶序列间的相互作用，发展到研究目的蛋白与整个基因组未知序列的相互作用；从研究一个目的蛋白与 DNA 的相互作用，发展到研究结合在 DNA 序列上的蛋白质复合物。该技术还可用于鉴定启动子区域位点特异性的组蛋白的化学修饰。

（一）基本原理

在活细胞状态下，用化学交联试剂固定蛋白质 -DNA 复合物，并将其随机切断为一定长度范围内的染色质小片段，然后通过免疫学方法沉淀此复合体，再利用 PCR 特异性地富集目的蛋白质结合的 DNA 片段，从而获得蛋白质与 DNA 相互作用的信息（图 6-17）。

（二）染色质免疫共沉淀体系

ChIP 技术常用甲醛进行生物大分子复合物的化学交联。甲醛能够进入细胞，使蛋白质与 DNA 或蛋白质与蛋白质之间发生共价交联，稳定细胞内原本形成的复合物。染色质中 DNA 的长度将影响免疫沉淀效率和 DNA 片段的获得，为此可以使用超声物理破碎或限制性核酸内切酶酶切消化，以获得所需长度的 DNA 片段。破碎 DNA 是 ChIP 实验关键步骤，超声破碎效果与细胞类型、细胞浓度及裂解液成分等因素有关。

抗体的特异性和亲和力对于是否获得足够纯度的靶蛋白及与之相结合的 DNA 片段至关重要。抗体的非特异性结合导致大量的非目标靶点 DNA 片段随之沉淀，造成假阳性，从而掩盖了真实的蛋白质结合位点信息；而亲和力较差的抗体，则无法有效地沉淀 DNA 结合蛋白及其靶点 DNA 片段。在甲醛交联过程中，蛋白质构象会受到影响，可能会掩盖一些蛋白质的表位，影响到部分蛋白质和 DNA 复合体的免疫沉淀反应。因此，一些适用于蛋白质印迹或免疫组化的抗体，并不能保证一定能够成功地进行 ChIP 实验，需要充分尝试可利用的抗体，以获得最佳效果。在免疫沉淀复合物中的 DNA 分离提取后，可以通过 PCR 来进行鉴定。

近年来，人们将 ChIP 和芯片技术结合在一起，建立了 ChIP 芯片（ChIP-chip）技术。该方法可在全基因组范围筛选与特定蛋白质相结合的 DNA 序列。

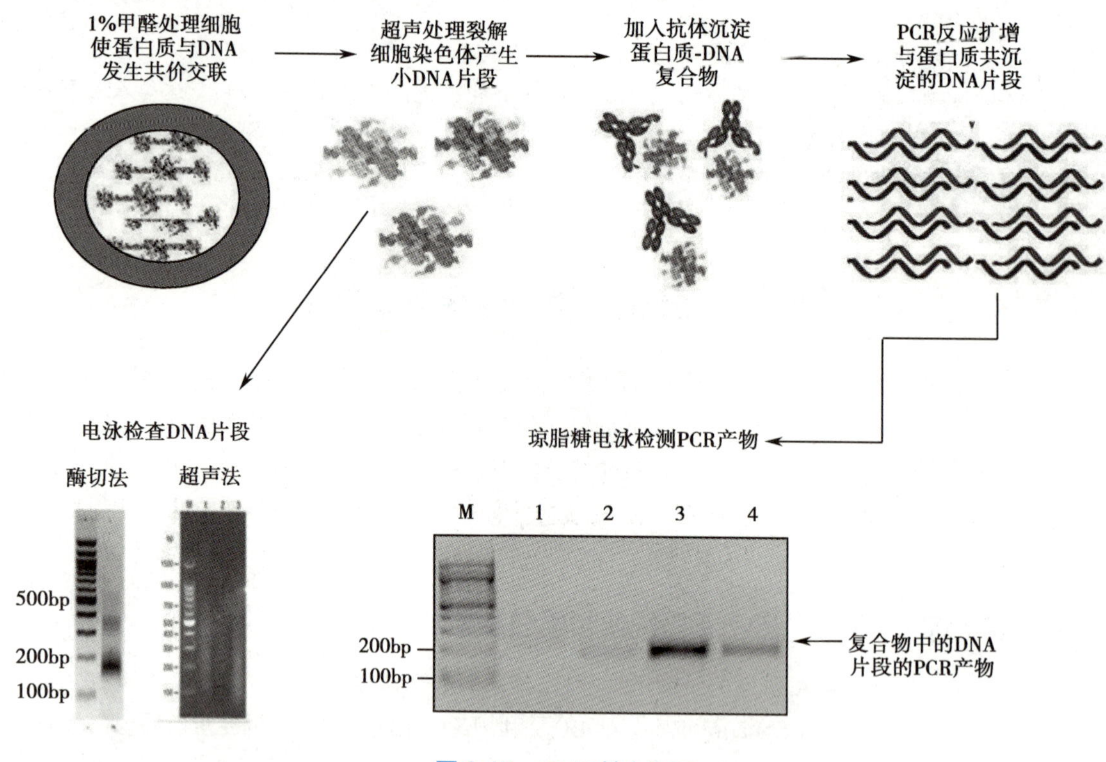

图 6-17 ChIP 基本原理

（三）染色质免疫共沉淀在药学中的应用

ChIP，ChIP-on-chip 及 ChIP-Seq（拓展阅读）

染色质免疫共沉淀能准确、完整地反映结合在 DNA 序列上的转录调控蛋白，主要用于鉴定与体内转录调控因子结合的特异性核苷酸序列或鉴定与特异性核苷酸序列结合的蛋白质，已成为一种有效研究染色质水平基因表达调控的方法。在药学领域，染色质免疫共沉淀是研究药物影响 DNA- 蛋白质相互作用的常用分析方法，可以通过该技术寻找和验证与药物的靶蛋白特异性结合的 DNA 序列，通常这些蛋白为结合在基因启动子上的转录因子，能够有效地调控下游基因的转录。因此，该技术是揭示药物调节基因表达机制的重要手段。

二、免疫共沉淀分析蛋白质和蛋白质相互作用

研究蛋白质相互作用的实验方法及数据库（拓展阅读）

蛋白质和蛋白质相互作用是指两个或两个以上蛋白质分子通过非共价键形成蛋白质复合物的过程，存在于机体每个细胞的生命活动过程中。生物学中的许多现象如复制、转录、翻译、细胞周期调控、信号转导和物质代谢等均受蛋白质和蛋白质相互作用的调控。从全细胞提取物中共沉淀蛋白的技术是一种很有价值的检测蛋白质和蛋白质之间物理作用的方法。当使用抗体时，这种技术就称作免疫共沉淀（co-immunoprecipitation，co-IP）。该技术是检测蛋白间相互作用的经典方法，常用于测定两种目标蛋白质是否在体内结合，也可用于确定一种特定蛋白质与未知蛋白的相互作用。

（一）基本原理

免疫共沉淀是以抗体和抗原之间的特异性结合为基础，检测蛋白质在完整细胞内生理性相互作用的实验方法。即细胞裂解后在非变性条件下制备总蛋白提取物，以一种已知蛋白（诱饵蛋白）的抗体特异地免疫沉淀这种蛋白，然后用第二种蛋白或更多种蛋白的抗体做免疫印迹，检测它们是否被第一种蛋白共沉淀。在此方法中，蛋白质及复合物均以天然状态存在，符合体内实际情况，能更真实地反映出蛋白质间的相互作用情况（图 6-18）。

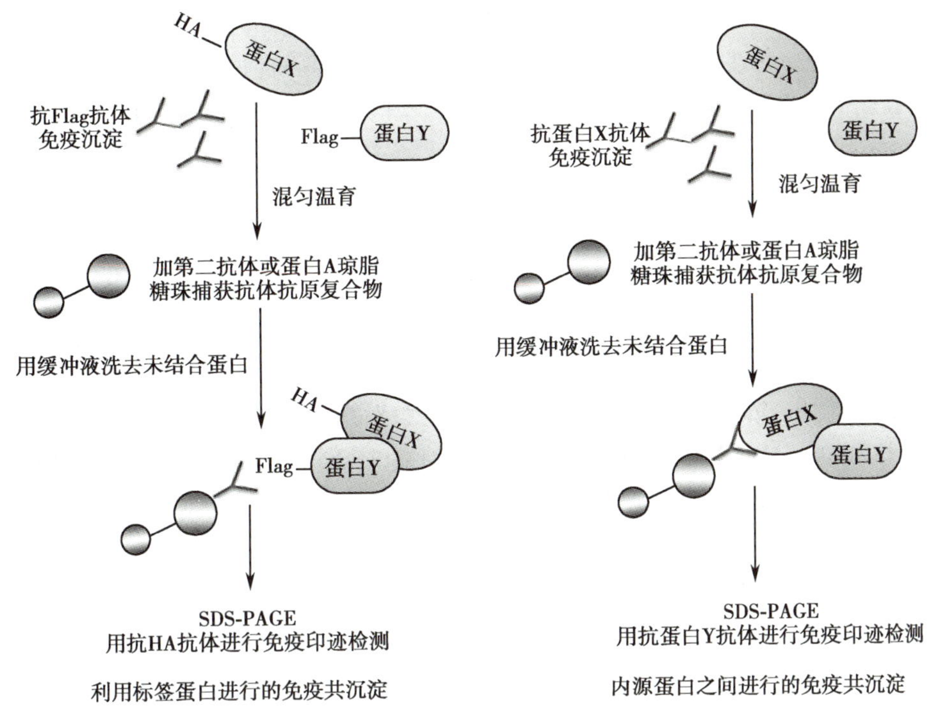

图 6-18 免疫共沉淀原理

(二) 免疫共沉淀常见类型

免疫共沉淀在应用过程中不断得到改进和发展，形成了一些新的方法，扩大了其应用范围和特异性。常见类型有二次免疫共沉淀、蛋白质降解抑制 - 免疫共沉淀、核质分离 - 免疫共沉淀、交联免疫共沉淀等。

1. 二次免疫共沉淀(IP-re-IP) 与常规免疫共沉淀的不同是使用了 2 种特异性抗体，可用于分析 3 种蛋白质分子在细胞内是否以复合物存在。例如，要证明蛋白质 X、Y、Z 在细胞内可形成复合物，在细胞裂解液中加入抗蛋白质 X 的抗体，免疫沉淀获得抗原抗体复合物，经过非变性洗脱，向此复合物溶液中再加入抗蛋白质 Y 的抗体，再收集免疫复合物，进行 SDS-PAGE 及蛋白质印迹分析或者干胶后放射自显影。两次免疫沉淀提高了判断蛋白质 X、Y、Z 复合物的准确性，尤其是配合放射性核素标记时，检测敏感度很高。另外，可以利用标签抗体来检测已知蛋白质间是否存在相互作用。

2. 蛋白质降解抑制 - 免疫共沉淀 真核细胞中存在着溶酶体和泛素 - 蛋白酶体蛋白质降解途径。免疫共沉淀实验中若两个蛋白质相遇，使对方发生降解时，必然会影响免疫共沉淀实验的结果。为解决这一问题，可以用各种方式抑制细胞内蛋白质降解。

目前的方式有：①对于通过溶酶体途径降解的蛋白质，可以通过加入 NH_4Cl、氯喹等改变细胞内酸性环境，抑制这类蛋白质的降解；②对于通过泛素 - 蛋白酶体途径降解的蛋白质，可使用蛋白酶体特异性抑制剂，如 MG132 等。

3. 核质分离 - 免疫共沉淀 体内的许多蛋白质是穿梭于细胞质和细胞核或其他细胞器之间的。当研究蛋白质之间相互作用时会遇到蛋白质之间的时空问题，为此而建立的核质分离技术联合免疫共沉淀可以确定蛋白质相互作用的亚细胞区域。核质分离 - 免疫共沉淀在解决蛋白质相互作用的时空问题上具有一定的优势。该实验需要注意避免核、质蛋白之间的交叉污染。

4. 交联免疫共沉淀 交联(crosslink)是共价连接不同化学功能基团的技术。对于蛋白质来说，亲核侧链或多肽链的末端均为交联的功能基团。交联技术在许多方面都有应用，其中应用于研究蛋

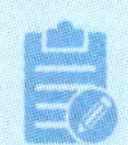

白质相互作用已有50多年的历史。交联技术与免疫共沉淀联合使用的目的是稳定已经结合在一起的蛋白质分子，避免一些结合能力弱或瞬时结合的分子在免疫共沉淀过程中解离。蛋白交联和质谱结合，还能够提供互相结合的蛋白上特定氨基酸的空间距离信息，从而推断参与蛋白结合的关键氨基酸。

应用此方法时，首先使用较温和的条件裂解细胞，加入化学交联剂使细胞内原本动态存在的相互作用蛋白质共价交联在一起，再进行常规免疫共沉淀。双琥珀酰亚胺辛二酸酯（disuccinimidyl suberate，DSS）和二（磺基琥珀酰亚胺）辛二酸酯［bis（sulfosuccinimidyl）suberate，BS^3］是目前两种主要的交联剂。

（三）免疫共沉淀体系

免疫共沉淀常用来分析生理条件下已知蛋白在细胞或组织内是否存在与其相互作用的蛋白质。在非变性温和条件下裂解细胞，保持细胞内已经发生的蛋白质间的相互作用，发生相互作用的蛋白质其中之一为已知的诱饵蛋白，加入该诱饵蛋白的抗体，则与发生相互作用的蛋白质复合物产生免疫共沉淀。

为了避免不同诱饵蛋白抗体的制备，缩短实验周期，提高方法的通用性，通常在诱饵蛋白上融合标签蛋白，通过加入与标签蛋白特异性结合的抗体，免疫共沉淀与诱饵蛋白相互作用的蛋白复合物，商业化的通用标签蛋白有protein A、Flag、HA、Myc、GFP等以及它们的单克隆抗体。而将抗体直接或间接连接到亲和树脂、琼脂珠、磁珠等固相支持物上能进一步减少孵育时间，提高结合和沉淀效率。通过对标签蛋白具有特异吸附作用的亲和色谱柱分离纯化蛋白复合物，再经免疫印迹或质谱鉴定分离得到的蛋白。

免疫共沉淀相关应用（拓展阅读）

（四）免疫共沉淀在药学中的应用

免疫共沉淀在分子药理学方面的应用较多，可以用于探讨药物作用后蛋白间的相互作用，深入分析蛋白间相互作用的结构域，还可以用于揭示靶蛋白的磷酸化位点和泛素化降解等，对于阐释药物调控细胞内复杂生理活动的分子机制具有关键作用。

三、表面等离子共振分析药物分子和靶蛋白相互作用

鉴定药物分子的直接作用靶点是了解药物作用机制的关键，也是新药研发的重点内容。表面等离子共振（surface plasmon resonance，SPR）技术是基于SPR检测生物传感芯片（biosensor chip）上配位体与分析物相互作用的一种技术，其通过监测相互作用分子表面折光系数的变化来检测和定量分子间的结合反应。该技术是自20世纪70年代逐步发展起来的一种光学生化检测技术，由于可以原位、实时和动态地反映药物分子与靶蛋白的相互作用信息，并且具有定量、高灵敏、免标记、无损伤检测、应用范围广等优点，SPR技术已成为识别与确证药物分子直接作用靶点的有力工具。

（一）基本原理

表面等离子共振的基本原理是当入射光以临界角入射到两种不同透明介质界面（如镀在玻璃表面的金属银或金的薄膜）时，金属自由电子会产生共振，电子吸收光能量从而使反射光在一定角度内大大减弱，其中使反射光完全消失的入射光角度称为共振角（SPR角）。SPR角随金属表面的折射率变化而变化，而折射率的变化又和结合在金属表面的生物分子质量成正比，因而可通过对生物反应过程中SPR角的动态变化获取生物分子相互作用的特异信号。在实际应用中，需要将靶蛋白偶联到专用的介质上（芯片）作为固定相，而将药物分子作为流动相通过固定相分子，当药物分子与固定相分子相互结合时，则会产生共振角变化（图6-19）。

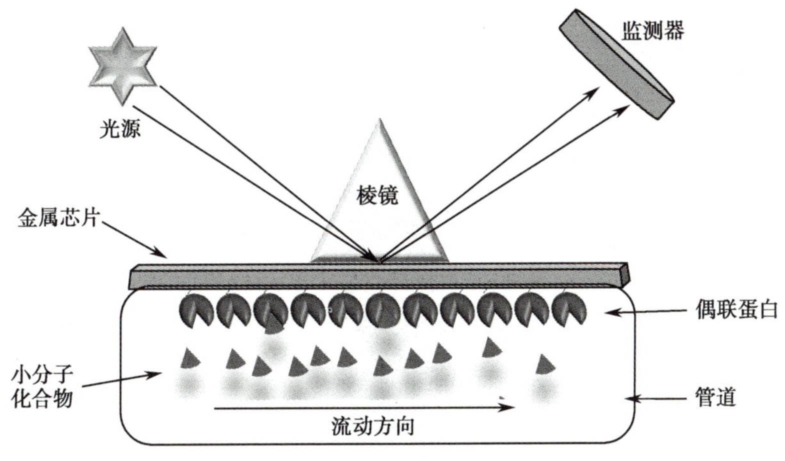

图 6-19　SPR 原理示意图

（二）表面等离子共振体系

SPR 技术应用于药物分子与蛋白质相互作用研究的基本过程包括：①检测样品制备；②靶蛋白偶联；③芯片表面的再生；④相互作用动力学检测；以及⑤相互作用动力学分析等五个步骤。

药物分子与靶蛋白一般溶解在工作液当中。SPR 技术中常用的工作液是 HBS 或 PBS。HBS 适用于大多数的蛋白质，而小分子量的样品则一般用 PBS 作为溶剂。靶蛋白和芯片的偶联对于实验的成败至关重要。因此，常常通过使用低离子浓度溶液、增加偶联时间以及偶联蛋白的浓度、确保使用新鲜偶联溶液且溶液中不含使偶联蛋白失活的物质、在尽可能高的温度下进行偶联等途径来提高靶蛋白的偶联水平。

传感芯片作为 SPR 技术的核心部件，在芯片表面经过多次再生后，偶联的配体容易失活或脱落而导致芯片废弃。芯片表面的再生对于配基固化的表面再利用及数据的可信度有着很重要的作用。酸、碱、溶剂、盐、去垢剂都可以用于再生。可选用恰当的条件进行再生，如果没有合适的再生条件，建议每一次循环的实验都重新偶联蛋白质。

最终动力学参数的检测和分析目前都有成熟的软件可供选择，大多采用 Biacore 软件来完成上述工作。该软件可以提供相互作用的强度、相互作用的速度、分子在样本中的多少以及相互作用的特异性等信息。

（三）表面等离子共振在药学中的应用

SPR 技术在不需要对生物分子进行标记的情况下，可以最大限度保持其蛋白质活性，达到实时监测小分子与靶蛋白相互作用全过程的目的，并获得动力学、亲和力、结合特异性和浓度，凭借着其出色的准确性、稳定性和高重复性，在药学研究领域得到越来越广泛的应用。在药物筛选方面，通过基于 SPR 技术的高通量靶向筛选系统，可以快速筛选出能够与疾病的靶蛋白或病毒结合位点发生特异性结合的小分子抑制剂，作为先导化合物而指导新药研发。在药效评价方面，通过 SPR 技术可检测抗体类药物与其受体蛋白的亲和力和动力学数据以评价该类药物的作用效果。在分子药理方面，可以利用 SPR 技术确认小分子药物与其靶蛋白间的结合能力，进而揭示药物的分子机制。此外，SPR 技术还在临床用于监测和定量测定患者血清中的生物药剂、抗体滴度等。

表面等离子共振技术相关应用(拓展阅读)

思考题

1. 假如你发现了一种小分子药物对某种肿瘤细胞有抑制作用，并想进一步研究该小分子药物对该肿瘤细胞中基因 X 表达的影响，可以通过哪些方法？

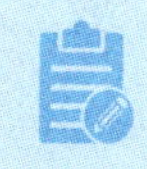

2. 快速检测技术是发现和阻断病毒传播的有力武器，哪些常用的分子生物学技术可用于检测病毒感染？各自具有哪些优缺点？

3. 通过药物作用的靶点来设计创新药物是目前新药研发的一条重要途径，哪些分子生物学技术可以用于筛选和确定药物靶标？

第六章
目标测试

（康 宁）

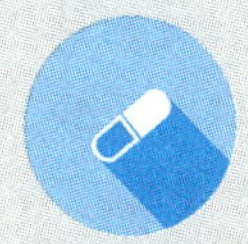

第二篇
药学分子生物学应用

第七章

药物基因组学

第七章
教学课件

学习目标

1. **掌握** 药物基因组学及其相关的基本概念；个体化合理用药的概念和时代需求。
2. **熟悉** 药物基因组学与个体化合理用药的关系，特别是药物代谢动力学和药物效应动力学相关基因在肿瘤化疗、心血管疾病用药中的药物基因组学的应用；药物基因组学在新药研发中的作用。
3. **了解** 人类基因组计划及国际单体型图计划；药物基因组学的研究方法。

不同个体对疾病易感性和药物应答方式多样性的现象普遍存在。虽然控制疾病发生和药物应答的机制错综复杂，但个体遗传背景的差异是其中主要原因之一。药物基因组学伴随着人类基因组计划的进行而诞生，其主要目的就是要阐明疾病发生和药物应答在不同个体和不同人群中存在差异的遗传学机制，为个体化医疗和精准医疗的实现奠定基础。药物基因组学目前正在快速渗透到药物治疗和药物研发之中，并对其产生深刻的影响。本章内容将从药物基因组学的概念、产生背景、对疾病治疗和药物研发的影响等多方面进行介绍。

第一节 概 述

一、基因组学与药物基因组学

药物基因组学（pharmacogenomics）是在基因组水平上研究不同个体及人群对药物反应的差异，并探讨用药个性化和以特殊人群为对象的新药开发的学科。药物基因组学在人类基因组计划（Human Genome Project，HGP）成果的基础上产生，是功能基因组学与分子药理学的有机结合，实际融合了遗传学、基因组学、药理学、生理学、临床医学、流行病学以及生物信息学等多学科交叉的基础内容。主要研究基因结构多态性与不同药物反应之间的关系，包括研究影响药物吸收、转运、代谢、消除以及药物靶分子等基因在不同群体和个体中的差异特性，如单核苷酸多态性、拷贝数变异、基因突变、基因表达差异等，研究这些差异与药物效应或毒副作用之间的相关性及其发生机制，并发展合理的基因分型方法用以指导个体化合理用药，保证治疗效果最大化和毒副作用最小化。因此其研究是实现个体化医疗（personalized medicine）和精准医疗（precision medicine）的基础和前提，是依赖个体独特的遗传构成选择用药种类、剂量、组合的理想的药物治疗方法，同时对药物研发中的新药发现、临床试验的设计与病例选择具有直接的促进作用。

（一）药物效应的个体多样性

1. 个体多样性的表现 药物在体内经过吸收、分布，作用于受体、离子通道等靶分子，进一步通过代谢和消除，表现出一定的临床效应。理想的药物应该是既能够有效地治疗或预防疾病又不会产生有害的毒副作用。但事实上药物在带来有效作用的同时也常常带来药物不良反应（adverse drug reaction，ADR），

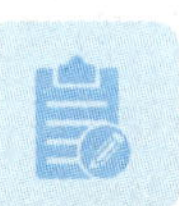

即在正常治疗药物剂量和正常用法下出现的有害的、与用药目的无关的反应。2021 年国家药品监督管理局发布的国家药品不良反应监测年度报告显示,2021 年全国药品不良反应监测网络累计收到《药品不良反应 / 时间报告表》196.2 万份,1999 年至 2021 年累计收到 1 883 万份。引发 ADR 的药物中,化学药品占 82.0%,中药占 13.0%,生物制品占 2.0%,其中特别以抗感染药和肿瘤用药为多发(图 7-1)。

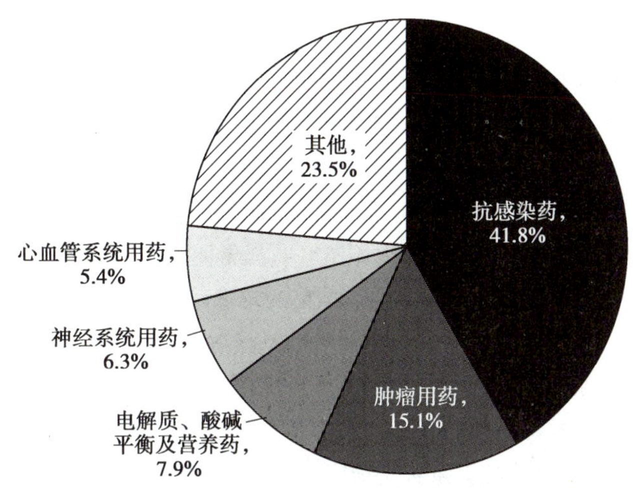

图 7-1 2021 年各类化学药品产生药物不良反应的发生率

临床上早就观察到同样的药物、同样的剂量对有些个体安全有效,但对另一些个体则导致不良反应的出现。这种因人而异的药物反应,即不同个体对同一药物同一剂量的反应存在量与质的差别,被称之为药物应答的个体差异(individual variability)。譬如不同人对氨基糖苷类抗生素的耐受剂量不同,部分人接受常规剂量治疗时可发生耳聋性不良反应,另有部分人接受很低剂量治疗时就可能发生耳聋;巴比妥类药物在一般催眠剂量时,对大多数人可产生催眠作用,但对个别人会引起焦躁不安、不能入睡;奥美拉唑对于大多数患者的高胃酸分泌具有很好的抑酸作用,但有接近 20% 的患者在接受正常剂量治疗时并无疗效,而且其疗效还存在明显的种族差异,其中亚洲人群的非应答率高于欧美人群。可以说,几乎不存在可针对所有人群、疗效好又安全的药物。

实际的临床实践显示,只有近三分之一的患者在遵照医嘱服药后达到了预期的效果,另外三分之二的患者或者未产生足够的药效,或者由于较严重的不良反应而无法耐受某种药物治疗。在传统的给所有患者使用同样治疗模式的情况下,各种药物治疗应答有效率通常在 25%~80% 之间变化,譬如环氧合酶 -2 类镇痛药物的有效应答率可达到 80%,抗心律失常药物的有效率约 60%,抗阿尔茨海默病药物的应答率大约为 30%。可见药物治疗作用具有多样性。

2. 产生个体差异的原因 探究产生药物效应个体差异的主要原因,可归因于非遗传因素和遗传因素两大方面。①非遗传因素:主要包括药物学因素,药物相互作用,个体的生理状态、心理状态,患者的年龄、性别、生活环境和营养因素等;②遗传因素:是来自机体本身的信息,是个体遗传背景的差异,包括与药物代谢动力学和药物效应动力学相关的基因的组成、结构及功能状态。

药物基因组学关注个体和群体之间的遗传多态性,其研究重点在于阐明个体对药物不同反应的遗传学基础,并通过制订个体化治疗方案来达到减少不良反应和提高治疗效果的最终目标。就遗传多态性而言,一个典型的例子是不同人群中 *N*- 乙酰转移酶(*N*-acetyltransferase, NAT)基因多态性的存在。20 世纪 50 年代研究学者注意到 NAT 在不同个体中具有不同的活性,其中慢乙酰化个体在代谢需要经过乙酰化反应而排泄药物时,需要更长时间而且代谢不全,因此可能导致体内药物蓄积中毒性药物不良反应的高发生率,包括异烟肼引发的外周神经炎,苯乙肼引发的镇静和恶心,肼屈嗪和普

鲁卡因胺引发的红斑狼疮。后来的研究发现NAT活性的差异是由于基因变异而导致的。基因变异导致的慢乙酰化个体发生率在不同的人种中存在着明显的差异，在欧美白色人种以及非洲黑色人种中高达40%~65%，包括我国在内的亚洲人种占10%~20%，但日本人和因纽特人则非常少。

（二）药物遗传学与药物基因组学

20世纪50年代以前，遗传对药物应答的影响并未受到关注，但之后遗传差异对安全有效使用药物的潜在重要性，以及药物可能引起不同寻常的危险性，开始引起了生物医学研究者的注意。1959年，Vogel首次使用了药物遗传学（pharmacogenetics，也称遗传药物学）一词，将个体遗传差异和药物应答敏感性相关联。认为基因突变产生了异常功能的代谢酶，最终导致异常的药物反应。这一时期出现的典型事例有"伯氨喹敏感性"，即第二次世界大战南太平洋战争中为了治疗美军疟疾研发的一种新药伯氨喹，发现在个体缺乏葡糖-6-磷酸脱氢酶的非洲黑色人种中易发生溶血性贫血；"琥珀酰胆碱敏感性"指全身麻醉时的肌松药物琥珀酰胆碱在有异常胆碱酯酶的欧罗巴人种中容易出现呼吸麻痹及窒息；"异烟肼诱导神经炎"，异烟肼是治疗结核的首选药物，在肝脏NAT缺乏的个体容易发生外周神经炎。

20世纪90年代以来，随着人类基因组计划的启动和完成，药物遗传学得以迅速发展，明确了遗传变异与药物应答之间具有密切关系。在各种基因组科学迅速兴起中，研究学者对单个基因的研究逐渐转变为从基因组层面对多基因变异与药物应答影响的相关研究，药物遗传学演变为药物基因组学。

药物基因组学的产生反映了药物遗传学发展已进入到决定药物反应的全基因图谱研究中，从根本上改变了药物遗传学的研究方式，它们在研究内容上既有许多相似之处，又在研究的范畴和侧重面上有很大的不同。药物基因组学从基因组整体出发研究基因结构多态性与药物效应多样性之间的关系，研究基因本身及其突变体对不同个体药物作用效应差异的影响，并以此为平台发现新的药物靶标、开发新的个性化药物。这一切不仅带动了许多新的以药物基因组学和个体化医疗为目的的诊断公司的诞生，还带动了许多新的制药公司的诞生和发展，譬如1997年6月世界上第一个专门从事药物基因组学研究的基因与制药公司诞生，其后，越来越多的公司加入其中，成为现代生物技术制药的主流。

二、单核苷酸多态性与单体型

人类基因组测序结果揭示，任意两个不相关个体的基因组DNA序列有99.9%是一致的，余下的0.1%差异部分包含了非常重要的个体遗传差异信息。这些差异造成了人们罹患疾病的不同风险和对药物的不同反应。因此，发现这些差异序列及多态位点，是了解引起人类疾病和造成不同药物应答复杂原因的重要途径。

DNA序列差异形成的分子标记可以反映群体中存在的差异个体。多态性分子标记的形式有多种，它们在染色体基因组作图过程中有非常重要的作用，最早应用的是限制性片段长度多态性（restriction fragment length polymorphism，RFLP）标记，到20世纪80年代后期短串联重复序列（short tandem repeat，STR），又称微卫星（microsatellite，MS）标记被应用，而基因组计划之后发现单核苷酸多态性是最丰富、最有意义的一类标记物。

（一）单核苷酸多态性

1. 单核苷酸多态性的概念 单核苷酸多态性（single nucleotide polymorphism，SNP）是指不同个体基因组DNA序列上单个碱基的差异。例如，某些人染色体上某个位置的碱基是T，而另一些人染色体相同位置上的碱基则是G（图7-2）。同一位置上的每个碱基类型叫做一个等位位点（allele）。除性染色体外，每个人体内的染色体都有两份。一个人所拥有的一对等位位点的类型被称作基因型（genotype）。对上述SNP位点而言，一个人的基因型有三种可能性，分别是TT、TG或GG。基因型这

一名称既可以指个体的某个 SNP 的等位位点，又可以指基因组中很多 SNP 的等位位点。鉴定一个人的基因型，被称作基因分型（genotyping）。

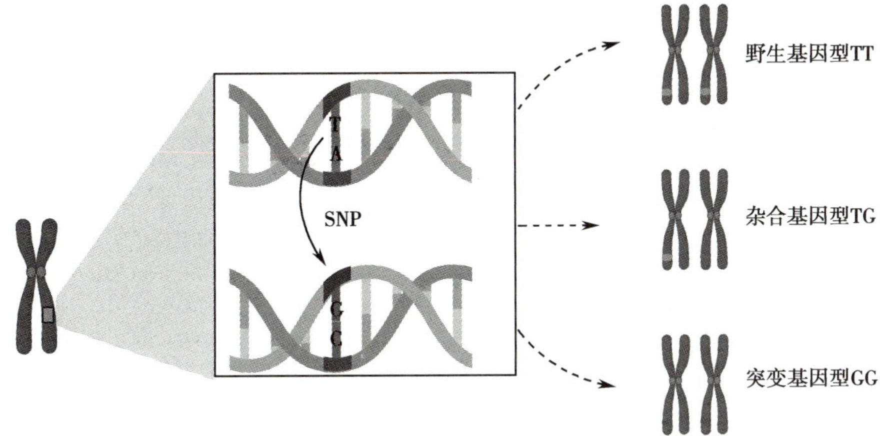

图 7-2　单核苷酸多态性及基因型示意图

2. 单核苷酸多态性的特征　SNP 是人类基因组 DNA 序列中最常见和最普遍的一种多态性，由单碱基的转换、颠换、插入和缺失等变异引起。具有以下基本特性：①是人类可遗传的变异中最常见的一种，发生频率至少大于 1%；②数量多、分布广，在人类基因组中广泛存在，平均每 300 个碱基对中就有 1 个，总数超过 1 000 万，因此多态性信息含量高，可以在任何一个待研究基因的内部或周围找到；③具有遗传稳定性，SNP 是高度稳定的；④具有二态性，易于自动化、规模化分析；⑤可以建立单体型区域；⑥部分位于基因内部的 SNP 可能会直接影响蛋白质产物的结构或基因表达水平。因此，它们本身可能就是疾病遗传机制的候选改变位点。

3. 单核苷酸多态性的分类　SNP 在基因组中的位置可以分为几种类型：①位于基因编码区的 SNP，即 cSNP（coding-regions SNP），其又可以分为不引起氨基酸残基改变的同义 SNP（synonymous SNP）、引起氨基酸残基改变的非同义 SNP（nonsynonymous SNP），后一种改变常常是导致生物性状改变的直接原因；② 5′ 非编码区的 SNP；③ 3′ 非编码区的 SNP；④其他非编码区的 SNP，包括内含子和基因之间的连接区。

SNP 的位置分类有助于我们理解 SNP 的功能。位于基因编码区内的 SNP 可能改变氨基酸残基的种类，直接影响蛋白质的修饰、功能；外显子和内含子相连接部位的 SNP 可能改变内含子的剪切；调控区域的 SNP 可以改变 mRNA 的表达水平和稳定性；位于基因间的 SNP，可形成对连锁不平衡研究的有用标记。值得注意的是对于功能性 SNP 的评价还应考虑人群所处的特定环境。某一环境下的选择优势在另一环境下可能是有害于机体的。例如：血红蛋白链的第 6 个密码子 T>A 单核苷酸的改变造成镰状细胞贫血，但在地方性疟疾流行区，这种突变成为免于感染的保护机制。

4. 单核苷酸多态性的检测　针对 SNP 的检测技术多基于 PCR 和核酸序列分析。常用的方法有：单链构象多态性（single strand conformation polymorphism，SSCP）、异源双链体迁移率测定技术、等位基因特异性 PCR（allele specific PCR，AS-PCR）或称为扩增阻碍突变系统（amplification refractory mutation system，ARMS）、单核苷酸引物延伸分析、RFLP、甲基化修饰、连接酶链式反应、阵列杂交分析、等位基因特异性寡核苷酸探针杂交等。技术方法各有优缺点。目前发展的几种半自动或全自动大量 SNP 检测的方法，包括焦磷酸测序、变性高效液相层析技术、DNA 芯片如全基因组 SNP 芯片和质谱芯片（mass array），以及大规模深度 DNA 测序技术等，已经越来越成熟，正逐渐成为科研和临床应用的主流。

（二）国际人类基因组单体型图计划

1. 单体型　单体型（haplotype）是指位于一条染色体上倾向于整体遗传的一组紧密连锁的遗传

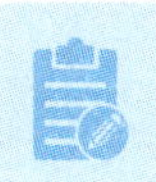

标记物。对于 SNP 而言，专指位于单条染色体上某一区域的一组相关联的 SNP 等位位点，相邻 SNP 的等位位点倾向于作为一个整体遗传给后代(连锁不平衡)，因此也可以说单体型是分别来自父母的单条染色体上 SNP 的分布和传递模式。一个染色体区域可以有很多 SNP 位点，但在每一个单体型中总有几个 SNP 对于检测这一单体型是必需的，这种 SNP 被称为“标签 SNP”(haplotype tag SNP, htSNP)(图 7-3)。

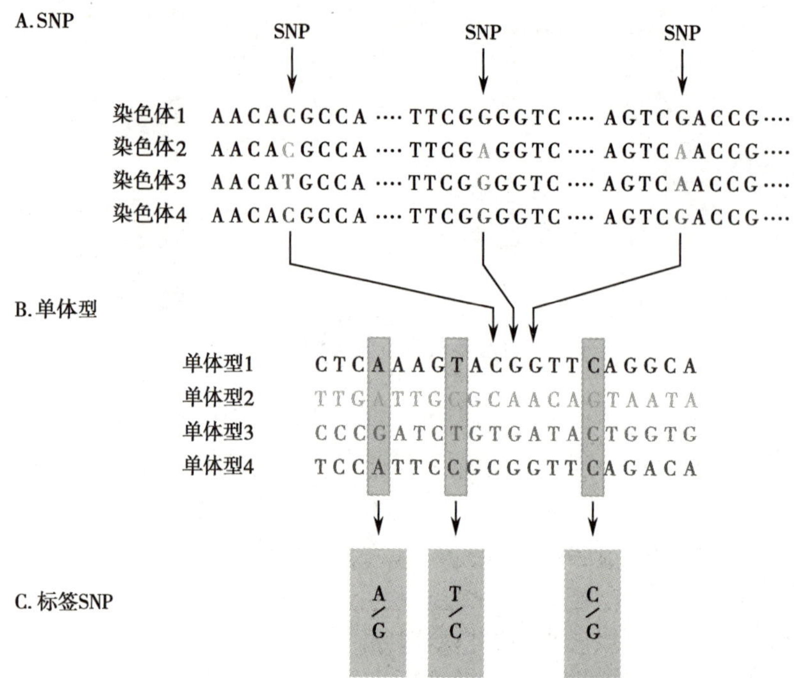

A. SNP：来自 4 个不同个体染色体的一段 DNA 序列上，有 3 处显示不同(箭头所指)的核苷酸即 SNP；B. 单体型：染色体 DNA 区域的邻近 SNP 组成单体型；C. 标签 SNP：在单体型中找出用于识别这些单体型的标签 SNP。

图 7-3 单核苷酸多态性和单体型构建示意图

通过对图中的 3 个标签 SNP 进行基因分型，研究者可以确定每个个体拥有图示的 4 个单体型中的哪一种，通常只需要检测标签 SNP 就可以确定单体型。一般情况下，只用少数几个标签 SNP，就能够提供某一染色体区段内大多数的单体型。因为在人类染色体的很多区域中，单体型的分布并不是平均的。在一个特定人群中，55% 的人可能拥有同一种单体型，30% 的人可能拥有另一种单体型，8% 的人可能拥有第三种单体型，而其余的人可能拥有若干种稀有的单体型。通过检测个体的标签 SNP，就可以鉴定一个人的单体型的集合。据估计，包含了大多数遗传变异模式信息的标签 SNP 数量是 30 万 ~60 万，远远少于 1 000 万个常见 SNP。

只有突变和重组才能打破突变位点与它的始祖单体型之间的相关关系。因此在评估基因变异与常见疾病之间相关性的时候，标签 SNP 的预先确定将会大大减少基因型检测的工作量。

在这些单体型附近可能存在致病 SNP，虽然这些单体型可能在药物反应方面无作用，但可作为药物反应的标记。理论上，对跨越候选基因区域的单体型进行评价，可以在未发现致病变异体的前提下鉴定基因和药物反应之间的关系。

2. 国际人类基因组单体型图计划 由于 SNP(特别是 cSNP)在临床诊断、药物开发、疾病相关基因鉴定和药物基因组学等领域的巨大实用价值，自 HGP 之后开展了国际人类基因组单体型图计划(the International HapMap Project，简称 HapMap 计划)。该计划的目标是以 SNP 为标志构建人类 DNA 序列中多态位点的常见模式，即单体型图，以及特异识别这些单体型的标签 SNP。计划由加拿

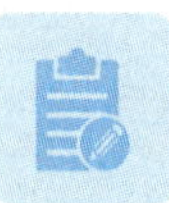

大、中国、日本、尼日利亚、英国和美国的科学家合作，正式开始于 2002 年 10 月 28 日。中国科学家由中国科学院北京基因组牵头，承担了 HapMap 计划 10% 的任务，包括 3 号、21 号和 8 号染色体短臂单体型图的构建。

第一阶段 HapMap 结果于计划实施后的第三年，即 2005 年 10 月发表于 *Nature* 杂志，针对 100 多万 SNP 构建了密度约 3.6kb 的数据库和单体型图。结果由来自亚裔、非裔、西欧和北欧 4 个不同地域人群的 269 个个体产生。2007 年 10 月，第二阶段 HapMap 公布了扩大 SNP 分型密度的任务，共计发现了超过 1 000 万的人类基因组 SNP，完成了约 310 万 SNP 在 269 个样品中的分型反应。分辨率平均不到 1kb 的一个 SNP，准确度达到 99.8%。2010 年 9 月 *Nature* 杂志又公布了 HapMap 计划第三期数据。HapMap3 旨在大量扩充人群样本和发现低频率 SNP，共 160 万常见 SNP 在来自全球 11 个人群的 1 184 个个体中进行了分型反应，使 HapMap 具有了更广泛的代表性；并对其中 692 个样品进行了 1Mb 区域的重测序，以发现新的低频率 SNP；同时，还鉴定了人类基因组拷贝数变异（copy number variation，CNV）。显然，随着更多数据的产生，人类基因组的 HapMap 将不断更新使之涵盖更多人群的特异数据，且具有更为精细的分辨率。

3. HapMap 计划的意义　HapMap 计划一经实施就受到全世界的普遍关注，已经成为当今应用最为广泛、深入并不断完善更新的人类最大的数据库，重要信息可通过官方网站 http://hapmap.ncbi.nlm.nih.gov/ 进行查询。可以说 HapMap 计划的实施为人类致病基因的寻找提供了一条捷径，成为研究人类健康和疾病以及对药物和环境反应影响的相关基因的关键信息源。

对于遗传和环境因素共同参与的药物应答和复杂性疾病（如肿瘤、高血压、糖尿病、精神性疾病等）而言，遗传因素涉及多个基因和分子通路，而不表现为单基因的孟德尔遗传。其不同的表现型都隐匿在多个基因的微小变异中，譬如 SNP 和单体型及其组合中，并且有很大的个体差异。通过对比健康和患病人群 SNP 发生频率的差异，确定 SNP 与疾病之间的相关性，或者比较高危人群与低发人群 SNP 的差异，可能寻找到药物应答个体差异和疾病易感性的遗传标记。众所周知，揭示这类表型的遗传模式需要大量的群体样本和众多的 SNP 进行关联分析，这在 HapMap 构建之前几乎是不可能的。正是 HapMap 的成功，应用基因组学“单体型块”“标签 SNP”等原理，一方面描述了个体差异位点的分布和传递规律，另一方面构建了以人群中遗传差异的传递模式为主要内容的图谱，使研究人员可以根据这一巨大的遗传图谱和所揭示的人类群体的分子遗传机制，为发现药物应答个体差异和复杂性疾病相关易感基因确定研究方案和选择需要进行分析的标签 SNP。

三、药物基因组学研究方法

遗传因素既影响着个体对疾病易感性的不同，也影响着个体对药物应答的不同，药物基因组学的研究目的就是要通过基因分型的方式指导个体化医疗实践。因此，筛选和鉴定与疾病或药物应答表型相关的遗传标记物是药物基因组学研究的核心内容。常用的研究方法是关联分析，因为药物应答差异这类性状发生改变的遗传因素由多个基因参与，且不遵循孟德尔遗传规律，形成原因与多个微效基因的叠加作用相关，每一种基因的作用相对较微弱，难以用连锁分析确定精细的致病基因或定位，最有效的研究方法就是关联分析。关联分析方法在本质上属于病例对照研究的范畴，通过比较和分析病例与对照个体遗传标记出现的频率确定关联度，如果病例组频率较高，则该标记与表型关联。根据遗传标记涵盖的范围大小，关联分析又可分为基于候选基因的关联分析和基于全基因组的关联分析。

（一）候选基因分析

候选基因分析（candidate gene approach）是一种基于假设的研究方法，首先要假设与该药物药物代谢动力学和药物效应动力学相关基因的基因变异与药物效应或毒性应答具有相关性。然后通过查阅文献和应用病理生理、药理学等相关知识，聚焦相关代谢途径、药物转运、药物靶分子或信号

通路中的某个或某些候选基因，收集确诊的患者和匹配的对照，作基于病例对照或基于家系背景的关联分析。阳性结果常常能为临床提供有价值的信息，但阴性结果往往意味着可能还有多种解释，其中样本数量少是分析不准确的主要原因，或者是真正变异的基因没有被纳入候选，或者是真的没有相关性。虽然候选基因方法有假阳性和假阴性的可能性，但因其经济、省时而成为众多研究者的选择。

将候选基因内的序列变异作为遗传标记物，分析与药物应答或疾病表型之间的关联，SNP 是最常用的遗传标记物。候选基因法既可以针对已知的 SNP 进行基因分型分析，又可以针对未知的 SNP 进行序列测定。

（二）全基因组关联分析

全基因组关联分析（genome-wide association study，GWAS）是一种在人类或动植物全基因组中以百万计的单核苷酸多态性（single nucleotide polymorphism，SNP）为分子遗传标记，进行全基因组水平上的对照分析或相关性分析，通过比较发现影响复杂性状基因变异的一种新策略。其假设基因组上任何基因的变异都与药物效应或毒性应答具有相关性。GWAS 分析首先通过 SNP 分子遗传标记，进行总体关联分析，在全基因组范围内选择遗传变异进行基因分型，比较实验组和对照组之间每个遗传变异及其频率的差异，统计分析每个变异与目标性状之间的关联性大小，选出最相关的遗传变异进行验证，并根据验证结果最终确认其与目标性状之间的相关性。

典型的 GWAS 基本流程包括：①建立研究群体，选择尽可能大的样本群，建立目标性状库；②提取每个样本的 DNA 进行测序从而得到群体的基因型（genotype）；③利用合适的统计模型建立测序得到的 SNP 和目标性状的关联性；④最终实验确认与目标性状之间的相关性。

1996 年，Risch 最早提出了 GWAS 设想，他认为人类复杂疾病的研究可以通过全基因组水平检测每一个基因的变异来确定疾病与基因的关联。2001 年，Hansen 等最早应用 GWAS 研究发现控制海甜菜春化抽薹基因与全基因组范围内的两个分子标记位点相关联。2005 年，*Science* 杂志报道了第一篇用 GWAS 研究人年龄相关性视网膜黄斑变性疾病基因网络的论文，之后 GWAS 在人类医学领域的研究中得到了极为广泛的应用，许多重要的复杂疾病研究因此取得了突破性进展。该研究突破了仅选择数个候选基因的局限性，是针对全基因组进行的病例对照研究，具有鉴定与药物应答或多基因疾病表型相关的多个遗传变异的能力。

从 HapMap 计划对外发布数据开始，就揭开了通过 SNP 分型进行病例对照关联分析的序幕。HapMap 的完成使候选基因或全基因组的病例对照关联分析在全球范围内得到普及，并且促进了多个复杂性疾病遗传因素分析计划的立项和实施，包括遗传关联信息网络（Genetic Association Information Network，GAIN）、群体参照样本（Population Reference Sample，POPRES）、Welcome 基金会病例对照协作组（Wellcome Trust Case Control Consortium，WTCCC）和多个针对某一疾病的大型联合研究。其共同特点是采用包含标签 SNP 的全基因组芯片进行 GWAS 研究，即直接通过对上千份的大量样品进行整个基因组的关联分析研究。

HapMap 的海量数据使 SNP 标记构建的高密度芯片成为比传统的微卫星标记有更高的解析度和准确率的遗传标记，并使连锁分析与关联分析联合使用成为更为有效的定位方法。除此之外，其他基因组技术的发展，包括可鉴定 CNV 的基因组规模的微阵列基因分型芯片、比较基因组杂交阵列芯片（comparative genomic hybridization，CGH）、转录水平的基因表达分析芯片等，以及大量数据库和分析软件的发展，更为 GWAS 研究提供了丰富的技术平台。

通过确定遗传因素在药物应答中的作用、筛选并鉴定遗传标记物、确认有价值的遗传标记分子并评估其在临床应用的可行性，药物基因组学已成功地渗透到药物研究的整个领域。包括将遗传信息应用于疾病风险预测（如 *BRCA1* 基因突变与家族性乳腺癌和卵巢癌发病危险性的关系）、治疗方法选择（如 *HLA-B*1502* 基因型与卡马西平的严重毒副作用发生）、指导用药剂量选择（如 *CYP2C9* 和

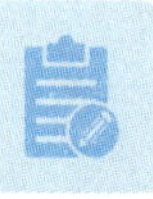

VKORC1 基因变异与华法林代谢速度)、指导新药临床试验(如 *Her2/neu* 扩增和过表达与曲妥珠单抗的临床试验)等方面。

第二节　药物基因组学的应用

药物基因组学关注遗传因素在药物应答中所起的作用,并通过对个体的遗传分析,实现治疗效果最大化和毒副作用最小化的个体化医疗。这种以个体化医疗为基础、结合基因测序技术、生物信息与大数据交叉应用而发展起来的新型医学概念与医疗模式,又被称为精准医疗。本节内容将讨论在药物与人体相互作用和发挥效应的过程中,药物吸收、分布、代谢、排泄相关基因,药物作用靶基因和效应基因的遗传变异对药物应答有什么样的影响,以及如何应用遗传信息指导临床合理用药,最终实现个体化医疗和精准医疗的目标。

一、遗传变异与药物应答

(一) 基因多态性与药物代谢

药物的代谢反应有多种类型,通常称氧化、还原和水解为 Ⅰ 相代谢,结合反应为 Ⅱ 相代谢。代谢是大部分药物从体内消除的主要方式,肝脏富含药物代谢酶,包括 Ⅰ 相代谢和 Ⅱ 相代谢所需的各种酶,代谢酶编码基因的多态性是产生药物代谢多样性的基础。

1. 细胞色素 P450　细胞色素 P450(cytochrome P450,CYP)是一个超家族,其基因编码的蛋白质结构相似、功能相关,具有重要的共同特征。

(1)特点:细胞色素 P450 由一组基因超家族编码的含铁血红素酶蛋白组成,是最重要的 Ⅰ 相代谢酶,参与内源性和外源性化合物如激素、食物、药物、毒素的代谢。还原型细胞色素 P450 与一氧化碳结合形成的复合物在波长 450nm 处有最大的特征性吸收峰,由此得名细胞色素 P450。

细胞色素 P450 超家族可分为家族、亚家族和酶三级体系,酶系缩写成“CYP”。基因家族成员的氨基酸序列一致性大于 40% 的归为同一个家族,用阿拉伯数字代表,如 CYP “3”;氨基酸序列一致性大于 55% 的归为同一个亚家族,用大写英文字母代表,如 CYP3 “A”;同一亚家族内的各种单酶,根据被鉴定的先后顺序,用阿拉伯数字编序,表示不同的酶,如 CYP3A “4”;同一种酶的不同多态性用“*”后缀以阿拉伯数字表示。人体内共发现有 18 个基因家族、43 个亚家族、57 种酶,其重要性按照代谢药物的百分比排列有 CYP3A4(40%)、CYP2D6(20%)、CYP2C9(15%)、CYP2C19(5%)等。

CYP 属于膜结合蛋白,主要位于肝细胞的线粒体内膜、滑面内质网等。其作用方式是从辅酶Ⅱ及细胞色素 b5 获得两个 H^+,另外接受一个氧分子,其中一个氧原子使药物羟化,另一个氧原子与两个 H^+ 结合生成 H_2O,没有相应的还原产物,故又名单加氧酶。通过反应使多数药物失活,少数例外被活化。

(2)基因多态性与酶活性:CYP 不仅存在明显的种属差异,在人群中还具有基因和酶活性的多态性,这是 CYP 的一个重要特征,也是导致众多药物反应个体差异的重要原因。由于 CYP 基因多态性造成酶结构与活性的改变,表现出不同酶活性。表 7-1 归纳了部分 CYP 由于核苷酸的变异导致的酶功能活性改变。拥有不同基因变异型的个体也因此可被划分为超快速代谢型(ultrarapid metabolizer, UM)、快速代谢型(extensive metabolizer, EM)、中等代谢型(impaired metabolizer, IM)和慢代谢型(poor metabolizer, PM)。其中 PM 个体很容易发生药物在体内的蓄积中毒,UM 个体则常常因为达不到药物有效浓度而对药物无应答。关注 CYP 的多态性将有助于降低药物不良反应以及减少药物治疗失败率。在药物基因组学研究的推动下,目前已经有很多针对药物代谢酶的基因分型方法,可帮助临床工作者选择正确的药物进行治疗、降低潜在的药物毒性、确定正确的服用剂量。

表 7-1 部分 *CYP* 多态性和酶活性的相关性

CYP 及等位基因	核苷酸改变	氨基酸改变	酶活性(代谢型)
*CYP1A2*1k*	-729C>T	无	降低(IM)
*CYP2A6*4*	CYP2A6 缺失	缺失	失活(PM)
*CYP2A6*9*	-48T>G	无	降低(IM)
*CYP2B6*8*	13 072A>G	Lys139Glu	降低(IM)
*CYP2C9*2*	3 608C>T	Arg144Cys	降低(IM)
*CYP2C9*3*	42 614A>C	Ile359Leu	降低(IM)
*CYP2C19*2*	19 154G>A	异常剪切	失活(PM)
*CYP2C19*3*	17 948G>A	Trp212 终止	失活(PM)
*CYP2E1*2*	1 132G>A	Arg76His	降低(IM)
*CYP3A4*17*	15 615T>C	Phe189Ser	降低(IM)
*CYP3A4*18*	20 070T>C	Leu293Pro	增高(UM)

CYP2D6 是许多药物的关键代谢酶，包括许多抗抑郁药、镇静药、抗心律失常药以及其他常用药物。到 2022 年底为止，人类细胞色素 P450 基因多态性命名委员会网站（http://www.cypalleles.ki.se/）公布的数据显示已发现了 171 种 *CYP2D6* 基因的多态性，表 7-2 列出了前十种与药物治疗效应相关的多态性变化。CYP2D6 酶活性差异在不同人种中所占比例不一致，有 5%~10% 的白色人种为酶活性缺失型，另外 5% 的白色人种为超高代谢型，埃塞俄比亚和沙特阿拉伯人中超高代谢型比例超过 20%，而亚洲人群中酶活性降低的比例很低，日本人一般低于 1%。这提示，如果能够根据基因型和酶活性调整用药剂量和治疗方式，则可避免一些毒副作用的发生。例如，对 CYP2D6 慢代谢者需要较高的可待因剂量才能达到足够的镇痛效果，而超快代谢者，由于可待因转变为吗啡的代谢增强，需要低剂量的可待因来避免潜在的药物过量所致的呼吸抑制等药物不良反应。

表 7-2 部分 *CYP2D6* 多态性和酶活性的相关性

CYP2D6 等位基因	核苷酸改变	酶活性(代谢型)
*CYP2D6*1×n*(n≥3)	*CYP2D6* 复制	增加(UM)
*CYP2D6*2×n*(n=2,3,4,5 或 13)	*CYP2D6* 复制	增加(UM)
*CYP2D6*3*	2 549 缺失 A	失活(PM)
*CYP2D6*4*	1 846G>A	失活(PM)
*CYP2D6*5*	*CYP2D6* 缺失	失活(PM)
*CYP2D6*6*	1 707 缺失 T	失活(PM)
*CYP2D6*7*	2 935A>C	失活(PM)
*CYP2D6*8*	1 758G>T	失活(PM)
*CYP2D6*9*	2 615~2 617 缺失 AAG	降低(IM)
*CYP2D6*10*	100C>T	降低(IM)

2. 尿苷二磷酸葡糖醛酸基转移酶 尿苷二磷酸葡糖醛酸基转移酶(uridine diphosphate glucuronosyl transferase，UGT)是进行Ⅱ相生物转化最重要的一种酶，通过葡糖醛酸化反应，将亲脂性底物转化为水溶性葡糖醛酸而随尿、胆汁和粪便排出体外。UGT 是大约 35% 的治疗药物和环境化学物质排泄的主要酶，催化譬如吗啡、氯霉素、赛庚啶、硝西泮等药物及环境毒物、类固醇和甲状腺激

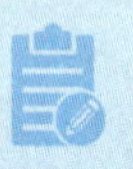

素的葡糖醛酸化，参与胆红素、雌二醇等内源性化合物的生物代谢。

UGT 主要分布在肝脏，根据克隆 cDNA 序列的相似性，人类 UGT 超家族可分为参与酚和胆红素代谢的 UGT1 和参与类固醇代谢的 UGT2 两个家族，每一大家族又分为许多亚家族。UGT 所催化的葡糖醛酸结合反应受到特定亚家族酶的表达水平和功能状态的调节。基因缺陷和多态性会影响每个同工酶的活性，产生十分有害的甚至潜在致命性的作用。

UGT1A1 基因定位于 2q37，*UGT1A1* 基因的遗传多态性是个体间葡糖醛酸活性差异的主要原因，最常见的是位于其启动子区 TATA 盒内的 TA 重复次数多态性。野生型等位基因含 6 次 TA 重复（TA6，*UGT1A1*1*），突变型个体含 7 次重复（TA7，*UGT1A1*28*，rs3064744）。研究发现该多态性与化疗药物伊立替康的毒性反应密切相关，野生型 *UGT1A1*（6/6）基因型患者出现严重毒性作用风险较低，*UGT1A1*28* 杂合子（6/7）和突变型纯合子（7/7）患者出现毒性作用的概率分别为 12.5% 和 50%。另外，多种基因多态性形式引发的 UGT 活性缺失或降低可导致克里格勒 - 纳贾尔综合征（Crigler-Najjar syndrome）或吉尔伯特综合征（Gilbert syndrome）的发生。克里格勒 - 纳贾尔综合征是一种严重的、非溶血性间接胆红素过多症，属于常染色体隐性遗传病，分为酶活性缺失为主的Ⅰ型（CN1）和酶活性降低为主的Ⅱ型（CN2）；吉尔伯特综合征是一种慢性、症状轻微的胆红素增多症，多由于酶活性降低所致。表 7-3 总结了几种常见的可导致 UGT 酶活性改变的 *UGT1A1* 基因多态性形式。

表 7-3　人类常见 *UGT1A1* 基因多态性

UGT1A1 等位基因	核苷酸改变	氨基酸改变	酶活性	表型
*UGT1A1*1*			野生型	
*UGT1A1*2*	877T>A/878~890 缺失	移码 / 缺失突变	缺失	CN1
*UGT1A1*3*	1 124C>T	Ser375Phe	缺失	CN1
*UGT1A1*4*	1 069C>T	Gln357 终止	缺失	CN1
*UGT1A1*5*	991C>T	Gln331 终止	缺失	CN1
*UGT1A1*6*	221G>A	Gly71Arg	降低	CN2
*UGT1A1*7*	1 456T>G	Tyr486Asp	降低	CN2
*UGT1A1*28*	(TA) 6TAA>(TA) 7TAA	表达降低	降低	Gilbert
*UGT1A1*36*	(TA) 6TAA>(TA) 5TAA	表达增加	升高	
*UGT1A1*37*	(TA) 6TAA>(TA) 8TAA	表达降低	降低	CN2

除 UGT 之外，对硫代嘌呤甲基转移酶、NAT、谷胱甘肽 -*S*- 转移酶、二氢嘧啶脱氢酶等Ⅱ相代谢酶基因多态性与功能活性的研究也已取得很大进展。

（二）基因多态性与药物转运

药物转运往往与药物代谢酶、药物转运体以及药物靶标密切相关，这些基因的多态性会影响药物代谢和效应动力学，继而会产生药物效应和毒性个体差异。其中药物转运体的基因多态性是影响药动学和反应性的重要遗传标记。

1. 药物转运体系　药物转运蛋白负责将药物吸收并分布到各个组织器官，分为泵入和泵出两个系统，泵入系统包括有机阴离子转运体、有机阳离子转运体、寡肽转运体、核苷转运体和一元羧酸酯转运体；泵出系统主要为 ATP 结合盒转运体超家族，即 ABC 转运蛋白超家族，重要成员有多药耐药蛋白 1（multidrug resistance protein 1，MDR1）和多药耐药相关蛋白（multidrug resistance associated protein，MRP）。

2. 多药耐药蛋白基因 1 与 P 糖蛋白 多药耐药蛋白基因 1（*MDR1*）编码产生的 P 糖蛋白是一个重要的药物转运体，也是研究最多的一个泵出转运体。其基因在 1987 年得到鉴定，在许多底物的运输中发挥着重要作用。

（1）P 糖蛋白的结构与功能：P 糖蛋白（permeability glycoprotein，P-gp）由 *MDR1* 编码，定位于细胞膜，人的 P-gp 由 1 280 个氨基酸残基组成，相对分子量 170kDa，故又名 P-170。P-gp 的分子结构包括两个核苷酸结合区和两个跨膜区，每个跨膜区和核苷酸结合区各自包括 6 个疏水的跨膜部位和 1 个亲水的位于细胞质内的 ATP 结合位点，跨膜区作为膜通道有利于药物转运，而 ATP 结合点与能量供应有关。

P-gp 对内源性或外源性物质的吸收、分布、排泄起关键性作用，其正常生理功能与内分泌调节及解毒有关。当药物顺浓度梯度进入细胞，在能量作用下，进入胞内的药物通过“药泵”作用被泵出，使胞内药物浓度降低。如此反复，胞内的药物不断被泵出，是产生多药耐药的重要机制之一。它能够转运大量的化学结构不同的化合物，如抗癌药物秋水仙碱和长春碱、作用于心脏的地高辛和奎尼丁、HIV 蛋白酶抑制剂、免疫抑制剂环孢素、β 受体拮抗剂等。P-gp 分布广泛，在各种上皮屏障的顶端膜中表达丰富，如血脑屏障、血视神经屏障、血睾屏障、胎盘屏障。

（2）*MDR1* 基因多态性：截至目前，已报道 *MDR1* 有 50 多种单核苷酸多态性。其中，位于 *MDR1* 基因第 26 号外显子的 3 435C>T 与药物应答的关系比较密切。白色人种 *MDR1* 3435TT 基因型个体肠道 P-gp 表达水平明显低于 *MDR1* 3435CT 和 *MDR1* 3435CC 型个体；服用地高辛后，3435TT 基因型个体地高辛稳态血浆药物浓度明显高于 3435CC 基因型个体。在亚洲韩国人群中，3435CT 和 3435TT 基因型个体地高辛口服清除率比正常个体低 26.6%。总的来说，3435C>T 多态性与 P-gp 的低组织表达和高血浆浓度相关。另一个研究较多的 *MDR1* 多态性是位于 21 号外显子的 2 677G>T/A，该多态性伴随着氨基酸序列由丙氨酸改变为丝氨酸 / 苏氨酸，影响 P-gp 的结构与功能。

（三）基因变异与药物效应靶分子

药物需要与机体中特定部位的靶分子（target）结合才能引发药物效应，靶分子可以是受体、信号分子、细胞因子、激素、核酸分子等，研究最多的靶分子是受体分子。受体（receptor）在外源性活性物质的效应发挥中起着核心作用，神经递质、激素、体内代谢物、抗体等内源性活性物质也往往通过受体而发挥各自的生理或病理作用。绝大多数受体的化学本质是蛋白质，而蛋白质是相应基因表达的产物。人群中表达受体的结构基因或影响结构基因表达的调节基因在序列结构上通常存在遗传多态性或基因突变，表现为一定比例的个体在受体的数量、结构和功能等方面存在不同形式的变异，并因此影响到相应受体所介导的药理或生理效应。

针对药物效应靶分子的靶向药物（targeted medicine）研发已经成为现代新药研发的主要方向和实现个体化医疗的重要手段，并且取得了很大的成功，反过来，靶基因的表达或突变状态又决定了该类药物的临床应用。

二、基因检测与合理用药

随着对多种基因突变、基因多态性与药物应答关系的逐渐阐明，随着各种基因检测分析技术的快速发展，基于药物基因组学理论的基因检测分析，在疾病个体化合理用药的应用方面可提供越来越多的有益指导或参考信息。下面分别介绍其在肿瘤、心血管疾病等治疗中的部分应用。

（一）肿瘤靶向治疗用药

基因检测指导靶向药物的合理和个体化应用已成为精准医疗的主要内容之一。临床研究证实，通过检测肿瘤患者生物样本中目标标志物的基因突变、SNP 分型、基因及其蛋白表达状态来预测靶向药物的疗效和评价预后，指导临床个体化治疗，能够切实提高疗效，减轻不良反应，促进医疗资源的合理利用。表 7-4 列出了近年来成功应用的部分抗肿瘤靶向药物与靶基因状态的相关性。

表 7-4 常用抗肿瘤靶向药物与生物标志物

药物	作用靶点	有效生物标志物	适应证
伊马替尼 lmatinib	*BCR-ABL*、*KIT*、*PDGFRA*	*BCR-ABL*、*KIT*、*PDGFRA* 突变	慢性髓细胞性白血病(CML),胃肠间质细胞瘤(GIST)等
吉非替尼 gefitinib	*EGFR*	*EGFR*、*KRAS*、*BRAF* 突变	晚期或转移性 NSCLC
厄罗替尼 erlotinib	*EGFR*	*EGFR*、*KRAS*、*BRAF* 突变	晚期或转移性 NSCLC
索拉菲尼 sorafenib	*EGFR*、*VEGFR*	*BRAF* 突变等	肾细胞癌、肝癌、黑色素瘤、NSCLC
舒尼替尼 sunitinib	*EGFR*、*VEGFR*、*PDGFR*、*KIT*、*FLT3*	*KIT*、*PDGFRA* 等突变	耐药性 GIST 和转移性肾细胞癌
拉帕替尼 lapatinib	*ECFR/Her1*、*ERBB2/Her2*	*ERBB2/Her2* 基因扩增	ERBB2/HER2 阳性晚期、转移性乳腺癌
尼洛替尼 nilotinib	*BCR-ABL*	费城染色体(Ph)阳性、*BCR-ABL* 突变	Ph^+,耐药或不耐受的慢性髓细胞性白血病(CML)
博舒替尼 bosulif	*BCR-ABL*	费城染色体(Ph)阳性、*BCR-ABL* 突变	慢性髓细胞性白血病(CML)
达沙替尼 dasatinib	*Bcr-Abl*、*SRC*、*EPHA2*,*c-KIT*、*PDGFR-B*	*Bcr-Abl*、*SRC*、*LCK*、*YES*、*FYN*、*EPHA2*、*c-KIT*、*PDGFR-B* 过表达或突变	Ph^+,耐药或不耐受的 CML,急性淋巴细胞白血病(ALL)
克唑替尼 crizotini	*ALK*	*EML4-ALK* 融合基因扩增	间变型淋巴瘤激酶(ALK)基因重排的 NSCLC
曲美替尼 trametinib	*MEK1/2*	*BRAF* V600E 或 *BRAF* V600K 基因突变	晚期(转移性)或不可切除的黑色素瘤
威罗菲尼 vemurafenib	*BRAF*	*BRAF* V600E 基因突变	晚期(转移性)或不可切除的黑色素瘤

1. 达沙替尼 蛋白激酶的异常功能与肿瘤密切相关,通过研发相应的蛋白激酶抑制剂调控对应的信号转导通路是现今抗肿瘤药物开发的重点与热点。比如达沙替尼(Dasatinib)属于Ⅰ型蛋白激酶抑制剂,作用于 Bcr-Abl、SRC 激酶家族和血小板衍生生长因子受体(platelet-derived growth factor receptor,PDGFR)等多个靶点,起初被用于伊马替尼耐药的 CML 治疗。与伊马替尼相比,达沙替尼具有更高的效力、中枢神经系统渗透性和对伊马替尼耐药活性。随着临床试验的进行,达沙替尼被批准用于治疗费城染色体阳性的急性淋巴细胞白血病(Philadelphia chromosome-positive acute lymphocytic leukemias,Ph^+ALL)成人患者。此外,研究人员还发现具有 *YES1* 基因(SRC 激酶家族)突变的非小细胞肺癌(nonsmall cell lung cancer,NSCLC)可能也是达沙替尼的潜在治疗目标。利用新型的基因组编辑构建更全面高效的蛋白激酶敲除文库,筛选参与肿瘤发生发展的关键激酶新靶点,可为研发此类蛋白激酶抑制剂提供新的策略。随着精准医疗计划的提出和基因测序技术的广泛应用,筛选小分子抑制剂敏感人群将会越来越便利。

2. PARP 抑制剂 PARP(poly ADP-ribose polymerase)全名是聚 ADP 核糖聚合酶,在 DNA 单链碱基切除、修复过程中发挥着关键作用。乳腺癌易感基因(breast cancer susceptibility gene,*BRCA*),包括 *BRCA1* 和 *BRCA2*,负责编码合成一种肿瘤抑制蛋白,参与 DNA 同源损伤修复并防止细胞过度增殖。PARP 和 BRCA 是修复 DNA 损伤的两条途径,当其中一条修复途径受损后,DNA 损伤的部位能通过另一条途径来进行修复,以稳定细胞内的遗传信息。*BRCA* 基因突变会导致基因组不稳定性显著增加,从而显著提高女性罹患乳腺癌、卵巢癌以及其他癌症(胰腺癌、子宫内膜癌、腹膜癌及宫颈癌等)的风险。因此在部分癌细胞中,如果 *BRCA* 基因发生突变,PARP 抑制剂便可以通过抑制肿瘤细胞 DNA 损伤修复、促进肿瘤细胞发生凋亡,从而可增强放疗以及烷化剂和铂类药物化疗的疗效。

PARP 以 NAD^+ 为原料合成聚腺苷二磷酸核糖(poly ADP-ribose,PAR),并释放出烟酰胺作为反应产物。PARP1 是细胞内 PAR 的主要产生者,通过结合 DNA 损伤部位而被激活。PARP1 的催化活化是一个通过 N 端锌指(zinc finger,ZnF)与 DNA 结合、展开螺旋结构域(helix domain,HD)、结合 NAD^+ 到催化口袋以及 PAR 催化的多步骤过程。第一个 PARP1 抑制剂是烟酰胺本身,然后是 3- 氨基苯甲酰胺(3-AB)。后来所有开发的 PARP1 抑制剂都含有烟酰胺 / 苯甲酰胺药效基团,并与 NAD^+ 竞争 PARP1 的催化口袋。PARP1 抑制剂通过与 Gly、Ser 和 Glu 形成氢键以及与烟酰胺结合口袋中的两个 Tyr 残基形成疏水堆积作用而对接到催化部位。

目前,已经有四种 PARP 抑制剂在中国获批上市,分别是奥拉帕利、尼拉帕利、氟唑帕利以及帕米帕利。奥拉帕利因其能够抑制 PARP1/2 的选择性,以及它的效力、口服利用度和良好的药动学和药效学特性,是第一个进入临床试验的 PARP 抑制剂。

(二) 肿瘤化疗用药

由于化疗药物种类多,发挥作用的选择性不强,在杀灭癌细胞的同时会不可避免地损伤人体正常细胞,从而出现严重的药物不良反应。为了提高化疗药物的针对性、减少毒副作用,药物基因组学研究在阐明药物作用机制、代谢途径方面起到了良好的辅助作用,推动了化疗药物的有效应用。下面举例说明。

1. 氟尿嘧啶与二氢嘧啶脱氢酶　自从氟尿嘧啶(fluorouracil,5-FU)被作为化学治疗药物使用以来,它一直是世界范围内应用最广泛的癌症化疗药物之一,可单独应用或与其他药物联合应用于治疗各种恶性肿瘤,特别是实体瘤,如胃肠道肿瘤、乳腺癌、头颈部癌等。5-FU 应用的毒副作用包括恶心、呕吐、腹泻、骨髓毒性、口腔炎、手掌与脚底皮肤剥脱,以及较少见但严重的心脏毒性和神经毒性。

5-FU、卡培他滨和替加氟同为嘧啶类似物,属抗代谢类抗肿瘤药物。他们是一种前药,在体内需要经过胸腺嘧啶磷酸化酶(thymidine phosphorylase,TP)和胸苷激酶(thymidine kinase,TK)活化为 5- 氟 -2- 脱氧尿嘧啶核苷(5-FdUMP),抑制胸苷酸合成酶(thymidylate synthase,TS)的活性,干扰 DNA 合成所需的嘧啶核苷酸而发挥抗肿瘤作用。

体内 80%~90% 的 5-FU 类药物需经过肝脏代谢解毒,二氢嘧啶脱氢酶(Dihydropyrimidine dehydrogenase,DPD)是 5-FU 分解代谢的限速酶,影响其抗肿瘤活性及毒性反应。5-FU 通过 DPD 代谢降解为不具活性的代谢物 5- 氟尿二氢嘧啶(5-FUH2)而失活(图 7-4)。DPD 活性降低则不能灭活 5-FU,形成过量活性代谢物,导致血液、神经和消化系统毒性,甚至致死。

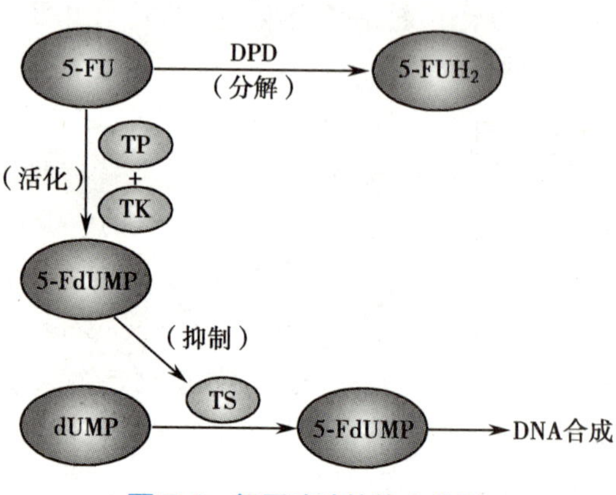

图 7-4　氟尿嘧啶的体内代谢

研究表明,不同个体 DPD 的活性差异很大,最大相差可达 20 倍。高水平的 DPD 活性可降低治疗的疗效并缩短生存期,而缺乏 DPD 的患者 5-FU 治疗后会产生严重的威胁生命的毒性。在对 DPD 编码基因 *DPYD* 研究时发现了 30 余种基因序列变异,其中最常见的是无活性突变体 *DPYD*2A*,该突变发生在 14 号外显子侧翼的剪切位点处,GT 供体发生了 G 到 A 的突变。约 40%DPD 酶活性低的个体携带 *DPYD**2A 等位基因,其中 60% 患者应用 5-FU 治疗后出现 4 级严重的粒细胞减少;另一个常见的无活性突变体是 *DPYD*13*,起因于酶活性部位一个单核苷酸 T 到 G 的突变。大多数 DPD 酶活性缺陷者体内至少可以检测到一种 *DPYD* 突变。如果在 5-FU 及其类似物卡培他滨、替加氟等用药之前进行 *DPYD* 基因型和表型的筛选,指导给药方案,则将在很大程度上降低药物治疗毒副作用的发生。

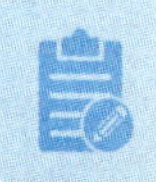

2. 他莫昔芬与 CYP2D6　他莫昔芬(tamoxifen)是一种选择性雌激素受体调节剂,用于乳腺癌

特别是类固醇激素受体阳性乳腺癌的治疗，可明显减少绝经前后乳腺癌患者的复发率，降低死亡率，并被确认有预防乳腺癌的作用。虽然他莫昔芬的这种治疗和预防效应已被临床证实三十余年，然而仍有超过 50% 的患者在接受治疗后出现复发或者由于耐药性产生或者无应答而死亡，而且他莫昔芬的毒副作用不容忽视。常见的副作用有血管舒缩症状、潮红、血栓形成，少见的有子宫内膜癌发病率增高等。

他莫昔芬是一种前药，在肝内经过代谢活化从而发挥药理学作用，主要代谢产物有 *N*- 去甲基 - 他莫昔芬、他莫昔芬 -*N*- 氧化物、4- 羟基 - 他莫昔芬（简称 4-OH-Tam）。*N*- 去甲基 - 他莫昔芬经过 CYP2D6 的进一步代谢形成 4- 羟基 -*N*- 去甲基 - 他莫昔芬（简称 endoxifen）。4-OH-Tam 和 endoxifen 是他莫昔芬发挥药物效应的主要活性成分，其对雌激素受体的亲和力比原药强 33~100 倍。

研究发现 endoxifen 的血药浓度差异出现在高度多态性 *CYP2D6* 基因型的患者中，表明 *CYP2D6* 多态性影响该蛋白质功能，进而影响他莫昔芬的治疗效果。*CYP2D6*4* 为典型的慢代谢型，个体应用他莫昔芬后血清中 endoxifen 浓度比 4-OH-Tam 高 5~10 倍，充分说明 *CYP2D6* 与他莫昔芬代谢活化为 endoxifen 相关。研究表明，*CYP2D6* 基因型与乳腺癌患者预后相关，携带 *CYP2D6*4* 的女性乳腺癌患者具有更高的复发风险，表现为无复发时间短，无瘤生存期短。*CYP2D6* 多态性有很多种（表 7-4），其基因多态性与他莫昔芬反应的详细临床意义还在进一步研究之中。

3. 铂类药物与 DNA 修复相关基因　顺铂、卡铂和奥沙利铂是治疗非小细胞肺癌、卵巢癌、乳腺癌、胃肠和睾丸癌的常规药物。这些药物的细胞毒性机制包括通过与 DNA 双螺旋形成链内和链间加成化合物从而抑制 DNA 复制。核酸切除修复机制涉及的核酸修复复合体包含至少 16 种基因产物，这些特定基因的多态性都可能影响铂类化疗药物的治疗效果，DNA 修复能力提高是铂类耐药的重要机制。这方面研究较多的有切除修复交叉互补基因 1（excision repaircross-complementation group1gene，ERCC1）、着色性干皮病基因 D（xeroderma pigmentosum group D gene，XPD）和 X 射线修复交叉互补基因（X-ray cross-complementing gene，XRCC1）。

XPD 的多态现象包括：第 751 位密码子非同义 SNP 导致 Lys 突变为 Gln，以及第 312 位密码子突变导致 Asp 改变为 Asn。其在普通人群中的等位基因频率分别高达 29% 和 42%；*ERCC1* 是一个非同义 SNP118C>T，位于第 4 外显子螺旋 - 转角 - 螺旋结构起始位点上游 42bp 处，导致密码子突变产生 Asn，与 *ERCC1*mRNA 和蛋白质水平减少相关，人群中等位基因频率为 46%；*XRCC1* 一个有意义的 SNP 是 399G>A 转变，导致了编码 Arg 到 Gln 的突变，人群中等位基因频率为 25%，与 DNA 修复能力降低有关。研究显示，这三种基因的多态性均可影响铂类化疗药物的治疗效果，譬如 XPD 的 751 位多态性影响奥沙利铂 / 氟尿嘧啶治疗。*ERCC1* 的高表达与卵巢癌和胃癌的铂类治疗耐药相关。

（三）心血管疾病用药

1. 血管紧张素转换酶抑制剂相关基因　经典的肾素 - 血管紧张素 - 醛固酮系统（renin-angiotensin-aldosterone system，RAAS）是指肾脏的近球细胞分泌肾素，激活从肝脏产生的血管紧张素原，生成血管紧张素 Ⅰ（angiotensin Ⅰ，Ang Ⅰ），在血管紧张素转换酶的作用下转变为血管紧张素 Ⅱ（angiotensin Ⅱ，Ang Ⅱ），作用于血管紧张素 Ⅱ 受体，刺激肾上腺皮质球状带细胞分泌醛固酮，产生保水保钠的效果；同时 Ang Ⅱ 使小动脉平滑肌收缩，参与高血压的发生与维持。该系统中各个部位的基因多态性均会对血压造成影响。

（1）血管紧张素原基因多态性：血管紧张素原（angiotensinogen，AGT）是 RAAS 系统最重要的组成成分，其浓度从根本上影响着 Ang Ⅰ 和 Ang Ⅱ 的生成。*AGT* 基因位于染色体 lq42，基因长 12kb，含 5 个外显子和 4 个内含子。第 2 外显子区存在 2 个可导致编码氨基酸改变的基因突变位点：Met235Thr 和 Thr174Met。带有 235Thr 等位基因的个体往往具有更高的血浆 AGT 水平，可能是部分原发性高血压的发病原因；同时对血管紧张素转换酶抑制剂（angiotensin-converting enzyme

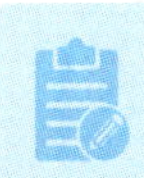

inhibitor，ACEI）卡托普利、依那普利、赖诺普利等降压药物有更好的应答率。

（2）血管紧张素转换酶基因多态性：血管紧张素转换酶（angiotensin-converting-enzyme，ACE）可使无活性的十肽 Ang Ⅰ转换为具高度血管活性、能刺激醛固酮分泌的八肽 Ang Ⅱ，并促进缓激肽降解。*ACE* 基因位于染色体 17q23，基因长 21kb，含 26 个外显子和 25 个内含子。1990 年 Rig 等发现 *ACE* 第 16 内含子中有一段 *Alu* 序列的插入（insertion，I）/ 缺失（deletion，D）。据此将 *ACE* 分为三种基因型：I/I、I/D 和 D/D 型。白色人种、黑色人种和亚洲人群中 D 等位基因频率分别为 56.2%、60.3% 和 39.0%。

ACE I/D 多态性可影响血浆 ACE 的水平，D/D 基因型个体血浆 ACE 的活性升高，依那普利治疗后 ACE 活性下降更明显；在初治的高血压患者中，D/D 型患者福辛普利的降压疗效增强；在高血压合并左心室肥大和舒张期充盈障碍的患者中，D/D 基因型患者服用依那普利和赖诺普利后心功能改善程度优于 I/D 和 I/I 基因型患者；I/I 基因型患者应用赖诺普利或卡托普利时肾功能下降更明显。为取得最佳疗效，建议临床上在选择 ACEI 类药物进行治疗前对 ACE I/D 多态性进行检测，以指导选择合适的 ACEI 类药物。

（3）血管紧张素Ⅱ受体基因多态性：目前已知的血管紧张素Ⅱ受体（angiotensin Ⅱ receptor，ATR）主要有两种亚型：1 型受体（AT1R）和 2 型受体（AT2R）。AT1R 介导血管紧张素Ⅱ的主要功能（即经典的 RAAS 系统功能）。人类 *AT1R* 属单拷贝基因，长度 1 080bp，只有 1 个外显子，无内含子结构，开放读码框编码 359 个氨基酸，主要分布于血管平滑肌细胞。目前发现 *AT1R* 至少有 50 种不同的多态性，其中 1166A>C 的多态性与 ACE Ⅰ类药物的降压疗效相关，且此相关性在老年患者和超体重患者中更加明显。AT2R 所介导的生物学作用多与 AT1R 相拮抗，主要介导血管舒张、尿钠排泄和平滑肌细胞凋亡，此部分研究相对较少。

（4）醛固酮合成酶基因多态性：醛固酮合成酶是合成醛固酮的关键酶，主要分布在肾上腺皮质球状带，其合成酶基因 *CYP11B2* 长约 7 000bp，含 8 个内含子和 9 个外显子，编码的醛固酮合成酶可催化去氧皮质酮逐步生成皮质酮、18- 羟皮质酮和醛固酮。目前研究较多的是位于该基因转录调控区的 *CYP11B2*（-344T/C）多态性，多项研究显示 C 等位基因与原发性高血压以及氢氯噻嗪的降压疗效相关。

2. β 受体拮抗剂与 *CYP2D6*　β 受体拮抗剂包括非选择性（竞争性阻断 β_1 和 β_2 受体，代表药普萘洛尔）和选择性 β_1 受体拮抗剂（代表药美托洛尔、阿昔洛尔、比索洛尔）。在抗高血压、抗心律失常、抗慢性心力衰竭、预防猝死、急性心肌梗死的防治等方面具有重要作用。在抗高血压方面，β 受体拮抗剂主要通过阻断交感神经活性，减少去甲肾上腺素的释放，从而降低血压。

临床常用的大部分 β 受体拮抗剂依赖 *CYP2D6* 进行代谢。已知 *CYP2D6* 由于基因多态性而导致代谢能力不同（表 7-2），并区分为 4 种不同的代谢型。*CYP2D6* 慢代谢型个体使用美托洛尔后，血浆药物浓度时间的曲线下面积（AUC）及消除半衰期分别为快代谢者的 3 倍和 6 倍，慢代谢型给药 24 小时仍能维持较高的血药浓度，而在快代谢型却不能测出。一项研究显示普萘洛尔用药后在不同人种和个体中的血药浓度相差可达到 20 倍，而且存在明显的首过效应，口服后中国人血浆药物浓度明显低于白色人种，AUC 仅约为白色人种的 77%，而清除率约为白色人种的 2 倍，血浆蛋白结合率较低导致游离药物浓度比白色人种高约 40%。提示中国人对 β 受体拮抗剂更为敏感，在治疗高血压和心律失常时应使用较低的剂量。

3. 他汀类药物与载脂蛋白 E　他汀类药物是 HMG-CoA 还原酶抑制剂，通过减少肝胆固醇调节库中胆固醇的储存量来上调低密度脂蛋白（low-density lipoprotein，LDL）受体的活性，有效降低总胆固醇（total cholesterol，TC）和低密度脂蛋白 - 胆固醇（low-density lipoprotein cholesterol，LDL-C）血浓度及心血管病的发病风险。目前常用的药物有阿托伐他汀、辛伐他汀、普伐他汀、洛伐他汀、氟伐他汀、西伐他汀等，其疗效的个体差异较大。研究与这类药物降血脂相关的基因多态性是近年研究的热

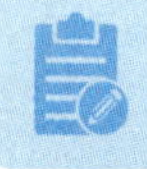

点之一。候选基因分为两类,一类与药动学相关,包括药物代谢酶和负责药物转运的基因,如细胞色素 P450、有机阴离子转运体等;二是影响药物效应动力学,主要为编码药物作用的靶点、脂质代谢过程及与冠心病相关的基因,如载脂蛋白 E(apolipoprotein E,Apo E)和 HMG-CoA 还原酶基因等。

以 ApoE 基因多态性影响他汀类治疗的反应为例进行介绍。ApoE 由肝合成,基因定位于 19 号染色体 19q13.2,蛋白质是由 299 个氨基酸构成的多肽,其氨基末端区具有很强的与 LDL 受体结合的能力。该基因的两个功能性 SNPrs429358(c.388T>C,Cys130Arg)和 rs7412(c.526C>T,Arg176Cys)构成 3 种单体型,分别是 E2(rs429358T-rs7412T)、E3(rs429358T-rs7412C)、E4(rs429358C-rs7412C)。由三种单体型构成 6 种不同的基因型(E2/E2、E3/E3、E4/E4、E2/E3、E2/E4 和 E3/E4)。E3/E3 是最常见的基因型,人群中的频率约 60%。普伐他汀通过竞争性抑制 HMG-CoA 还原酶而抑制肝脏胆固醇合成,加强受体介导的 LDL 分解代谢及血液中 LDL 的消除。目前 FDA 已将 *APOE2* 列为普伐他汀药物反应相关的生物标记。基因型为 *APOE* E2/E2 的高脂血症患者普伐他汀的降脂疗效更好。

4. 华法林与维生素 K　环氧化物还原酶和 CYP2C9 华法林(warfarin)是临床上常用的治疗血栓性疾病的一种香豆素衍生物类口服抗凝药,具有抗凝和溶栓的双重作用,用于肺血栓栓塞症防治、脑卒中和心脏病发作的心房纤维颤动等治疗。华法林治疗窗很窄,血浆药物浓度的个体差异可以相差达到 10 倍,疗效也存在明显的个体差异和种族差异,治疗过程中可能发生自发性出血并发症,如消化道、泌尿道、皮下、颅内或脊髓腔出血,随着抗凝强度的增大,这种并发症的发生率也随着升高,因此华法林用药剂量的个体化非常重要。

华法林在肝经过 CYP2C9 羟化而代谢,作用于靶点维生素 K 环氧化物还原酶(vitamin K epoxide reductase,VKOR),阻止氧化型维生素 K 向还原型维生素 K 的转变,导致还原型维生素 K 的量减少,相应地,在维生素 K 依赖性 γ- 羧化酶作用下,羧化生成的活性凝血因子和血浆蛋白量减少,从而阻止过度凝血,防止血栓形成。研究证实,*CYP2C9* 和 VKOR 亚单位 1 基因(*VKORC1*)的多态性是影响华法林药物应答的两大重要遗传因素。*CYP2C9* 两个非同义单核苷酸多态性 *CYP2C9*2*(3 608C>T)和 *CYP2C9*3*(42 614A>C)的存在,分别导致 Arg144Cys 和 Ile359Leu 突变,结果致使 CYP2C9 的酶活性分别降低为野生型酶的大约 40% 和 10%,在正常剂量下其发生出血性副作用的危险性较野生型个体增加 2~3 倍;另外,位于该基因启动子区(–1639G>A)的 SNPrs9923231 可影响 *VKORC1* 的表达,是导致华法林用药剂量个体差异的主要原因之一。与 AA 基因型患者相比,–1639GA 和 GG 基因型患者平均华法林剂量分别增加 52% 和 102%。2010 年美国 FDA 修改华法林用药说明书,建议结合 *VKORC1* 和 *CYP2C9* 基因型考虑华法林的初始用药剂量。临床上也可根据考虑了 *VKORC1* 和 *CYP2C9* 基因型、年龄、身高、体重、种族、是否合用肝药酶诱导剂和是否合用胺碘酮等因素的剂量计算公式确定华法林初始用药剂量。

药物代谢酶和药物作用靶点基因相关的药物(拓展阅读)

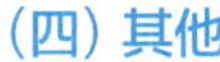

(四) 其他

随着越来越多的基因变异与药物效应关系被揭示,国家卫生和计划生育委员会于 2015 年 7 月发布了《药物代谢酶和药物作用靶点基因检测技术指南(试行)》,罗列了目前在国内可开展的利用药物基因组学相关知识指导个体化药物应用的相关药物。

三、药物靶分子发现和药物设计

人类基因组计划的实施和完成,使研究人员预测具有药理作用的药物靶分子数量接近 8 000 个,目前正在研究的靶分子虽然有 1 000 余个,但经确认成药的药物靶标不足 500 个。可见,药物靶标的发现还有很大的空间,或者说靶点发现研究还需要有更好的方法。正如前面的介绍,药物基因组学主要应用候选基因和全基因组关联分析的方法鉴定与疾病发生和药物应答相关的生物标记物,包括基因、蛋白质和代谢物质,这些标记物往往能成为理想的药物干预候选靶分子。通过阐明候选靶分子的作用机制,筛选或设计能够与其发生药理作用的先导化合物,可极大地促进新药的发现和设计。

(一) 靶分子筛选和功能研究

新药发现是药物研究的最初始阶段，该过程的目的在于发现药物作用靶分子，阐明其生物学机制，筛选药物先导化合物，并通过实验室研究优化先导化合物。

在研究方法上药物靶标研究经历了从经验到筛选到设计的过程，最早的药物靶标发现研究主要依靠经验积累或者偶然发现，譬如我们中国古代的神农尝百草，20 世纪中期青霉素的偶然发现；到后来开始使用有目的的药物筛选，譬如青蒿素的筛选；还有老药新用，不断发现药物的新适应证，譬如阿司匹林从最初的解热镇痛，发展到抗血栓预防心脑血管疾病再到预防结直肠癌；直到现在随着基因组科学、结构生物学、计算机科学和信息技术的发展，有了高通量的基因芯片技术，有了计算机辅助药物设计，使得药物靶标的发现和功能研究如虎添翼。

在药物研究中，仅仅发现某一个家族致病基因的贡献是有限的，但若发现导致某个人群某种疾病的基因则可为药物新靶点发现作出重大贡献。基因芯片技术为复杂疾病药物靶分子发现研究提供了十分重要的工具和手段，因为在基因芯片技术成熟以前对没有遗传关联的人群进行研究几乎不可能，技术上无法对众多个体的遗传标记物进行分析研究。芯片技术的出现才使这种研究成为可能，使通过对健康人群和疾病人群基因组比较从而获得药物靶分子成为可能。这方面最值得一提的是 GWAS 在鉴定复杂疾病相关基因研究中的应用。

瑞士某制药公司曾针对与人类疾病具有相关性状的骨质疏松小鼠模型，应用全基因组表达谱芯片鉴定疾病信号通路的关键基因，并成功鉴定到一种可影响骨密度和骨重量的酶分子，为骨质疏松治疗提供了新的候选药物。

研究靶分子与先导化合物在体内的相互作用是一项具有挑战性的工作，因为这种作用可能很微弱或者很复杂，涉及受体、酶分子、信号转导蛋白、核酸、代谢产物多种分子以及这些分子的各种调节因子构成的复杂网络系统。这种研究通常需要结合应用多学科的知识和技术，包括遗传学、基因组学、系统生物学、生物信息学、化学等。在阐明操控细胞和器官功能的多种生物分子以及彼此之间的精细作用中，甄别出与药物相互作用时可产生最好效应比的靶分子。

可见，对制药企业而言，药物基因组学正成为辅助筛选和鉴定药物靶标的有用工具，它可以针对特定人群筛选和鉴定理想的有效药物靶标，指导药物设计特别是靶向药物设计。

(二) 靶向药物的设计与研发

针对药物不良反应频发的问题，开展基于特异性生物标记物的药物研发被认为不仅可提高药物筛选的成功率，而且可提高临床试验的针对性，降低药物不良反应的发生率。因此，靶向药物研究成为药物研发的重要方向之一。其中抗肿瘤的靶向药物研发已取得了很大的进展。

抗肿瘤靶向药物与常规化疗药物最大的不同在于其作用机制不同：化疗药物通过对细胞的毒性而发挥作用，在杀灭肿瘤细胞的同时也导致正常细胞的损伤，所以产生较大的毒副作用。而靶向药物是针对与肿瘤发生发展密切相关的驱动基因开发的，它能够识别肿瘤细胞特有的基因，通过干扰和阻断细胞生长、增殖相关的信号通路而控制和杀灭肿瘤细胞。因此，应用靶向药物进行的靶向治疗具有效果好、毒副作用低的特点。

目前抗肿瘤靶向药物针对的驱动基因主要有两大类，一类是位于细胞膜上的受体分子，一类是位于细胞内重要信号通路的分子。由于基因发生插入、缺失、重排或扩增等突变导致驱动基因的活化，赋予了肿瘤细胞的适应性，从而导致癌症的发生和发展。

1. 靶向细胞膜受体 曲妥珠单抗（trastuzumab）是第一个以药物基因组学为基础开发的靶向抗肿瘤药物，也是靶向药物研发成功的例子。*HER2* 基因（又称 *HER2/neu*、*ErbB2*）是酪氨酸蛋白激酶家族成员之一，属于细胞膜表皮生长因子类受体，编码一个 185kDa 的跨膜蛋白，在配体丝裂酶原的触发下与家族其他受体成员发生异二聚化，激活胞内的 Ras/MAPK 信号途径和 PI3K/Akt 途径。HER2/neu 通常在胎儿时期表达，成年以后只在极少数组织内低水平表达。信号途径的异常激活可导致早

期反应基因如 *c-fos*、*c-jun*、*c-myc* 转录活性的增加，Akt 磷酸化使 p27Kip1 在细胞质内聚集，导致细胞周期依赖性蛋白激酶（CDKs）受抑制，使细胞转变为更具有侵袭性的表型，增殖能力、侵袭能力增加，并伴随血管增生。研究表明 25%~35% 的乳腺癌存在 *HER2/neu* 的扩增和过度表达，使用抗体阻断 HER2/neu 与配体的结合可阻止细胞的恶性增长。强烈提示 HER2/neu 是一种有效的抗肿瘤靶标。

依据 HER2/neu 靶分子结构设计并开发的人源化单克隆抗体曲妥珠单抗，可结合 HER2/neu 受体胞外第四结构域并阻止其活化，使细胞停滞在细胞周期的 G_1 期，细胞增殖降低。这种作用主要通过下调 HER2/neu 受体并干扰受体二聚化，阻止 PI3K 信号途径激活，阻止 P27Kip1 磷酸化，从而有效抑制 CDK 的活性而实现。另外，曲妥珠单抗还具有诱导抗血管生成因子生成和抑制血管生成因子的作用，从而抑制血管生成。曲妥珠单抗于 1998 年 9 月获得美国食品药品监督管理局（food and drug administration，FDA）的批准用于治疗 HER2 阳性的转移性乳腺癌。研发中制药公司联合了诊断试剂研发公司，合作开发 HER2 过表达诊断试剂，用于接受曲妥珠单抗治疗适应证的筛选，虽然此筛选限制了使用该药物的人群，但是保障了使用者的有效性。

这也正是药物基因组学研究的目的。该产品的研发，成为药物基因组学在新药研发领域的首次成功应用，其产品也成为 FDA 首次批准的药物和诊断试剂组合产品。

曲妥珠单抗虽然仍有副作用，但是其危险性比传统的化学治疗已经低了许多。经过上市后的临床应用和进一步研究，发现曲妥珠单抗对早期乳腺癌同样具有良好的疗效，同时发现体内其他部分肿瘤如卵巢癌、肺癌、原发性肾细胞癌、胃癌、膀胱癌等也存在 *HER2/neu* 的高表达，因此 FDA 后续又相继批准了曲妥珠单抗用于一些新的适应证。

在曲妥珠单抗研发成功的基础上，针对多个其他细胞膜受体设计的特异性抗体药物也相继研发成功。

0703

已上市的靶向细胞膜受体的代表性抗肿瘤单克隆抗体药物（拓展阅读）

2. 靶向细胞内信号分子　最具代表性的针对细胞内重要信号通路分子的靶向药物当属酪氨酸激酶抑制剂（tyrosine kinase inhibitor，TKI）。蛋白酪氨酸激酶（tyrosine kinase，TK）的主要功能是催化 ATPγ 位的磷酸基团转移到蛋白质底物的酪氨酸残基上，通过靶蛋白的磷酸化反应，使蛋白激酶从非活化构象转变为活化构象，在调控细胞功能上发挥重要作用。研究发现超过 50% 的原癌基因和癌基因产物都具有异常的蛋白酪氨酸激酶活性，它们的异常表达或非调控活性增高将直接导致细胞增殖调节发生紊乱，与肿瘤的侵袭和转移、肿瘤新生血管的生成、肿瘤的化疗抗性密切相关。因此，蛋白酪氨酸激酶分子成为抗肿瘤药物研发的重要靶点。

小分子 TKI，可通过特异性与 ATP 结合位点发生作用而达到抑制细胞内蛋白激酶活化的目的。针对表皮生长因子受体（epidermal growth factor receptor，EGFR）的单克隆抗体西妥昔单抗虽然已经成功应用于临床治疗，然而研究发现，*EGFR* 基因突变可导致 EGFR 通路不依赖配体而持续激活。这种 *EGFR* 的活化突变占西方高加索非小细胞肺癌（NSCLC）患者的 10%~25%，占亚洲 NSCLC 患者的 40%~43%。如果以突变的 *EGFR* 为靶点，研发针对性的小分子 TKI，则可以阻断 ATP 结合至酪氨酸激酶区域催化位点，从而抑制 EGFR 信号通路的活化。临床实践发现，拥有 *EGFR* 基因突变的 NSCLC 与 TKI 吉非替尼和厄洛替尼的正向应答密切相关。成功上市的还有同时针对突变型 *EGFR* 和 *VEGFR* 多靶点的索拉菲尼、舒尼替尼、拉帕替尼（表 7-4）。研究表明，EGFR 信号通路下游的 *BRAF* 突变同样可以不依赖上游信号而持续活化，导致细胞不受控制地生长和增殖。该突变占 NSCLC 患者的 2%，占黑色素瘤患者的 50%，甲状腺癌的 30%~70%，结直肠癌的 10%。成功研发的针对突变型信号分子 *BRAF* 的威罗菲尼，则为该类肿瘤患者提供了有效的靶向药物。

（三）靶向肿瘤体细胞突变的精准免疫治疗

肿瘤新生抗原是由体细胞突变产生的能被特异性 T 细胞识别的多肽，是一种肿瘤特异性抗原。肿瘤新生抗原主要来源于体细胞突变，包括点突变，插入和缺失，可读框的改变等。除了伴随肿瘤细胞快速增殖的高突变可产生新生抗原，这些肿瘤特异性抗原也可以来自病毒蛋白，基因翻译后的修饰。

由于肿瘤新生抗原不在胸腺中表达，不受中枢耐受性的影响，与非突变的肿瘤相关抗原相比具有更强的免疫原性；同时，正常组织细胞不表达肿瘤新生抗原，因此，靶向肿瘤新生抗原的免疫治疗不会引起对非肿瘤组织的脱靶损伤，具有更好的安全性。因此，从免疫学的角度而言，肿瘤新生抗原是肿瘤免疫治疗的理想靶点。

受限于传统的病理分析等技术无法有效鉴定出个体化的肿瘤新生抗原，使个性化治疗的临床应用受到了限制。近年来高通量测序技术的快速发展为揭示肿瘤个体化差异提供了有效的工具，使快速发现高度个性化的肿瘤新生抗原成为可能。大量高通量测序数据显示，尽管肿瘤新生抗原具有高度个性化的特征，但在各类肿瘤中都普遍存在，且人体免疫细胞能够识别这些新生抗原并产生抗肿瘤免疫反应，同时可促成肿瘤完全或部分消退。以肿瘤新生抗原为靶点的各种治疗策略研究已成肿瘤免疫治疗的重要发展方向之一。

（四）靶向药物与伴随诊断

精准医疗包含诊断和治疗两个环节，精准诊断是实现精准治疗的前提。有效的方式就是将靶向药物研发与靶基因的精确诊断研发同步进行。一种以预测和提高伴随药物的安全性和有效性为目标，始终与药物研发和应用同步进行的药物伴随诊断（companion diagnostic，CD）应运而生，成为了药物基因组学指导药物研发的新模式。伴随诊断对药物的临床试验和上市后的个体化治疗具有重要的意义，是实现精准医疗不可或缺的部分。诊断公司大多从药物临床试验的早期开始介入，与制药公司的药物审批同步进行。成功的例子有曲妥珠单抗治疗乳腺癌与 *Her2/neu* 过表达诊断试剂的联合研发和审批；克唑替尼治疗间变型淋巴瘤激酶（ALK）基因重排的非小细胞肺癌与 *EML4-ALK* 融合基因扩增检测试剂的联合研发和审批；威罗菲尼治疗晚期（转移性）或不可切除的黑色素瘤与 *BRAFV600E* 基因突变检测试剂的联合研发和审批等。

四、药物临床试验与药物审批

（一）更新临床试验设计模式

新药研发中决定其成败的两个最关键的问题是药物的有效性和安全性。首先，能否在临床试验之前或试验早期预测候选药物的生物学效应，从而指导临床试验设计，即只征集对药物有应答的患者参加临床试验？其次，能否在临床试验之前预测候选药物毒副作用、不良反应或者代谢差异，从而主动排除具有发生药物不良反应危险性的个体参与临床试验？这是药物研发者共同关心的两个问题。

传统药物研发中对于药物有效性和安全性的预测是非常困难的，其后果往往转化为临床试验病例数增加、周期延长以及由此带来的临床试验费用增加。在药物基因组学时代，临床前研究阶段就可能通过体外实验或者动物实验方式阐明候选药物的代谢途径和机制、靶分子及其作用方式，以及与基因多态性之间的关系。一旦发现候选药物有因为基因多态性或基因突变导致严重药物副作用的可能性，便可协助决策是否有必要对此候选药物继续进行研发。在临床试验阶段，同样的药物基因组信息可以用作筛选和划分参与临床试验人群的标准，减少参试人群数量，用更少的病例数达到所需的统计学意义，明显节约临床试验的费用和时间，同时提高药物应答率，避免不良反应的发生。

药物基因组学以研究基因变异与药物效应之间的关系为核心，其可应用的遗传标记（genetic marker）有很多，SNP 是其中最大的一类，除此之外还有单体型、微卫星或者简单重复序列多态性、插入 / 缺失突变、CNV、非整倍体、杂合性缺失。最常用的方法是基因分型，即用基因分型鉴定个体遗传性状与药物应答的相关性。除此之外，基因表达图谱和酶的活性测试同样可作为遗传变异与药物反应关系监测的代替方法。

（二）加快新药研发速度

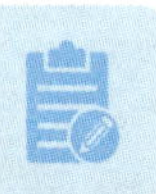

伴随着对疾病分子机制的不断深入了解，药物分子靶点的不断被发现，新药研发模式已经从随机筛选向着基于发病机制的靶向筛选方式转变。针对靶向药物临床试验的设计和终点判断方式也在进

行转变。这种转变不仅带来了药物研发成功率的提高，还明显加速了药物临床试验的进程乃至整个新药研发的进程。伊马替尼的研发就是一个典型的例子。

伊马替尼（imatinib mesylate）是一种信号转导通路的抑制剂，是人们第一次根据对某些癌症细胞生理过程的了解，利用分子生物学方法设计出的癌症治疗药物。伊马替尼属于2-苯胺嘧啶类衍生物，特异性结合细胞内酪氨酸激酶结构域从而抑制其激酶活性。慢性髓细胞性白血病（chronic myelogenous leukemia，CML）患者由于染色体易位突变而形成异常的费城染色体（Philadelphia chromosome，Ph），导致形成融合基因 *BCR-ABL*（breakpoint cluster region-Abelson proto-oncogene），该基因高表达 BCR-ABL 融合蛋白，形成异常高的酪氨酸激酶活性，引发底物磷酸化而导致细胞异常增殖和肿瘤形成。药物研发正是针对 BCR-ABL 激酶的活性结构域开发了特异性抑制剂伊马替尼，特异性阻断底物的磷酸化（图 7-5）。

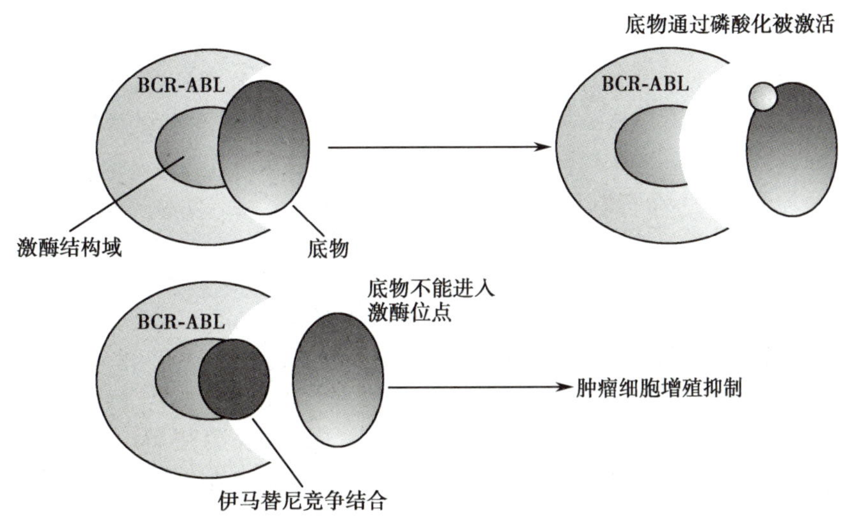

图 7-5 伊马替尼靶向抑制 BCR-ABL 激酶活性机制示意图

知识链接

伊马替尼的快速研发之路

由于该药物的靶向性决定了其临床试验患者的可选择性。与一般须经过10~13年研发历程的新药相比，伊马替尼在1998年6月进入Ⅰ期临床试验，31例参与的患者在用药数周后白细胞计数即恢复正常；Ⅱ期临床试验显示，干扰素治疗失败后的 CML 慢性期患者可获得88%的血液学应答和49%的总体主要细胞遗传应答。仅仅32个月后制药公司就在全球范围递交了新药申请，美国 FDA 于2001年3月27日通过了给予其优先审批的资格，2001年5月10日在尚未完成Ⅲ期临床试验的情况下就被 FDA 批准提前上市，用于治疗 Ph1 阳性或者 BCR-ABL 融合蛋白高表达的慢性髓细胞性白血病患者。其审批进程比同类药物快了一倍，其速度之快，可谓空前。继美国之后，该药相继在多个国家上市。

伊马替尼的上市应用，让 *BCR-ABL* 突变型 CML 患者的5年存活率从30%提升到了89%。后来的研究发现，除 *BCR-ABL* 之外，伊马替尼还可抑制癌基因 *c-Kit* 和血小板源性生长因子受体（platelet-derived growth factor receptor，PDGFR）的酪氨酸激酶活性。经过进一步的临床试验，美国 FDA 于2002年2月又批准了将伊马替尼用于 *Kit* 阳性不能进行手术和/或恶性转移的胃肠道间质瘤（gastrointestinal stromal tumor，GIST）的治疗，治疗后可明显提高 GIST 病例的手术切除率。

伊马替尼的研发成功开创了靶向性酪氨酸激酶抑制剂研发的新模式，也成为合理应用药物基因组学信息加速新药研发进程的典范。

（三）提高药物研发成功率

不同人群和个体在基因结构上存在的多态性，可直接导致对某些疾病易感性、病程发展、特定药物和治疗方案的有效性、毒副作用以及愈后效应的巨大差异。因此通过人群细分，可能发现药物在特定人群中的作用，并可能挽救某些药物的开发，使部分药物研究起死回生，从而开发出针对特定人群的有效药物。这方面一个很好的例子就是抗心力衰竭候选药物 BiDil 的研发。

知识链接

BiDil 开启个体化治疗

早在 20 世纪 80 年代，美国就开始了 BiDil 对心力衰竭治疗的临床试验，然而并未得出令人满意的结果，导致此药的研发工作一度中断。制药公司在后来的研究中发现，不同人种患者对 BiDil 的临床反应似乎存在明显差异。在名为“非洲裔美国人心力衰竭试验（A-HeFT）”的多中心、随机、双盲、安慰剂对照的Ⅲ期临床试验中，研究者们将 1 050 名正在接受常规治疗的非洲裔美国籍中度至重度心力衰竭患者，随机分为治疗组和安慰剂对照组，分别在原有治疗药物的基础上加用 BiDil 或者安慰剂。结果显示，与安慰剂组相比，BiDil 可使非洲裔美国籍患者死亡率下降 43%，因发生心力衰竭而导致的住院率下降 39%，而且患者心力衰竭症状也相对较轻。

基于这样的临床试验结果，2005 年 6 月，美国 FDA 批准了 BiDil 用于治疗黑色人种心力衰竭患者。这是史上首次批准一种专门用于某个种族疾病治疗的药物。

BiDil 是一种固定剂量的复方制剂，由两种药品复方而成：硝酸异山梨酯 20mg 和肼屈嗪 37.5mg。硝酸异山梨酯为抗心绞痛药物，属于一氧化氮供体，能够扩张血管和抗血栓形成；肼屈嗪为抗高血压药物，是一种抗氧化剂和血管扩张剂，可以保护硝酸异山梨酯生成一氧化氮。一般认为，当上述两种药物合用时可以升高心力衰竭患者体内的一氧化氮水平，改善患者临床症状。

心力衰竭或终末期心血管病是威胁人类健康的重大疾病。人类尚无法治愈这种疾病，一半以上的患者会在确诊后 5 年内死亡。BiDil 研发的成功，为非洲裔美国人心力衰竭的治疗提供了一种有效的药物。目前研究者们正在对 BiDil 产生反应的患者进行基因筛选，希望从中找到某些能够预测患者临床反应的基因，从而使该药物有可能造福于其他种族具有相同遗传信息的患者。

（四）药物基因组学资料呈递

随着药物基因组学信息在新药靶点发现研究、临床试验和临床用药中的指导和参考价值的肯定和不断提升，2005 年 3 月，由美国 FDA、药品评价和研究中心（center for drug evaluation and research，CDER）、生物制品评价和研究中心（center for biologics evaluation and research，CBER）以及器械和辐射健康中心（center for devices and radiological health，CDRH）联合，在全球率先制定和颁发了面向制药企业的行业指南《药物基因组学资料呈递指南》，鼓励药物研发者在药物开发中进行药物基因组学试验，在提交新药申请时，依照必须或者自愿的原则提供该药物的药物基因组学资料，以使患者在获得最大药物疗效的同时，只面临最小的药物不良反应危险。2008 年 4 月，在人用药品注册技术要求国际协调会（international conference on harmonization of technical requirements for registration of pharmaceutical for human use，ICH）的参与下再次修订了行业指南，进一步规定了药物基因组学和药物遗传学领域中一些关键用词的定义，包括基因组学生物标记物、药物基因组学 / 药物遗传学、基因组资料和样本编码分类等。目的仍然在于将药物基因组学和药物遗传学内容整合进全球的药物研发和审批过程中，药物伴随诊断与新药研发同时进行的新模式正在被越来越多的制药公司所采纳。

（五）药品标签与合理用药

使用基因组学实验指导药物治疗正在形成从群体为基础的治疗向个性化治疗的显著转变。随着药物基因组学与药物应答相关性研究信息的不断被阐明，多国药政机构已迅速行动，将具有用药指导意义的信息不断地以售后诊断（after-market diagnostics）的方式添加至药品标签（drug label）之中。到目前经美国 FDA 批准的药物中有 171 种药物在药品标签上标注了药物基因组学信息，明确指出了与药物应答相关联的特异性基因变异（多态性、突变、表达异常等）风险、基因型与用药剂量的相关性、药物作用的机制等。为个体化合理用药，最大程度地提高有效性、避免 ADR 发生提供了直接的指导。表 7-5 列举了美国 FDA 批准的标注于药品标签上的药物基因组学与用药关联信息。

表 7-5　美国 FDA 批准的药品标签有效遗传标记物信息代表

药物	治疗领域	生物标志物	标签
硫酸阿巴卡韦	HIV、HBV 感染	HLA-B	*HLA-B*5701* 等位基因携带者具有发生超敏反应的高度危险，需禁止或谨慎用药
盐酸阿米替林片	抑郁症	CYP2D6	CYP2D6 慢代谢型个体谨慎用药
酒石酸阿福特罗	慢性阻塞性肺疾病	UGT1A1 CYP2D6	UGT1A1 慢代谢型个体谨慎用药 CYP2D6 中间代谢或慢代谢型谨慎用药
博赛泼维	丙型肝炎	IFNL3	IL28B rs12979860 T 等位基因携带者（C/T and T/T 基因型）慎用
依维莫司	器官移植；肿瘤	ERBB2/ESR1	HER2 表达阴性；雌激素受体阳性
格列美脲、格列吡嗪、格列本脲	糖尿病	G6PD	G6PD 缺乏者慎用
唯铭赞	黏多糖贮积症	GALNS	适用于 GALNS 缺乏患者
KALYDECO	囊性纤维化	CFTR（G551D）	适用于 *CFTR* 基因有以下突变的患者：R117H、G551D、G1244E、G1349D、G178R、G551S、S1251N、S1255P、S549N、S549R
兰索拉唑、泮托拉唑、雷贝拉唑	消化性溃疡	CYP2C19	CYP2C19 慢代谢型儿童降低剂量
苯甲酸钠、苯乙酸钠、苯丁酸钠	高氨血症	NAGS、CPS、ASS、OTC、ASL、ARG	适用于 NAGS、CPS、ASS、OTC、ASL、ARG 缺乏患者
卡谷氨酸	高氨血症	NAGS	适用于 *N*- 乙酰谷氨酰胺酶合成酶（NAGS）缺乏的患者

中华人民共和国卫生部颁发的《医疗机构临床检验项目目录》自 2007 年开始增补临床分子生物学及细胞遗传学专业，2013 年版该专业检验目录已经达到 145 项，包括感染性疾病核酸定性定量检测、疾病相关分子生物学及细胞遗传学检验、多种肿瘤的分子生物学检验、用药指导的分子生物学检验等几大类。为了进一步提高个体化用药基因检测技术的规范化水平，原国家卫生和计划生育委员会个体化医学检测技术专家委员会在广泛征求意见的基础上，制定出台了《药物代谢酶和药物作用靶点基因检测技术指南（试行）》和《肿瘤个体化治疗检测技术指南（试行）》，在疾病的精确诊断和指导个体化合理用药方面向前迈进了一大步。

可见，药物基因组学不仅从基因水平关注药物作用的安全性，还指导人们从基因组的研究中寻找新的药物和诊断靶标。自从基因组计划完成以来，研究者们已经发现了数百个与疾病相关联的遗传异质性基因，鉴定了若干与药物应答相关联的遗传多态性，成功地开始了分子靶向药物及其伴随诊断的研发。

然而，药物基因组学还是一门发展中的科学，欲使研究结果惠及广大患者，实现真正的个体化医疗和精准医疗，还面临着多方面严峻的挑战。包括如何在复杂的网络中去认识基因、基因产物以及它们的功能，如何阐明基因与药物间的相互作用，如何阐明疾病基因型与药物应答表型的关联度，确定具有临床意义的遗传标记物，如何最大限度地降低靶向治疗的脱靶可能性等。多学科协同研究将是未来发展的方向，药物基因组与药物转录组、药物蛋白质组、药物代谢组、系统生物学、生物信息学等学科的协同应用，将帮助我们从不同的系统层次整合信息，更好地理解和阐述分子结构与功能、基因型与表现型、基因与药物和环境之间的相互反应和相关性，从而实现基因组知识为人类服务的真正意义。

思考题

1. 药物基因组学最具有临床应用价值的方向是什么？为什么？
2. 利用药物基因组学的研究成果，可以从哪些方面考虑降低药物用量、减少毒副作用？
3. 以曲妥珠单抗为例，评价一下以细胞膜受体为靶向的药物开发的重要性。
4. 什么是肿瘤新生抗原？为什么说肿瘤新生抗原是肿瘤免疫治疗的理想靶点？
5. 目前上市的降脂药物个体间疗效差异很大，请从基因多态性角度分析一下可能的原因。

第七章
目标测试

（田　浤）

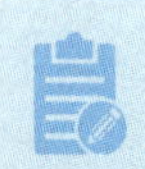

第八章

药物转录组学

第八章
教学课件

学习目标

1. **掌握** 转录组、转录组学的概念和意义；转录组和基因组的关系。
2. **熟悉** 转录组学的主要研究方法的基本原理、技术、优缺点等。
3. **了解** 转录组学的最新进展；转录组学在药学中的应用。

随着人类基因组测序的完成，人们发现细胞的转录调控远比想象中复杂。细胞种类、细胞状态以及细胞所处的外部环境，均影响细胞的转录，从而影响细胞的表型和功能。为了进一步探讨基因表达的调控，以及相同基因在不同细胞、不同疾病或不同治疗状态下的表达水平，转录组学应运而生。从20世纪90年代中期以来，随着微阵列技术被用于大规模基因表达水平的研究，转录组学便作为一门新技术开始在生物学前沿研究中崭露头角，并逐渐成为生命科学研究的热点。随着高通量测序技术的快速发展和普及化，转录组学逐渐运用至药物靶标发现和药理研究等方面，为药学相关学科发展提供了一个全新方向。

第一节 概 述

一、转录组学与药物转录组

（一）转录组学概述

为了适应细胞内外环境的改变，基因转录会在时间、空间和丰度等方面表现出差异。因此，有必要针对特定的条件对一个基因组所转录的一套mRNA分子的种类、数量和丰度加以分析，可以实现此工作的转录组成为研究基因表达的主要手段。转录组（transcriptome）的概念最早由Veclalesuc和Kinzler等人于1997年提出。所谓转录组，是指一个活细胞所能转录出来的所有RNA的总和。广义上，转录组包括编码蛋白质的mRNA和各种非编码RNA（non-coding RNA，ncRNA）；狭义上，转录组是所有参与翻译蛋白质的mRNA的集合，即从基因组DNA转录的基因总和，也称表达谱。遗传学中心法则表明，信使RNA（mRNA）从DNA转录而来，因此，可以通过研究RNA的水平变化，反映基因组DNA的转录水平。

DNA转录受细胞或组织种类、生理状态、外部环境等因素调节，而研究细胞的整体转录情况和调控规律的学科，即转录组学（transcriptomics）。转录组学是功能基因学中的一个重要组成部分。转录组学从整体水平上研究RNA水平，主要研究内容包括：对所有的转录产物进行分类、确定基因的转录结构、通过对转录谱的分析推断相应某一基因的功能、解释特定基因的作用机制、辨别细胞的表型归属等。转录组学不仅可以解释细胞或组织的基因组功能元件，解释分子成分，还可以用来认识生物学进程和疾病发病机制。

（二）药物转录组

细胞在不同疾病状态及治疗状态下，其基因转录会随之改变。药物转录组（medical transcriptome）是指细胞在特定药物处理下的基因组整体转录水平。通过对药物处理细胞进行转录组分析，可以得知

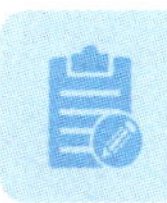

受药物影响的基因、该药物在细胞内的作用机制、该药物对转录调控的影响等信息，从而评价该药物的作用靶点、作用机制及潜在用途。由于转录水平的改变不一定伴随着蛋白质水平的改变，而药物转录组仅能反映特定药物在转录层面上的信息，因此，药物转录组学在实际研究和应用中存在局限性。尽管如此，药物转录组学可以在潜在靶点的发现及研究中提供理论依据，并结合细胞水平和动物水平的研究进行辅佐验证。

二、转录组与基因组关系

基因组表达的最初产物是转录组，它包含细胞在特定时间所需生物信息的、编码蛋白质的基因衍生而来的 RNA 分子的集合。以 DNA 为模板合成 RNA 的转录过程是基因表达的第一步，也是基因表达调控的关键环节。

基因组学（genomics）是研究生物基因组特征，以及基因如何被利用的一门学科。基因组学通过对基因进行测序分析，对所含的所有遗传信息进行基因作图和功能分析，是遗传学中的重要分支学科。人类基因组中含有 20 000~25 000 个基因，其中，编码基因仅占约 2%，剩余的 98% 序列可能含有丰富的基因表达调控信息。研究表明，占据基因组大量位置的非编码基因行使各式各样的调控功能，也与疾病的发生发展调控密切相关。因此，研究非编码 RNA 对于理解高等生物的复杂性以及对环境的适应等有重要意义。

作为基因表达的产物，转录组倾向于获得生物体特定状态下的基因表达水平，反映的是不同基因、不同组织和细胞在不同状态下的转录规律和调控情况差异。因此，转录组数据通常会表现出高度的可变性，可以在不同个体、不同时间、不同环境条件下表现出非常大的差异，在这一点上转录组与基因组有明显差别。尽管转录组（转录后的所有 mRNA 的总称）占不到细胞总 RNA 的 4%，却是细胞最重要的组分，因为它包含了基因组表达的下一个阶段中所要使用的编码 RNA。人类基因组包含有 30 亿个碱基对，其中大约只有 3 万个基因转录成 mRNA 分子，转录后的 mRNA 能被翻译成蛋白质的也只占整个转录组的 40% 左右。通常，同一种组织表达几乎相同的一套基因以区别于其他组织，在目前已经注释的基因中，其中约 5% 的基因在特定组织中特异表达，因此，除了异常的 mRNA 降解现象（如转录衰减）以外，转录组反映的是特定条件下在组织中特异性活跃表达的基因。

基因组从全局上获得基因信息，而转录组则有针对性地挖掘受转录调控的基因信息，两者在基因研究上具有差异性和互补性。结合转录组所反映出来的基因表达信息与基因组的图谱信息，可融合绘制染色体表达图谱（chromosomal expression map），使基因表达与物理结构联系起来，更有利于基因表达模式的研究。因此，转录组是基因功能及结构研究的基础和出发点。同时，转录组研究弥补了单一蛋白质组研究数据不足以清楚鉴定基因功能的缺点，是连接基因组遗传信息与生物功能的蛋白质组的必然纽带。

三、转录组学主要研究技术

目前，用于转录组数据获得和分析的主要研究技术包括：基于杂交技术的基因芯片技术和微阵列技术、基于序列分析的表达序列标签技术、基因表达系列分析技术、大规模平行信号测序技术、高通量全转录组 RNA 测序技术，以及近几年发展起来的单细胞测序技术和空间转录组测序技术。其中，微阵列技术和表达序列标签技术是较早发展起来的先驱技术，基因表达系列分析技术、大规模平行信号测序技术、RNA 测序技术、单细胞测序技术和空间转录组测序是高通量测序条件下的转录组学研究方法。转录组学研究有助于了解特定生命过程中相关基因的整体表达情况，进而从转录水平初步揭示该生命过程的代谢网络及其调控机制。

（一）微阵列技术

微阵列技术（microarray），也称基因芯片技术，是转录组研究中应用最早及最广泛的技术，是分子生物学领域具有里程碑式意义的重大突破。微阵列技术可用于大规模基因组表达谱研究、快速检测基因表达差异、鉴别致病基因或疾病相关基因的新功能研究。微阵列技术的技术原理为：利用光导化学合成、固相表面化学合成等技术，在固定相表面合成成千上万个寡核苷酸探针（cDNA、EST或基因特异的寡核苷酸）有序排列组成固相微阵列；待测样品（细胞、组织或整个器官）中提取基因组DNA或总RNA逆转录所得的第一链cDNA，并用放射性同位素或荧光物进行标记；标记后的待测样品DNA或cDNA与固相微阵列进行杂交，然后利用检测系统对每个杂交点进行定量分析，从而获取细胞基因表达信息。微阵列根据固相载体上排列的探针不同，可分为两类：cDNA微阵列和寡核苷酸微阵列。基于微阵列技术而产生的基因表达数据是反映基因转录产物mRNA丰度值的基因数据，其可反映特定细胞或组织、在特定时间和条件下的基因表达情况。

由于微阵列技术同时将大量探针固定在固相载体上，可以一次性对样品大量序列进行检测和分析，从而解决了传统核酸印迹杂交（Southern blotting 和 Northern blotting 等）中技术操作繁杂和自动化程度低的缺点。然而，微阵列技术只适用于检测已知序列，无法捕获新的mRNA；同时，其杂交技术灵敏度有限，难以检测低丰度的mRNA。使用特定的分析方法，可使微阵列技术具有多种应用，如基因表达谱测定、突变检测、多态性分析、基因组文库作图及杂交测序等。目前，微阵列技术已被广泛应用于疾病诊断和治疗、药物筛选、农作物的优育优选、司法鉴定、食品卫生监督、环境监测等多个领域。

1. cDNA 微阵列（cDNA microarray） cDNA微阵列是将cDNA固定在固相载体表明，并将其暴露于一种或一组标记的探针之下，也可以利用基因组DNA或经过基因组错配扫描纯化的DNA来制作微阵列。对各种生物随机克隆和随机测序所得的cDNA片段进行归类，并把每一类cDNA片段的代表克隆（代表一个独立基因）经过体外扩增，得到大小和序列不同的片段经过纯化后，利用机械手高速将它们高密度有序地点样固定在固相载体（玻片、硅晶片或尼龙膜）上，得到高密度微阵列，用荧光素或同位素标记来自不同细胞、组织或整个器官的cDNA片段作为探针进行分子杂交，以此对各基因的表达情况进行同步分析。在相同的反应条件下，结合到基质表面cDNA模板上的探针量由其碱基构成和二者匹配的量所决定，两者间互补性越高，结合强度越大，信号越强，杂交信号被检测系统自动采集并量化分析，通过计算机处理后获得相关信息。cDNA微阵列的特点是造价低、适用面广、研制周期短、灵活性高。而缺点是cDNA微阵列的点阵密度相对较低。同时，由于cDNA片段长短不一，其熔解温度（T_m）各异，众多的基因在同一张芯片上杂交，使杂交条件很难统一，因此其分辨能力受到限制。

2. 寡核苷酸微阵列 寡核苷酸芯片可在原位合成寡核苷酸探针，也可以合成后在固定于芯片上。寡核苷酸芯片的主要原理与cDNA微阵列序列技术相似，主要通过碱基互补配对原则进行样品RNA与寡核苷酸探针进行分子杂交，来检测对应片段是否存在、存在量的多少。它与cDNA芯片的本质差别在于寡核苷酸的探针片段相对较短（一般是20~70nt的寡核苷酸序列）。寡核苷酸微阵列的探针经过优化，长度基本一致，并且T_m也相差不大，所以相比较cDNA微阵列它具有以下优点：①无需扩增，防止扩增失败影响实验；②非特异性杂交率低，能够有效区分同源序列的基因；③杂交温度均一，提高了杂交效率；④减少了微阵列上探针的二级结构。上述特点使得寡核苷酸微阵列的应用日益广泛。但是当寡核苷酸序列较短时，单一的序列不足以代表整个基因，所以又需要用多段序列，从而提高了制作成本。

（二）表达序列标签技术

表达序列标签（expressed sequence tag，EST）是指从cDNA文库中随机挑取克隆，对其进行一轮大规模测序以获得部分cDNA的5′或3′端序列，所获得的cDNA部分序列长200~800bp，用以代表一个完整基因的一小部分。EST可代表生物体某种组织某一时间的一个表达基因，所以被称为“表达序列标签”。EST技术由Adams在1991年提出，标志了cDNA大规模测序时代的开始。由于

cDNA 测序代表了基因组的编码区，是基因组绝大部分的功能基因信息，而且基因编码区长度只有总基因组长度的 3%，相比基因组测序，可以用更低的代价和更短的时间获得更多更有用的信息。因此在人类基因组计划刚开始阶段，一部分科学家主张 cDNA 测序应该先于基因组测序进行。随着 EST 技术的提出和发展，人们可以用比 cDNA 测序更低的费用而得到等量的信息，因此 EST 技术已经称为目前发现新基因的强有力的信息工具。

对于任何一个基因，其 5′UTR 和 3′UTR 的序列都是固定的，即每条 cDNA 的 5′UTR 和 3′UTR 的有限序列可特异性地代表生物体某种组织在特定的时空条件下的一个表达基因。来自某一组织的足够数量的 EST 可代表某种组织中基因的表达情况。EST 的数目可以反映某个基因的表达情况，一个基因的拷贝数越多，其表达越丰富，测得的相应 EST 就越多。所以，通过对生物体 EST 的分析可以获得生物体内基因的表达情况和表达丰度。EST 构建的基本技术路线如下：提取样品的总 RNA 或带有 poly A 尾的 mRNA →构建 cDNA 文库、随机挑取大量克隆→进行 EST 测序→对测得的 EST 序列进行组装、拼接→对网上已有的 EST 数据库进行同源性比较→确定 EST 代表的是已知基因还是未知基因→对基因进行定位、结构、功能检测分析。EST 数据处理和分析是生物信息学分析的核心任务之一，它为新基因的克隆和功能分析提供了新的出发点。EST 数据库为新基因的发现和基因表达研究提供了大量的信息和分析材料，也为 DNA 分子标记的开发奠定了基础。目前 EST 技术的应用主要包括：鉴定基因和发现新基因、基因差异表达的研究、构建遗传学图谱等。

（三）基因表达系列分析技术

基因表达系列分析（拓展阅读）

1. 概述 基因表达系列分析（serial analysis of gene expression，SAGE）技术是 1995 年 Velculescu 等基于 Sanger 测序技术来分析基因群体表达状态的技术，可以开放式的、快速高效的分析细胞基因表达状态。SAGE 技术是以转录子（cDNA）上特定区域 9~11bp 的寡核苷酸序列作为标签（tag）来特异性代表该转录子，提取试验样品中的 RNA 并逆转录成 cDNA 后，通过连接酶将多个标签（20~60 个）随机串联并克隆到载体中，建立 SAGE 文库。通过对标签的序列分析，可获得基因转录的分布以及表达丰度情况（尤其是可检测到低丰度表达的基因），从而可充分了解基因转录组的全貌。

2. 步骤 SAGE 的主要过程分为 3 个阶段：第一阶段是 SAGE 文库的构建，包括 5 个步骤，①双链 cDNA 的获得：mRNA 逆转录生成双链 cDNA，一链合成的引物为 5′ 端生物素修饰 Oligo（dT）；②生物素化的 3′-cDNA 的获得：生成的双链 cDNA 用锚定酶（anchoring enzyme，限制性内切酶 *Nla* Ⅲ）进行酶切，该酶能够识别 CATG 位点并在其 3′ 端进行酶切，得到的生物素化的 3′-cDNA 用链霉亲和素包被的磁珠进行亲和纯化；③带接头的 SAGE 标签的获得：分离得到的 cDNA 的 5′ 端被补平，并分成两部分，分别接上接头 A 或 B，该接头包含 CATG 四碱基突出端、Ⅱ型限制性内切酶（*Bsm* FI）的识别序列和一个 PCR 引物的序列（引物 A 或 B），连有接头的 cDNA 用 *Bsm* F1（标签酶，tagging enzyme）进行酶切，该酶在其识别位点 3′ 端下游的 14~15bp 处进行酶切，从而每条 cDNA 释放出一个带有接头的 SAGE 标签；④ SAGE 双标签的获得：A 和 B 两部分的带有接头的 SAGE 标签分别用 DNA 聚合酶（Klenow 酶）进行末端补平、混合，并用连接酶进行连接，得到的带接头的双标签用引物 A 和 B 进行 PCR 扩增，*Nla* Ⅲ酶切释放出引物结合体，PAGE 胶分离得到纯化的 SAGE 双标签；⑤SAGE 双标签多聚体的获得以及克隆：SAGE 双标签用 T4 DNA 连接酶连接成多聚体，选择合适的片段长度，克隆至高拷贝的克隆载体，得到的克隆插入序列有一系列的 20~22bp 长的 SAGE 双标签组成，每两个双标签中间由 4bp 的 *Nla* Ⅲ酶切位点分隔开。第二阶段是 SAGE 文库的测序。利用质粒载体上的通用引物，对插入片段进行单向测序。SAGE 要求高质量且长度长的序列，因为单碱基测序错误会导致原有标签有用信息丢失而产生一个不存在的标签。第三阶段是标签序列的提取：①在双标签多聚体序列中定位 *Nla* Ⅲ酶切位点（即 CATG）；②提取 CATG 位点之间的 20~26 个碱基长的双标签序列；③去除重复出现的双标签序列，包括在反向互补方向上重复的双标签序列；④截取每个双标签序列最靠近两头末端的 10 个碱基，即为标签序列；⑤去除与接头序列相对应的标签（即 TCCCCGTACA 和 TCCCTATTAA），同时去除含有不确定碱基（即除 A、C、T、G 四种碱基以外的碱基）的标签；⑥计算每个标签的出现次数，以列表的形式给出一个包含每个标签及其表达丰度的报告。

SAGE 文库的构建（图片）

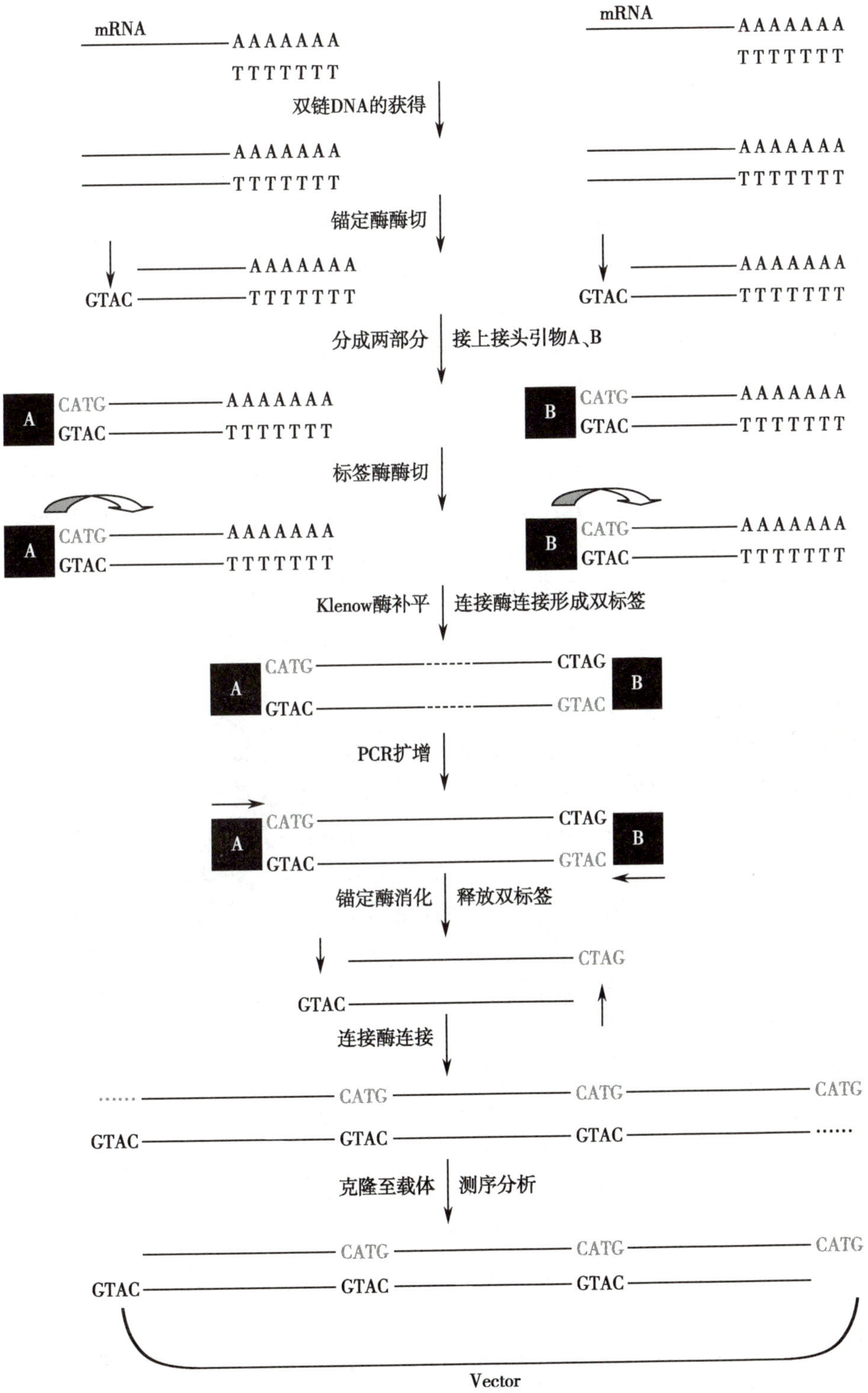

mRNA　AAAAAAA　TTTTTTT
双链DNA的获得
锚定酶酶切
GTAC
分成两部分　接上接头引物A、B
A　CATG　GTAC
B　CATG　GTAC
标签酶酶切
Klenow酶补平　连接酶连接形成双标签
A　CATG　GTAC　CTAG　GTAC　B
PCR扩增
锚定酶消化　释放双标签
GTAC　CTAG
连接酶连接
CATG　GTAC
克隆至载体　测序分析
Vector

图 8-1　SAGE 文库的构建

3. 特点　SAGE 技术的显著特点是能够大量获取基因组范围基因表达的类别和丰度。它通过快速和详细地分析成千上万个 EST 来寻找表达丰度不同的 SAGE 标签序列，从而接近完整地获得基因组的表达信息。它的显著特点是能够快速高效地、接近完整地获取基因组表达的类别与丰度。SAGE 技术可以在细胞和组织中快速分析相关基因的表达水平，结合自动化测序技术，能够在 3 小时内完成 1 000 个转录物的分析。SAGE 技术在理论上可以检测到一个细胞内所有转录本的表达，不需要任何基因序列信息，也不管转录的丰度高低，同时，能够对已知基因进行量化分析。因此，SAGE 可以定量分析抑制基因和未知基因表达情况，在疾病组织、癌细胞等差异表达谱的研究中，SAGE 可以帮助获得完整转录组学图谱、发现新的基因及其功能、作用机制和通路等信息。

SAGE 技术在理论上可以检测到一个细胞内所有转录本的表达，而且可以给每一个转录本定量，不论其丰度高低。SAGE 技术和基因芯片技术一样，具有高通量、平行性检测细胞内基因表达谱的特点。但 SAGE 可在位置任何基因或 EST 序列的情况下对靶细胞进行研究，这一点是基因芯片技术所不具备的。然而，由于 SAGE 技术在前期的样品处理中需要较多步骤，容易产生假阳性；且大量的测序反应所导致的成本等因素限制了其广泛应用。

4. 应用　目前，SAGE 技术已成功地应用于特异组织或细胞的转录组研究和 mRNA 群集体差异表达基因的鉴定。在此方法中，通过限制性酶切可以产生非常短的 cDNA（10~14bp）标签，并通过 PCR 扩增和连接，随后对多连体进行测序，通过计算某一特定标签出现次数来确定该标签所代表基因在这种组织中的表达丰度。SAGE 大大简化和加快了 3′ 端表达序列标签的收集和测序。它是一个“开放”的系统，可以发现新的未知序列。此外，由于 SAGE 技术能有同时最大限度地收集一个基因组的基因表达信息，转录物的分析数据可用来构建染色体表达图谱（chromosomal expression map）。在差异表达谱的研究中，SAGE 可以获得完整的转录组学图谱，以及发现新的基因并鉴定其功能、作用机制和相关通路等。SAGE 技术是基因表达定性和定量研究的一种有效工具，适合于比较不同发育状态或疾病状态的生物基因表达。

（四）大规模平行信号测序

1. 概述　大规模平行信号测序（massively parallel signature sequencing，MPSS）是 Brenner 等于 2000 年建立的以测序为基础的大规模高通量基因分析技术。MPSS 与 SAGE 技术类似，都是基于短标签测序（tag-based sequencing）的方法。MPSS 技术是以含有能够特异识别转录子信息的 10~20bp 长度的标签序列为基础，通过标签序列与转录子连接并测定 mRNA 一端的标签序列，每一标签序列在样品中的频率（拷贝数）反映了该标签序列对应的基因表达水平，因此可以定量测定相应转录子的表达水平。MPSS 技术所测定的基因表达水平是以计算 mRNA 拷贝数为基础，是一个数字表达系统，具有基因表达水平分析的自动化和高通量的特点。

大规模平行信号测序系统（拓展阅读）

2. 步骤　MPSS 的技术方法如下：①将生物样品中提取的总 RNA 逆转录成 cDNA，并将 cDNA 模板体外“克隆”至直径 5μm 的微球上。“克隆”的方法主要是利用人工设计长度不同的两类互补寡聚核苷酸，分别与 cDNA 模板和微球体连接之后，再将 cDNA 模板通过两类互补寡聚核苷酸杂交连接与微球体连接起来。为了能装载下细胞内所有的 cDNA 模板（若以 4×10^4 个基因计算），寡核苷酸的数量至少应该要比模板的量多 100 倍以上；②用 *Dpn* Ⅱ酶切处理微球体上的 cDNA 模板，形成黏性末端；③用含有Ⅱ型限制性内切酶 *Bbv* Ⅰ识别位点的不同寡核苷酸接头与连接在微球上的 cDNA 模板相连接，另外每一种接头的 3′ 端还带有一个荧光标记，可与荧光探针杂交，产生荧光信号，该信号可以反映出接头 5′ 端与模板 cDNA 杂交的不同位置上的碱基信息，从而获取模板 cDNA 的序列信息；④分别加入能产生红、黄、蓝、绿杂交信号的 4 套荧光探针进行杂交。每次杂交完后，用洗脱液清洗微球体阵列，除去上一轮杂交的荧光探针，用显微镜拍照的方法记录荧光信号，并将 4 种信号的图

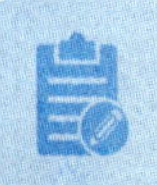

像输入计算机储存；⑤用Ⅱ型限制性内切酶 *Bbv* Ⅰ进一步消化 cDNA 模板，*Bbv* Ⅰ能在距离识别位点约 13 个碱基的位置切割 cDNA 双链，并在 cDNA 模板上产生 4 个碱基末端；⑥洗脱除去寡核苷酸接头，经过 *Bbv* Ⅰ酶切后的 cDNA 模板，进入下一轮分析。重复步骤③至⑥ 4~5 次后，分析所得到的 16~20 张荧光显微照片，就可以读出微球体阵列中每一个微球体上长度为 16~20bp 的 cDNA 模板序列。每一特定序列在整个生物样品中所占的比例，就代表了含有该 cDNA 基因在样品中的相对表达水平（图 8-2）。

MPSS 技术基本过程示意图（图片）

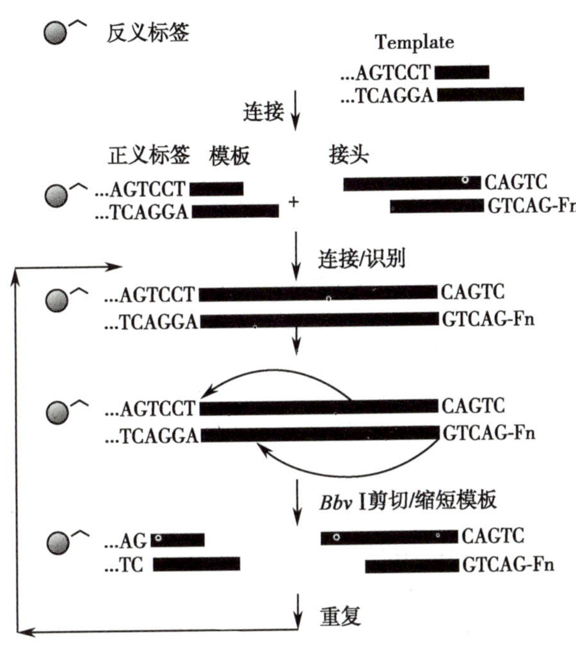

图 8-2　MPSS 技术基本过程示意图

MPSS 与 SAGE 技术一样，也利用Ⅱ型限制酶从许多 cDNA 中收集短序列标签。与 SAGE 技术相比，MPSS 依赖于一个流动池中附着于微珠的几千个 cDNA 的平行分析。该技术的原理是使用Ⅱ型限制酶在每个 cDNA 上暴露一个四碱基的突出端，有 16 种可能的四碱基序列，通过与一套 16 种不同的寡核苷酸接头杂交检测。每一个接头与一个不同的、标记了某一特定荧光标签的解码寡核苷酸杂交。接头含有一个Ⅱ型限制酶的位点，使得另外一个四碱基暴露，此过程重复进行。每轮的切割和杂交后，通过微粒成像，几千个 cDNA 序列就以四核苷酸模块形式被读取。如同 SAGE 一样，每一序列被记录的次数能够用于确定相对的基因表达水平。该技术的特点是所测定的基因表达水平是以计算 mRNA 拷贝数为基础，是一个数字表达系统，只要将病理等待测样品和对照样品分别进行测定，即可进行严格的统计检验，能测定表达水平较低、差异较小的基因，而且不用预先知道基因的序列，可实现基因表达水平分析的自动化和高通量。

3. 特点　与 SAGE 技术相比，MPSS 技术有两个明显的优势。第一，产生的特征序列长度不同，使用目前的方法，MPSS 技术可以产生 17 个核苷酸信号序列，而 SAGE 仅能使 mRNA 产生 14 个核苷酸的标签。MPSS 产生的较长的特征序列会使该序列与基因组中特定基因之间的对应变得更为精准。第二，一个典型的 SAGE 标签系统仅可使 20 000~60 000 个 mRNA 分子的标签得到测序，这不能充分代表样本中的全部基因，尤其是那些表达量低的基因。MPSS 是可以有效地产生较大的信号序列数据系统，其代表性要远远好于 SAGE。

与 DNA 微阵列相比，MPSS 的突出特点是它能捕捉到样本内几乎全部基因的信息，而不只是那些被固定在芯片上的序列。MPSS 技术并不需要知道被研究基因的序列，因此更适合于那些基因组

还没有得到测序的样本，或是人类基因组中那些还没被鉴定的基因。一些微阵列平台中，一个基因的表达数据是由其在一个样品相对于另一个样品中的表达水平的比率来表示的，将这些比率转换成能正确反映该基因在某一样本中的表达量时，往往会出现误差。同源基因间的互相杂交也限制了微阵列的应用，如高度同源的基因家族内的基因表达情况无法用微阵列技术来分析。MPSS 技术所产生的信号序列绝大部分位于 3′ 端非编码区，即使是同一家族内的基因也有各自互不相同的特征序列。因此，MPSS 在绝大多数情况下可将高密度同源的基因彼此区分开来。

与现存的其他技术相比，MPSS 的优势在于它可获得更长的短标签，测定表达水平较低、差异较小的基因，因此精度更高。MPSS 技术能够在短时间内，真实并精确地反映细胞或组织内几乎所有基因的表达情况。MPSS 可以从任何有机体获取基因表达方面的信息，而不需要掌握该有机体的基因或基因组方面的资料。此外，MPSS 技术特有的微球荧光测序可以直接高通量读出序列，简化了测序过程，具有基因表达水平分析自动化和高通量的特点。MPSS 技术对于功能基因组的研究非常有效。一个 MPSS 数据组可以容纳超过 100 万的信号序列，可以准确地对一个细胞内表达量极低的基因做出量化。同时，通过 MPSS 技术所获得的基因序列可提供含有基因末端序列信息的 PCR 引物，通过比较 GenBank EST 数据库等进行基因定位，可转化为分子标记而构建遗传图谱。这些特点使其成为系统生物学研究的一项理想技术，可广泛用于动植物体分类学和遗传学、功能基因组学和蛋白质组学等研究。但是，MPSS 技术需要成本较高的硬件和相配套软件的协同运作。

4. 应用　MPSS 技术在药学研究中有广泛的应用。Hoth 曾经利用 MPSS 克隆出了细胞分裂素上调基因 823 和下调基因 917。Jongeneel 等利用 MPSS 技术分析了 HB4a（正常乳腺上皮细胞）和 HCT-116（结肠腺癌细胞）两株细胞的转录子特征，每株细胞获得了 10^7 个序列标签，建立了一个基因表达短标签的分析平台，每个细胞株单拷贝表达基因数量为 10 000~15 000 之间。两株细胞中，绝大多数转录子都可以在已知基因的多聚 A 变异体上找到对应的位置，从表达标签上克隆的基因，大约有 8 000 个在两株细胞能公共表达，而 6 000 个分别特异表达。Potschka 等利用 MPSS 技术克隆了大鼠癫痫特异性表达基因，表明在海马回路中存在 263 个特异表达基因。其中，最有意义的是知觉早期 Homer 1A 基因，其功能与谷氨酸受体修饰有关，在癫痫大鼠海马回路中过度表达。此外，MPSS 通过对病理和对照样品分别进行测定，即可进行严格的统计检验。

（五）RNA 测序技术

1. 概述　RNA 测序技术（RNA sequence，RNA-seq）基于类似 SAGE 技术和 MPSS 技术的理念，对细胞全部转录产物进行测序后，通过序列比对得到最后的转录组。随着高通量基因组测序仪的迅速发展，RNA 测序技术给基因组领域带来革命性的突破，已成为基因表达分析和转录组分析的重要方法。RNA-seq 首先将细胞中的所有转录产物逆转录为 cDNA 文库，并将 cDNA 文库中的 DNA 随机片段化，在 cDNA 小片段两端加上接头后利用新一代测序仪进行测序；获得足够序列后，将所得序列与基因组（有参考基因组）进行比对或从头组装（无参考基因组），确定全基因组范围的转录水平。

2. 步骤　RNA 测序技术中，文库的制备是 RNA 测序的关键环节。从样品中提取的总 RNA 到最终 cDNA 文库的制备完成，主要包括以下步骤：①提取总 RNA，再利用 poly T 寡聚核苷酸从总 RNA 中提取全部带有 poly A 尾的 mRNA。将所获得的 mRNA 随即打断成片段，再用随机引物和逆转录酶将 RNA 片段逆转录成 cDNA 片段；②对 cDNA 片段进行末端修复并连接测序接头（adapter），获得用于测序 cDNA。为了提高测序效率，一般还需要用电泳切胶法获取长度范围在 200bp±25bp 的 cDNA 片段，再通过 PCR 扩增，得到最终的 cDNA 文库。在上述文库制备过程中，若抽提的是全部的 RNA，则 RNA 测序后所得的就是细胞中的全部转录本。如果把带有 poly A 尾的 RNA 过滤掉，得到的就是非编码的 RNA 转录本。样品制备最终得到的是双链 cDNA 文库。在后续测序中，由于测得的每个读段随机地来自双链 cDNA 的某一条链，从读段序列本身无法得知它是与 RNA 方向相同还

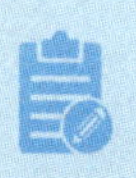

是相反，这时候就需要在后续的读段定位时将两个方向都考虑。在新基因识别等应用中，转录本的方向对基因注释尤为重要，需要在文库制备和测序中保留 RNA 的方向信息。目前利用最新的 SMS 技术可以省略去逆转录合成 cDNA 文库这一步骤，直接对 RNA 进行测序。

RNA 测序技术为转录组学的研究带来了高分辨率的海量数据，如何有效处理和分析这些海量的数据成为这一新技术能否带来新的科学发现的关键。因此，一些生物信息学方法和分析处理软件也应运而生。处理 RNA 测序数据主要包括以下方面：①读段定位获得 RNA 测序的原始数据后，首先需要将所有测序读段通过序列映射定位到参考基因组上。②基因表达水平的估计，RNA 测序数据时对提取的 RNA 转录本中随机进行的段片段测序，如果一个转录本的丰度偏高，则测序后定位到其定位的基因组区域的读段也更多。因此，读段技术除了与基因真实表达水平成正比，还与基因长度成正比，还与测序深度即测序实验中得到的总读段数正相关。为了保持对不同基因和不同实验间估计的基因表达值的可比性，会利用 RPM 和 RPKM 表示转录本的表达量。RPM（reads per million reads）即每百万读段中来自于某基因的读段数，考虑了测序深度对读段计数的影响。RPKM（reads per kilobases per million reads）是每百万读段中来自于某基因每千碱基长度的读段数，公式表示为：RPKM= 基因区读段计数 $\times 10^9$/（基因长度 × 测序深度）。RPKM 同时对测序深度和基因长度做了归一化计算，使得不同长度的基因在不同测序深度下得到的基因表达水平的估计值具有了可比性。③选择性剪接识别和剪接异构体表达水平推断不同细胞、不同时间的基因表达情况差异。基因转录形成的 mRNA 前体在剪接过程中就会选择性地剪切掉内含子，而内含子剪切方式的不同可以产生不同的剪接异构体。根据 RNA 测序原理，只要测序深度足够深，就可以检测到所有转录本的全部序列，其中就包括来自剪接接合区的序列。对于每一个剪接异构体，根据已知外显子组成和各外显子长度构建数学模型，从而在一定程度上推断某剪接异构体的表达水平。

3. 特点　RNA 测序技术具有以下优势：①高通量，增长了可测序列的长度，可得到几个到几百亿个碱基序列，可以达到覆盖整个基因组或转录组的要求；②高分辨率，测定每个转录本片段序列可达到单核苷酸的分辨率，同时不存在传统微阵列杂交的荧光模拟信号带来的交叉反应和背景噪音问题，因此可以检测单个基因差异、基因家族中相似基因以及可变剪接造成的不同转录本等；③高灵敏度，可以检测到细胞中少至几个拷贝的稀有转录本；④任意物种的全基因分析，无须预先设计特异性探针，能够直接对任何物种进行转录组分析。同时能够检测未知基因，发现新的转录本，并精确地识别可变剪切位点及 SNP、UTR 区域；⑤广检测范围，可达到 6 个数量级的动态检测范围，可实现对稀有转录本和正常转录本的同时鉴定和定量。此外，RNA 测序技术还具有重复性好、起始样品少等优点，可检测来源极为有限的生物样品，如肿瘤干细胞。

4. 应用　RNA-seq 技术能够在单核苷酸水平对特定物种的整体转录活动进行检测，从而全面快速地获得该物种在某一状态下的所有转录本信息。RNA-seq 还可以得到用基因芯片难以得到的转录可变剪接序列；同时，该技术对低表达基因的检测也更加准确，并且可以定量确定基因的转录水平，使得它具有十分广泛的应用领域。主要应用有：①检测新的转录本，包括未知转录本和稀有转录本；②基因转录水平研究，如基因表达量、不同样本间差异表达；③非编码区域功能研究，如 microRNA、长非编码 RNA（lncRNA）、RNA 编辑；④转录本结构变异研究，如可变剪接、基因融合；⑤开发 SNP 和 SSR 等。

（六）第三代测序在转录组学中的应用

1977 年第一代 DNA 测序技术 Sanger 测序法开创的链终止法与第二代测序技术的原理都是基于边合成边测序的思想，但第二代测序技术采用了高通量测序技术，使测序通量大大提高，极大地节省了测序时间和成本。然而，第二代测序技术在测序前要通过 PCR 手段对待测片段进行扩增，因此增加了测序的错误率，且测序结果都较短，比较适合重测序，而不太适用于没有基因组序列的全新测序。第三代测序技术无须进行 PCR 扩增，解决了错误率的问题，同时通过增加荧光的信号强度及提高仪器的灵敏度等方法，实现了单分子测序并继承了高通量测序的优点。三代测序技术的比较如表 8-1 所示。

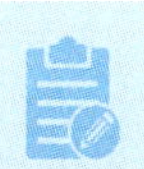

表 8-1 三代测序技术的比较

测序技术	测序方法 / 平台	公司	方法及关键酶	测序长度 /bp	优点	缺点
第一代	Sanger/ABI3130xL-3730xL DNA Analyzer	Applied Biosystems	Sanger 测序法：DNA 聚合酶	600~1 000	高读长，准确度一次性达标率高，能很好处理重复序列和多聚序列	通量低；样品制备成本高，使之难以做大量的平行测序
第二代	454/GS FLX Titanium Series	Roche	焦磷酸测序法：DNA 聚合酶	230~ 400	在第二代中最高读长；比第一代的测序通量大	样品制备较难；难以处理重复和同种碱基多聚区域；试剂冲洗带来错误累积；仪器昂贵
	Solexa/IlluminaGenome Analyzer	Illumina	边合成边测序：DNA 聚合酶	2×75	很高测序通量	仪器昂贵；用于数据删节和分析的费用很高
	SOLiD/SOLiD 3 system	Applied Biosystems	连接酶测序：DNA 连接酶	25~35	很高测序通量；在广为接受的几种第二代平台中，所要拼接出人类基因组的试剂成本最低	测序运行时间长；读长短，造成成本高，数据分析困难和基因组拼接困难；仪器昂贵
第三代	Heliscope/Helicos Genetic Analysis System	Helicos	边合成边测序：DNA 聚合酶	30~35	高通量；属于单分子性质的测序技术	读长短，提高了测序成本，降低了基因组拼接的质量；仪器非常昂贵
	SMRT	Pacific Biosciences	边合成边测序：DNA 聚合酶	1 000	高平均读长，比第一代的测序时间降低；不需要扩增；最长单个读长接近 3 000 碱基	并不能高效地将 DNA 聚合酶加到测序阵列中；准确性一次性达标的机会低(81%~83%)；DNA 聚合酶在阵列中降解；总体上每个碱基测序成本高(仪器昂贵)；
	纳米孔单分子	Oxford Nanopore Technologies	电信号测序：核酸外切酶	尚未定量	有潜力达到高读长；可以成本生产纳米孔；无须荧光标记或光学手段	切断的核苷酸可能被读错方向；难以生产出带多重平行孔的装置

随着新一代高通量测序技术运用到转录组研究中，转录组研究中提供的数据量呈现爆炸式扩增，显著拓宽了转录组研究解决科学问题的范围。第三代测序技术出现以来，已在短短的十余年时间里，极大地推动了分子生物学、遗传学、基因组学和生物信息学的发展，并在生命科学的多个领域如农学与育种学、基础医学和临床医学、法医学和环境保护等领域得到了广泛的应用。据不完全统计，截至2023年6月，已经有1 382种植物、2 697种动物基因组序列及数千种微生物基因组序列发表。大部分物种的基因组从头测序和几乎全部的重测序工作都是利用新一代测序技术完成的。2015年以后，随着测序成本的不断下降，绝大多数物种已实现了全基因组测序。以下简述第三代测序技术在转录组学中的应用。

(1) 人类个体基因组重测序："人类基因组计划"使人类拥有了第一个自身遗传信息的参考图谱。随着第三代测序技术的普及与发展，人类基因组重测序成为人类遗传学和转化医学的重要手段。2007年，J.Craig Venter研究所利用非Sanger测序技术完成了Craig Venter个人的全基因组图谱。该图谱覆盖了人类基因组的7.5倍，并发现了4.1Mb的独特变异，其中78%为单核苷酸多态性(SNP)，其余的包括插入缺失(insertion deletion，InDel)、倒位(insertion)、片段复制(segmental duplication)和拷贝数变异(copy number variation，CNV)等。2008年，美国贝勒医学院研究人员对DNA双螺旋结构发现者之一——James Watson的基因组进行重测序，测序结构覆盖了7.4倍人类基因组，发现3.3Mb SNP和小片段的插入缺失和拷贝数变异。随后，陆续出现了用新一代测序技术完成的第一个中国人基因组和第一个非洲人基因组测序。随着第三代测序技术的发展，测序通量快速增加，测序成本极大降低，利用第三代技术对人类个体基因组差异信息的挖掘已成为趋势。通过研究人类基因组多态性与疾病的关系，对实现针对个人的"精准医疗"有着重要意义。

(2) 疾病诊断和预测：在国际上，个人基因组测序、外显子组测序的检验已经成为常规的医学检验项目，这标志着人类基因组学进入了个体化研究水平。新一代基因测序技术的发展也推动了其在临床疾病诊断领域，尤其在遗传性疾病的广泛应用。目前最为成熟的临床引用时无创产前检查(NIPT)，可以从母体血浆中的游离DNA中获取胎儿的遗传信息，以检测胎儿是否患有三大染色体疾病(即位于第13、18、21号染色体上的疾病)。此外，第三代测序技术在肿瘤的早期诊断、个性化治疗、预后监测、遗传病检测等方面展现出巨大的应用潜力。例如，Foundation Medicine采用基因测序技术对癌症进行包括诊断、预后和个体化治疗管理；Myriad利用基因测序技术实现对包括肿瘤在内的多种遗传疾病的检测和预后；23andMe公司在基因测序的基础上发展出遗传携带检测、宗族认定、健康预报等服务项目。可以预见的是，第三代测序技术在人们生活中的应用及推广具有重大潜力。

基因组包含生物物种的全部遗传信息，转录组揭示了遗传信息的表达规律。随着测序技术的快速发展，更精准、更高通量、更低成本、使用更方便的技术会逐渐进入测序市场，推动包括生命科研研究和个体化治疗在内的多领域发展。

(七) 单细胞转录组学

1. 概述　单细胞转录组测序(single cell RNA sequencing，scRNA-seq)是在单细胞水平对转录组进行测序的一项新技术，可以研究单个细胞内的基因表达情况。传统的RNA-seq往往以组织样本或细胞群为检测对象，使得细胞间的差异有可能被平均值所掩盖。scRNA-seq可以独立地提供每个细胞内的RNA表达谱，解决了用组织样本无法获得不同单个细胞的异质性信息、样本量太少无法进行常规测序的难题，让解析单个细胞的行为、机制及其与机体的关系成为了现实。2019年，scRNA-seq被*Nature Methods*杂志评选为年度技术，并被迅速运用。目前，scRNA-seq主要用于肿瘤研究领域，用以获取同一肿瘤样本中不同细胞的基因表达谱，以及鉴定异质细胞群中的稀有细胞等。

2. 步骤　scRNA-seq流程主要包括：单细胞分离→RNA的提取与扩增→建库测序。其中，单细胞的分离是scRNA-seq的关键步骤。常用的单细胞分离技术包括低通量和高通量单细胞分离两类。低通量可在显微镜下手动挑选细胞，或采用激光捕获显微切割(LCM)方式分离单个细胞。它们是基

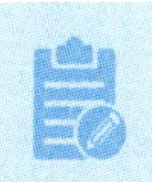

于细胞形态或荧光报告基因表达的有偏向选择，操作过程中需要避免切到细胞或细胞核。高通量技术可根据需求分为有偏向分离和无偏向分离两种。有偏向分离多采用荧光激活细胞分选（FACS）和磁性激活细胞分选（MACS），可根据细胞的大小、形状或细胞表面标志物的表达进行有偏向的选择。而基于微流体和液滴的技术可实现细胞的无偏向分离：处于水性介质的细胞与处于油性介质的微珠在微流体技术下融合成独立的“油包水”乳液滴，从而实现单个细胞的分离。值得注意的是，“油包水”乳液滴中的细胞数量受细胞上样量、流速与介质的影响，加入油相介质并调整细胞上样量，可以提高单个细胞的分离效率。

3. 常用技术及特点　常用的 scRNA-seq 技术包括 SMART-seq、Fluidigm C1、10×Genomics、BD Rhapsody 和 ICB-seq 等。Fluidigm C1 平台是第一个真正实现商业化的 scRNA-seq 平台，然而细胞通量低和成本较高限制了它的使用率。10×Genomics 和 BD Rhapsody 平台实现了细胞通量的飞跃、同时大幅降低了 scRNA-seq 成本，最终让 scRNA-seq 走进了民用市场。10×Genomics 技术的主要技术流程如下：①单细胞分离，结合微流体技术及油相介质，使单个细胞与单个微珠包裹在“油包水”的乳液滴中，每个微珠含有唯一的 Barcode 序列，用于识别转录本的细胞来源。② RNA 的提取与扩增：对“油包水”的乳液滴中的细胞进行裂解，细胞内的 mRNA 与微球上的 oligo（dT）寡核苷酸片段结合，oligo（dT）前端带有随机的 UMI 序列，用于识别区分不同的转录本。随后对结合至微珠的 mRNA 进行高效扩增，产生大量的 cDNA。③建库测序：对扩增所得的 cDNA 进行测序分析。10×Genomics 平台具有高通量、低成本、操作简便等优点，但它对细胞总量及活性要求较高，缺乏质控点，基因检测率不及 SMART-seq 等全长测序的缺点。

（八）空间转录组技术

1. 概述　在多细胞生物中，单个细胞的基因表达严格按特定的时间和空间顺序发生，即基因表达具有时间特异性和空间特异性。时间特异性可以通过对不同时间点的样本取材，利用常规转录组测序和单细胞转录组测序解析时间维度上细胞类型和基因表达模式，但是难以还原细胞所处的原始位置信息。常规的空间信息可通过免疫组化、免疫荧光、RNA FISH 等方法获得，但难以实现基因高通量检测（基因数<10），多用于基因表达的定性检测。为了获得高通量的基因空间特异性信息，空间转录组技术（spatial transcriptomics）应运而生。

空间转录组是一种用于从空间层面上解析 RNA-seq 数据的技术，从而解析单个组织切片中的所有 mRNA。空间转录组学对组织样品进行切片后，利用有序排列在显微镜载玻片表面上的空间条形码逆转录 oligo（dT）引物，对组织切片中的所有 mRNA 进行检测。通过对测序结果中的空间条形码序列（barcode）进行分析，可以将每个 mRNA 转录的序列映射回组织切片中的起始位置，从而从空间层面解析 RNA 信息。空间转录组技术结合常规的原位技术和单细胞测序技术两方面的优势，可以提供组织样本中特定细胞的转录组信息、细胞在组织中的空间信息，以及辨别转录的位置。空间转录组学的出现带领转录组学在生物学的研究上进入全新的阶段，并在 2020 年被 *Nature Methods* 杂志评选为年度方法。

2. 步骤　高通量的空间基因表达检测技术，包括荧光原位测序（MER-FISH）、激光显微切割（LCM-GEO-seq）以及空间条形码（10×Visium）。MER-FISH 可以在细胞或组织原位进行测序的；LCM-GEO-seq 需要依靠先验知识切割目标细胞随后进行 RNA 建库测序；10×Visium 可以对组织进行划分和标记，然后进行 RNA 建库测序。10×Visium 是由 10×Genomics 公司提供的目前唯一一个高通量空间转录组的商业化解决方案，也称为 10×Genomics 空间转录组。10×Genomics 空间转录组用于文库构建的探针序列含有四个功能结构：测序引物结合序列、16nt 的 Barcode 序列（作为空间位点标签）、12nt 的 UMI 序列（作为 mRNA 分子标签）以及 30nt 的 oligo-dT 序列（用于分离 mRNA）。10×Genomics 把探针以点的形式有序排列在载玻片上的捕获区，每个点含有唯一的 barcode 序列，用于确定数据来源的具体位置。置于捕获区后的组织切片细胞释放出 mRNA，与 oligo（dT）引物结

合后的 mRNA 会被标记上相应的 barcode 序列，然后进行文库构建并进行测序。其主要步骤包括：①样本的准备，新鲜组织进行清洗、OCT 包埋，随后进行切片；②组织切片 RNA 含量的质控分析，转录本读数（reads）大于 7 的样本才可以进行后续处理；③逆转录成 cDNA 及扩增，组织透化释放组织中的 RNA，通过逆转录生产 cDNA 并进行扩增；④建库测序。最后，根据所获得数据的条形码信息对数据进行分析，以确定数据来自哪个位置，从而实现空间基因表达的可视化。

空间转录组测序文库构建（图片）

3. 特点　空间转录组可检测组织总体 RNA 转录水平、组织中单个细胞的 RNA 转录水平及 RNA 空间信息，还可以按单个细胞中的 mRNA 表达情况进行归类，从而对单个细胞进行分类。空间转录组测序在组织层面将基因表达情况可视化，兼具样品用量少、空间分辨率较高、检测面积大（$42.5mm^2$）、灵敏度高、操作简易等优点，可实现亚细胞结构、细胞结构及区域架构分辨率的分析。空间转录组是对单细胞转录组测序的补充分析，也可以结合其他测序共同对样品转录组情况进行研究，以获得不同细胞类型及其组织空间位置的基因表达信息，如鉴定疾病的空间位置异质性、建立空间转录组图谱、描述胚胎发育及空间蓝图等。

（九）转录组学的意义

通过系统地研究转录组而得到转录组谱，可以提供生物的哪些基因在何时何种条件下表达或不表达的信息，这些信息能用于推断相应未知基因的功能或补充已知基因的功能，可以揭示特定调节基因的作用机制，从而有利于更深入地了解基因表达的调控机制。随着高通量测序技术向各个学科领域的渗透，现代测序技术手段是有效研究疾病发生机制、疾病治疗策略、药物研发等方面研究的主流发展方向之一。

第二节　药物转录组学的应用

新药的研究与开发一直是现代生物高新技术应用的前沿领域。近十几年来，随着基因组学、生物信息学和高通量筛选等现代技术的发展，以药物发现为中心的药学研究不断取得新的突破。其中，转录组学的理论和技术在药学研究中也有广泛应用。例如，通过比较疾病组和正常组的转录组信息，或者对药物处理的细胞进行转录组分析，能够在药物作用机制研究、药物靶标候选基因筛查、药物潜在应用等方面提供全新信息。

一、药物作用机制及其关联因素

药物作用机制的研究在新药开发、提高药效和评价药物毒性、指导药物联合治疗等方面具有重要作用。目前，研究药物作用机制大多靠传统药理学方法，然而这些传统的策略在研究中具有局限性，主要集中在表观遗传学和形态学观察或仅仅是分子靶点的鉴定等。随着高通量测序技术的发展，转录组学被广泛应用于药物的作用机制研究相关的各个领域，如新药开发、提高药效和评价药物毒性、指导药物联合治疗等方面，是对传统药物作用机制研究方法的一次革命性变革。

转录组学的主要优势是通过获取细胞内的基因表达数据，可以更好地分析生物体内发生的细微变化，在药物研究中为生物体作用功能靶点预测以及药物作用机制发掘提供更可靠的数据支撑，在研究药物作用机制方面发挥着重要作用。例如，Ujihira 等通过基因芯片鉴定了 11 种与他莫昔芬反应有关的小 RNA，其中之一是肿瘤抑制 miRNA，miR-574-3p。Kim 等通过 RNA-seq 研究了嗜油不动杆菌 DR1 的诺氟沙星耐药性，分析了用诺氟沙星处理的 DR1 和 DR1 之间 RNA 的差异。转录组测序可以得到大量差异表达基因和调控代谢通路，在很大程度上改变了人们研究药物作用机制的方式，揭示了药物可能作用的所有潜在机制。但由于转录组学仅提供组织或细胞内的基因信息，基因与表型之间的关联很难获得，因此需要与代谢组学等其他手段联合应用。尽管如此，转录组学凭借其高通量的筛

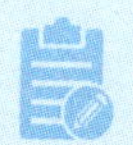

选能力及基因发掘功能，已成为研究药物作用机制中不可或缺的筛选阶段。

二、药物靶标候选基因筛查确认

药物靶标是指体内具有药效功能并能被药物作用的生物大分子，如某些蛋白质和核酸等生物大分子。那些编码靶标蛋白的基因也被称为靶标基因。在人类基因组数据中，估计可能含有的新靶标有 5 000~10 000 个。新靶标的发现对于更优良的创新型药物的开发具有巨大的促进作用。

发现药物靶标主要有以下途径：有效单体化合物、基因表达差异、蛋白质表达差异、蛋白质相互作用等。基因在不同组织和疾病发生发展的不同时空存在明显的基因表达差异，表达明显发生变化的基因常与发病过程即药物作用途径密切相关。随着“后基因组”时代的来临，高通量技术的日益成熟，在大数据收集、处理、整合和挖掘的基础上，全方位地研究药学转录组成为可能。在肿瘤分子生物学研究领域，运用转录组学理论与技术研究恶性肿瘤的转录组信息，系统了解恶性肿瘤的基因表达调控规律，构建其基因调控网络，寻找关键靶基因，从而为新药开发奠定基础。利用 mRNA 差异显示技术，分析乳腺癌细胞与正常乳腺上皮细胞的对比研究，发现周期蛋白 D2 在癌细胞中表达下调，并且进一步实验结果提示了周期蛋白 D2 可能是 5- 氮杂胞苷治疗乳腺癌的一个靶基因。通过比较药物敏感的结肠癌细胞系 HT-29 与其耐药的 3 个子细胞系的基因表达，发现 *Reg IV* 基因在耐药的肿瘤细胞系中高表达，而在敏感细胞系中表达水平很低，深入研究 *Reg IV* 基因的功能有可能发现治疗结肠癌的新方法。通过对不同发病阶段的鼻咽癌组织样本进行分析，建立了正常鼻咽上皮、鼻咽癌不同发病阶段转录组差异基因表达谱，筛选和鉴定了一批不同发病阶段的鼻咽癌差异表达基因。mRNA 差异显示技术用于靶标发现的优点主要在于 RNA 用量少、试验周期短、操作简便、可同时比较两种以上不同来源的 mRNA 样品间基因表达的差异。利用转录组学进行药物靶基因的筛选会存在假阳率偏高的问题（假阳率可达 70%），因此，药物靶基因的筛选还需要结合生物学实验进行验证。

三、小分子核酸药物

小分子核酸药物是与小分子药物、抗体药物完全不同的全新药物类别，其药物构成为核苷酸序列，药物机制为作用于 mRNA，通过基因沉默抑制靶蛋白的表达，从而实现治疗疾病的目的。1978 年，哈佛大学科学家 Zamecnik 等发现用一段互补的核苷酸链可以抑制 RSV 病毒的复制活动，首次提出了反义核酸（Antisense oligonucleotide，ASO）的概念。1998 年第一款 ASO 药物获批，同年 RNAi（RNA interference，RNA 干扰）的作用机制被揭示。3 年后，RNAi 技术被 *Science* 杂志评为 2001 年十大科学进展之一。2006 年卡内基研究所的 Andrew Fire 和马萨诸塞大学的 Craig Mello 因发现 RNAi 机制而获得诺贝尔医学或生理学奖。2018 年 FDA 批准首个基于 RNAi 原理的 siRNA 药物。经历了 40 余年的发展，小分子核酸药物成为生物制药创新的战略性前沿领域。

反义技术（antisense technology）是一种新的药物开发方法，利用反义技术研制的药物即反义药物（antisense drug），通常指反义核苷酸药物。小分子核酸药物基于反义技术，根据核酸杂交原理设计针对特定靶序列的反义核酸，通过阻抑从 DNA 至 mRNA 的转录过程或从 mRNA 到蛋白质的翻译过程，而阻断细胞中的蛋白质合成，主要包括反义核酸（ASO）、核酶（ribozyme）、小干扰 RNA（siRNA）、微小 RNA（miRNA）、小激活 RNA（saRNA）等。

1. 反义核酸（antisense oligonucleotide，ASO） 反义核酸包括反义 DNA 和反义 RNA。反义 DNA 是指能与靶 DNA 或靶 RNA 以碱基互补配对的方式结合，并组织靶标转录和反义的短核酸片段，主要指反义寡核苷酸，因更具有药用价值而备受重视。反义 RNA 的作用机制可将其分为 3 类：Ⅰ类反义 RNA 直接作用于靶 mRNA 的 SD 序列和 / 或部分编码区，直接抑制翻译，或与靶 mRNA 结合形成双链 RNA，从而被 RNA 酶Ⅲ降解；Ⅱ类反义 RNA 与 mRNA 的非编码区结合，引起 mRNA 构象变化，抑制翻译；Ⅲ类翻译 RNA 则直接抑制靶 mRNA 的转录。

小分子核酸药物最常见的是反义药物，是指人工合成长度为15~25个碱基的DNA分子及其类似物。根据核苷酸杂交原理，反义药物能与靶mRNA或靶DNA互补杂交，抑制或封闭基因的转换和表达，或诱导RNase H识别或切割mRNA，或通过RNAi诱导靶mRNA降解，从而干扰致病蛋白的产生过程，即干扰遗传信息从核酸向蛋白质的传递使其丧失功能，在基因水平上干扰致病蛋白的产生过程。传统药物主要直接作用于致病蛋白本身，小分子核酸药物则作用于产生蛋白的基因，因此可广泛应用于多种疾病的治疗，如传染病、炎症、心血管疾病及肿瘤等。小分子核酸药物与传统药物的性质和作用对象明显不同，表现为①新的化学物质：核酸；②新的药物受体：mRNA或DNA；③新的受体结合方式：Watson-Crick杂交；④新的药物受体结合后反应：如RNase H介导的靶RNA的降解、RNAi介导的靶RNA的降解等。

2. 核酶（ribozyme） 核酶是一类具有催化核酸水解和连接功能的核酸分子，是具有酶活性的RNA，主要参与RNA的加工和成熟。天然核酶可分为四类：第一类为异体催化剪切型，如RNase P；第二类为自体催化的剪切型，如植物类病毒、拟病毒和卫星RNA；第三类为第一组内含子自我剪接型，如四膜虫大核26S rRNA；第四类为第二组内含子自我剪接型。

3. 小干扰RNA（small interfering RNA，siRNA） 小干扰RNA是由22~25个核苷酸组成的双链RNA，能够以同源互补序列的mRNA为靶目标降解特定的mRNA，可以阻断异常蛋白的产生。自然存在和人工合成的siRNA能有效阻止疾病基因表达。

0807

RNA干扰现象的发现（拓展阅读）

siRNA的作用机制涉及RNA干扰（RNA interfering，RNAi）。RNAi是由同源性的双链RNA（dsRNA）介导的、由特定酶参与的特异性目标基因沉默现象，它在转录水平、转录后调控水平和翻译水平上阻断基因的表达。siRNA是RNAi途径的中间产物，是RNAi发挥效应所必需的因子，在RNA沉寂通路中起中心作用，是对特定mRNA进行降解的指导要素。由siRNA介导的RNAi途径原理参考第六章。siRNA只诱导降解与其序列互补配对的mRNA，是一种典型的负调控机制。同时，RNAi具有高度特异性，以及少量siRNA即可触发持续RNAi现象的高效性，因此人工合成siRNA与致病基因mRNA互补配对，实现致病基因的表达沉默，有望成为相关疾病治疗的新方式。

为了使设计的siRNA更有效，设计时应注意以下问题。①物种特异性：一般来说，siRNA都具有物种特异性，很少与其他物种有相同的靶位点，所以针对人体基因设计的siRNA不会沉默其他物种的同源序列；②靶标一般在CDS区选择：设计siRNA时，需要准确知道靶mRNA序列。由于遗传密码的简并性和密码子的偏移，不可能通过蛋白序列准确预测核苷酸序列。转录后的RNA前体通过剪接去除内含子形成成熟的mRNA，而且siRNA的功能是酶解mRNA序列，根据基因组序列设计的RNA序列有可能落在内含子区，导致设计的siRNA无效，所以应该根据mRNA序列而不是基因组序列来设计siRNA；③siRNA的转染效率：siRNA的分子结构较小，借助转染试剂的帮助一般都能有效转染，单神经细胞、干细胞例外。

与传统药物相比，小分子核酸药物具有以下优点：①特异性强，一个15nt的反义寡核苷酸含有30~45个氢键，而低分子的传统药物与靶点一般之形成少数几个作用键；②候选靶点丰富，人类疾病相关的致病蛋白约80%不能被目前常规的小分子药物与生物大分子制剂所靶向，属于不可成药蛋白。小分子核酸药物作用于靶基因，能针对难以成药的蛋白靶点实现突破，极大地扩展靶点作用范围；③设计简易，小分子核酸药物以核酸为靶点，与以蛋白质作为靶点比较，更易合理设计新药物；④与传统药物比较，小分子核酸药物更具有选择性及高效率，因此也更高效低毒。基于上述特点，小分子核酸药物已成为药物研究和开发的热点。1998年，第一个小分子核酸药物福米韦生（fomivirsen）被美国FDA批准通过，主要用于局部治疗对其他治疗措施不耐受，或有禁忌以及对巨细胞病毒性视网膜炎治疗方案没有明显效果的艾滋病患者巨细胞性毒性视网膜炎。近年来，小分子核酸药物在治疗某些肿瘤和病毒性感染方面的临床试验和应用中，取得令人满意的效果，促进了小分子核酸药物的

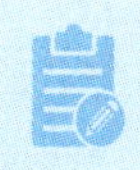

发展。以 Alnylam 公司为例，其小分子核酸药物相关研发项目从Ⅰ期临床进展到Ⅲ期临床开发成功率 59.2%，远高于制药行业平均 5.5% 的临床开发成功率。

近年来，RNAi 不仅是基础研究的热点，也是临床应用研究的热点。RNAi 药物在基因疾病、肿瘤等人类束手无策的疾病上显现出极大的应用前景。2018 年 8 月，全球首款 siRNA 药物即 Alnylam 公司的 Onpattro（Patisiran）由 FDA 批准上市，用于由遗传性甲状旁腺素介导淀粉样变性（hATTR）引起的多发性神经病患者的治疗。目前，仍有不少 siRNA 药物在国际上进入临床研究，但 siRNA 的脱靶效应、siRNA 的递送及细胞导入等实际问题，是 siRNA 临床治疗的最大障碍。

四、转录组学与中药现代化

药用植物是指能用于治疗、预防疾病的植物，在医药来源中占有重要地位。我国是中药大国，我国的药用植物有 1 万多种，临床常用的有 700 多种，大约有 30% 的临床用药来源于植物组织提取物或其衍生物。大多数药用植物的遗传信息缺乏，相关的遗传信息和功能基因的研究还十分薄弱，导致中药研究及其推广应用得到了极大的限制。转录组学的出现为中药学的药效和药理研究，提供了全新的手段。

近年来，转录组学已广泛应用于中药药效研究。转录组学在中药学研究的研究应用主要包括以下方面：①转录组学可以用于发现药用植物次生代谢产物生物合成的关键酶基因，同时在阐明次生代谢途径及调控方面具有重要应用价值。②对中药基源植物进行转录组研究，有助于揭示中药有效成分的形成机制，和中药材道地性形成的原因，可以为药用植物育种提供参考作用。③中药具有多成分多靶点的作用特点，单一的基因、蛋白及信号分析很难清楚阐明中药药效的分子机制。利用转录组信息比较中药处理组和非处理组的细胞转录水平，能够全面掌握机体整体基因表达调控变化。④在中药临床应用中，中药多以复方入药，其中药复方药理、药效作用机制的研究难度极大，而转录组学技术为中药复方的作用机制研究提供了新的手段和信息。⑤转录组学也可以运用至中药品种鉴别方面。由于中药成分十分复杂，存在难以定性定量分析、没有统一的质量标准、质量不稳定且难以控制等问题。在植物细胞中，很多基因的表达有其特定的模式，即具有细胞或组织特异性。通过转录组分析这些特异性表达的基因，可以实现将野生植物与栽培植物、地道药材与普通药材之间的差异鉴别出来，完善中药材的质量鉴定体系。

五、转录组学与代谢工程

转录组分析有利于更加精确地评估细胞表型与基因表达的关系，加深对细胞代谢的理解，有助于研究者鉴定菌种改良的目标基因，加速对微生物细胞工厂的合理设计与构建。目前转录组在代谢工程领域的应用主要涉及如下几个方面。

1. 微生物发酵生产药物或药物的中间体是生物制药中重要的技术。微生物发酵过程中必然会遭受一些抑制细胞正常生长及产物合成的不利环境因素影响，细胞对不利环境的耐受性是一种非常复杂的表型，通过对不同环境中生长的菌株的转录组比较，往往可以发现那些和表型密切相关的基因，从而更好地优化菌种耐受性及减少代谢副产物合成，扩大底物的利用范围，提高目的产物的产率和产量。

2. 植物次级代谢物为药物的研发提供了丰富的资源，然而其调控是一个十分复杂的系统，造成目的次级代谢物的产量极低。通过转录组分析挖掘次级代谢物合成相关基因，可有力促进相关植物细胞改造，提高次级代谢物产率。

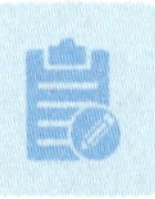

3. 可通过转录组的分析，利用代谢工程的手段提高植物对环境胁迫的抗性，保护植物免受外界不良的影响。此外，动物细胞系目前已经被广泛用于蛋白质药物等产品的大量生产上，利用动物细胞表达蛋白其优势在于有助于蛋白质的正确折叠、组装并进行翻译后修饰，目标蛋白质可正常行使其功

能。转录组分析在减少细胞代谢负担、控制细胞贴壁性、调控细胞生长活性等方面都有成功的应用。

思考题

1. 随着测序成本的降低，基因组测序将对人们生活产生怎样的影响？

2. 转录组学在新药发现以及疾病治疗中发挥怎样的作用？

3. 设计小分子核酸药物时需要注意哪些问题？利用多种小分子核酸药物同时靶向一个或多个致病基因是否可行？

第八章
目标测试

（王红胜）

第九章

药物蛋白质组学

第九章
教学课件

学习目标

1. **掌握** 蛋白质组、蛋白质组学和药物蛋白质组学概念。
2. **熟悉** 蛋白质组学分类、蛋白质组学的主要研究技术及其基本原理。
3. **了解** 蛋白质组学在药学研究中的应用。

21 世纪是生命科学高速发展的时代。随着人类基因组计划的完成宣告了一个新的纪元——后基因组时代的到来，基因组学和蛋白质组学成为 21 世纪生命科学研究的两大主流。生命科学的研究重点将从揭示生命的所有遗传信息转移到对基因组功能的研究，即从基因组学转移到蛋白质组学。蛋白质组学是功能基因组学的发展和延伸，它以细胞内全部蛋白质的存在及其活动方式为研究对象，有望在有机体的整体水平上阐明生命现象的本质和活动规律，它已成为 21 世纪生命科学重要的研究前沿。近年来，蛋白质组学有了长足的发展，技术趋于成熟，并广泛应用于各个领域。由于大多数的药物都是通过蛋白质发挥作用，蛋白质组学在药学研究中的应用，大大加速和简化了新药开发的过程。在药物靶标的识别与验证、药物作用机制、药物耐药机制及药物毒理学机制等方面的研究已显示出巨大的潜力。

第一节 概　　述

始于 20 世纪 90 年代初的基因组计划取得了巨大的成就，多种低等模式生物如酵母、果蝇、线虫等的基因序列测定已经完成。但是，在人们揭示基因组精细结构的同时，也凸显出基因组的静态性和基因数量的有限性，以及蛋白质种类的多样性、功能的动态性和复杂性。基因是携带遗传信息的载体，蛋白质才是生理功能的执行者和生命活动的直接体现者。同一生物体内所有的细胞都享用同一基因组，基因所提供的信息仅是一种静止的资源，遗传信息并不直接参与生命活动，而是间接地由蛋白质体现出来。

基因表达方式错综复杂，同一基因在不同条件、不同时期所表达的蛋白质的种类和功能是不同的；通过基因组测序所发现的新基因编码的蛋白质功能大多是未知的，就已知功能的蛋白质而言，其功能也大多是通过同源基因功能类推等方法推测出来的；基因组学虽然在基因与疾病的相关性方面为人类提供了有力依据，但事实上大部分疾病并非是基因改变所致的。几乎所有的生理和病理过程都能引起相应的蛋白质变化，对蛋白质结构和功能的研究将阐明生物体在不同生理或病理条件下的变化机制。要对生命的复杂活动有全面和深入的认识，必然要在整体、动态、网络的水平上对蛋白质进行研究，进而接近生命的本质。另一方面，对单个蛋白质的研究不能彻底弄清生命的本质问题，因为生命现象的发生往往是多因素影响的，必然涉及数个蛋白质；而数个蛋白质的参与不是孤立的，而是交织成网络或平行发生的，或呈级联因果关系。因此，只了解基因组结构，只对单个孤立的蛋白质的研究是远远不够的。深入进行蛋白质结构和功能的研究将是一项比基因组学研究更为艰巨、更为宏大的任务。

一、蛋白质组学与药物蛋白质组学

（一）蛋白质组学

蛋白质组（proteome）被定义为一个基因组、一个细胞、一个有机体或某一特定的组织类型所表达的全部蛋白质，它随着组织、甚至环境状态的不同而改变。蛋白质组是一个在时间和空间上动态变化的整体，蛋白质组的研究需要对研究对象以及特定的时间和空间进行界定。

蛋白质组学（proteomics）是指以蛋白质组为研究对象，研究细胞、组织或生物体蛋白质组成及其变化规律的科学。蛋白质组学实质上是采用大规模、高通量、高效率的技术手段研究蛋白质的特征，包括蛋白质的组成、表达水平、翻译后的修饰、蛋白质与蛋白质相互作用等，整体上研究基因组所表达的所有蛋白质在不同时间与空间的表达谱，全景式地揭示生命活动的本质。蛋白质组学不仅能为生命活动规律提供理论基础，也能为众多疾病的病理机制的阐明与攻克提供理论依据和解决途径。

DNA 链上的遗传信息仅由 4 种不同的单核苷酸随机排列组成，而组成蛋白质的最基本成分则是 20 种不同的氨基酸。蛋白质的合成和生物活性不仅取决于 DNA 链上的遗传信息正确与否，还取决于 mRNA 转录后选择性剪接的调控和蛋白质翻译后的修饰。另外，蛋白质在细胞内定位、分布以及与其他蛋白质或核酸或脂类等配基的结合和非结合形式使蛋白质表现出不同的生物学活性。这些因素都说明蛋白质组的研究比基因组的研究要复杂得多。基因组研究的是一种生物的整个遗传信息，研究对象是生物的整体，而蛋白质组研究的对象往往范围要小，甚至只是某一细胞器中的一些蛋白质。因此，蛋白质组研究需要界定研究对象。

虽然蛋白质组与基因组在自身的特征以及研究方式上存在一定的差异，但是从本质上来说，蛋白质的遗传信息仍来自于基因，人类基因组测序成功为蛋白质组研究奠定了良好的基础，而蛋白质组的研究又是对基因组研究的补充，是对基因组研究成果的兑现。因此，蛋白质组的研究与基因组的研究是相辅相成的，利用基因组的研究成果进行大规模的蛋白质组研究已经成为必然。

0902

基因组学-转录组学-蛋白质组学-代谢组学的关系（图片）

蛋白质组学的研究内容主要包括：①蛋白质结构及其转录后修饰的微特征鉴定；②通过蛋白质水平的比较，显示其在疾病研究中的应用潜能；③蛋白质之间的相互作用。蛋白质组学是在蛋白质水平上定性、定量、动态和整体地进行生物体生命活动的研究，是基因组学研究的延续，它为生命科学的研究提供了更新的视角。

根据蛋白质组学研究的目的不同，可以将蛋白质组学分为主要的三大类：

1. 表达蛋白质组学（expression proteomics） 是研究不同样品间蛋白质表达量的变化。如，对一个细胞或组织中所有蛋白质进行定性、定量的研究，分析机体在生长发育、疾病和死亡的不同阶段中蛋白质表达谱的变化，比较正常样品与病理样品、药物治疗前后样品的蛋白质表达或修饰差异，从而从整体水平对蛋白质表达谱进行比较和分析。利用这种方法找到的信息可以鉴定信号转导中的特殊蛋白，以发现疾病特异性蛋白分子或药物相关靶标。

2. 结构蛋白质组学（structural proteomics） 又称为细胞图谱蛋白质组学，它是对某一特定细胞器中全部蛋白质或蛋白质复合体的结构进行分析，确定它们在细胞中的定位，了解蛋白质之间的相互关系。其目的是为所有蛋白质提供三维结构信息和大量未注释蛋白质的功能线索，建立细胞内信号转导的复杂网络图。结构蛋白质组学所得到的信息可以帮助人们更好地理解细胞的整体结构，并且有助于解释某一特定蛋白质的表达对细胞产生的特定作用，加快药物靶标的确定和药物的筛选过程，提高先导化合物的发现效率，降低高通量生物学筛选的成本。

3. 功能蛋白质组学（functional proteomics） 研究执行某种功能的蛋白质复合体，蛋白质 - 蛋白质相互作用，蛋白质 -DNA/RNA 相互作用和翻译后修饰等，都属于功能蛋白质组学的研究范围。功能蛋白质组学是一个广义的概念，包括许多详细的、直接的蛋白质组学方法。有时为了进一步的分

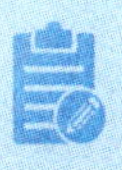

析，还需通过亲和层析将一些蛋白质加以分离，然后对它们进一步加以研究。功能蛋白质组学的方法可以更好地分析、阐明被选择的蛋白质组分的特征与功能，从而为细胞的信号传递系统、疾病发病机制、蛋白质 - 药物相互作用提供重要的信息。

目前，蛋白质组学又出现了新的研究趋势，形成了研究范围更细化的蛋白质组学的分类，如：①亚细胞蛋白质组学；②定量蛋白质组学；③磷酸化蛋白质组学；④糖基化蛋白质组学；⑤相互作用蛋白质组学等。另外，蛋白质组学在药物研究和医疗诊断方面的发展形成了药物蛋白质组学。

知识链接

蛋白质组学细化分类的简介

1. 亚细胞蛋白质组学（subcellular proteomics）　是针对细胞内不同区域结构功能单位的蛋白质组学研究，可以减少全细胞蛋白组分析的复杂性。对亚细胞结构进行功能分析，将定量技术和差异分析引入亚细胞蛋白质组学，来观察亚细胞结构的蛋白质组在某些生理或病理条件下的变化，可加深对细胞生理分子机制和亚细胞组分结构功能的理解。

2. 定量蛋白质组学（quantitative proteomics）　是指对特定已知蛋白质进行质谱检测，其核心是利用串联四级杆质谱特有的 MRM 扫描方式来定向检测蛋白质。

3. 磷酸化蛋白质组学（phosphoproteomics）　是针对磷酸化蛋白质的全面分析，包括对磷酸化的鉴定、定位和定量。

4. 糖基化蛋白质组学（glycoproteomics）　蛋白质糖基化是一种重要的翻译后修饰，糖链与蛋白质氨基酸连接的位点称为糖基化位点。糖基化蛋白质组学的分析一般包括糖基化位点的检测、糖链结构的解析和完整糖肽鉴定。

5. 相互作用蛋白质组学（interaction proteomics）　是一种基于质谱技术对蛋白质 - 蛋白质、蛋白质 - 核酸、蛋白质 - 小分子化合物的相互作用的研究。

（二）药物蛋白质组学

将蛋白质组学的理论和技术用于药物研究领域，通过比对健康状态和疾病状态的细胞或组织的蛋白质组表达差异，用于药物作用机制和毒理机制的研究、药物受体的研究或药物治疗前后蛋白质表达状况的总体分析，以探讨和评价药物类似物的结构与功能关系，发掘新的药物靶标，寻找高活性药物等，由此发展起来的一门学科称为药物蛋白质组学（pharmacoproteomics）。

药物蛋白质组学能较为准确地反映患者之间基因类型的差异和翻译后修饰状态，真正地将基因型和病症表型联系起来。药物蛋白质组学研究的内容有①临床前研究包括：发现所有可能的药物靶标和针对这些靶点的全部可能的化合物，以及应用蛋白质组学技术研究药物作用机制与毒理学机制；②临床研究方面包括：药物作用的特异蛋白质作为选择有效药物的依据和临床诊断的标记物，或以蛋白质谱的差异将患者分类并给予个体化治疗；③在中药药理和新药发现方面，药物蛋白质组学也具有极大的应用潜能。

二、蛋白质组与转录组关系

蛋白质组和转录组是从不同角度、不同层次上阐述细胞内基因表达的状态，两者之间既存在密切的联系，又存在极大的差别。

转录组研究的对象是细胞所能转录出来的可直接参与蛋白质翻译的 mRNA 总和。转录组学的核心工作是分析基因表达谱，解析不同物种、不同个体、不同细胞、不同发育阶段及不同生理、病理状态下的基因差异表达信息，在整体水平上研究细胞编码基因转录状况及转录调控规律，揭示特定调节基因的作用机制。转录组学研究的侧重点包括：基因转录的区域、转录因子结合位点、染色质修饰点、DNA 甲基化位点等。用于转录组学研究的主要技术包括：基因表达谱芯片（cDNA 芯片、EST 芯片等）、基因表达系列分析（serial analysis of gene expression，SAGE）和大规模平行信号测序系统（massively parallel signature sequencing，MPSS）等技术。

蛋白质组研究的对象是细胞、组织或机体在特定时间和空间内表达的所有蛋白质。蛋白质组学的核心工作是对蛋白质的鉴定和功能确定，分析不同物种、不同个体、不同细胞、不同发育阶段及不同生理、病理状态下的蛋白质差异表达信息，在整体水平上研究细胞所表达的所有蛋白质的表达状况、调控规律，进而研究蛋白质的作用机制。蛋白质组学研究的侧重点包括：细胞内动态变化的蛋白质组成、表达水平与翻译后的修饰状态、比较不同状态下蛋白质的表达差异，显示其在疾病研究中的应用潜能，揭示蛋白质与蛋白质、蛋白质与其他分子之间的相互作用。用于蛋白质组学研究的主要技术包括：双向电泳、生物质谱、蛋白质芯片、酵母双杂交等。

由于 PCR 和基因芯片技术的应用，使得对 mRNA 的研究比对蛋白质的研究更加简单、易于自动化和实现高通量。mRNA 的研究使人们可以快速了解在特定时间和细胞条件下的基因表达水平，从而获得蛋白质合成的有关信息。虽然细胞内 mRNA 的水平分析可以提供基因转录水平的表达情况，但是由于翻译调控与翻译后修饰（如磷酸化、糖基化等）的存在，mRNA 的种类与含量并不能直接反映蛋白质的种类与含量，两者之间并非必然地相关，其相关性通常低于 0.5。另外，翻译后蛋白质的亚细胞定位或迁移、蛋白质之间的相互作用等都无法从 mRNA 水平来判断，因而直接研究蛋白质及其表达模式，能够更真实地反映生物体的功能机制，揭示生命活动的本质。

与基因组相比，转录组和蛋白质组都会受到体内外多种因素的调节。不同条件下，基因表达谱和蛋白质谱是不同的，是动态可变的。转录组对于揭示基因差异表达提供了丰富的信息，蛋白质组对全面深入地理解生命的复杂活动、疾病诊断、新药研制等均具有重大的意义，高通量多组学联合分析对全面了解基因表达调控具有重要意义。已建立 mRNA 和蛋白研究关联分析方法（图 9-1），利用蛋白质组和转录组研究的差异和互补性，对生物体特定状态下的基因和蛋白质表达水平进行全方位分析，全局上获得对差异表达谱的广泛理解，挖掘受转录后调控的关键蛋白 / 基因，有助于寻找验证某些重要的生物学调控机制。

三、蛋白质组学主要研究技术

蛋白质组学的发展一方面受分析技术方法的推动，另一方面又受传统分析技术方法的制约。蛋白质组学研究的成功与否在很大程度上取决于分析技术方法水平的高低。近年来，随着蛋白质组学研究的深入，蛋白质组学的技术和方法不断成熟，并向自动化、多维化、信息化发展。下面介绍几种用于蛋白质组学研究的主要技术。

（一）双向电泳

双向电泳（two dimensional electrophoresis，2-DE）是蛋白质组学中用于分离蛋白质的主要技术之一，其原理是根据蛋白质的两个一级属性，即等电点（isoelectric point，PI）和分子量（molecular weight，MW），进行蛋白质的分离。双向电泳的第一向是等电聚焦（isoelectric focusing，IEF），利用蛋白质等电点的不同，在 pH 梯度胶内进行第一次分离；第二向是十二烷基磺酸钠 - 聚丙烯酰胺凝胶电泳（SDS-PAGE），沿着第一向垂直的方向通过蛋白质分子量的大小进行第二次分离，把复杂的蛋白质混合物在二维平面上分离开来（图 9-2）。

等电聚焦电泳（图片）

SDS- 聚丙烯酰胺凝胶电泳（图片）

2-DE 是目前常用的唯一能够在一块胶上分离数千种蛋白质的方法，可以较快地获得样本整个蛋白质组变化的宏观信息，同时也可以借助后续的方法进行微观分析，是目前蛋白质组学研究中应用最为广泛的蛋白质分离技术。除 2-DE 外，用于蛋白质组分离的技术还有差异凝胶电泳（difference gel electrophoresis，DIGE）、色谱分离技术、亲和层

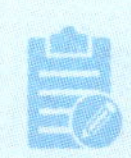

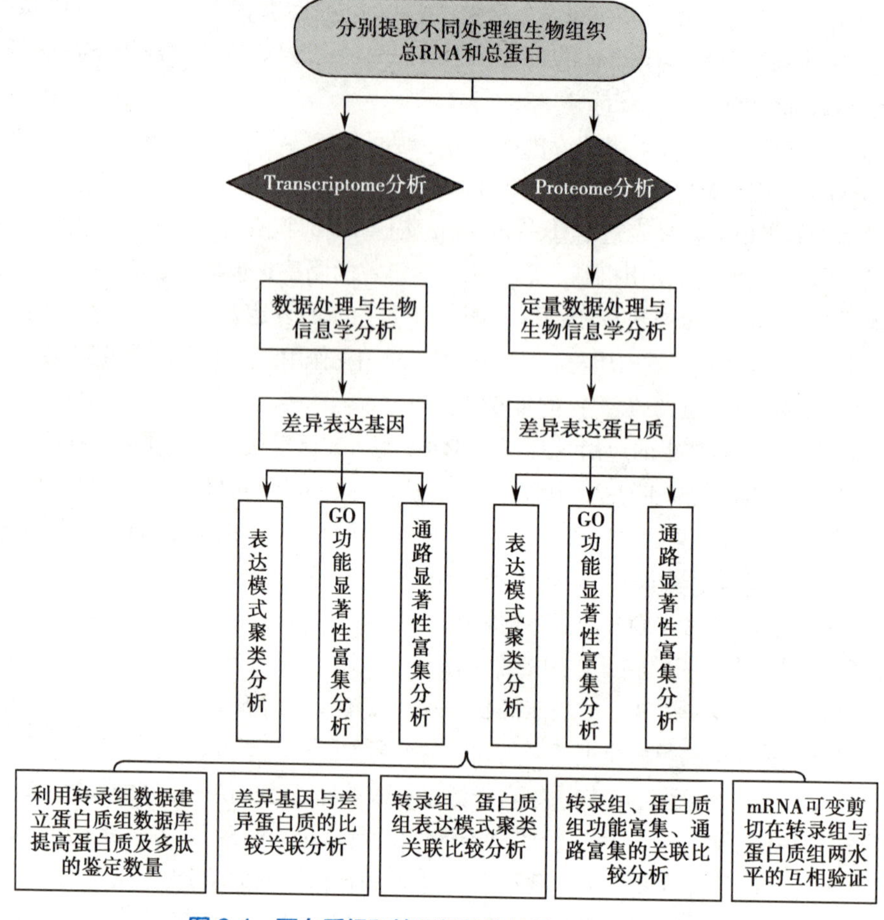

图 9-1 蛋白质组和转录组的比较关联分析示意图

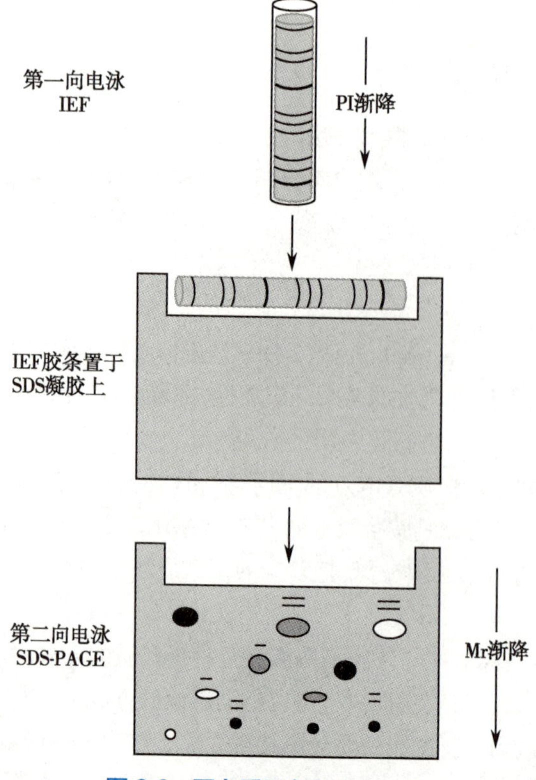

图 9-2 蛋白质双向电泳示意图

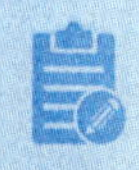

析、毛细管等电聚焦电泳、毛细管区带电泳和反相高效液相色谱等。

双向荧光差异凝胶电泳（two-dimensional fluorescence difference gel electrophoresis，2D-DIGE）是在传统双向电泳的基础上发展而来的新型蛋白质组学定量技术，能够在同一块双向电泳胶中分离多个样品。2D-DIGE 分离混合蛋白质的原理与双向电泳是一致的，主要利用蛋白质的等电点和分子量的差异来分离蛋白质混合物；同时对蛋白样品进行荧光标记，应用荧光染料的灵敏度及内标的使用等技术，使其在定量蛋白质组学的研究中效果明显优于传统双向电泳。DIGE 中用来标记的荧光染料有 Cy2，Cy3 和 Cy5，它们能与蛋白质的赖氨酸侧链氨基反应而使蛋白质被标记，被标记蛋白质的等电点和分子量几乎不受影响。等量混合标记好的蛋白质进行双向电泳，通过特定扫描仪器检测不同波长的荧光信号采集图像，蛋白质表达量的变化则通过不同荧光的强度来体现（图 9-3）。拥有发明专利权的 DIGE 专用荧光染料具有高灵敏度、不同波长激发光信号等优点，实现高效灵敏的蛋白标记同荧光信号间的无干扰识别。DIGE 首次引入内标的概念，实现了不同凝胶之间可以通过内标匹配，消除凝胶之间的差异，减少由于实验操作或仪器设备产生的误差，实验结果更加可信。

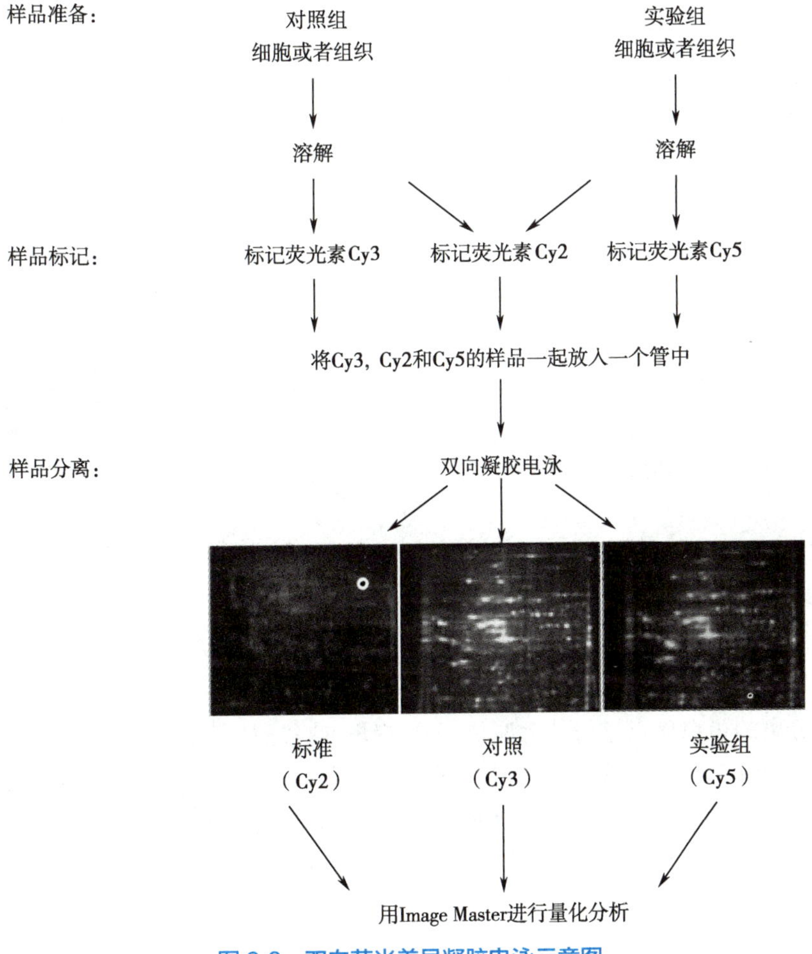

图 9-3　双向荧光差异凝胶电泳示意图

知识链接

DIGE 技术简介

DIGE 技术优势：

1. 灵敏度高，最低可检测到 125pg 的蛋白质。

2. 高效性，同一块凝胶上可以电泳两个样品，减轻了工作量。

3. 线性范围更广，动态范围高达 10^{-5}。

4. 定量精确，采用内标消除了凝胶与凝胶之间的实验误差，显著提高精确度和可重复性。

DIGE 技术流程：

1. 样品准备：提取对照组和实验组的蛋白质并进行定量。

2. Cy3 和 Cy5 标记蛋白，同时将所有实验组与对照组的样品等量混合后 Cy2 标记，作为内标。

3. 蛋白质分离，等量混合三种荧光素标记后的蛋白质，2D-PAGE 电泳分离，荧光扫描。

4. 蛋白质定量分析：用 DIGE 图像分析软件分析同一蛋白质不同处理后的表达量变化。

双向荧光差异凝胶电泳的荧光扫描分析仪所使用的滤光片有：

Cy2 激发滤光片波长 480/30nm，发射滤光片波长 530/40nm，扫描图像颜色为蓝色；

Cy3 激发滤光片波长 540/25nm，发射滤光片波长 595/25nm，扫描图像颜色为绿色；

Cy5 激发滤光片波长 635/30nm，发射滤光片波长 680/30nm，扫描图像颜色为红色。

（二）生物质谱

质谱（mass spectrometry，MS）是蛋白质组学中用于分析与鉴定肽和蛋白质的一种极其重要的技术。质谱的基本原理是将复杂样品分子首先离子化，然后利用不同离子在电场或磁场运动行为的不同，把离子按质荷比（分子量和所带电荷之比，*m/z*）的差异分离开来并确定分子量。质谱按照样品离子化的方式分为基质辅助激光解吸电离飞行时间质谱（matrix-assisted laser desorption/ionization mass spectrometry，MALDI-TOF-MS）和电喷雾离子化质谱（electrospray ionization mass spectrometry，ESI-MS）。

1. 基质辅助激光解吸电离飞行时间质谱（MALDI-TOF-MS） 是用一定波长的激光打在样品上，使样品离子化，然后在电场力作用下飞行，通过检测离子的飞行时间（time of flying，TOF）计算出质荷比，从而得到一系列酶解肽段的分子量或部分肽序列等数据。

2. 电喷雾离子化质谱（ESI-MS） 是指在喷射过程中利用电场完成多肽样品的离子化，离子化的肽段转移进入质量分析仪，根据不同离子的质荷比差异分离，并确定分子质量。

经 2-DE 分离的蛋白质点可通过两种方法制备成肽混合物，一是对 2-DE 分离的蛋白质点进行胶上原位酶解、提取、收集酶解产物；另一种是将 2-DE 分离的蛋白质转印到偶合了蛋白酶的 PVDF（polyvinylidene fluoride）膜上，在膜上酶切。两种制备方法通常使用胰蛋白酶酶切得到肽混合物，再经上述两种质谱分析可得到肽质量指纹谱。

肽质量指纹谱（peptide mass fingerprinting，PMF）实际是指蛋白质被识别特异酶切位点的蛋白酶水解后得到的肽片段质量图谱。由于不同的蛋白质具有不同的氨基酸序列，蛋白质被酶水解后，产生的肽片段序列也各不相同，肽混合物的质量数亦具有指纹的特征，所以称为肽质量指纹谱（图 9-4）。

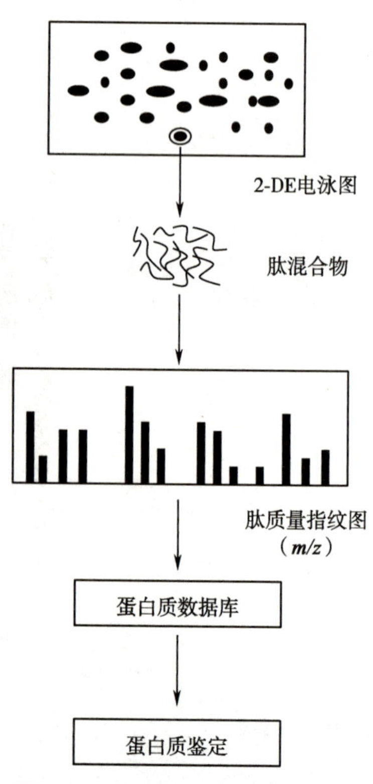

图 9-4 肽质量指纹谱鉴定示意图

知识链接

基质辅助激光解吸电离飞行时间质谱和电喷雾离子化质谱的应用

一、基质辅助激光解吸电离飞行时间质谱

(一) 主要用途

对生物大分子物质分子量的测定；特别适用于蛋白质等生物大分子的高通量鉴定和筛选；对天然与合成高分子化合物分子量的测定；对寡核苷酸的分析；对基因的单核苷酸多态性的分析；临床微生物的鉴定。

(二) 指标信息

每日可测定数百个样品；质量数测定范围最高可达 400 000Da 以上；检测灵敏度范围：10^{-15}~10^{-18}mol；质量准确度可达 5ppm；分辨率约达 2 万。

二、电喷雾离子化质谱

(一) 主要用途

肽谱图分析 / 数据库检索快速鉴定蛋白质；分析合成有机化合物、药物及其代谢产物、天然产物、违禁药物、糖类、类脂；聚合物、无机物及金属有机化合物、富勒烯；表面活性剂甚至是自组装膜与胶束等；核苷酸分析。

(二) 指标信息

可在数分钟内完成测试；多种离子化模式供选择，正离子模式 ESI(+)和负离子模式 ESI(-)；能有效地与各种色谱联用，用于复杂体系分析。

以双向电泳和质谱为基础的蛋白质组学研究程序为：①样品制备，对细胞、组织或其他生物样品进行收集、记录和制备(细胞培养、细胞裂解、蛋白质的提取)；②蛋白质的分离，将提取和制备的蛋白质样品通过等电聚焦(PI)、聚丙烯酰胺凝胶电泳(SDS-PAGE)进行分离；③凝胶染色，经过分离后的蛋白质采用高灵敏度的染色方法进行显色，如银染、考马斯亮蓝染色、荧光染色，建立双向电泳图谱；④图像分析，利用数字图像处理系统和大型统计分析软件的结合，对处理或未处理组中的蛋白质组进行比较，以寻找具有统计学意义的丰度差异的蛋白质斑点，并将其从凝胶中切取出来；⑤胶内酶切，经胰蛋白酶消化后获得肽混合物；⑥质谱分析，取少量肽混合物进样于 MALDI-TOF-MS 或 ESI-MS 中，分析后获肽指纹图或部分氨基酸序列；⑦数据库检索，用质谱测得的蛋白质酶解肽段质量数，通过在蛋白质数据库中检索，寻找具有相似肽质量指纹谱的蛋白质，确定蛋白质分子量和蛋白质种类(图 9-5)。

近年来随着蛋白质组研究的深入，生物质谱仪的各种质量分析器相互杂交出现了串联质谱仪。如 Q-TOF 质谱仪(quadrupole-time-of-flight mass spectromety)、Q-TRAP 质谱仪(quadrupole-linear ion trap mass spectrometry)等，串联质谱仪具有不同的灵敏度，分辨率和质量精确度，可以将一级质谱电离的多肽母离子进一步电离产生肽碎片子离子，形成二级质谱图，利用肽质量指纹图谱和二级肽碎片离子峰图对蛋白质进行鉴定，结果会更加准确。如果某蛋白质在数据库中找不到，有可能是发现了新的蛋白质或蛋白质发生了翻译后修饰，此时可以通过串联质谱的 MS/MS 二级质谱解析技术进一步进行序列分析，或者通过合成 DNA 探针来表达、分离和鉴定这一蛋白质。

MALDI-MS 鉴定 2-DE 胶内蛋白质点(图片)

(三) 基于质谱的定量蛋白质组学技术

近十年来，随着高精度生物质谱技术的发展，规模化地精确测量细胞内蛋白质组的表达变化已经成为现实。蛋白质组研究方法也从传统的基于二维凝胶电泳结合质谱鉴定的策略向着更高准确度、更大动态范围和更高通量的方向发展。目前利用生物质谱进行蛋白质鉴定主要有 2 种策略：一种是基于凝胶电泳系统的自上而下(top-down)的策略，对凝胶电泳分离后的蛋白质胶内酶解，然后进行质谱鉴

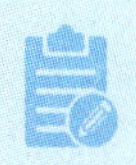

定；另一种是自下而上（bottom-up）的鸟枪法，即蛋白质复杂混合物不经历电泳分离，而是先将其酶解为肽段混合物，然后经色谱分离，再进入串联质谱进行肽段分析，最后根据质谱图检索出蛋白质。两种方法都能实现高通量分析，但由于鸟枪法能在更短的时间内获得大量的质谱数据，且随着蛋白质体内、体外定量标记技术的发展，基于质谱的定量蛋白质组技术是目前定量蛋白质组学研究的主要方向（图 9-6）。

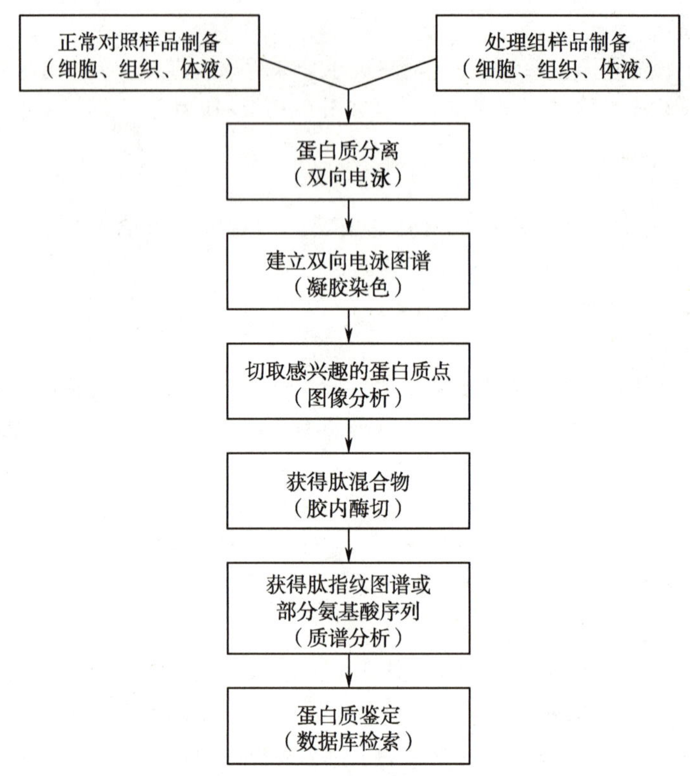

图 9-5　蛋白质组学研究程序示意图

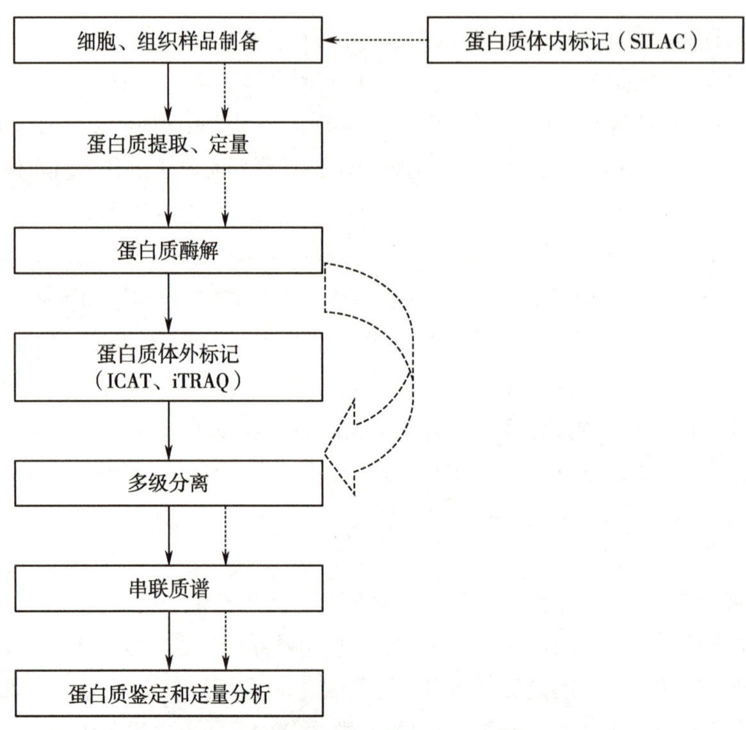

图 9-6　基于质谱的定量蛋白质组学研究流程图

蛋白质组学的定量方法包括相对定量和绝对定量两部分，相对定量蛋白质组是指对不同生理病理状态下细胞、组织或体液中的蛋白质的表达量的相对变化进行比较分析；绝对定量蛋白质组学是指测定细胞、组织或体液中蛋白质组中每种蛋白质的绝对量或浓度。基于质谱的蛋白质组学定量方法根据是否对蛋白质/多肽进行标记可以分为标记和非标记（label-free）两类（表 9-1）。目前多重标记蛋白质组相对定量及其应用发展较快，常见的定量标记技术有细胞培养氨基酸稳定同位素标记（stable isotope labeling by amino acids in cell culture，SILAC）、同位素亲和标签（isotope coded affinity tag，ICAT）以及同位素标记相对和绝对定量技术（isobaric tag for relative and absolute quantitation，iTRAQ）。而采用非标记技术对蛋白质组进行绝对定量分析是基于质谱图的峰面积和峰数量（加内标）判断表达量的技术，非标记定量方法通常分成两类：一类是基于一级谱图母离子强度，如谱图峰高、谱图峰面积和谱图峰容量等，称为信号强度法；另一类是基于肽段匹配的二级谱图数目，称为谱图计数法，非标记定量方法是定量蛋白质组学技术中的另一种有效方法。

知识链接

基于内标法的蛋白质绝对定量

1. 基于同位素标记的肽段作为内标的蛋白质绝对定量　在被定量的蛋白质中选择一段相对分子量适中、质谱信号响应较强的肽段进行化学合成或细胞培养合成做为内标，使其带有同位素标记，通过检测肽段的质谱信号强度之比（峰面积比或峰高比）对响应的蛋白质进行定量。

2. 基于同位素标记的氨基酸作为内标的蛋白质组绝对定量　将待测蛋白质在强酸的条件下进行完全水解，加入已知量的同位素标记的氨基酸作为内标，经 MALDI-TOF-MS 检测一对氨基酸的质谱峰强度以实现对氨基酸的浓度测定，再根据该氨基酸在蛋白质中的含量计算出蛋白质的量。

3. 基于电感耦合等离子体质谱测定元素的蛋白质绝对定量　对蛋白质或肽段中所含的磷或硫元素进行精密测定，根据磷或硫元素在蛋白质中的含量计算该蛋白质的绝对量。

4. 基于同位素标签标记的肽段用于蛋白质组的绝对定量　将一对同位素标签分别标记待测样品中的肽段和合成的序列相同的肽段上，形成一对物理化学性质相同而相对分子量不同的同位素标签化合物标记的肽段，经质谱检测得到蛋白质或肽段的绝对量。

5. 非同位素标记的肽段用于蛋白质组的绝对定量　选择与被定量肽段性质相近的非同位素标记的肽段作为内标，对相应肽段或蛋白质进行绝对定量。

6. 非标记（label-free）蛋白质组绝对定量　通过对不同浓度下蛋白质检测得到的肽段数目、鉴定概率得分、被鉴定肽段的离子数等质谱数据，间接估计蛋白质混合物中单一蛋白质的绝对量。

SILAC 技术最初由 Mann 实验室在 2002 年提出。2007 年，Matthias Mann 教授在 *Nature Protocols* 上发表了经典 SILAC 实验的流程（图 9-6）。将对照组和实验组细胞在含有不同"轻型""重型"同位素标记的氨基酸培养基内分别培养，细胞经 5~6 个倍增周期后，稳定同位素标记的氨基酸完全掺入到细胞新合成的蛋白质中替代了原有氨基酸。该方法可获得较高的同位素标记效率，收集标记上同位素的等量细胞，破碎裂解得到蛋白混合溶液，电泳分离后采集质谱数据，在质谱图中根据不同标记的母离子强度直接进行蛋白质表达量的比较分析，该方法属于体内代谢标记法。目前 SILAC 定量方法已经成熟，并且已经被应用于酵母细胞、哺乳动物细胞、线虫、果蝇和小鼠等众多生物模型的定量蛋白质组学研究中。

图 9-7 为 SILAC 定量分析不同蛋白质的流程示意图。SILAC 定量分析法有很多优势。首先，标记是在样品处理前引入，而后不同来源的样品混合作为单个样品，这样后续可使用任一种蛋白或肽段的富集方法进行蛋白质分离。其次，相比较传统双向电泳和质谱为基础的蛋白质组学研究，后续实验过程对

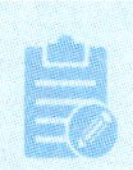

所有样品的影响一致，故定量误差会大大降低，对于检测极低水平的蛋白变化或翻译后修饰尤为重要。

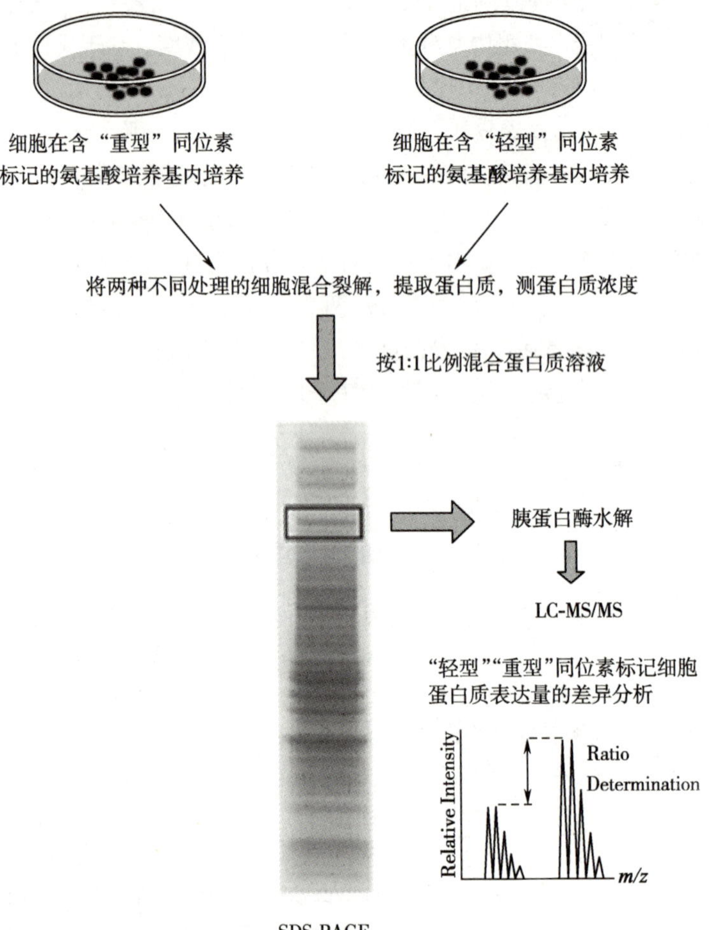

图 9-7 SILAC 定量分析操作流程示意图

ICAT 技术是利用一种新的化学试剂——同位素亲和标签试剂预先选择性地标记某一类蛋白质，使用同位素编码的亲和标签带有三个功能区：①试剂与蛋白质反应的基团，这个基团特异结合肽链中半胱氨酸残基的巯基，也称半胱氨酸反应区；②中间的连接子，可以结合稳定的同位素；③亲和标签 - 生物素（biotin），可以和卵白素结合，选择分离 ICAT 标记的多肽。所带的同位素标记分为两种形式，分别称之为“重”试剂（连接子含有 8 个氘原子）和“轻”试剂（连接子含有 8 个氢原子），由 8 个氘原子与 8 个氢原子分别标记的 ICAT 质量正好相差 8Da。标记后的样品经色谱分离纯化后进行质谱鉴定，并根据质谱图上不同 ICAT 试剂标记的一对肽段离子的强度比例定量分析它的母体蛋白质在原来细胞中的相对丰度。

ICAT 的优点在于可以将来自正常和病变细胞或组织的混合样品直接测试；快速定性和定量低丰度蛋白质，尤其是膜蛋白等疏水性蛋白质；快速筛选出与疾病相关的蛋白质以及生物标志物，从而快速诊断疾病。其缺点在于 ICAT 反应基团（MW=570.5）增加了数据库检索的复杂程度，尤其是对于短肽；没有半胱氨酸或其他巯基被修饰的蛋白不会被标记，这些蛋白质的变化不会被鉴定；当前的标记效率是时间依赖性的，很少能达到 80% 以上；“轻”“重”两种试剂标记的多肽有可能在不同的时间洗脱，所以其相对定量的鉴定可能会出现误差。

iTRAQ 是一种多肽体外标记技术，iTRAQ 4 标或 8 标的同位素标记试剂可同时标记多达 4 种或 8 种样品进行定量分析。iTRAQ 试剂为可与氨基酸 N 端及赖氨酸侧链连接的胺标记同重元素，它包括三部分：一端是报告部分（reporter group），另一端为肽反应标记试剂基团（peptide reactive group），中间部分为质量平衡基团(balance group)。4 标的标签分子质量分别为:114、115、116、117。8 标的标签部分分子质量分别由 113、114、115、116、117、118、119 和 121 组成,平衡基团分别为 192、191、190、189、188、187、186 和 184 分别平衡标签的不同质量,它们都连接相同质量的反应基团,反应基团将 iTRAQ 标签与肽段的 N 端和每个赖氨酸侧链相连,可以标记所有酶解肽段,因此不同同位素标记同一多肽后一级质谱检测时,分子量完全相同。无论哪一种 iTRAQ 标记,在质谱检测时,不同样本中同一蛋白质在质谱图上表现为同一个质荷比。在串联质谱中,报告离子表现为不同的质荷比(114~117)的峰,可以根据峰的高度及面积得到蛋白质的定量信息。

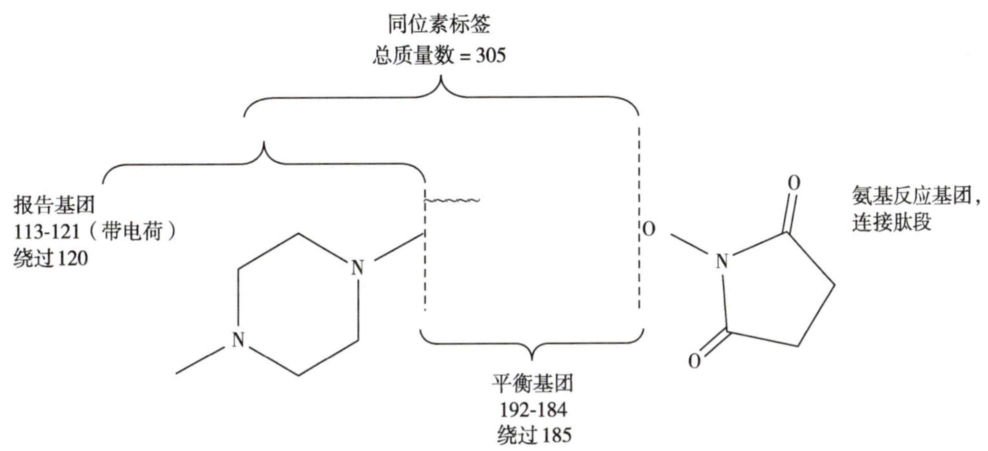

图 9-8　八重标记 iTRAQ 试剂结构示意图

八重标记 iTRAQ 试剂的结构如图 9-8 所示,用串联质谱方法对在第一级质谱检测到前体离子(precursor ion)进行碰撞诱导解离,产物离子通过第二级质谱进行分析。在二级质谱分析过程中,报告基团、质量平衡基团和多肽反应基团之间的键断裂,质量平衡基团丢失,产生低质荷比(m/z)的报告离子,根据报告离子的丰度可获得样品间相同肽段的定量信息,不同报告基团离子强度的差异就代表了它所标记的多肽的相对丰度,再经过软件处理得到蛋白质的定量信息。同时,多肽内的酰胺键断裂,形成一系列 b 离子和 y 离子,得到离子片段的质量数,通过数据库查询和比较,可以鉴定出相应的蛋白质前体(图 9-9)。

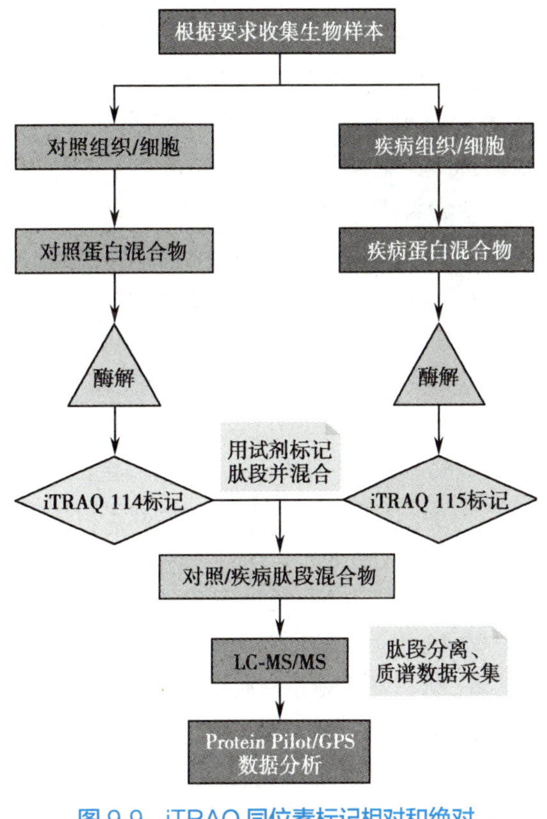

图 9-9　iTRAQ 同位素标记相对和绝对定量技术示意图

ICAT 和 iTRAQ 同位素标记分析技术是基于高度敏感性和精确性的串联质谱方法,不需要通过凝胶分离便可直接获得定量的蛋白质结果,可以对绝大多数类型的蛋白质进行鉴定,包括高分子量蛋白质、酸性蛋白质和碱性蛋白质。因此,ICAT 和 iTRAQ 技术成为目前以色谱分离为基础的非凝胶定量蛋白质组学技术中最常用最有效的研究手段。而在这两种基于质谱的定量技术中,ICAT 是基于一级质谱肽段离子强度获得蛋白质的定量信息,iTRAQ 技术基于串联质谱,二级质谱

容易获得更多的肽序列及其离子片段信息，且 iTRAQ 试剂可以同时标记 4 种或 8 种样品，实现高通量，多重比较以减少不同次试验的系统误差。随着蛋白质组学的发展，翻译后修饰蛋白质组学逐渐成熟，iTRAQ 方法已被广泛应用于翻译后修饰蛋白质的定性定量分析中。

iTRAQ 同位素标记分析（图片）

（四）蛋白质芯片

蛋白质芯片（protein chip）技术是一种高通量的蛋白功能分析技术，可用于蛋白质表达谱分析。蛋白质芯片技术的研究对象是蛋白质，其原理是把制备好的蛋白质样品固定于经化学修饰的玻片、硅片等载体上，蛋白质与载体表面结合，同时仍保留蛋白质的物化性质和生物活性，利用蛋白质与蛋白质、酶与底物、蛋白质与其他小分子之间的相互作用，检测分析蛋白质的一种高通量、微型化和自动化的分析技术。蛋白质芯片的使用方法是将一系列"诱饵"蛋白质（如抗体等）按照一定的排列格式固定在经特殊处理的材料（如玻璃或滤膜等）表面，然后以荧光标记的待测样品蛋白质为探针与蛋白质芯片孵育，通过如抗原 - 抗体专一性结合等方式相互作用，可特异性地捕获样品中的靶蛋白，漂洗去除未结合的探针，进行荧光分析。

蛋白质芯片的作用原理（图片）

蛋白质芯片可同时对多种蛋白质进行检测分析，使用常规方法需数千次才能完成的分析在蛋白质芯片上一次就可以完成，并且检测到的平行数据误差更小、更准确。常用的蛋白质芯片主要有三类，分别为蛋白质微阵列、微孔板蛋白质芯片和三维凝胶块芯片。蛋白质微阵列芯片是一种专门设计的多肽支架，构成了一个表面固定域和捕获域，从而形成柔性的蛋白质阵列；在传统微滴定板的基础上，利用机械手在 96 孔的每一个孔的平底上点样成同样的四组蛋白质，每组 36 个点（4×36 阵列），含有 8 种不同抗原和标记蛋白，这种芯片适合蛋白质的大规模、多种类的筛选；三维凝胶块芯片是在基片上点布以 10 000 个微小聚苯烯酰胺凝胶块，每个凝胶块可用于靶 DNA、RNA 和蛋白质的分析，这种芯片可用于筛选抗原抗体、酶动力学反应的研究。

根据用途的不同，蛋白质芯片可分为蛋白质功能芯片和蛋白质检测芯片。其中，蛋白质功能芯片是将天然蛋白、酶或酶底物点加在载体上制成芯片，用来检测蛋白质 - 蛋白质、蛋白质 - 多肽、蛋白质 - 小分子、蛋白质 -DNA 或 RNA 的结合，以及蛋白质 - 酶等反应情况。蛋白质检测芯片是将具有高度亲和特异性的探针分子固定在载体上，用于识别复杂生物样品中的目标多肽、蛋白质、抗原等。根据芯片表面化学成分的差异，蛋白质芯片又可以分为化学表面芯片和生物表面芯片。化学表面芯片包括疏水、亲水、弱阳离子交换、强阴离子交换、特异结合等，常用于检测未知蛋白，并获取指纹图谱。生物表面芯片可分为抗体 - 抗原、受体 - 配体和 DNA- 蛋白质芯片等。

根据研究目的不同，芯片上的"诱饵"蛋白质除抗体之外，还可选用酶、受体、配体、抗原、细胞因子等具有生物活性、高度特异性和亲和性的蛋白质。根据研究对象的来源不同，芯片上的"诱饵"蛋白质可捕获存在于血清、血浆、间质液、尿液、渗出液、细胞溶解液、分泌液等生物样本中与之特异性结合的待测蛋白质。根据信号检测分析模式的不同，待测蛋白质的检测方式可分为直接检测模式和间接检测模式。直接检测模式是将待测蛋白质用荧光素或同位素标记，结合芯片蛋白质时会发出特定的信号，采用相应的方法进行检测，并采用相应的计算机软件进行数据分析。间接检测模式则是标记第二抗体分子，进而进行检测和数据分析。

（五）酵母双杂交

酵母双杂交（yeast two hybridization）系统是一种根据真核细胞转录调控特点建立的分析蛋白质相互作用的技术。真核细胞起始基因转录需要有反式转录激活因子的参与。转录激活因子往往由两个或两个以上相互独立的结构域组成，其中 DNA 结合域（DNA-binding domain，DB）和转录激活结构域（activation domain，AD）是转录激活因子发挥功能所必需的。DB 可识别 DNA 上的特异序列，并使 AD 定位于所调节的基因的上游，AD 可同转录复合体的其他成分作用，启动它所调节的基因的转录。单独的 DB

酵母双杂交技术原理（图片）

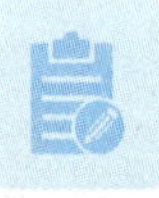

虽然能和启动子结合，但是不能激活转录，单独的AD由于不能接近启动子，所以也不能激活转录。而不同转录因子的两结构域重组形成的杂合蛋白仍可发挥正常的转录激活作用。将DB cDNA片段和AD cDNA片段分别与待测的X和Y蛋白cDNA片段（即Xc和Yc）结合，并分别构建在2个表达载体中，导入酵母细胞中共表达。由DB和蛋白X形成的融合蛋白称为诱饵（bait），由AD和蛋白Y形成的融合蛋白称为猎物（prey）或靶蛋白（target protein）。由于转录激活因子结构是组件式，如果在蛋白X和蛋白Y之间存在相互作用，那么分别位于这两个融合蛋白上的DB和AD就能形成有活性的转录激活因子，从而激活相应基因的转录与表达。这个被激活的、能显示蛋白X和蛋白Y之间相互作用的基因称为报告基因（reporter gene）。通过对报告基因表达产物的检测，可鉴定作为"诱饵"和"猎物"的两个蛋白质之间是否存在相互作用。该技术目前常用于检测疾病蛋白质与人类细胞已知蛋白质的相互作用，这对确认药物治疗靶点是非常重要的。

（六）生物信息学

生物信息学（bioinformatics）是蛋白质组学研究中一个不可缺少的组成部分，是在生物医学、计算机科学、统计学、数学和信息学的基础上逐步发展起来的，以解读各种数据所包含的生物学意义为目的，运用上述各学科知识进行生物信息的收集、加工、存储、分析与比较等，而形成的一门新兴的交叉学科。生物信息学在蛋白质组学方面的应用主要包括：分析和构建基于双向电泳图谱的数据库；搜索和构建基于蛋白质序列信息的数据库；蛋白质结构和功能的预测；各种分析与检索软件的应用与开发等。例如，在蛋白质数据库中检索实验获得的肽质量指纹图谱，根据肽段匹配率和蛋白质序列覆盖率寻找具有相似肽指纹图谱的蛋白质，就可以初步完成蛋白质鉴定。因此，各种不同类型的蛋白质组数据库既是实现已知和未知蛋白质分析和鉴定的前提，也是分析蛋白质结构、性质和功能，实现模拟和预测的基础。目前已有许多与蛋白质组研究相关的数据库，详见第十一章。

随着高通量iTRAQ蛋白定量技术和非标记定量蛋白质组技术的兴起，生物信息学分析需要更多的软件工具的支持，生物信息学的海量数据处理技术譬如数据的预处理、过滤以及肽段水平、蛋白质水平的数据分析都有了很大的进步。定量蛋白质组分析方法及其相关生物信息学分析软件见表9-1。

表9-1 定量蛋白质组学技术及生物信息学相关软件

方法	代表方法	相关软件（网址）
代谢标记	细胞培养氨基酸稳定同位素标记（SILAC）	MSQuant（http://www.msquant.sourceforge.net/） Maxquant（http://www.maxquant.org/） Elucidator（http://www.rosettabio.com/） ASAPRatio（http://tools.protemecenter.org/） Mascot Distiller（http://Matrixscinece.com/distiller.html）
化学标记	双向荧光差异凝胶电泳（2D-DIGE） 同位素标记： 同位素亲和标签（ICAT） 同位素标记蛋白技术（ICPL）	PEAKSQ（http://www.bioinformaticssolutions.com/products/peaks/quantification.php） DeCyder（http://www.gelifesciences.com/） Mascot Distiller（http://Matrixscinece.com/distiller.html） Elucidator（http://www.rosettabio.com/） XPRESS（http://tools.proteomecenter.org/） ASAPRatio（http://tools.protemecenter.org/） ZoomQuant（http://proteomics.mcw.edu/zoomquant.html）
	等量异序标签标记： 同位素标记相对和绝对定量（iTRAQ） 质量差异同位素标记相对和绝对定量（mTRAQ） 串联质量标签（TMT）	PEAKSQ（http://www.bioinformaticssolutions.com/products/peaks/quantification.php） ProteinPilot（http://absciex.com/） Multi-Q（http://ms.iis.sinica.edu.tw/Multi-Q-Web/） iTracker（http://www.cranfield.ac.uk/） Scaffold Q+（http://www.proteomesoftware.com/）

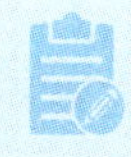

续表

方法	代表方法	相关软件(网址)
酶促标记	酶促 ^{18}O 标记的定量蛋白质组学	MSQuant(http://msquant.sourceforge.net/) MascotDistiller(http://Matrixscinece.com/distiller.html) PEAKSQ(http://www.bioinformaticssolutions.com/products/peaks/quantification.php)
非标记	二维凝胶电泳(2-DE)	PDQuest(http://www.bio-rad.com/) Progenesis SameSpots(http://www..nolinea r.com/) Melanie(http://www.genebio.com/) Phoretix(http://www.perkinelmer.com/)
	质谱离子强度(ion intensities)	msInspect(http://proteomics.fhcrc.org/) MSight(http://web.expasy.org/) TOPP(http://open-ms.sourceforge.net/) PEPPeR(http://www.bioadinstitute.org/) SuperHim(http://www.waters.com/) EdCyder MS(http://www.gelifesciences.com/)
	谱图计数(spectrum count)	SIEVE(http://thermo.com/) ProteinLynx(http://www.waters.com/) Scaffold(http://proteomesoftware.com/) ProteoIQ(http://bioinquire.com)

第二节 药物蛋白质组学的应用

蛋白质组学与药学有着密切的联系,已渗透到药物研究的各个方面,如药理学、药物不良反应和中药学等领域的研究。蛋白质组学技术在药学研究中的最大的应用前景是药物研发,如用于药理筛选模型的构建,药物靶标发现、验证和优化,药物作用机制研究,药物毒理及耐药机制研究等。蛋白质组学技术不仅能为阐明生命活动规律提供物质基础,也能为探讨重大疾病发病机制、疾病的诊断、防治和新药开发提供重要的理论依据和实际解决途径。蛋白质组学技术应用于药学研究最经典的技术路线是双向电泳和质谱的联用。该技术适用于大多数样品,包括细胞(原代培养细胞或各种细胞系)、组织(脑、肝、肾、肺等)、体液(脑脊液、血清、尿液)等。一般实验设计应包含 3 组样品:正常对照样品、疾病模型样品和药物处理样品(图 9-10)。

一、药物作用机制及其关联因子

采用蛋白质组学技术,比较细胞、组织在药物处理前后,细胞内蛋白质表达水平的变化以及翻译后修饰的改变,基于这些蛋白质变化,总结归纳出药物作用的信号通路途径。蛋白质组学技术可用于研究药物作用机制,使药物作用的关键靶点更加清晰。

(一) 药物作用机制研究

1. 研究不同药物是否具有相同的药物作用机制 如 OGT719 是细胞毒素氟尿嘧啶的半糖基衍生物,而且 OGT719 和 5-FU 都能抑制人肝细胞瘤细胞株 HUH7 的生长。Page 等用 IC_{50} 剂量的 OGT719 和 5-FU 分别处理 HUH7 细胞,发现两组 2-DE 的表达图谱发生了类似的变化。采集的数据包括蛋白质组的全部 2 291 个特征蛋白质,然后对经过药物处理后表达量超过 5 倍的蛋白质进行进一步的分析。结果表明,两种药物均使相同的 19 个蛋白质表达量变化 5 倍以上,这表明 OGT719 和 5-FU 在体内具有相类似的药物作用机制;在超过 2 000 种蛋白质的复杂数据中,蛋白质组学仍能理

想地对药物对蛋白质的影响进行高通量的定性和定量分析。

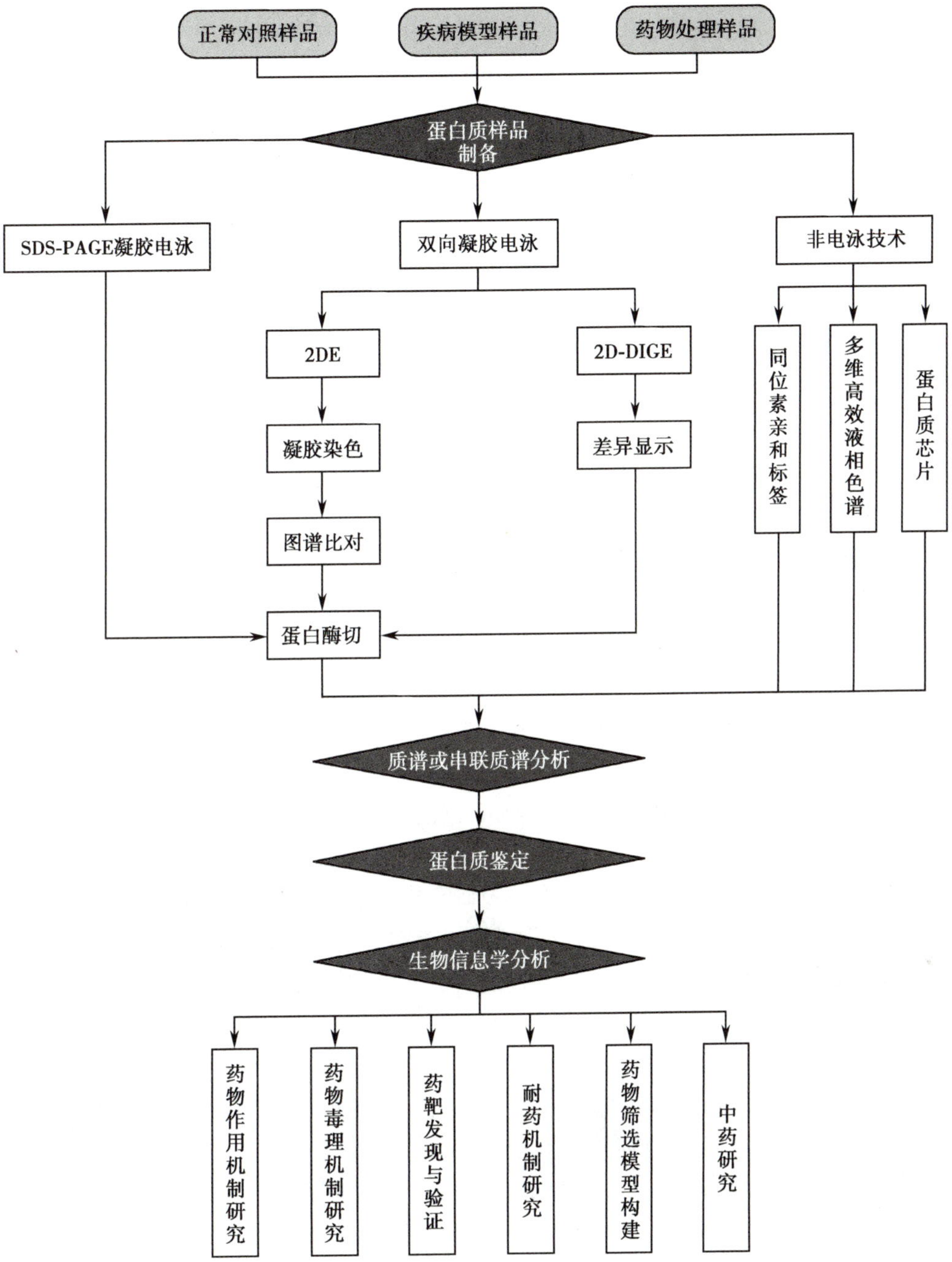

正常对照样品
疾病模型样品
药物处理样品
蛋白质样品制备
SDS-PAGE凝胶电泳
双向凝胶电泳
非电泳技术
2DE
2D-DIGE
同位素亲和标签
多维高效液相色谱
蛋白质芯片
凝胶染色
差异显示
图谱比对
蛋白酶切
质谱或串联质谱分析
蛋白质鉴定
生物信息学分析
药物作用机制研究
药物毒理机制研究
药靶发现与验证
耐药机制研究
药物筛选模型构建
中药研究

图 9-10　蛋白质组学在药学研究中的应用示意图

2. 揭示药物作用机制，清晰药物靶标　如喹啉可用于治疗关节炎、疟疾和红斑狼疮等疾病。利用蛋白质组学技术快速、准确地发现了红细胞膜上的两种蛋白（ALDH1 和 QR2）和喹啉有良好的结合，进而确定了 ALDH1 和 QR2 蛋白为喹啉类药物的作用靶点。又如 Bruneau 等用吡啶类药物氟康唑、伊曲康唑和牟伦多菌素类药物分别处理白念珠菌，应用蛋白质组学分析了白念珠菌在给吡啶类药和牟伦多菌素类药物后的基因表达的变化，发现吡啶类药的作用机制为抑制麦角固醇合成酶的表达，而牟伦多菌素类药物作用机制为抑制 1,3-D- 葡聚糖合成酶的表达。因此，应用蛋白质组学技术对药物作用机制的研究，可使药物作用的关键靶点更加清晰，从而为药物作用机制的研究提供新的思路和途径。

3. 为药物作用机制研究提供有价值的依据　薯蓣皂苷（dioscin）是一种甾体皂苷类化合物，具有免疫调节功能和抗肿瘤效应，但其分子作用机制目前还不明确。提取 dioscin 处理组和未经 dioscin

处理的对照组肿瘤细胞中的蛋白质进行 2-DE 分离，结合 MALDI-TOF-MS 质谱鉴定了 39 个差异蛋白质，它们主要是分子伴侣或调节蛋白质折叠的蛋白。基于活性氧(ROS)可以激活信号通路去平衡蛋白质的折叠能力，因此检测了 dioscin 处理前后细胞内 ROS 的变化，发现 dioscin 可以提高细胞内的 ROS 水平。ROS 主要由线粒体和内质网两种途径产生，分析 dioscin 处理细胞后线粒体膜电位以及内质网蛋白的变化，发现 dioscin 对内质网蛋白没有影响却时间依赖性地引起线粒体膜电位衰减，进一步分析发现 dioscin 通过导致线粒体功能异常而激活死亡受体通路途径介导细胞凋亡。此研究基于蛋白质组技术，阐明了 dioscin 导致细胞凋亡的作用机制，进而阐明了其抗肿瘤的作用机制。

IFN-γ 除具有抗病毒作用外，还具有抗肿瘤作用，但其抗肿瘤作用机制并不明确。Aboagye-Mathiesen 等将人膀胱癌活检样品，用一定量的 IFN-γ 作用一定时间后，采用 2-DE、微型序列分析、蛋白质印迹法等方法进行蛋白质组分析。结果表明有 3 种已知蛋白质(色氨酸 -tRNA 合成酶、IFN-γ 诱导的 γ3、超氧化物歧化酶)和 2 种未知蛋白(分子量分别为 35.8kDa 和 11.2kDa)的表达量增加了 75%，而醛糖还原酶表达量则下降。结果提示，IFN-γ 可能是通过增强或抑制有关基因表达而发挥抗肿瘤作用，这为进一步确定 IFN-γ 治疗膀胱癌的作用机制提供了有价值的依据。

(二) 药物毒理机制研究

1. 毒理蛋白质组学 药物毒性是新药开发中淘汰率高的重要原因之一，也是新药制药领域中面临的重大挑战。毒理学(toxicology)是研究外源性物质对生命有机体损伤作用和规律及其机制的一门学科。毒理学研究的内容包括：确认和描述外源性因素(物理、化学、生物因素)对生物系统可能产生的有害作用，并阐明其毒性机制及建立危险度评价的模型、预测评定外源性物质有害作用的危险度。传统的毒理学研究方法通常以动物模型为基础，以生化及组织病理结果作为评价药物毒性和安全性的检测指标，而这些检测指标多缺乏高灵敏性和特异性，描述性内容多、提示毒性机制的内容少，且费时费力等。毒理蛋白质组学(toxicoprotenomics)是毒理学和蛋白质组学交汇融合的学科，旨在以组织细胞与体液中动态变化的蛋白质表达状况为基础，通过比较、鉴定与分析手段，来识别外源性化合物作用于生物系统产生毒理效应的靶蛋白，及研究其可能的毒性作用机制。

蛋白质组学技术应用于毒理学研究包括两个主要部分：①在临床前、临床中发现毒性标记物，以预测或早期发现药物毒性；②从蛋白质水平研究药物对机体可能的毒性作用机制。蛋白质组学的真实价值在于筛选和预测毒性，将毒性作用和蛋白标志物之间建立联系，从而可以用一组预测蛋白标志物筛选新的化合物的毒性；利用毒理蛋白质组学技术还可快速筛选出毒物相关的差异性蛋白质，而这些蛋白质往往是药物产生毒副作用的分子基础，进一步通过抗体分析技术发现新的毒性蛋白质标记物，利用这些标记物帮助我们了解和揭示药物毒理机制。

2. 药物毒理机制的研究 肝是生物体内生物转化和解毒的重要器官，其次是肾、小肠等，而肝和肾也是易发生中毒的器官。癌症是严重威胁人类生命健康的一大天敌，某些物理因素、化学因素及药物可导致癌基因的激活。利用蛋白质组学技术可"全景式"地分析由药物所引起的特定组织、细胞内蛋白质组表达谱的变化，可为阐明药物毒性作用机制提供新的线索。目前，在药物毒理机制研究中蛋白质组学主要应用于肝、肾毒性机制研究以及致癌性的预测等方面。

(1) 蛋白质组学在肝毒性机制研究中的应用：临床上一些药物可导致肝中毒，而另一些药物可发挥解毒作用，其机制还有待进一步研究。蛋白质组学技术用于肝毒理学研究，可提示或阐明药物产生肝毒性或发挥解毒作用的机制。

药物产生肝毒性作用的可能机制研究：如四溴双酚 A(TBBPA)和六溴环十二烷(HBCD)均为溴化阻燃剂(BFR)。在研究 TBBPA 和 / 或 HBCD 亚致死剂量作用对斑马鱼肝细胞的毒性效应时，采用 2-DE 与 MALDI-TOF-MS 等蛋白质组学技术，发现 TBBPA 单独作用可下调 HSP70 的表达，而上调转羟乙醛酶的表达；HBCD 单独作用可引起腺苷高半胱氨酸酶、4,6- 脱水酶、转羟乙醛酶等的表达发生变化；两者混合作用后，引起 NADPH 生成酶、异柠檬酸脱氢酶与转羟乙醛酶等蛋白质的表达异常；

大量的糖原异生蛋白表达异常以及 NADPH 的产量增加，这些结果提示了 BFR 对斑马鱼肝细胞的毒性与细胞的氧化应激、能量代谢、信号转导及细胞凋亡等有关。因此，蛋白质组学为深入研究药物产生肝毒性的机制提供了实验依据。

(2) 蛋白质组学在肾毒性机制研究中的应用：肾是重要的排泄器官，在维持机体体液稳态方面具有很重要的调节作用，肾脏也是机体中容易中毒的一个器官。利用蛋白质组学技术研究与肾脏损伤有关的蛋白质表达谱的变化，可以帮助揭示药物的肾毒性作用机制。对环孢素（cyclosporine A，CsA）肾毒性机制的研究是蛋白质组学应用于毒理学研究的一个经典案例。从经环孢素处理后的蛋白质组图谱中发现了一种参与钙结合和转运的钙结合蛋白（calbindin）表达明显下调，导致 Ca^{2+} 在肾脏中异常沉积，引起肾损伤，从而解释了使用环孢素后肾小管钙化的毒性作用。

药物影响肾脏中与能量代谢有关的蛋白质表达变化而产生毒性作用，如长期使用庆大霉素容易产生肾毒性。Kennedy 等利用蛋白质组学技术分析发现一些与柠檬酸循环、葡萄糖异生及脂肪酸合成有关的蛋白质的表达发生了改变，进一步实验结果提示了庆大霉素的肾毒性是由于能量产生受阻和线粒体损伤而导致肾受损。有趣的是，从研究中发现的蛋白标志物在常规病理方法不能检测到的剂量和时间下也有表达，并且在处理恢复阶段其表达又恢复到与对照组一致，说明蛋白质组学可以在细胞未受到明显损伤的情况下检测肾脏毒性的发生。

(3) 蛋白质组学在致癌性的预测中的应用：蛋白质组学技术用于致癌性预测的研究可以帮助我们更深入地了解和揭示药物的毒理学机制，快速寻找癌症早期预测的生物标记物。如，在 *N*- 亚硝基吗啉（*N*-nitrosomorpholine，NNM）的致癌试验中发现了 18 种差异表达的蛋白质，可作为化学物诱导的啮齿类肝癌早期预测的生物标记物。蛋白质组学技术还可以分析和预测一些在翻译或翻译后水平的药物致癌作用靶点，这些药物仅引起蛋白质组的变化，而相应的 mRNA 并不发生改变，如较高剂量柔红霉素对胰腺癌细胞的细胞毒性，进一步说明了在蛋白质组学层面上开展致癌性预测研究的重要性。

由于特定蛋白质与毒性机制存在一定的内在关系，利用蛋白质组学技术在一定程度上可以鉴定、区分和预测药物的毒性，发现大量与药物毒理研究有关的标记物及疾病诊断的标记物，建立有效的毒理蛋白质组数据库。这将为认识和了解药物毒理学机制提供很大的帮助，有助于提高对药物毒性的早期预测能力和获得药物组织毒性的普遍风险的生物标记。由于毒理蛋白质组数据库是建立在一定的工具药物及一定的暴露条件的基础上的，因而在利用数据库资料进行毒性预测时应注意研究条件不同所带来的影响。

3. 药物不良反应研究　用蛋白质组研究技术可以高通量地发现外源性物质引起变化的蛋白质，不仅为阐明其毒性机制奠定基础，而且可以通过筛选特异性蛋白作为毒性预测和安全评价的生物标志物。标志物的出现，可以作为早期停止用药的标志，也可以作为鉴别患者发生不良反应的标准之一。

在新药研制的过程中，药物不良反应是影响新药开发成功率的一个不可忽视的因素。用于检测药物不良反应的方法需满足：①能特异性鉴定引起不良反应的药物；②能发现药物引起的组织早期损伤；③能利用患者的体液进行检测。传统方法是通过大量的临床前试验、临床试验，甚至付出惨痛的代价才能获得药物不良反应的种种结果和经验教训，给患者带来极大的身心伤害和经济负担。蛋白质组学技术的应用，在一定程度上改变了这一状况，显示出传统方法无法超越的优势。采用蛋白质组学技术研究药物的不良反应通常是将正常组织细胞和经待研究药物处理过的组织细胞的蛋白质组进行差异比较。那些差异蛋白质很可能就是与药物不良反应有关的分子，进而揭示该药物产生药物不良反应的机制和规律。

毒理蛋白质组学已在药物的肝、肾、心血管系统毒性及癌症发生生物标志物筛选中发挥重要作用。在药物研究和开发过程中，常常因为一些药物的肝脏毒性导致许多候选药物失败，因此，在新药评价时都把肝功能作为检测指标。Aderson 等研究了不同药物作用于动物肝脏后的蛋白质表达谱，

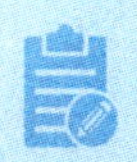

建立了两个肝脏毒性蛋白质数据库：分子解剖学和病理学数据库(MAPTM)和药物的分子效应数据库(MEDTM)。通过与数据库中的一些工具药所产生的蛋白质图谱相比，在一定程度上可以鉴定、区分和预测新药的潜在肝脏毒性。如果相关性较强，则就应该在肝脏毒性方面比较注意这个药物的使用。当然，在利用数据库时要注意与数据库建立时工具药的剂量和时间点保持相应的一致性。另外，对环孢素介导的肾中毒进行蛋白质组表达谱分析，发现肾钙结合蛋白D28的表达明显下降，认为其可作为环孢素介导的肾中毒的标志物，蛋白质是细胞结构的构成者和生命功能的执行者，作为生物标志物具有DNA和mRNA不可替代的优越性。虽然蛋白质在基本组成上会表现更多变且更易发生次级修饰(糖基化和磷酸化)，但其更为灵敏，更具有预测性，更适合新的外源性物质毒性预测和潜在危险性评价。同时，许多蛋白质在特定生理状态下直接分泌到体液中，可直接对血液或尿液进行测试，不需费时费力地收集生物解剖标本。

4. 耐药机制研究 在感染、癌症等疾病的治疗中，抗菌、抗肿瘤等药物耐药问题日益突显，已成为相关疾病难治疗、易复发，甚至导致死亡的主要原因。如何开发药物的新品种，如何加速开展药物耐药机制的研究，已成为该领域亟待解决的问题。蛋白质组学为解决这些问题带来了希望。

(1)细菌耐药机制的研究：由于抗生素的滥用，抗药菌株出现，造成耐药性蔓延。研究病原微生物蛋白质组对阐明感染性疾病的发病机制、设计和制备新的疫苗与药物、实现有效的预防与治疗有着重要的应用价值。利用蛋白质组学技术可以了解在抗生素的作用下，敏感细胞株和耐药细胞株中哪些蛋白质会发生改变，以及发生何种改变。通过寻找关键蛋白质，以关键蛋白质为新药设计的靶点，筛选出新的抗生素；以关键蛋白质为药物靶标，开展药物耐药机制的研究。Chiosis等通过对耐万古霉素和敏感的肠球菌的蛋白质组比较发现该菌的细胞壁肽聚糖前体末端改变后不能结合抗生素，产生耐药性。用亲核基质、亲电子定位装配的分子与万古霉素结合可选择性分裂肽聚糖末端而使耐万古霉素的肠球菌再敏感，这种耐药逆转也可推广到解决其他细菌的耐药问题中，还可以把蛋白质芯片技术运用其中，加快蛋白质组的鉴定。

(2)肿瘤耐药机制的研究：长春新碱和长春碱是长春碱类药物。这类药是通过抑制人白血病细胞的微管形成而发挥抗肿瘤作用。通过对耐药株和敏感株的差异蛋白质组学分析，发现有10种蛋白质的表达水平发生改变，如耐药株中微管蛋白(α和β)表达下调，并以多种修饰形式存在，证明了两种微管蛋白形成了稳定的形式，所以不易被长春碱类药物破坏。

由于病原微生物、肿瘤细胞耐药性的形成与耐药株中多种蛋白质改变有关，因而，研究给药后敏感细胞株和耐药细胞株中差异表达的蛋白质，对于研究药物的耐药机制十分重要。对这些蛋白质的鉴定将为深入研究药物耐药机制提供线索，而且对进一步筛选具有潜在价值的抗耐药性药物治疗靶点具有重大的意义。

二、候选药物靶标筛查与确认

新药开发首先需要找到合适的药物靶标，筛选出作用于这些靶点的先导化合物；然后根据构效关系对先导化合物的结构进行优化，最后通过一系列严格的动物及人体临床试验对优化后的分子进行药效性及安全性评价，确认合格后才能成为新药。蛋白质组学技术可通过研究药物和蛋白质组的相互关系，确定药物靶标和与该靶标作用的先导物。蛋白质组学也应用于验证靶点，解释为什么一个化合物具有治疗效果，并且通过揭示同一分子途径的不同靶点来优化药物先导物。

1. 药物靶标的筛查 药物靶标(drug target)是指药物在体内的结合位点，即在细胞内与药物相互作用，并赋予药物效应的特定分子，包括受体、酶、离子通道、信号转导分子、免疫系统、基因等。绝大多数药物靶标都属于蛋白质，它们在生命活动中起着重要的作用。目前已利用的药物靶标中以受体，特别是G蛋白偶联受体占绝大多数；另外还有酶，它们是抗菌、抗病毒药的作用位点。作为药物靶标的蛋白质必须是在疾病相关组织或细胞中高效表达；在体外实验中通过调节靶点活性能产生特

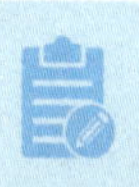

定的效应；靶蛋白质效应必须在动物模型中再现，并能在人体内证明有治疗效果，最后才能被确认为药物靶标。

发现药物靶标的方法包括：从有效单体化合物着手发现药物靶标；以正常组织和病理组织基因表达差异发现靶点；通过定量分析和比较研究在正常和疾病状态下蛋白质的表达谱的改变发现靶点；以蛋白质相互作用为基础发现药物靶标；应用 RNA 干扰特异的抑制细胞中不同基因的表达，通过细胞的表型变化发现靶点等。蛋白质组学发现药物靶标的基本策略是蛋白质组的比较，即在正常与疾病、给药前后或疾病的不同发展阶段时组织、细胞或体液的蛋白质表达谱差异和表达量变化。

（1）以疾病特异性蛋白为药物靶标：利用蛋白质组学技术比较正常与疾病状态下蛋白质表达差异是寻找药物靶标的基本策略，例如，用 2-DE 和质谱分析正常状态和急性淋巴细胞白血病（acute lymphoblastic leukemia，ALL）疾病状态的蛋白质组图谱，发现一个高表达的多肽 Op18 有磷酸化和非磷酸化两种形式。当抑制 Op18 的表达和磷酸化时，肿瘤细胞的增殖被有效地抑制。这提示 Op18 多肽有可能成为治疗 ALL 的一种具有较大潜力的药物靶标。

给药前后蛋白质组比较是发现新靶蛋白的另一途径。在对给药前后的卵巢癌细胞总蛋白进行 2-DE 及质谱分析中，发现热激蛋白 70（heat shock protein 70，HSP70）在给药后表达上调。在后续的研究中，利用 HSP 抑制剂和酶联免疫吸附分析发现 HSP70 能够对法尼基转移酶导致的癌细胞凋亡起保护作用，提示 HSP70 的抑制剂有希望成为卵巢癌治疗的新靶点。

另外，蛋白质组学技术还可以对疾病发生的不同阶段蛋白质的变化进行分析。在对疟原虫的生长周期的蛋白质组进行全程定量跟踪研究中发现，在侵入宿主细胞时期，胱氨酸蛋白酶的含量和活性都很高。以胱氨酸蛋白酶作为抑制靶标已筛选和鉴定出一批能够阻断疟原虫对宿主细胞侵入的化合物。

在疾病期除上调的特异性蛋白外，那些下调的特异性蛋白仍然有可能是潜在的药物靶标。此外，蛋白质组学也提供了鉴定病原体蛋白质组内的药靶的许多策略，在针对传染病的药物和疫苗的研究中起到极其重要的作用。通过对在感染或发病期间细胞表面蛋白或分泌蛋白的特性研究能够快速找到新药或新疫苗的靶标。

（2）以生物标记分子为药物靶标：肝癌的发生和发展是一系列多基因、多步骤、多层次相互参与、相互作用的复杂过程，为降低肝癌的发病率及死亡率，研究者曾试图在基因水平上寻找肝癌分子靶标，但随着人类基因组测序的完成，他们逐渐地意识到仅仅通过 DNA 序列无法解释所有的生物功能，尽管所有的细胞都拥有同样的基因组，但同样的基因组在不同条件下却表达出不同的蛋白质，显示出不同的生物学功能。而蛋白质组学研究是直接定位于蛋白质水平，从整体、动态、定量的角度研究和分析肝癌发生和发展中蛋白质种类、数量、性质、结构组成和生物功能的动态变化过程，为在蛋白质水平寻找治疗肝癌的药物靶标奠定了重要的实验基础。在运用蛋白质组学技术比较两株不同转移能力的肝癌细胞系时发现，在高转移肝癌细胞系 MHCC97H 中细胞角蛋白（cytokeratin 19，CK19）呈现高表达状态，而在低转移肝癌细胞系 MHCC97L 中 CK19 蛋白低表达。同样，在 102 例有明显肝内转移的肝癌患者血清样品中均检测出 CK19 蛋白的高表达。另外，通过放射免疫技术分析发现，在肝细胞癌小鼠血清中 CK19 蛋白的表达水平随着肿瘤的进展有所增加，并在发生肺转移后呈显著增加。这些结果提示，CK19 蛋白不仅可以成为预测肝癌患者早期转移的生物标记物，还可作为延缓或阻止肝癌细胞转移的药物靶标。

SV40T 永生化的支气管上皮细胞系 M-BE 具有随着细胞在体外培养的代数延长，其越来越向恶性转化的特点，可作为肺癌细胞系模型。比较 M-BE 培养不同培养代数间细胞分泌蛋白质的差异，经 2-DE 分析发现，细胞在培养 140 代（P140）和 200 代（P200）的分泌蛋白几乎没有差异，但与培养 40 代（P40）分泌蛋白存在比较大的差异。共鉴定出 47 中差异蛋白，包括 23 个上调的和 24 个下调的，其中组织蛋白酶 D（cathepsin D）已经证实是一种典型的分泌蛋白质，在肺癌组织中的表达水平远远高于正常组织中的表达水平，是肺癌的一个潜在的血清标记物，亦有望成为肺癌治疗的药物靶标。

Celis A 等利用 2-DE 和质谱，鉴定了一系列区分膀胱鳞状细胞癌（squamous cell carcinoma of bladder，SCC）与移行细胞癌（transitional cell carcinoma，TCC）的特异性蛋白质分子标记。其中，银屑病素是一种钙结合蛋白，由鳞状细胞表达，这种蛋白仅出现在 SCC 患者的组织及尿液中，在 TCC 患者或正常人的泌尿系统中都是不存在的，因而，银屑病素可成为临床检测膀胱鳞状细胞癌的标记蛋白，也是一种很有希望用于治疗膀胱鳞状细胞癌的药物靶标。

生物标记物的发现对药物研发过程中药物靶标的确定很有帮助。发现不同疾病的生物标记物，不仅预示可以找到作用机制和分子结构全新的药物，还可以找到治疗疾病的新方法和新途径。

（3）以酶分子为药物靶标：酶是具有催化活性和高度专一性的特殊蛋白质，在酶催化下可产生一些病理反应介质或调控因子参与一些疾病发病过程，因此酶成为一类重要的药物靶标。药物以酶为作用靶点，对酶产生抑制、诱导、激活或复活作用。此类药物多为酶抑制剂，全球销量排名前 20 位的药物，有 50% 是酶抑制剂。组织蛋白酶 K 作为药物靶标的发现是一个很好的例子。在研究骨质疏松症治疗时，人们以破骨细胞为对象，构建了人类破骨细胞的 cDNA 文库，在分析 cDNA 文库序列时，发现大约有 4% 的表达序列标签（EST）编码的是组织蛋白酶 K（一种新型的半胱氨酸蛋白酶），该酶仅在破骨细胞（疾病相关细胞）中特异性地高效表达。通过基因敲除鼠模型验证了组织蛋白酶 K 的确可以作为药物靶标，并对骨质疏松症有治疗作用。组蛋白去乙酰化酶（HDAC）有 HDAC1-11 等多个亚型，能够脱除组蛋白赖氨酸上的乙酰基，从而使组蛋白与 DNA 紧密结合，阻止 DNA 的转录。FDA 已经批准 vorinostat、romidepsin 两个 HDAC 抑制剂用于皮肤 T 细胞淋巴瘤。

（4）以信号转导分子为药物靶标：疾病发生与信号转导异常有密切的关系。因此，蛋白质组学技术也可用于发现信号转导途径中的药物靶标。信号级联放大系统中涉及许许多多的蛋白质，蛋白质与蛋白质的相互作用，蛋白质的磷酸化与非磷酸化可发生在细胞内信号传递的所有阶段。而且，这种复杂的蛋白质作用的级联或交叉反应可以不受基因表达的调控。通过亚细胞蛋白质组制备或用免疫色谱分离磷酸化的亚蛋白质组，得到正常细胞或病理细胞与信号转导相关的蛋白质组，以及在细胞中的定位信息。然后通过双向电泳技术分析蛋白质修饰和表达变化，通过与正常细胞的比较，观察病理细胞中某个信号途径活性增加或丧失有关的蛋白的改变，将为药物设计提供更为合理的靶点。

肿瘤发生发展过程是细胞内多种基因变异累积的结果，主要涉及癌基因的激活和抑癌基因的失活。通过对癌基因和抑癌基因产物的功能分析发现，许多瘤蛋白和抑瘤蛋白位于正常细胞信号转导通路的不同部位发挥其生物学功能，对细胞周期、细胞分裂增殖、细胞分化和细胞凋亡具有重要的调控作用。信号转导蛋白质组学可以全面系统地分析某因素介导的细胞信号转导通路，为相关的药物设计提供合理靶点。针对信号转导通路中某些特定靶分子所设计的一些药物（单抗、小分子化合物）已经给肿瘤临床治疗带来了希望，其中最具有里程碑意义的范例是：单克隆抗体 Herceptin 针对靶分子 HER-2 治疗乳腺癌，小分子化合物 ST1581（商品名 Gleevec）针对 BCR/ABL 治疗慢性髓细胞性白血病。另外，一些针对某些蛋白激酶（如 EGFR、VEGFR、PDGFR、PKC 等）的抑制剂正在进行肿瘤临床治疗实验。

蛋白质组学可用于任何一种功能基因组计划的研究，它的优势和重要性在于可以直接通过分析蛋白质，提供特定组织或细胞蛋白质组较全面的信息，提示新的研究方向，减少新药研发的盲目性，加快靶点的发现速度，增加新药的临床试验通过率。可以预测，蛋白质组学技术的应用将会对药物开发和研究带来根本性的变革。

2. 药物靶标的确认 潜在的蛋白质靶标主要存在于疾病相关的细胞或人体组织中，药物开发下一阶段的工作主要通过调整蛋白质活性观察模式系统中疾病表型的变化来确认靶点。在寻找到新的药物靶标后，必须对新发现的靶点进行验证。药物靶标验证的主要策略是研究靶蛋白质的功能，确定它们在疾病发生过程中所起的作用。因而，药物靶标验证是继续药物发现过程中的关键环节。蛋白质组学技术已大大促进了新的药物靶标的发现，但是在药物靶标验证阶段出现了瓶颈。与药物靶标

发现相比，药物靶标的验证是一项低效率的工作，验证每种新的作为药物靶标的蛋白大概需要 1~2 年的时间。下面介绍几种常用于药物靶标验证的蛋白质组学技术和其他分子生物学技术。

酵母双杂交系统是用于药物靶标验证的常用技术之一，可以用来验证蛋白质的功能，蛋白质与蛋白质，蛋白质与小分子肽、DNA、RNA 之间的相互作用。对于认识蛋白质组特定代谢途径中的蛋白质相互作用关系网络发挥着重要作用。Vidal 等在酵母双杂交的基础上发展了另一种用于药物靶标验证的技术，即逆双杂交系统（reverse two-hybrid system）。引入 *URA3* 基因是这项技术的关键。*URA3* 基因可以编码一种酶，能将无毒的 5- 氟乳清酸（5-FOA）转化为对细胞有毒的物质，只有当蛋白质之间存在相互作用时，*URA3* 基因才能表达，其产物可使细胞生长受到抑制，起到了反选择作用。这种逆双杂交系统主要用于鉴定可以干扰蛋白质相互作用的化合物和多肽。

经典的酵母双杂交系统不能用于分析膜蛋白的相互作用，因为膜蛋白不能在核内融合构建。Stagljar 等建立了一种胞质双杂交系统（cytoplasmic two-hybrid system），又称为断裂 - 泛素双杂交系统（split-ubiquitin two-hybrid system）。该系统的原理是泛素化的蛋白质能够被泛素特异性蛋白酶（ubiquitin-specific protease，UBP）识别，并在特定位点切割蛋白质。而这种特异性切割只在泛素能够正确折叠的前提下发生。在正常情况下，断裂成两部分的泛素，能在体内自发结合形成重组泛素并可被 UBP 识别。但是，当有突变（如泛素的 N 端 Ile13/Gly13）发生时，这种断裂泛素的重组就无法进行。只有当断裂泛素的两部分分别连接一个蛋白，且两个蛋白之间存在相互作用，断裂泛素的重组才能得以恢复。断裂泛素重组的发生能将连接在泛素 C 端的转录因子切割并进入细胞核内激活报告基因的转录表达，通过报告基因是否表达，可以检测两个蛋白之间是否存在相互作用。断裂泛素双杂交系统可用于验证跨膜蛋白、膜偶联蛋白和可溶性蛋白天然状态下，蛋白质与蛋白质之间的相互作用。

蛋白质芯片也是用于药物靶标验证的主要方法之一。在此基础上发展起来的荧光标记蛋白技术，可实现蛋白质多样品的并行研究和快速高通量功能检测。化学蛋白质组学是药物靶标检测与验证的另一重要的方法。化学蛋白质组是全蛋白质组的一个亚类，指的是经化学标记浓缩的那部分特殊蛋白质。如发色辅助激光灭活（chromophore-assisted laser inactivation，CALI）技术属于化学蛋白质组学的方法之一。CALI 不是通过对蛋白质的量的变化进行检测，而是直接对蛋白质进行操作。用标记有孔雀绿染料的非功能灭活抗体与特异性蛋白质结合，对其进行激光照射。染料受激光激发，短暂地产生活性分子，对结合的蛋白造成破坏而起到灭活作用，却不影响其他蛋白组分。激光波长为 620nm，该波长不容易被细胞吸收，因而不会对细胞产生破坏作用。所以，CALI 是一种能够对活细胞蛋白精确灭活的新技术，是药物靶标检测和验证的有效工具。CALI 技术已经在肿瘤的不同信号转导途径靶标的检测中得到应用，如研究者利用 CALI 技术对 ezrin 和 pp60-c-src 蛋白质功能进行分析，表明这两个蛋白质参与了肿瘤的发生过程。

结构蛋白质组学也可应用于靶点的确认及药物的发现。它以功能为基础确定蛋白质的结构，不一定存在序列的同源性，也就是说，功能相似的蛋白质可能有结构的同源，但不一定存在明显的序列同源。明确蛋白质序列后，可以进一步确定它的三维结构，然后确定它的功能。对于制药工业，结构信息可用于解释功能，因而揭示新的潜在靶点；能通过分析与共同的小分子结合的其他已知蛋白的同源性，来辅助验证靶点，那些只有结构特性，但不与药物结合的蛋白质不能确认为靶点。另外，利用结构信息，对已知的化合物数据库和天然产物数据库做初步筛选，将提高先导化合物的产出效率，降低高通量生物学筛选的成本。

用于药物靶标验证的技术还有生物传感芯片、转染细胞微阵列、转基因技术和基因敲除等。通过转基因技术制备转基因动物模型，可获得关于药物可能作用靶点的重要的在体功能学信息。通过基因敲除验证靶基因缺失后是否丢失了某种功能。从而对该靶点进行确证，还可排除非基因变异（如环境因素）所致的假阳性结果。

3. 药物靶标的优化　药物靶标的优化是作为靶点的蛋白质是否为候选药物的最佳选择，是否为

治疗的最佳位点的研究，也是药物发现中非常重要的环节之一。一种优质可用的药物应该能特异性、高效率地与治疗疾病的靶点结合，且安全无毒。药物靶标的优化过程，实际是综合各种信息的最优设计，如利用表达芯片鉴定基因表达转录物，将实验技术与信息学结合起来，对蛋白质家族进行分类，定义结构域家族，通过BLAST配对将蛋白质归纳入各个划定的家族；应用三维结构数据优化药物相关蛋白，并对实验检测到的可能的药物靶标进行模拟、计算和预测；根据疾病的SNP以及质谱数据，解析疾病过程中蛋白质可能的功能和疾病发生的可能途径，确定最佳的药物靶标；还可将蛋白质组学技术与小分子抑制剂、抗体、抗原等技术方法整合，将有利于更好地评价和鉴定靶点的有效性和实用性。

4. 中药作用靶点的识别和分子机制研究　丰富的中药资源是我国得天独厚的优势。蛋白质组学的兴起为中医药研究开创了新方法、新思维和新契机，使得用蛋白质组学技术研究中药有效成分靶点、药理作用机制等，以及从分子水平阐明中药理论成为可能。将蛋白质组学与中药现代化研究相结合是目前中医药界十分关注的热点。这种结合不仅对中医药理论研究具有重要的指导意义，而且给中医药研究和发展带来新的拓展空间。面临分子生物学快速发展的时代，中药现代化研究应该借鉴其新观念和新技术，创新性地发展我国中药的优势，进一步发展和完善自身理论体系，加速中药现代化进程，使中药的研究开发走向世界成为可能。蛋白质组学与中药现代化研究相结合，有望在下面几个方面得到更大的发展。

(1) 中药有效成分作用靶点的识别：一种单味中药相当于一个化学分子库，复方中药是多味中药按照一定的组方原则配制而成的多化学分子库组合物。基于传统的方法，进行多组分同时分离筛选和准确确定药物中的有效成分是十分困难的。另外，由于中药成分复杂，药物进入体内涉及分子、细胞、组织、器官等多个层次上结构和功能的改变。蛋白质是生命现象的直接执行者，药物对机体产生的影响，直接由蛋白质结构和表达水平的变化反映出来。因而，以蛋白质表达变化为指标，以蛋白质调控改变和修饰后功能改变为研究方向，利用蛋白质组学技术对单味中药、复方中药或同一中药作用的不同组织、不同细胞及用药后的不同时间点进行样品分离和检测，以用药前组织或细胞样品作对照，可以获得大量与药物作用相关的蛋白质表达图谱，然后进行系统化分析和整理，建立中药有效成分作用靶点的识别体系。借此能更好地指导中药化学成分的发现和分离，加速识别和鉴定更多的中药有效成分作用靶点的进程。

(2) 中药药理作用的研究：疾病的发生大多是不同致病因素通过多种途径导致整体功能紊乱的结果。中药治疗疾病不是单纯强调以药物去直接对抗致病因子，重点在于调整机体功能状态，发挥机体抗病能力。由于中药成分复杂，药物在机体内是通过多成分、多靶点、多途径、整体性地发挥治疗调节作用的。对多层面的系统关联性研究正是蛋白质组学研究的主要内容。

蛋白质组学技术可以对参与药理作用的所有生物分子在蛋白质表达谱及其翻译后修饰加工等方面进行平行分析，通过比较模型组、多种配伍治疗组、多种对照组之间的差异，揭示证候发生和发展的分子水平调控规律。探讨中药作用的靶点和作用机制，阐明中药成分中的有效成分及各成分间的协同作用关系。并对基因转录与表达在不同器官、组织中质与量的差异与复方的君臣佐使、归经理论及用药剂量的相关性进行研究，进一步实现复方的优化组合，实现由天然药物处方向化学成分组方的转化。从而更清晰地阐述中药复方在分子水平的作用机制，有利于完善中药理论。

(3) 濒危中药材细胞培养工程及相关替代研究：我国是中药资源生物多样性最丰富的国家，但目前我国濒危动植物已达1 400多种，部分已经灭绝。部分基因、物种和生态系统的消失，使种质基因的收集和保存工作面临严峻挑战。因此，利用现代生物技术研究濒危中药材的细胞培养及相关替代刻不容缓。通过蛋白质组学的研究，可以在了解遗传信息表达和调控规律的基础上，用控制遗传信息的方式来促进中药材有效成分的细胞培养合成。如从人参根细胞中生产人参皂苷，黄连细胞培养物中生成黄连碱，长春花中生产吲哚碱等。因而，濒危中药材的大规模细胞培养工程已成为一种必然的趋势。另外，利用已知的中药作用靶点识别系统，通过系统化分析，可以找出中药中具有相似作用方

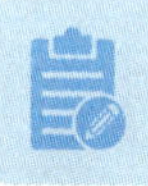

式的相关成分，对比检查中药替代品与传统上应用的濒危中药材各蛋白的表达丰度、表达种类相似性与否，可以筛选出最佳替代品，从而推动中药有效成分系统分析和利用生物技术合成濒危中药材相关替代品的发展。

三、基于药物靶标的药物设计

多数药物都是通过与其蛋白质靶点结合而发挥作用的。蛋白质组学是鉴定药物的蛋白质靶点的重要工具，已被广泛应用于药物靶标的研究。药物设计是基于生物学靶点寻找新药物的创造性过程，药物设计经常但不一定依赖于计算机建模技术，即计算机辅助药物设计；依赖于生物分子靶标的三维结构知识的药物设计被称为基于结构的药物设计；依赖于与目标生物分子靶标结合的其他分子的知识的药物设计被称为基于配体的药物设计（详见第十一章）。

（一）基于靶点结构的药物设计

基于靶点结构的药物设计是指一般应用 X 射线衍射、核磁共振或分子模拟提供的蛋白质结构信息，来设计具有生物活性的化合物的过程。

以靶点结构为主的药物设计可以分为三大类，分别为全新药物设计，分子对接，基于片段的药物设计。

1. 全新药物设计　全新药物设计又称为从头设计，它是根据靶点活性部位的形状和性质要求，通过计算机自动构建出结构与化学性质互补的新配体分子。采用该方法通常能够在分子设计中引入一些新的化学结构，从而帮助研究者提出全新的先导结构。全新药物设计方法可以细分为模板定位法、原子生长法、分子碎片法等。其中分子碎片法目前应用最为广泛。

2. 分子对接　分子对接（molecular docking）是通过研究小分子配体与靶点生物大分子相互作用，预测其结合模式和亲和力，进而实现基于结构的药物设计的一种重要方法。分子对接技术根据配体与靶点作用的“锁匙原理”可以有效地筛选能够与靶受体活性部位空间和电性特征互补匹配的小分子化合物。

分子对接方法可以分为三类，刚性对接、半柔性对接和柔性对接。

3. 基于片段的药物设计　基于片段的药物设计（fragment-based drug design，FBDD）是一种将随机筛选和基于结构的药物设计有机结合的药物发现新方法。首先筛选得到低分子量和低亲和力的片段，然后基于药物靶标结构信息将片段进行优化或连接，得到与药物靶标亲和力高并且类药性强的新分子。该方法克服了传统高通量筛选盲目性大、命中率低的缺陷。高通量筛选得到的活性化合物的各个片段往往不能与靶蛋白的活性口袋进行很好的结合，而且其中的单个片段的优化往往会影响整个分子，甚至导致其余靶点结合位置的改变。

一般来说，基于片段分子的设计研究可以分为三个阶段，依次为片段筛选、片段与药物靶标复合物的结构确证和基于片段构建新分子。

（二）基于配体结构的药物设计

基于配体结构的药物设计是从研究一系列药物分子对同一受体的活性出发，比较它们的结构变化与生物活性之间的关系，找到对该受体发生结合并产生活性的最普遍的结构因素，并根据此结构特征设计新的药物分子。

常用的方法有二维构效关系（two-quantitative structure-activity relationship，2D-QSAR）、药效团模型法和三维构效关系（3D-QSAR），三维构效关系又分为分子形状分析法、距离几何学方法、比较分子场分析法和比较分子相似因子分析法。

四、动物新病理模型建立与评价

蛋白质组学技术应用于药物筛选模型构建的一个最大的优势就是能更清楚、更详细地阐明分子

药理机制，提供更为有效合理的药理模型。药物筛选模型是用来确证某种物质是否具有生物活性和治疗作用（即药理活性）的一种实验方法。在长期实践过程中，人们建立了大量用于新药筛选的各类模型，如整体动物模型，组织、器官水平模型和细胞分子水平模型等。这些模型的建立在新药寻找、发现和研究中起到十分重要的作用，新的药物筛选模型的建立将会带动新型药物的出现。随着分子生物学技术、细胞生物学技术及生物信息学技术的快速发展，特别是蛋白质组学技术的兴起，为建立新的药物筛选模型，提供了理论、技术、材料资源等方面的优势条件，将更加有力地促进新药的发现。

1. 整体动物模型 整体动物模型的建立基础是动物，以动物对药物的反应，考察药品的药效和药理作用，评价其对疾病的疗效和应用价值。整体动物模型包括正常动物模型和病理动物模型，在药物筛选中应用更多的是病理动物模型。一种理想的病理动物模型应具备 3 个基本条件：①病理机制与人类疾病具有相似性；②病理表现具有稳定性；③药物作用具有可观察性。目前，制备的模拟人类疾病的动物模型主要包括遗传性病理动物模型，如高血压大鼠、糖尿病大鼠和小鼠、肥胖症大鼠等；基因敲除和转基因动物模型，以及其他化学、物理或其他方法制备的动物模型，如各种肿瘤、阿尔茨海默病、心脑缺血等疾病动物模型。整体动物模型的优点是可以从动物身上直观地反映出待测药物的治疗效果、不良反应及毒副作用。不足之处在于药物筛选过程主要依赖于手工操作；只能对有限的样品进行筛选；样品筛选有一定的局限性，效率低、成本费用高等。

2. 组织、器官水平模型 应用组织、器官建立药物筛选模型是药物筛选技术的一大进步。通过离体血管实验，心脏灌流实验、组织培养实验等方法建立的药物筛选模型可用于观察待测药物对特定组织或器官的作用，分析待测药物作用原理和可能具有的药理作用。组织、器官水平的筛选模型能反映生理条件下的药物作用，其病理模型能观察药物对病理条件下组织器官的作用。该模型的优点在于：降低了筛选样品用量；减少动物耗费，特别是有些模型仅用一小部分组织器官即可（如血管条实验法），同一时间内可以进行多样品的筛选，降低了筛选成本；减少了影响药物作用的因素，易于评价药物作用。其不足之处在于：规模小、效率低、反映药物作用有限，不易实现一药多筛，人工操作技术要求高等。

3. 细胞、分子水平模型 随着细胞生物学、分子生物学、分子药理学等学科的发展，大量细胞、分子水平的体外药物筛选不断出现并应用到药物研究和药物筛选实践中。与整体动物和组织器官水平的药物筛选模型相比，采用细胞分子水平筛选模型具有两个方面的极大优势：一是大样本量的筛选，由于药物筛选是对未知的探索和发现过程，只有扩大筛选对象和筛选范围，才有可能发现真正高水平的药物；二是实现了一药多筛，由于这类筛选模型消耗样品很少，使得珍贵样品可以在多个模型上进行筛选，扩大新药的范围。该模型的应用为自动化操作奠定了基础，使药物筛选由传统的手工筛选形式转变为由计算机控制的自动化、大规模筛选的新技术体系，形成了高通量药物筛选（high throughput screening，HTS）。

4. 高通量药物筛选模型 高通量药物筛选模型主要建立在细胞和分子水平上，采用高通量筛选技术，观察药物对细胞或生物特定分子的作用，从而实现对药物的规模化、自动化的筛选。高通量药物筛选模型必须具备灵敏性、特异性和可操作性的基本要求。其最大的优点就在于：实现了药物筛选的规模化，提高了药物发现的概率和新药的质量，筛选实验可以在微量筛选系统中完成，奠定了“一药多筛”的物质基础；高通量药物筛选为高度自动化的操作，减少了操作误差，提高了药物筛选的效率和结果的准确性。

高通量筛选模型包括以下几种类型：①分子水平的药物筛选模型，是高通量药物筛选中使用最多的模型，主要包括受体筛选模型、酶筛选模型、离子通道筛选模型等，其特点是药物靶标明确，可直接得到药物作用机制的信息；②细胞水平的药物筛选模型，用来观察被筛样品对细胞的作用，但不能反映药物作用的具体途径和靶标，仅反映药物对细胞生长等过程的综合作用，例如细胞凋亡，抗肿瘤活性，转录调控检测，信号转导通路等；③整体动物水平的药物筛选模型。目前我国已建立起基于秀

丽隐杆线虫的整体动物水平的高通量药物筛选模型，可以适用于多种类型的药物筛选，包括化学药物、生物药物和天然药物。同时，秀丽隐杆线虫已存在并可以根据需要建立多种转基因、基因突变和基因敲除等疾病模型，在药物筛选方面具有广阔的应用前景；④其他用于高通量筛选的模型，生物化学反应、活性物质的释放、亚细胞的功能形态变化等都可用作药物筛选模型，在实际筛选工作中也经常使用。

蛋白质组学技术应用于构建分子水平高通量筛选模型的最大优势是能提供更为有效、合理的药理模型，从而更详细地阐明分子药理机制。如吲哚美辛是一种非甾体抗炎药物，Ebrini 等人比较了用该药治疗前后的炎症模型大鼠血清中的蛋白质组的变化，建立了非甾体抗炎药物血清蛋白质组的表达框架。这一分子水平模型的建立可用于寻找新的非甾体抗炎药物，以及评价其药物效能。又如，在研究新生小鼠和成年小鼠脑组织中蛋白质的变化时，发现有 22 种蛋白质在新生小鼠脑中含量高，而 28 种蛋白质在成年小鼠脑中含量高。这些结果对研究神经系统紊乱性疾病，如阿尔茨海默病、精神分裂症等将有重大的指导意义。可见，将蛋白质组学技术运用于构建分子药理筛选模型的研究，通过对动物模型与人、疾病和正常状态的蛋白质表达谱的比较，可以建立高效、灵敏的分子药理筛选模型来评价药物的作用。

思考题

1. 蛋白质组学的主要研究技术有哪些？
2. 药物蛋白质组学的应用主要包括哪几个方面？
3. 酵母双杂交技术在药物研究中有哪些用途？

第九章
目标测试

（彭金咏）

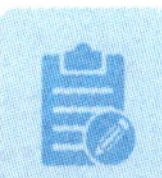

第十章

药物代谢组学

学习目标

1. **掌握** 代谢组学和药物代谢组学概念；代谢组学的研究方法和分析技术。
2. **熟悉** 代谢组学与基因组学、转录组学和蛋白质组学的关系。
3. **了解** 药物代谢组学在个体化用药中的应用。

随着人类基因组测序工作的完成，基因功能的研究逐渐成为热点，随之出现一系列的“组学”研究，包括研究转录过程的转录组学、研究某个生物体系中所有蛋白质及其功能的蛋白质组学和研究代谢途径的代谢组学。代谢组学以生物体内参与物质传递、能量代谢和信息传导等代谢调控的全体小分子物质即代谢组（metabolome）为研究对象，这些内源性小分子代谢物处于生物信息流的末端，它们包含着基因组、转录组、蛋白质组变化及相互间协调作用的终极信息。作为系统生物学的一个重要组成部分，代谢组学是以物理学基本原理为基础，发展为以分析化学、数学计算与建模为基础的化学计量学和以生物化学为基础的生命科学等多学科交叉的一门新学科。在过去十多年的时间里，这门新兴的学科得到了迅速的发展，并已快速应用到了药学、功能基因组学、毒理学、临床医学和环境科学等领域。随着代谢组学在药学研究中的应用和发展，药物代谢组学的概念被提出，它是代谢组学与药学紧密交叉、有机结合的一门新兴学科。本章简要介绍药物代谢组学及其应用。

第一节 概　　述

一、代谢组学与药物代谢组学

（一）代谢组与代谢组学的概念

代谢组是指基因组的下游产物也是最终产物，是指某一生物或细胞在特定生理时期内所有的低分子量代谢产物，是指生物体内源性代谢物质的动态整体。而传统的代谢概念既包括生物合成代谢，也包括生物分解代谢，因此理论上代谢物应包括核酸、蛋白质、脂质等生物大分子以及其他小分子代谢物质。为了有别于基因组、转录组和蛋白质组，以往的代谢组定义只包括相对分子质量约小于1 000Da 的内源性小分子，现阶段的代谢组定义则包括以上几种物质。

代谢组学（metabonomics）是 20 世纪 90 年代末期发展起来的一门新兴学科，是研究关于生物体被刺激或扰动后（如特定基因的变异或环境变化后），其代谢产物（内源性代谢物质）种类、数量及其变化规律的学科。

代谢组学着重研究生物整体、器官或组织的内源性代谢物质的代谢途径及其所受内外因素的影响和随时间变化的规律。代谢组学通过揭示内在和外在因素影响下代谢整体的变化轨迹来反映某种病理生理过程中所发生的一系列生物事件。代谢组学的特点为：关注内源性化合物；对生物体系中的小分子化合物进行定性定量研究；上述内源性化合物的上调和下调指示了与疾病、毒性、基因改变或环境因子的影响；上述内源性化合物的变化指标可用于疾病诊断和药物筛选。

一般来说，代谢组学主要关注的对象是内源性小分子化合物。根据研究对象和目的不同，Oliver Fiehn 将生物体系的代谢产物分析分为四个层次：

(1) 代谢物靶标分析（metabolite target analysis）：某一个或某几个特定组分的定性和定量分析，如某一类结构、性质相关的化合物（氨基酸、有机酸、顺二醇类）或某一代谢途径的所有中间产物或多条代谢途径的标志性组分。

(2) 代谢指纹分析（metabolic finger printing）：同时对多个代谢物进行分析，不分离鉴定具体单一组分。

(3) 代谢轮廓分析（metabolic profiling）：限定条件下对生物体内特定组织内的代谢产物的快速定性和半定量分析。

(4) 代谢组分析（metabolomics/metabonomics）：对生物体或体内某一特定组织所包含的所有代谢物的定量分析，并研究该代谢物组在外界干预或病理生理条件下的动态变化规律。

目前，代谢组学的最终目标还是不可完成的任务，因为还没有发展出一种真正的代谢组学技术可以涵盖所有的代谢物而不管分子的大小和性质。但是，它和代谢轮廓分析有着显著的差别，在具体的实验中，代谢组学研究会设法解析所有的可见峰，因此代谢组学研究的特征也可以表述为它会设法分析尽可能多的代谢组分。值得庆幸的是，各大仪器公司也都将代谢组学目标设定为今后研发的一个重要方向，随着分析技术的逐步进步，更精确、更全面的分析仪器将会逐步被研发出来，进而为代谢组学提供更强大的技术平台。

（二）药物代谢组学的概念

代谢组学研究的原理是通过分析内源性代谢物的变化反映机体的状态。在正常情况下，生物机体处于内稳态——即体内代谢通路保持着一定的平衡状态，当机体受到外界干扰（生理病理或环境因素变化），机体的内稳态即被打破，从而导致某些代谢通路上调和下调，科学家们希望通过高通量高精密的仪器测定、先进的数据方法的分析，从而捕捉到生物体内代谢通路的变化，通过结合其他手段寻找特异性生物标志物或标志物群，为疾病的诊疗和药物设计、开发提供指导。

随着代谢组学在药学研究中的应用和发展，2006 年，Clayton 等在代谢组学的基础上提出了药物代谢组学的概念。药物代谢组学（pharmacometabonomics）是指以代谢组学技术，特别是样品分析和多维数据处理技术为平台，通过分析、比较给药前后生物体液中小分子代谢物的改变来进行药物疗效和毒性的评价和预测。药物代谢组学是代谢组学与药学相关学科高度结合、高度交叉而促生的一门新兴学科，是代谢组学的进一步拓展和延伸。

二、代谢组学与其他组学关系

生命现象是包含了基因、mRNA、蛋白质、代谢产物、细胞、组织、器官、个体和群体各个层次有机结合和共同作用的结果。以基因、mRNA、蛋白质、代谢产物为研究对象的基因组学、转录组学、蛋白质组学、代谢组学的迅速发展催生了一门新的学科——系统生物学。系统生物学是后基因组时代最具挑战性的一个研究领域，它包括基因组学、转录组学、蛋白质组学、代谢组学分析以及分子生物学研究、数学分析、计算机应用、模型建立和仿真等诸多方面的研究内容。在系统生物学时代，代谢组学对基因功能的深入研究和生命个体的整体性认识具有重要意义，它与人们熟知的基因组学、转录组学和蛋白质组学等概念之间既有区别，又有联系。

（一）研究对象不同

基因组学主要研究生物系统的基因结构组成；转录组学是从 RNA 水平研究基因表达的情况；蛋白质组学研究某个生物体系中所有蛋白质及其功能；代谢组学主要研究代谢产物及代谢途径的变化。在这几种组学的研究中，代谢组学是研究生物体（细胞、组织或生物体）在不同条件下所产生的所有代谢产物的变化，可以认为代谢组学是基因组学、转录组学和蛋白质组学的延伸和终端。

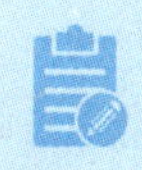

（二）研究手段也有较大的差异

基因组学的研究手段，目前以二代测序为主，将基因组拆成小片段后再用生物信息学算法进行组装。当然这仅是第一步，随后还有烦琐的基因注释等数据分析工作。转录组学可以用芯片，也可以用测序。芯片是用已知的基因探针，测序则有可能发现新 mRNA。蛋白质组学针对的是全体蛋白质，主要以双向电泳和质谱为主，包括“自上而下”和“自下而上”分析方法。理念和基因组类似，将蛋白质用特定的物理化学手段分解成小肽段，再通过质量反推蛋白质序列，最后进行搜索，标识已知、未知的蛋白质序列。代谢组学的主要研究手段包括核磁共振和质谱。质谱以高通量、高灵敏度著称，质谱仪是代谢组学研究中经常用到的仪器；核磁共振具有非破坏性的优点，可以对研究对象内部化学变化和生化反应进行跟踪。

（三）代谢组学更接近表型

随着对基因组学、转录组学、蛋白质组学和代谢组学这些组学研究的深入，逐渐认识到：基因组的变化不一定能得到表达，从而并不对系统产生影响；某个蛋白质的表达会由于外部条件的变化而升高，但由于这个蛋白质可能不具备活性，从而也不对系统产生影响；同时，由于基因或蛋白质的功能补偿作用，某个基因或蛋白质的缺失会由于其他基因或蛋白质的存在而得到补偿，最后反应的净结果为零；而小分子代谢物的产生才是这一系列事件的最终结果，它能够更直接、更准确地反映生物体病理生理状态。在后基因组时代，代谢组学和转录组学、蛋白质组学等构成了系统生物学研究的重要组成部分。代谢处于生命活动调控的末端，因此代谢组学比基因组学、转录组学、蛋白质组学更接近表型（图 10-1）。

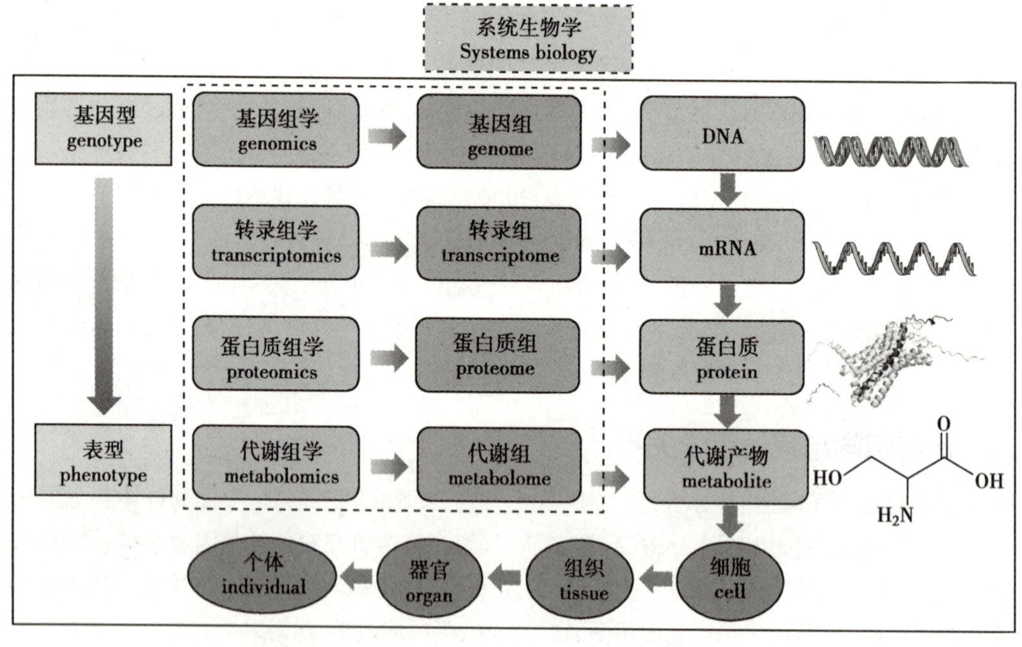

图 10-1 代谢组学与系统生物学

与基因组、转录组学和蛋白质组学比较，代谢组学还具有以下优点：首先，基因和蛋白质表达的有效微小变化会在代谢物上得到放大，从而使检测更容易；第二，代谢组学技术需要一个相对完整的代谢物信息库，但远没有全基因组测序及大量表达序列标签的数据库那么复杂；第三，代谢物的种类要远小于基因和蛋白质的数目，物质的分子结构要简单得多。最后，代谢组学研究中采用的技术更通用，这是给定的代谢物在每个组织中都是一样的缘故。

虽然代谢组学与其他组学间存在明显差异，但是代谢组学与基因组学、转录组学、蛋白质组学之

间还是存在十分密切的联系：生物信息从 DNA、mRNA、蛋白质、代谢产物、细胞、组织、器官、个体的进行流动，形成了 DNA、mRNA、蛋白质、代谢产物、细胞、组织、器官到个体这几个自下而上逐级上升的研究层次(图 10-1)。代谢组学的研究处于生物信息流的中游，介于基因、蛋白质和细胞、组织之间，在生物信息的传递中起到承上启下的作用。生物体和细胞的生命活动大多发生于代谢层面，如神经递质、激素、受体作用效应、细胞信号释放、能量传递和细胞间通信等，所以代谢组学被认为是“组学”研究的最终方向。与基因及蛋白质表达高度相关的代谢物则能更多地反映细胞所处的环境，如营养状态、药物和环境污染等影响。

三、代谢组学主要研究方法和分析技术

代谢组学研究一般包括前期的样品采集和制备；中期的代谢产物分离、检测与鉴定；后期数据采集与分析和生物标志物识别。具体研究大体包括以下步骤：首先，给研究对象(如实验动物或细胞)引入一定的外源性刺激，该刺激既可以是基因的改变(剔除或导入)、转录水平的更改、蛋白质水平的变化，也可以是不导致基因和转录水平发生变化的某些环境因素。其次，采集相关的样品如尿液、血液、组织、细胞和培养液，甚至整个生物体，以反映时空信息。实验设计中对样品收集的时间、部位、种类、样本群体等应给予充分考虑。最后，用核磁共振、质谱、色谱等分析手段检测其中代谢物的种类、含量、状态及其变化，对比分析不同处理组间代谢产物之间的差异，建立代谢组数据库、得到代谢轮廓或者代谢指纹。而后使用多变量数据分析方法对获得的多维复杂数据进行降维和信息挖掘，识别出有显著变化的代谢标志物，并研究所涉及的代谢途径和变化规律，以阐述生物体对相应刺激的响应机制，达到分型和发现生物标志物的目的(图 10-2)。

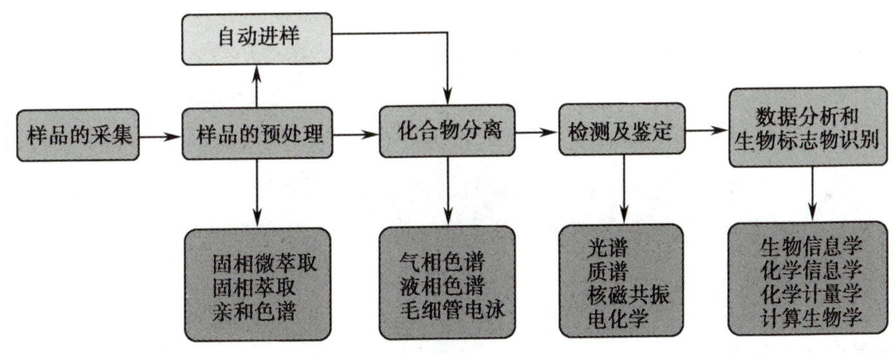

图 10-2　代谢组学的技术流程

(一) 代谢组学样品的采集和制备

代谢组学研究中常用的生物样本有尿液、血液、组织、细胞和细胞培养液等。由于生物类样本体系组成复杂，且容易受到自然因素的影响发生氧化、还原、降解等反应，因此在样本的采集和保存过程中需要采用标准化的管理流程以避免对分析结果的影响。代谢组学力求能分析生物体系中的所有代谢物，所以生物样本的预处理技术应尽可能多地保留和反映总代谢物信息。样品的采集和制备是代谢组学研究的初始步骤，也是最重要的步骤之一。

首先需要采集足够数量的代表性样本，减少生物样品个体差异对分析结果的影响。实验设计中对样品收集的时间、部位、种类、样本群体等应给予充分考虑。为获取具有代表性的样品，分析时的样品代谢组成分必须保证与取样时一致，才能反映当时的代谢活动，因此这一反映特定生理状态的代谢状态必须要被“固定”住，直到分析完成。这要求方法学上的有效性，确保分析的结果能真实反映样本刚被取样时的状态，避免发生生物学和非生物学改变导致部分代谢物外流或污染外来化合物分子。使代谢活动被固定(代谢淬灭)是取样的关键环节。这是因为代谢物的转化比 mRNA 和蛋白质还要快。例如，ATP 的半衰期还不到 0.1 秒，所以要求样品在被收获的同时就停止代谢活动。理想的条件

是取样和分析之间为零时差，现有的分析手段通常很难达到，但至少要保证取样迅速，特别是在需要大量样本时，这一点往往很难实现。在不得不牺牲零时差的情况下，可选择保证取样方法的标准化策略，保证所有取样过程对标本的影响是一致的。以细菌为例，收取细菌的方法有细菌冷冻后立即滤膜超滤、高氯酸稀释细胞、用 -45℃甲醇溶液稀释、快速离心。其中甲醇方法比较适合代谢组分析，方法温和而且可以通过离心富集细胞，但有些细菌（如乳酸乳球菌）可能会发生菌体裂解。由于大多数代谢组学分析不会兼顾各种代谢酶的分析，所以某些剧烈的化学或物理条件都可以被采用。如果确实受实验条件所限，至少也要保证样品处于低温、代谢不活跃状态。惯用的参照标准是：淬灭步骤能快速使细胞代谢活动停滞；不破坏细胞膜导致代谢物外泄。

其次，根据研究对象、目的和采用的分析技术的不同，样本制备方法也不同。如采用核磁共振的技术平台，只需对样品做较少的预处理即可分析。对体液的分析，大多数情况下，只要用缓冲液或水控制溶液的 pH 和减少黏度即可。采用质谱进行“全”成分分析时，样品处理方法相对简单，但不存在一种普适性的标准化方法，依据的还是“相似相溶”原则，脱蛋白后代谢产物通常用水或有机溶剂（如甲醇、己烷等）分别提取，获得水提取物或有机溶剂提取物，从而把非极性相和极性相分开，以便进行分析。血液和组织样本中含有大量的蛋白质和酶，它们会对生物体内游离的小分子代谢物产生明显的吸附，因此去除蛋白质的干扰是血液和组织样本预处理方法中不可缺少的环节。沉淀蛋白质的方法中最常用的是有机溶剂沉淀法，甲醇和乙腈因其对蛋白质具有良好的去除效果和对代谢物较高的提取能力，已被广泛地应用于生物样本的预处理过程中。另外，组织样本在提取代谢物之前还需要对细胞进行破碎。其目的是使细胞内代谢物有效地释放出来以获得有效的提取。通常的破碎方法有机械法（高速组织捣碎机、玻璃匀浆器、研磨等）、物理法（反复冻融法、冷热交替法、超声波处理法、加压破碎法等）、化学及生物化学法（自溶法、溶菌酶处理法、表面活性剂处理法等）。尿液样本的预处理相对简单，一般采用合适的稀释液直接稀释降低盐浓度即可。在应用气相色谱 - 质谱联用技术分析生物样本的前处理方法中，需要对氨基酸、脂肪酸、胺类、糖类等代谢物进行衍生化以提高挥发性和热稳定性。常用的衍生化试剂主要有烷基化试剂、硅烷化试剂、酰基化试剂、手性衍生试剂和缩合反应试剂等，能衍生羟基、氨基、酮基和巯基等官能团，对代谢物具有较好的覆盖能力。此外，一些特殊的预处理技术如超滤、固相萃取、加速溶剂萃取法等也被用于代谢组学的研究中。由于特定的提取条件往往适合某些类化合物，目前尚无一种能够适合所有代谢产物的提取方法。应根据不同的化合物选择不同的提取方法，并对提取条件进行优化。

（二）代谢组学的分析技术

代谢组学工作的开展需要依赖技术平台的支撑，尤其是高通量和大规模分析技术。近年来，分析仪器性能不断地升级与计算机海量数据分析能力的提高，大大推进代谢组学的发展。分析化学是代谢组学研究重要基础。代谢物整体水平的检测分析，必须依赖分析化学中的各种谱学技术，包括核磁共振波谱、质谱、色谱、红外和拉曼光谱、紫外 - 可见光谱等及各仪器串联技术以获取代谢组数据。与其他各种组学研究的对象不同，代谢组学分析对象为小分子代谢物，其大小、数量、官能团、挥发性、带电性、电迁移率、极性以及物理化学性质差异很大，要对它们进行无偏向的全面分析，目前尚无完善的代谢物技术分析平台。当前的代谢组学研究的核心技术是核磁共振和质谱，以及由二者发展而来的各种联用技术。

1. 核磁共振

（1）核磁共振简介：原子核是带有正电荷的粒子，某些具有自旋性质的原子核，在外加恒定磁场中能级会发生裂分，若以某特定频率的电磁波照射该原子，则原子核就能吸收能量从低能态跃迁到高能态，这种现象称为核磁共振。以核磁共振信号强度对照射频率作图，即为核磁共振波谱。据此原理科学家们发明了核磁共振仪（图 10-3）。核磁共振波谱分析法是利用核磁共振波谱进行结构（包括构型和构象）测定、定性与定量分析的方法。随着脉冲傅里叶变换技术和超导磁体的发展和普及，除

氢谱(^{1}H-NMR)外,又相继发展了 ^{13}C、^{15}N 和 ^{31}P 等核磁共振,NMR 新方法、新技术如二维核磁共振谱(2D-NMR)等不断涌现和完善。目前应用最多的 NMR 是 ^{1}H-NMR 和碳谱(^{13}C-NMR)。

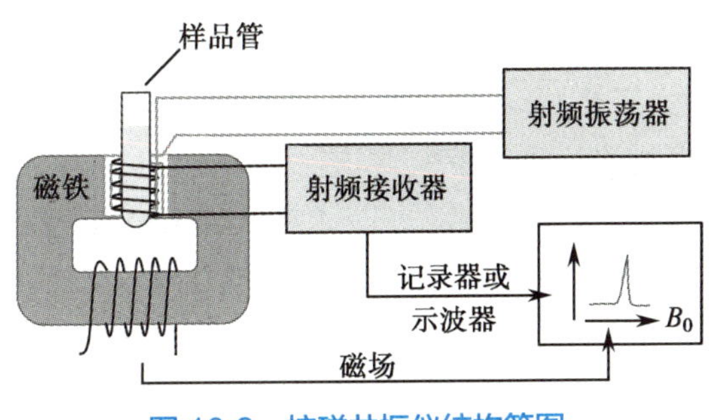

图 10-3 核磁共振仪结构简图

知识链接

核磁共振技术的诞生

核磁共振(nuclear magnetic resonance,NMR)这一物理现象最早是在 1938 年由美国物理学家伊西多·艾萨克·拉比(Isidor Isaac Rabi)发现。他观察到在磁场中的原子核会沿磁场方向进行有序的排列,加以无线电波后,原子核自旋方向会发生翻转,这一现象的发现使他获得 1944 年诺贝尔物理学奖。8 年后,美国斯坦福大学 F.Bloch 教授和哈佛大学 E.M.Purcell 教授领导的两个实验室同时发现,在磁场中某些原子核被施以特定的电磁波后,原子核会吸收电磁的能量,由此他们建立了核磁共振测量的新方法,该项研究结果获得 1952 年诺贝尔物理学奖。核磁共振现象从发现至今已有 70 多年了,由它衍生出来的核磁共振技术在人类的多个科学领域里做出了巨大的贡献,也成为诺贝尔奖项里获得次数最多的一个科学专题,至今已经成就了 10 名科学家,他们分别在物理、化学和医学三个领域对核磁共振的发展做出了卓越的贡献。

NMR 法是解析化合物分子结构,分析分子内各官能团连接方式的强有力的工具。NMR 方法有如下特点:无损伤性,不破坏样品的结构和性质,无辐射损伤;可在一定的温度和缓冲液范围内选择实验条件,能够在接近生理条件下进行实验;可研究化学交换、扩散及内部运动等动力学过程,给出极其丰富的有关动态特性的信息;可设计多种编辑手段,实验方法灵活多样。

NMR 分析技术虽然具有前处理简单,分析快速,可以对复杂样品如尿液、血液等进行非破坏性分析等优点,但与质谱法相比,它的缺点在于检测灵敏度相对较低,动态范围有限,很难同时测定生物体系中共存的浓度相差较大的代谢产物(采用现有成熟的超低温探头技术,其检测灵敏度在纳克级);另外,仪器购置的一次性投入费用较大。

(2)核磁共振特点及其在代谢组学中的应用:作为一种结构分析的有利工具,NMR 用于代谢组学研究已有 20 多年的历史。利用高分辨率的 ^{1}H-NMR 波谱,可检测血浆、尿和胆汁等生物体液中有特殊意义的微量物质的差异性成分。因此,NMR 方法很适合研究代谢物中的复杂成分。J.K.Nicholson 等利用 NMR 技术研究了人体饮食大豆异黄酮的生物化学效果。这项研究考察了 5 名健康的更年前期妇女血浆中大豆异黄酮的消耗情况,结果表明,即使严格控制饮食,个体差异仍是个相当大的影响因素。在动物代谢方面,Mikros 等采用 ^{1}H-NMR 谱结合统计分析,成功的发现单独喂食两种食物和两种药物后犬齿动物血样代谢轮廓的精细变化。

2. 色谱和质谱联用技术

(1)色谱法与质谱法简介:色谱法(chromatography)常用于有机物的分离和检测,1906 年由俄国

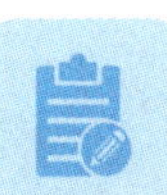

植物学家茨维特(Tswett)发现并命名。当时他采用碳酸钙填充的竖立玻璃管对植物色素提取液进行分离,经过有机溶剂洗脱,植物色素得到了良好的分离并在玻璃管上得到数条平行的色带,这种方法被他命名为 chromatography。一百多年来,随着色谱技术的不断发展,各种色谱方法相继问世,如纸色谱法、薄层色谱法、气相色谱法和液相色谱法。历史上曾经先后有两位化学家因为在色谱领域的突出贡献而获得诺贝尔化学奖。质谱(mass spectrometry,MS)法常用于有机物结构分析。1919 年,由英国科学家弗朗西斯·阿斯顿制成世界上第一台质谱仪。20 世纪 50 年代后期以来,随着质谱技术的不断发展,质谱成为鉴定有机化合物的重要方法。相对于 NMR 灵敏度低、检测动态范围窄等弱点,现代质谱技术的优势是具有很高的灵敏度和专属性,可以实现对多个化合物的同时快速分析与鉴定。另外,质谱是唯一可以确定分子式的分析方法,所以质谱技术对推测化合物结构至关重要。

(2) 色谱与质谱联用技术特点及其在代谢组学中的应用:近年来,越来越多的研究者将色谱与质谱联用技术用于代谢组学的研究。整合这两种技术能够对代谢物进行快速的定性和准确的定量分析,而且质谱灵敏度高,可以检测到更多低含量的代谢物。按照前端连接色谱仪器的不同,联用技术包括气相色谱 - 质谱联用(GC-MS)、液相色谱 - 质谱联用(LC-MS)和毛细管电泳 - 质谱联用(CE-MS)等。色谱 - 质谱联用技术在代谢组学研究过程中日益起到不可替代的作用,甚至单独使用色谱 - 质谱联用就能很好地解决某些代谢组学中的问题。相关的色谱与质谱联用技术进展主要有:

1) 气相色谱 - 质谱联用技术(gas chromatography-mass spectrometry,GC-MS):该技术是基于色谱和质谱的基础,取长补短,充分整合气相色谱对复杂有机化合物的高效分离能力和质谱对化合物的准确鉴定能力,进行定性和定量分析的一门技术。其中,色谱部分和一般的色谱仪基本相同,包括柱箱、汽化室和载气系统,也带有分流、不分流进样系统、程序升温系统、压力、流量自动控制系统等,一般不再有色谱检测器,而是利用质谱仪作为色谱的检测器。在色谱部分,混合样品在合适的色谱条件下被分离成单个组分,然后进入质谱仪进行鉴定。色谱仪是在常压下工作,而质谱仪需要高真空。因此,如果色谱仪使用填充柱,必须经过一种接口装置——分子分离器,将色谱载气去除,使样品进入质谱仪。如果色谱仪使用毛细管柱,则可以将毛细管直接插入质谱仪离子源,因为毛细管载气流量比填充柱小得多,不会破坏质谱仪真空环境。

与色谱相连的质谱仪部是将色谱中分离出来的化合物在高真空度的离子源中转化为带电离子,通过对带电离子以每秒数百次进行扫描,获得每个化合物的质谱图(图 10-4)。离子源主要是电子轰击源(EI)、化学电离源(CI)、电喷雾电离源(ESI)、大气压化学电离源(APCI)和基质辅助激光解吸电离源(MALDI)。由于计算机技术的提高,GC-MS 的主要操作都由计算机控制,这些操作包括利用标准样品校准质谱仪,设置色谱和质谱的工作条件,数据的收集和处理以及数据库检索等。这样,一个混合物样品进入色谱仪后,在合适的色谱条件下,被分离成单一组成并逐一进入质谱仪,经离子源电离得到具有样品信息的离子,再经分析器、检测器即得每个化合物的质谱。这些信息都由计算机储存,根据需要,可以得到混合物的色谱图、单一组分的质谱图和质谱的检索结果等。根据色谱图还可以进行定量分析,因此,GC-MS 是有机物定性、定量分析的有力工具。

对极性强、挥发性低、热稳定性差的物质需要衍生化后再进行 GC-MS 分析,衍生化不仅可以改善分析对象的挥发性、峰形和分离度,也可提高检测灵敏度。Winder 等用 GC-MS 对大肠埃希菌提取物进行了全组分分析,建立了细胞淬灭和胞内物质提取的评价方法,证明统计分析方法和实验结合才能实现胞内物质的精确定量。另外,利用 GC-MS 测定工业乙醇连续发酵和一次性发酵过程中酵母细胞内代谢物质的差异,分别检测到 143 和 128 种化合物。在转基因水稻研究中,用 GC-MS 分析野生型和转基因型水稻代谢表型的差异,GC-MS 鉴定了在转基因和环境影响下水稻中含量均有显著性差异的代谢物,对转基因水稻的安全性进行了初步的研究。

GS-MS 的主要优点是灵敏度高,适合于低分子化合物(相对分子质量 $<$1 000)的分析,尤其适合于挥发性成分的分析。另外,GC-MS 仪具有购置价格较低,在分辨率和电子轰击电离源得到的质谱

碎片重复性方面具有明显的优势。对代谢组学研究而言，GC-MS 还有一个很重要优势是其具备化合物标准谱库可供检索，能够方便准确地对代谢物进行定性鉴别。

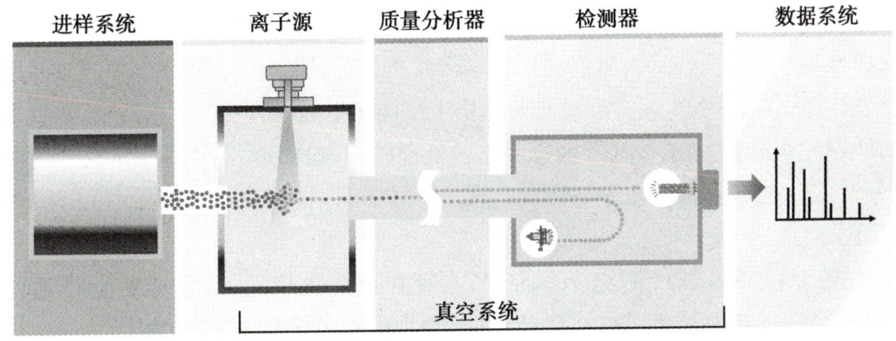

图 10-4　质谱仪结构简图

GC-MS 的缺点在于，对大部分的不挥发样品进样前需要进行衍生化预处理，这一步骤费时较长，甚至有时会引起样品的变化，由此限制了 GC-MS 的应用范围。GC-MS 也无法分析热不稳定性的物质和分子量较大的代谢产物。尽管如此，GC-MS 现在仍然是应用比较广泛的一种代谢组学分析方法，目前已成为植物和微生物功能基因组代谢表型研究的常规分析技术。

案例链接

兴奋剂的检测

在 1988 年汉城奥运会上，加拿大短跑名将本·约翰逊奇迹般的创造了男子 100 米跑 9 秒 79 的世界记录，然而在随后的兴奋剂检测中，他被查出服用了兴奋剂合成类固醇药物，他的冠军资格被取消并受到禁赛两年的处分。

我国公布的《2020 年兴奋剂目录》将兴奋剂分为七个大类，包括：蛋白同化制剂、肽类激素、麻醉药品、刺激剂、药品类易制毒化学品、医疗用毒性药品、其他品种（β 受体拮抗剂、利尿剂等）。一般药物在体内大部分是通过尿液排出来的，所以尿检仍是主要的兴奋剂检测方式。目前，规定的合成类固醇类物质的标准检测方法是采用 GC-MS 分析尿样，以测定尿样中所含有的上百种成分，确定其中是否有兴奋剂药物。

2）液相 - 质谱联用技术（liquid chromatography-mass spectrometry，LC-MS）：液相色谱（liquid chromatography，LC）的分离原理是利用液体流动相将被分离的混合物带入液相色谱柱中，根据各组分在固定相及流动相中吸附能力、分配系数及分子大小等差异进行分离。LC-MS 和 GC-MS 质谱分析的原理基本相同，但 LC-MS 样品的前处理相对容易，经过简单的预处理后可以直接进样，且不需要柱前衍生化处理。多用于难以衍生化或热不稳定、不易挥发、相对分子质量较大的样品分析。目前，LC-MS 技术已发展成代谢组学研究的主流技术手段。Ogiso 等建立了反相液相色谱 - 质谱（RPLC-MS）测定磷脂酰肌醇磷酸盐的方法，分析了 A431 细胞中表皮生长因子诱导分子水平的代谢变化，该方法具有灵敏度高、检测范围宽等优点。比如，反相液相色谱 - 质谱方法测定 *p53* 基因突变小鼠的血浆，一次进样能检测出超过 160 种磷脂。

反相色谱方法是分析非极性和中等极性化合物的常规手段，但反相色谱柱对强极性的化合物无法保留，损失了这些强极性样品的信息，此时可选择亲水相互作用色谱（HILIC）代替常规的反相色谱。HILIC 有时也被称为含水正相色谱，是一种以极性固定相（如硅胶或衍生硅胶）及含高浓度极性有机溶剂和低浓度水溶液为流动相的色谱模式，特别适用于强极性和强亲水性小分子物质的分离。另外，超高效液相色谱（ultra performance liquid chromatography，UPLC），相对于常规 HPLC 而言，

UPLC 有更好的分离效率、峰容量以及灵敏度，与 MS 联用，可获得更多、质量更好的信息。UPLC-MS 成为代谢组学、复杂体系分离分析以及化合物结构鉴定的良好平台。

综上所述，LC-MS 集中了分辨率、灵敏度和专一性的优势，非常适合于极端复杂基质中靶标代谢产物的分析和鉴定。采用 LC-MS，可以使用非常简单的样品预处理步骤，在很短的时间内对选定的靶标化合物进行检测。LC-MS 能实现对复杂基质中结构相似的化合物的同时分析，因此非常适合于代谢产物的代谢轮廓分析。LC-MS 还能反映在预处理阶段较难分离和不稳定的化合物的信息。因此，当对待分析化合物的结构不具备先验知识时，LC-MS 可以同时对生物样品中的已知和未知化合物进行代谢组学测定。

在目前的基于 LC-MS 的代谢组学研究中，尚存在以下挑战：①分析方法上对化合物的偏向性，如极性化合物在反相液相色谱柱上保留较弱，常常由于离子抑制现象得不到较好的检测；②与 GC-MS 技术相比，尚没有可供定性参考的数据库，样品的鉴别还需进一步分析以区分异构体，须经纯化后再用核磁共振进行结构解析；③由 LC-MS 的高分辨率所带来的海量数据，需要合适的数据挖掘技术和数据处理方法来提取其中的有用信息。这些挑战也正是目前基于 LC-MS 技术的代谢组学方法中的热点研究问题。

3）毛细管电泳 - 质谱联用技术（capillary electrophoresis-mass spectrometry，CE-MS）：毛细管电泳（capillary electrophoresis，CE）原理是通过离子化合物质荷比（*m/z* 值）的不同造成迁移速率不同来实现分离的，因此该技术特别适用于离子性物质的分析。与传统的分离方法相比，毛细管电泳的显著特点是简单、高效、快速和微量。1987 年 Olivares 首次报道了毛细管电泳与质谱的联用技术，随之，该项技术迅速获得了认可和欢迎，在药物分析和代谢分析等领域得到越来越广泛的使用。CE-MS 可用于 LC-MS 不适合的离子性物质的分析，现已广泛地应用于离子性代谢物的研究中。微生物代谢，尤其是能量代谢过程，如糖酵解、磷酸戊糖途径、三羧酸循环中的代谢物几乎都是离子性化合物。生物样品中的离子性代谢物，根据所带电荷的不同，可分为阳离子代谢物和阴离子代谢物。据此，CE-MS 可分为阳离子代谢物 CE-MS、阴离子代谢物 CE-MS 和多价阴离子代谢物 CE-MS。利用 CE-MS 技术，生物样品只要经过简单的预处理就可以直接分析。Soga 等利用建立的 3 种 CE-MS 方法分析了 *B.subtilis* 168 菌株细胞代谢物，总共检测到 1 692 个代谢物，包括 1 053 个阳离子代谢物和 637 个阴离子代谢物。另有研究用 CE-MS/MS 的多反应检测模式建立了尿样代谢异常的快速检测方法，结果发现香草酸和苦杏仁酸可用于神经细胞瘤的诊断，C12 和 C14 环氧酸可用于脑肝肾综合征的诊断。

LC-MS 由于有良好的重复性、高性能的分辨率，且将色谱高效的分离能力与质谱高灵敏度的检测有效结合起来，在代谢组学研究中显示了极大的发展潜力。但是 LC-MS 属于有偏向选择性检测方法，对样品有介入性和破坏性，不利于在体内和原位分析。而且，对新化合物的空间结构不能给出准确的结果，使代谢物的结构确定有相当的难度。

3. 其他分析技术 液相 - 核磁（liquid chromatography-nuclear magnetic resonance，LC-NMR）联用技术始于 1970 年，但由于当时 NMR 灵敏度低，该技术发展缓慢。近年来，NMR 磁场强度大幅提高，以及 HPLC-NMR 专用探头的设计和溶剂抑制技术的发展，使得这项技术逐渐成熟并广泛应用到实际工作中。在 2001 年 Moy 等提出了高效液相色谱 - 质谱 - 核磁共振的联用技术；2004 年 M.Godejohann 等使用 500MHz LC/SPE-NMR-MS 联用技术对人尿液中低浓度对乙酰氨基酚代谢物的结构进行了研究，将 MS 与 NMR 的结果相结合，确定代谢物为 3- 甲氧 - 对乙酰氨基酚的醚化葡萄糖苷酸。目前，质谱已经逐渐成为代谢组学研究的主力军，而核磁技术在样本无损检测及组织样本的原位检测方面有无可替代优势。在未来，不论是两者单独使用还是联合使用都将为代谢组学研究发展提供有力的技术支持。

（三）代谢组学的数据分析

代谢组学采用各种分析手段（包括色谱、质谱、核磁等）对体液和组织中低分子量的代谢物进行尽可能地全貌分析，得到的是大量的、多维的分析数据。如何充分抽提所获数据中的潜在信息，并将其与生物体的生物学特性进行关联，进而用于了解和发现生物学规律，是代谢组学研究的最终目的。

1. 数据预处理 面对代谢组学分析所产生的海量数据，首先进行数据预处理。预处理过程包括信号滤噪、色谱峰识别、峰匹配、归一化、标度化等步骤，是保证数据质量、进行后续统计分析的重要前提。现有的色谱 - 质谱联用仪多数都配备了基本的数据处理软件，如 Waters 公司开发的 MarkerLynx 代谢组学软件，安捷伦公司开发的 MPP（Mass Profiler Professional）软件，LECO 公司开发的 ChromaTOF 软件等。另外，一些免费软件也能集成的实现对原始谱图的预处理过程，其中应用较多的是 XCMS 软件，经过适当的参数调整，能被用于 LC-MS 和 GC-MS 数据的分析。当用各种软件进行峰信息提取前，应先将原始谱图转换成数据形式，然后对色谱峰进行提取并根据保留时间和质荷比进行匹配，得到由保留时间、质荷比和峰面积组成的数据矩阵。

样本在采集或分析过程中会由于多种原因造成代谢物的浓度误差，为尽可能反映生物样本中的原始信息，需要对数据进行归一化处理。常用的归一化方法有将每个峰信号归一化到总峰面积、中位数、中值、定值、内标等，在数据预处理过程中应根据实际情况及分析样本的类型选择合适的归一化方法。

通过仪器分析、归一化和数据转换后的数据仍然直接反映每个成分的响应强度，变量的强度大小没有统一在同一个标准上。由于生物样本中代谢物的浓度分布范围广，为减少浓度差异对数据分析造成的影响，使不同浓度的代谢物所表征的生物信息均得以体现，还需要对数据进行标度化处理。标度化是通过数据处理用来增加每个变量在不同样本中的可比性，通过建模获得对模型贡献较大的变量。标度化的方法一般分为 3 种：Ctrl-scaling、UV-scaling 和 Par-scaling。其中 Ctrl-scaling 是将变量转换成与平均值的差值，即进行中心化处理；UV-scaling 是将经中心化处理后的变量除以该变量的标准偏差；Par-scaling 是将经中心化处理后的变量除以该变量标准偏差的平方根。各种标度化方法均有其优缺点，实际处理过程中应根据数据集的特征和实验过程中可能存在的影响因素来选择合适的标度化方法。

2. 数据分析 模式识别是化学计量学的重要组成部分，是数据信息挖掘的主要方法之一。在代谢组学的研究中，大多数情况是要从检测到的代谢产物信息中进行两类（如基因突变前后的响应）或多类（如不同表型间代谢产物）的判别分类，因此在数据分析过程中应用的技术也主要集中在模式识别技术上。

在代谢组学研究中常用的模式识别方法有两类，一类是非监督学习方法，这类方法不需要事先确定样本的类型归属，没有可供学习利用的训练样本，所以称为非监督（无师）学习方法，此领域常见的模式识别方法是主成分分析法（principal component analysis，PCA）。

PCA 是最早且广泛使用的多变量模式识别方法之一。主成分分析是采用线性投影将原来的多个变量空间转换成一组新的正交变量的统计分析方法。这些相互正交的新变量称为“主成分（principal component，PC）”，是原始变量的线性组合。第一主成分轴是原始数据矩阵的最大方差方向，其他主成分所反应的差异程度依次降低，而且这些主成分相互正交，这样保证了从高维向低维空间投影时尽量保留有用的信息。主成分分析主要应用于对高维数据空间进行降维，从而降低问题的复杂性。主成分所包含的信息量可根据主成分矢量的本征值来反应，降维后保留的总信息量由本征值累加。信息量越高，对原有的信息损失越小。

应该指出的是，主成分的确定并未考虑样本的分类信息，但若选用的变量与分类关系密切相关，在主成分的某些投影图上可以使两类（或多类）样本分布于不同区域，从而用于分类判断。但最大的两个主成分的投影不一定是分类最佳的投影，需要人为确认，应选择合适的主成分空间以获得理想的几何分类结果。由于主成分是原始变量的线性组合，根据数据的负载矩阵，可以用于判断原始变量对类型判断的贡献，简化指纹谱图。由于其分类判别能力弱于其他有监督的模式识别方法（如 PLS-

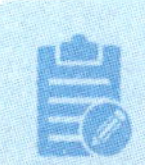

DA)，但通过主成分分析可以获取数据的可视化总览，而不受其他人为因素的影响，在代谢组学分析中主要用于代谢轨迹分析。代谢轨迹是指跟踪某个特定个体在外界条件刺激下（药物、毒物、环境条件变化）代谢产物随时间的变化曲线，用于生物体的应答机制、药物的疗效和毒性研究。

代谢轨迹的应用范例：氯化汞和 2- 溴乙胺都是肾毒性物质，前者具有肾近曲小管毒性，后者具有肾髓质毒性。将两者给药诱导肾毒性。收集连续 9 天的尿液，并用 NMR 来分析尿中的代谢物以研究毒性化合物对动物生化过程的影响。从代谢轨迹可以看到由毒性所引起的损伤的发生发展及恢复整个过程。不同毒性化合物引起的损伤具有不同的轨迹，对氯化汞来说，毒性发生发展的曲线与毒性消退后的曲线具有相似性，而 2- 溴乙胺产生的代谢轨迹中毒性发生与毒性消退曲线差异比较大，这表明两者在毒性损伤机制上是不同的。氯化汞是一种损伤机制单一并且损伤可逆的毒物，而对于 2- 溴乙胺，这种毒性化合物可以造成两种不同类型的损伤。开始是对线粒体的毒性作用，然后是破坏肾乳突改变肾脏的渗透性，因此毒性消退后的回归曲线较为复杂。

另一类为有监督学习方法，有监督的模式识别方法（有师）是利用一组已知分类的样本作为训练集，让计算机对其进行学习，获取分类的基本模型，进而可以利用这种模型对未知分类的样本进行类型判断。这类方法通常称为“有监督地学习”或“有师地学习”。此领域常见的模式识别方法是偏最小二乘判别分析（partial least square-discriminant analysis，PLS-DA）。为了检测所建立的判别模型的有效性，常见的方法是进行交叉有效性检验。首先将原始样本分为训练集和检验集，通过训练集建模，并对检验集进行预测，求出所有检验样本的残差，并平方求和。该值越小，模型的预测能力越强，可以用于确定最佳的主成分数。同时还可以研究模型的稳定性。PLS-DA 是目前代谢组学中应用最为主要的模式识别方法，被广泛应用于植物、药物、疾病的代谢组学研究中。

3. 差异代谢物的鉴定和标志物识别　对重要的未知代谢物进行结构鉴定是代谢组学研究中最具挑战性的工作，是获得代谢物生物学信息的重要前提。在以 LC-MS 为分析平台的代谢组学研究中差异代谢物的结构鉴定过程为：获得准分子离子峰，确定代谢物的分子量，并计算分子元素组成；二级或多级质谱扫描，获得结构信息，进行分子结构推导；数据库搜索，与 HMDB（http://www.hmdb.ca/）、METLIN（http://metlin.scripps.edu）、MassBank（http://www.massbank.jp）等数据库比对，精简候选化合物；对照品确证。在以 GC-MS 为分析平台的代谢组学研究中，由于电子轰击源能提供丰富且具有特征性的质谱断裂信息，因此代谢物的结构鉴定是将代谢物谱图与数据库的标准谱图进行比对，最后用对照品进行确证。

代谢通路分析可以找到与差异代谢物相关的其他化合物、基因和酶，有助于了解差异代谢物所代表的生物学意义，捕捉化学信息下所蕴含的代谢状态，从而对机体生物学变化的原因作出合理的解析。常用的代谢通路数据库有 KEGG（http://www.genome.jp/kegg）和 HMDB（http://www.hmdb.ca/）等。

第二节　药物代谢组学的应用

近年来，药物代谢组学在疾病诊断、个体化治疗、药物靶标发现、药物毒性预测等环节显现出明显优势，被广泛应用于药学研究中的药物机制研究、个体化治疗、药物研发以及动物新病理模型构建等诸多方面，具有广泛的研究前景和应用价值（图 10-5）。

一、药物作用机制及其关联代谢

生物体的代谢网络一般包括物质传递、能量代谢以及信息传导等三个方面，其中所包含的内源性代谢物质通过参与不同的生化途径维持着机体的平衡状态。当机体受到外界的干扰时，这种平衡将会被打破，机体的代谢网络随之改变，从而导致疾病的发生。导致病理变化的内外因素主要从作用于基因、作用于蛋白质或直接参与机体的生化代谢等三个层面引起机体功能紊乱。然而，不论通过何种

途径，最终影响都会通过内源性代谢物的相对比例、浓度表现出来。

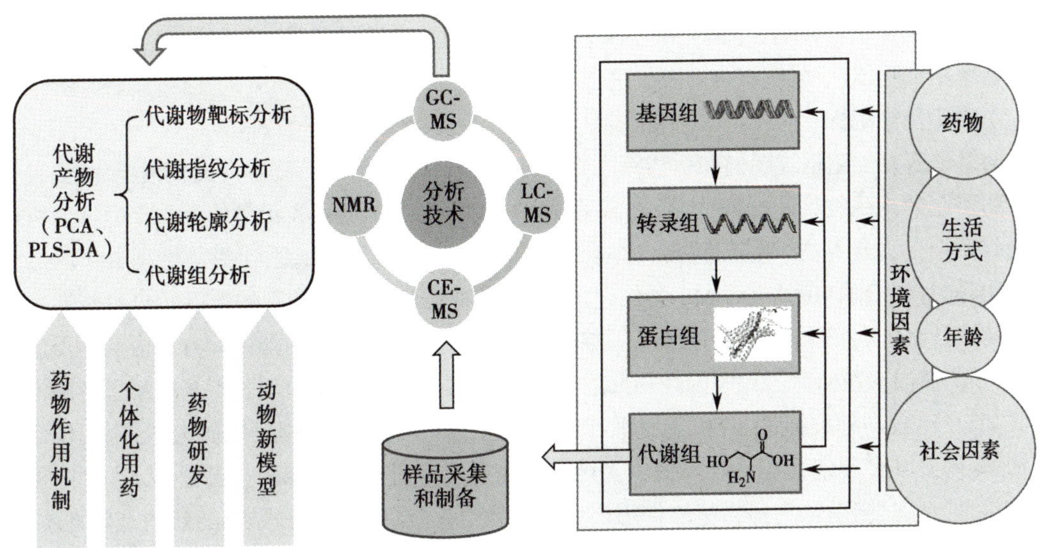

图 10-5　药物代谢组学的应用

代谢组学研究就是通过分析内源性代谢物(组)的变化来反映机体的状态的。比较分析给药前后个体的代谢表型和反应表型，可发现药物引起的内源性代谢物变化。对所有代谢物进行高通量分析可以得到代谢指纹图谱，一方面可以直接反映体内生物化学过程和状态的变化，另一方面，找到其中存在差异表达的代谢物(生物标志物)，可将其与病理生理过程中的生物学事件相关联，进而揭示疾病的发生机制以及药物的作用机制。

(一) 解析药物作用机制

代谢组学作为一种系统方法，能在研究药物作用机制上发挥作用。成功的疾病治疗必须使代谢网络中的缺陷部分正常化，同时又不得干扰其他维持健康所必需代谢途径的调控。药物作用机制的研究就是研究药物在这种调控作用中所起的作用和如何起作用。代谢组学研究可揭示药物引起的内源性代谢物的变化，直接反映体内生物化学过程和状态的变化。人体这样复杂的多细胞系统，有赖于遗传信息和神经及体液因素的正常传递，而这种信息传递在相当程度上依赖于各种受体。从药物学角度看，则依据药物分子与受体分子之间的反应规律，在药物分子结构和效应的关系基础上，发现新药并最终使新药具有更好的疗效和更少的毒性和副作用。

中药具有多成分和作用多样性的特点，因此对其作用机制研究相当的困难。而代谢组学是研究反应机体状况的分子集合与其功能之间关系的一种方法，所有因素(包括基因、环境、营养、药物和时间等)对机体健康造成的影响均可反映在代谢物变化中。因而代谢组学具有明显的整体反应性的特点，这一特点与中医药治疗疾病的整体观念十分吻合。利用代谢组学的方法研究中药治疗疾病的整体性作用机制，一方面对相关中药新药的开发提供了科学依据，另一方面为中药整体性作用机制的研究提供了方法学借鉴。研究人员运用代谢组学方法研究水飞蓟宾对四氯化碳引起急性肝损伤的药物作用机制。通过 GC-MS 技术分析四氯化碳及水飞蓟宾作用下的小鼠肝组织匀浆及血浆代谢物谱。使用 PLS-DA 模式识别方法研究正常组与四氯化碳模型组之间的代谢物谱差异，并通过变量重要性投影选取肝组织与血浆中各 12 种标志性代谢物。结果表明，四氯化碳作用后，小鼠机体能量代谢、氨基酸代谢及脂类代谢都受到不同程度的影响。水飞蓟宾能有效地缓解四氯化碳所造成的小鼠体内线粒体功能及氨基酸代谢紊乱。另外，基于 UPLC-MS 为核心技术，以 PCA 模式识别方法为数据解析手段，研究乙醇诱导肝损伤大鼠和茵陈蒿汤干预大鼠尿液中代谢物组时量的轨迹变化。初步确定 4 个能够表征酒精性肝损伤发生发展和恢复状态的内源性生物标记物，并基于这些标记物的代谢轨

迹变化阐明茵陈蒿汤的保肝作用机制。此外，在人参皂苷 G-Rgl 和 G-Rg2 治疗阿尔兹海默病的研究中，利用代谢组学的方法测定代谢物图谱变化，发现溶血磷脂酰胆碱、次黄嘌呤和鞘磷脂相关的共 11 个代谢物的表达都是上调的，小鼠大脑中掌管认知区域的功能得到了部分恢复。因此通过代谢组学研究药物作用机制，对于缓解疾病的发展进程有着积极的意义。

（二）确定药物靶标

代谢组学研究代谢指纹图谱和生物标志物（biomarker），不仅体现药物本身的代谢变化，而且主要反映药物引起的内源性代谢物的变化，进而呈现出体内生物化学过程和状态的变化。通过分析体液代谢指纹图谱的变化原因，确定药物靶标或受体。例如，在研究螺内酯治疗耐药性高血压的治疗效果过程中，通过结合 NMR 和 LC-MS 的代谢组学，发现柠檬酸盐和草酰乙酸可以区分耐药性高血压和非耐药性高血压。如同时加入 α- 酮戊二酸和苹果酸，则可区分对螺内酯治疗有反应和不反应的患者，提前预测螺内酯在治疗过程中的药物反应，从而有助于优化螺内酯对耐药性高血压患者的治疗效果。又如，在比较两种抗抑郁药物（氯氮平和富马酸奎的平）的药物作用机制研究中，应用代谢组学的方法，采用 HPLC 测定给药动物血清中多种内源性神经递质（乙酰胆碱、多巴胺、去甲肾上腺素、5- 羟色胺等）的动态变化，认为药物整体作用产生的生物学物质（神经递质）是其药效的基础物质，证明了这两种药物的作用机制与多巴胺受体有关。这种用代谢组学方法研究所揭示的生物学变化很容易与传统手段的测定结果联系，更容易评价药效作用并发现药物作用的靶点和受体。

二、个体化用药

个体化用药是以每个患者的信息为基础制定治疗方针，从基因组成或表达变化的差异来把握治疗效果或毒副作用等应答的个性，对每个患者进行最适宜药物疗法的治疗。药物基因组学、药物蛋白组学等的出现，为实现个体化用药提供了巨大的推动作用。它们分别以个体基因型、蛋白表达的差异作为临床诊断、疾病分型、疗效评价以及预测疾病预后的依据。然而个体差异的形成不仅受先天遗传因素的影响，同样也会受到后天多样的环境因素影响，因此以药物基因组学和药物蛋白组学为基础的个体化用药仍存在着一定的局限性。

药物代谢组学是通过测定给药前后的代谢物特征来预测和评价药物在体内的作用，与药物基因组学和药物蛋白组学相比，药物代谢组学检测的指标为药物的体内代谢产物以及内源性的小分子物质，这些代谢产物是遗传因素、生理条件、环境因素等综合作用下的终端效应，能够直观地反映生物体功能状态。另外，药物代谢组学所检测的样本一般为血液、尿液等生物体液，比较容易获得，并且分析方法简单，测定速度快，能进行动态连续研究，有利于评价药效和发现药物作用机制。

因此，药物代谢组学能够阐明基因与环境共同作用下体内因素及个体差异在疾病诊疗上的影响和关联，它补充了药物基因组学与药物蛋白组学在个体化用药中的不足，为以药物反应表型预测为基础的个体化用药提供了新的技术平台，广泛应用于药物的毒副作用及治疗效果个体差异性的预测和评价。

（一）药物治疗效果个体差异性的预测和评价

由于患者个体差异的不同造成了治疗期间的生物化学状态差异，这种差异与患者的代谢表型有关。以肿瘤的治疗为例，一方面，不同肿瘤患者对化疗药物的耐药性和敏感性差异较大；另一方面，患者进行放化疗后，其体内肿瘤的负荷会明显下降，这些都会引起其代谢谱发生显著的变化。因此，可以通过药物代谢组学的方法分析不同个体间的代谢表型差异，来预测和判断患者在药物治疗后的效果，指导和优化临床用药，从而实现疾病的个体化用药。

1. 疗效预测 药物在个体上可能引起的反应能够被给药前的代谢物表型所预测，而给药前代谢物的表型能够反映药物代谢和药物效应相关的多种因素，即药物代谢组学对药物个体反应具备预测性，可以用来预测药物对不同个体的疗效。如，以基于 LC-MS 和 GC-MS 的脂质药物代谢组学平台，

分别证明了给药前患者血浆样本中脂质代谢组的水平，可用于预测临床给予辛伐他汀后低密度脂蛋白-胆固醇的降低程度，成功预测分群了患者对药物良好应答、正常应答、弱应答等3个亚组。将这一结果结合基因组学数据分析后发现，给药前血浆中7种胆汁酸水平与有机阴离子转运体 *SLCO1B* 基因多态性显著相关，推测由于辛伐他汀与胆汁酸竞争转运体，故给药前体内胆汁酸水平与给药后辛伐他汀血药浓度相关。这一模型可用于预测治疗效果和确保用药的有效性。

2. 疗效评价 药物代谢组学除了其在预测疗效中的应用之外，其在临床治疗效果的评价中亦具有重要应用价值。与传统疗效指标相比，通过早期应答的生物标志物群的变化，可以更快速地表征药物的疗效和病理病程。糖尿病是一种慢性代谢性疾病，会引起很多严重的并发症，如糖尿病眼病、心血管疾病和糖尿病肾病等。糖尿病可通过控制饮食和加强锻炼来预防，但是目前还没有发现能够预测糖尿病的特定生物标志物。药物代谢组学通过对内源性代谢物进行整体分析，被逐渐应用于糖尿病的诊疗研究中，有研究显示糖尿病患者中尿液代谢产物色氨酸、犬尿酸较低，犬尿酸原较高，推测这三种物质可能是糖尿病的生物标志物。

（二）药物毒副作用个体差异性的预测

降低或者避免药物的毒副作用是合理用药的主要目标之一，但由于患者个体对于药物的反应性不尽相同，给临床药物种类的选择剂量的确定带来了极大的困扰。利用给药前个体的代谢表型来预测给药后的药物反应表型，从代谢组学水平上深入认识疾病及药物作用的个体差异的机制，从而预测个体对药物的代谢和毒性反应的差异，这也是个体化治疗研究的新方向。

Clayton 等在对乙酰氨基酚诱导大鼠肝脏毒性模型实验中发现，通过大鼠造模前的尿液代谢谱，可以预测给药后药物的代谢水平，且成功鉴别出与肝脏损伤相关的内源性代谢物。该研究首次证实，药物对个体引起的反应，能够由给药前的代谢物表型预测。4年后，在此基础上，Winnike 等亦测定了71名健康成人在给予对乙酰氨基酚前后的尿液，结果显示给药后短时间内（谷丙转氨酶升高前）的尿液代谢谱可以被明显区分为毒性易感型和耐受型，其预测准确率高达70%以上。不仅如此，有研究者还成功发现，一些内源性生物标志物（如半胱氨酸和甘氨酸）在毒性易感人群体内水平较高，而肌酐则在毒性耐受人群体内水平较高。

（三）药动学性质个体差异性的预测

大量的生物医学研究成果表明，大多数药物反应的个体差异由遗传因素造成，即患者的药物代谢基因类型影响着药物反应的个体差异。个体差异通常体现在药物体内过程的差异，包括生物利用度、组织分布、代谢及排泄，并可能进一步涉及药物的作用——无效或毒性。因而，临床上常常利用血药浓度监测指导药物治疗方案的调整，进行个体化用药。但进行血药浓度监测的前提是需先行给予患者一定剂量的药物暴露，而研究者又无法预知初始暴露剂量下患者的应答反应如何，即存在一定的风险因素。近年来，一系列研究证实药物代谢组学与药动学之间有着十分密切的联系，即通过基础代谢谱，就能够预测药动学行为及参数甚至药物代谢酶的活力等。

1. 预测药动学参数 有研究发现，通过健康志愿者尿液中的代谢标志物，可以预测他克莫司的药动学参数。该研究小组利用鉴定出的22种代谢物，绘制代谢网络，成功预测了不同个体的药动学参数，包括AUC、清除率、血药浓度，这不仅可以帮助解释他克莫司的药物作用机制，也可作为预测个体化药动学参数的临床指标。这些研究具有示范性作用，进一步提示，药物代谢组学可作为指导个体化用药的有力工具，值得在临床上进行深入研究和验证。

2. 表征代谢酶活性 有研究发现，利用药物代谢组学，能够直接鉴定出表征药物代谢酶活性的内源性代谢标志物，比如CYP3A酶等。24名健康女性受试者分为CYP3A酶对照、抑制、诱导等3组，运用代谢组学，对静脉注射咪达唑仑前后的受试者尿样进行分析，结果显示，给药前尿样中的脱氢表雄酮（DHEA）、7β-OH-DHEA/DHEA等指标，可帮助预测咪达唑仑的清除率以及肝CYP3A酶活性。鉴于药物代谢酶的活力与其药动学属性及最终药效之间的密切相关性，药物代谢组学在反映药物效

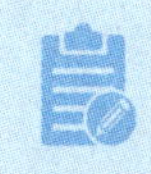

应方面的潜能得到进一步的证实，也初步阐释了药动学与药物代谢组学相互联系的内在原因。

三、药物研发与老药新评价

（一）药物代谢组学与药物研发

生命是一个完整的系统，在这一系统中，各种生物分子（基因、蛋白质及代谢物）的相互作用、相互关联使得生命过程得以正常运转，保持动态的代谢平衡，即自稳态。一旦这一复杂体系中的某一部分的平衡偏离了自稳态，就会表现为疾病。药物研发的目的就是要从中获得能使代谢平衡由疾病状态恢复到正常状态的药物，而不是出现病理状态（即应该降低或消除的不良反应或毒性）。随着医药科学的深入发展，对药物的有效性和安全性被提出更高的要求，在药物研发过程中需要进行更多广泛的比较试验。药物研发的过程一般包括基础研究（流行病学、市场需求、技术现状等调查）、药物设计与发现（药物靶标的确定、先导化合物的发现与优化等）、临床前研究（药理药效学研究、药动学研究、药物毒性评价、药物制剂与工艺试验等）以及Ⅰ~Ⅳ期临床研究等，然后经过审批才能获得上市。这个过程不但耗时漫长而且投入巨大，同时，药物在临床试验阶段或进入市场后常会出现意想不到的不良反应和副作用，迫使药物撤出市场，这也导致药物研发的风险大增。在这种背景下，早期评价、早期淘汰已经成为药物研发的重要策略。

随着基础生命科学的发展，代谢组学技术的出现使得人们可以在药物研发的早期就进行快速、有效、低成本的安全性和有效性评价，提前评估候选化合物是否具有成为药物的潜能，大量节省药物开发的人力、物力和财力。代谢组学可以对生物体内的小分子代谢物进行动态的定性定量分析，分析代谢物与相关生理病理变化的相对关系，灵敏地发现由药物作用引起的异常代谢变化，从而获得有关药物与机体作用的生物学信息。目前，代谢组学在药物研发中的应用涵盖药物靶标发现、药物临床前药效评价、药物临床前毒性评价以及药物临床安全性评价等众多方面。

1. 药物靶标发现 药物靶标（drug target）是指药物在体内的作用结合位点，它包括基因位点、受体、酶、离子通道、核酸等生物大分子。药物靶标是药物设计的重要依托，而确定新颖有效的靶标是药物研发的首要任务。

由于代谢组学所检测的许多内源性小分子化合物直接参与了体内各种代谢循环，其水平高低在一定程度上反映了机体代谢功能和状态。通过代谢网络分析可了解体内生化代谢状态，了解生化代谢与疾病之间的关系，从相关的代谢异常处入手，可在阐明疾病病因、病理机制的同时发现潜在的药物治疗靶标。这些药物靶标对新药的开发研制、建立筛选模型、发现先导化合物等方面具有重要的意义。

（1）代谢性疾病治疗药物靶标的发现：很多代谢性疾病的病因和发病机制被认为与体内小分子代谢物水平的失衡或功能的紊乱密切相关。将代谢组学方法应用于此类疾病的代谢图谱研究可能揭示出与疾病相关的生物标志物，进而在其中发现一些潜在的作为药物开发的靶标。有学者通过基于LC-MS的代谢组学方法研究了肥胖人群与偏瘦人群的代谢谱差异，分析发现支链氨基酸是肥胖人群与偏瘦人群代谢谱差异的主要特征，支链氨基酸的分解代谢增强与胰岛素抵抗有密切的关系。为了进一步考察支链氨基酸对代谢平衡的影响，研究者们设计了动物实验，结果显示，饮食中高含量的支链氨基酸可造成高脂喂养大鼠产生胰岛素抵抗的表型，探讨其机制发现，支链氨基酸通过激活西罗莫司靶蛋白（the mammalian target of rapamycin，mTOR）信号通路产生胰岛素抵抗，并且此过程可被mTOR的抑制剂西罗莫司逆转。以上研究说明，mTOR可作为调节体内支链氨基酸的潜在药物靶标，对设计抗胰岛素抵抗类药物具有指导意义。

（2）肿瘤治疗药物靶标的发现：肿瘤细胞生长代谢旺盛，侵袭、转移性强。分析转移与非转移型肿瘤之间代谢图谱的差异可以找到与肿瘤转移关系密切的特异性代谢物质，并且，此类代谢物质的特异性酶具有成为药物靶标的潜力。有学者利用GC-MS技术检测到尿液和血浆的代谢谱能区分出良性

前列腺、前列腺原位癌和转移癌。其中，肌氨酸是甘氨酸的*N*-甲基衍生物，它在前列腺原位癌向转移癌进展的过程中含量显著增加。进一步的细胞实验证实，相对于良性前列腺上皮细胞，肌氨酸的水平在侵袭性前列腺癌细胞中显著升高。当敲除甘氨酸*N*-甲基转移酶（将甘氨酸转化为肌氨酸）时前列腺癌的侵袭性减弱，而加入外源性的肌氨酸或敲除肌氨酸脱氢酶（导致肌氨酸降解）则会诱导前列腺良性上皮细胞向恶性表型转化，提示前列腺癌的侵袭和转移过程是通过肌氨酸及其近端调控酶介导的。研究发现，雄激素受体基因和ERG基因（前列腺癌中一种常发生过表达的原癌基因）融合的产物通过转录调节肌氨酸代谢的相关酶直接影响肌氨酸的水平。以上研究结果提示，肌氨酸及其代谢酶在前列腺癌的转移进程中起着非常重要的作用，是抗前列腺癌药物开发的潜在靶标。

（3）神经系统疾病药物治疗靶标的发现：神经系统疾病的分子机制异常复杂，其药物治疗的作用机制尚不明确。利用代谢组学检测体液中与疾病相关的代谢过程或信号通路涉及的小分子物质，可准确地把握神经系统中细胞及组织的代谢异常，从而为这类疾病的诊断、监测及治疗提供新的思路。

案例链接

抗抑郁症药物靶标的发现

有研究人员利用代谢组学分析技术对9例患有抑郁症、11例抑郁症康复以及10例从未得过抑郁症的健康老年人血浆进行了差异代谢物分析。结果显示，相比于健康的老年人，在抑郁症患者的血浆内检测到*γ*-氨基丁酸、甘油、脂肪酸等数百种代谢物的水平发生了明显的变化。此外，与抑郁症患者相比，症状康复者血浆中3-羟基丁酸水平明显升高。以上研究结果表明抑郁状态可能与机体内脂质和神经递质的代谢水平有关，提示可以从调节某些异常代谢通路的角度开发出抗抑郁症药物，为抗抑郁症药物靶标的发现提供了新的途径。

（4）心血管疾病药物治疗靶标的发现：心血管疾病是一种与代谢过程密切相关的复杂疾病，其发生发展与机体在代谢过程中引起的体液和组织中代谢产物的变异及表达异常有关。代谢组学的兴起与发展为从整体水平上研究心血管疾病的病理过程提供了新的契机。在一项动脉粥样硬化的研究中，研究人员将对照小鼠和*Baf60a*基因敲除小鼠的胆汁酸和胆固醇进行代谢组分析，发现与对照组相比，*Baf60a*敲除小鼠胆汁样本中总胆汁酸含量约降低37%，而胆固醇含量升高。说明*Baf60a*的失活会导致胆汁酸的合成减少和胆固醇的吸收受阻，可能介导*Baf60a*敲除小鼠对饮食诱导的高胆固醇血症的抵抗。最后，通过*ApoE*敲除小鼠模型进行验证实验，在对小鼠动脉进行解剖观察时，发现*Baf60a*失活的小鼠显著减轻了动脉粥样硬化病变的形成与恶化。上述源于代谢组学的研究表明，BAF60A可能成为治疗心血管疾病的潜在靶点。

因此，通过代谢组学的方法可为机体具体代谢的影响进行表征，针对代谢物的变化情况，对疾病的治疗效果进行评价，同时通过代谢组学的分析可找到与疾病密切相关的物质，其对应的受体、酶等可作为药物治疗的靶点，为新药开发提供潜在候选药物。

2. 药物临床前药效评价 药物的有效性是新药治病救人的首要条件，也是评价新药的基础。与主要以生化指标为依据的传统药效学评价方法相比，基于代谢组学的药效学评价方法的优势在于研究以内源性物质为主的内源性小分子化合物，而这些物质基础能够反应药物作用机体的最终效应。有研究团队采用NMR技术通过分析代谢指纹图谱特征，结合模式识别分析方法，从微观指标多层次、多视角观察引起脂代谢紊乱的相关生物标志物以及小分子候选药物干预后的影响，在此基础上建立了基于代谢组学NMR技术和传统药理学技术相结合的调节血脂创新药物药效学评价体系。以2′,3′,5′-三氧乙酰基-N_6-(3-羟基苯胺)腺苷（WS070117）的研究为例：WS070117是天然产物虫草素的衍生物，具有显著的脂质调节活性，该研究团队基于NMR技术的代谢组学方法评价了不

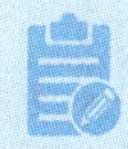

同剂量 WS070117 的调血脂活性。采用 PCA 及 PLS-DA 两种多变量方法分析了给予 6 个不同剂量 WS070117 的地鼠血清氢图谱。结果表明，WS070117 能有效调节高血脂地鼠脂代谢、胆碱代谢及糖代谢紊乱，且其药效与剂量呈正相关，高剂量组能显著调节代谢物浓度向正常水平转归，并且明显强于阳性对照组。以上研究结果揭示，基于 NMR 技术的代谢组学方法能够有效地评价调控血脂化合物的剂量 - 药效关系。

3. 药物临床前毒性评价 候选药物在临床前或临床研究中淘汰率一直很高，已上市的药物也常因意想不到的不良后果而撤出市场。临床前毒性评价的目的是提供新药对人类健康危害程度的科学依据，预测将上市新药对人类健康的危害程度，降低药物研发的风险。常用于临床前毒性评价的方法是药物毒理学动物实验，例如急性毒性试验、长期毒性试验、致畸试验及致癌试验等，通过毒性病理检查可判定药物造成病理性损伤的部位、程度、性质和预后等基本问题，为药物的安全性提供依据。然而这种评价手段有许多固有的缺点，如毒性反应的种属差异、动物数量限制以及对发生率低的毒性反应灵敏性差等问题。

随着科技的发展，以整体性、系统性为标志的组学技术得到了迅速发展，为药物毒性机制研究指出了一个新的方向。药物的毒副作用会引起组织细胞中结构功能的改变，导致整体和局部代谢网络的失衡，这种变化的直接体现就是内源性小分子物质代谢组的改变。由于代谢组处于生物信息流的末端，因此与基因组学和蛋白质组学相比，代谢组学在发现毒性物质、揭示毒性规律、确定药物毒性靶组织、阐释毒性机制等方面更具有优势。

(1)药物毒性筛选与预测：代谢组学通过高通量组学技术在短时间内可以筛选出许多药物作用后特征性表达的代谢物群。这些代谢物很可能代表着药物毒性作用的物质靶点、功能损伤的执行分子以及药物损伤作用的最终产物，可将其应用于候选药物的毒性评价。因此，代谢组研究在药物毒理及相关的可预测性专家系统方面的应用一直备受关注。研究实践证明，基于代谢组的核磁共振分析方法不仅能够有效地判断毒性影响的组织器官及其作用位点和相关作用机制，确定毒理的生物标记物，而且能够在此基础上建立毒性预测专家系统（图 10-6）。

在药物毒理代谢组学的研究方面规模最大、投资最多而且最有影响的是国际代谢组学毒理学联盟（consortium for metabonomic toxicology，COMET）计划，该计划采用 NMR 技术分析了毒素对啮齿动物模型的尿液、血液和部分组织代谢组的影响，该项目的一期已于 2005 年顺利完成并超越其预期目标。对约 150 种标准毒素进行了代谢组学研究后，证明了代谢组学方法在药物毒理研究的可行性、可靠性和稳定性，证明了 NMR 技术在不同实验室的高度重现性，发展产生一批新的代谢组学研究新方法，而且建成起第一个大鼠肝脏和肾脏毒性的计算机预测专家系统。

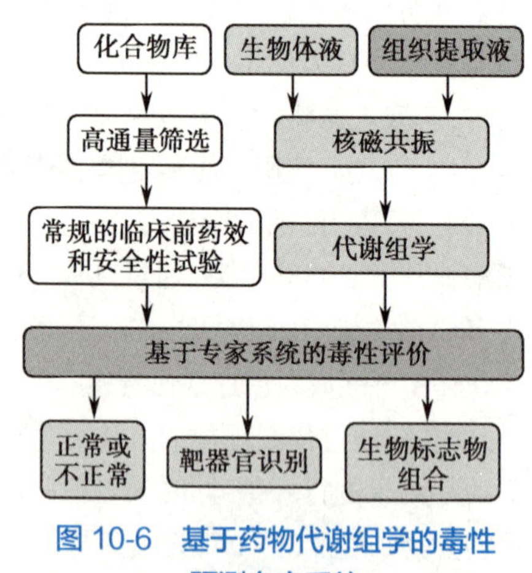

图 10-6 基于药物代谢组学的毒性预测专家系统

尽管代谢组学在药物毒副作用预测等方面有其特有的优势，但同样也存在诸多挑战。首先，生物样本的代谢轮廓很容易受到年龄、种族、生活习惯、外界环境等诸多因素的影响。因此，在分析前，需对这些因素加以有效地控制，以便于获取和研究与目标更相关的信息。其次，代谢组学的研究还有赖于分析平台的发展。人体当中的代谢产物性质和含量千差万别，需要借助更高通量、更高灵敏，以及对未知物分析性能更强的技术平台，有效地完善代谢组学轮廓。同时，临床上许多发病机制和与之相关的能量代谢机制尚未完全清楚，如何合理准确地将临床医疗与代谢组学信息相关联，并验证该研究结果，也是代谢组学要面临的挑战之一。

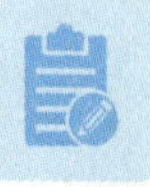

(2)毒性生物标志物及其机制：代谢组学技术应用于毒性作用机制研究的基础是体内某种生物分

子或代谢物的动态变化可以作为毒性损伤的标志物。血浆或尿液代谢物谱的“整体模式”或“指纹”比单一靶标具有更好的一致性和预见性。利用NMR等技术测量生物体液所获得的图谱中包含了丰富的生物标志物信息，这些信息反映了机体不同代谢途径对化学物毒性的生物学效应。应用这些生物标志物信息可以通过确定毒性作用生物标志物而进一步确定毒性靶器官、作用靶位及其机制，评价毒性效应过程。

有学者以引起肝脏毒性损伤的药物异烟肼（INH）和利福平（RFP）为研究对象，利用代谢组学技术，与基因组和蛋白质组分析技术相结合，对尿液 ^{1}H-NMR图谱进行PCA模式识别分析。结果发现，异烟肼组中出现柠檬酸盐、琥珀酸盐、葡萄糖和马尿酸盐代谢成分明显降低而氨基己磺酸增高。利福平组中出现柠檬酸盐、马尿酸盐和2-氧戊二酸的降低。两药合用组中出现柠檬酸盐、琥珀酸盐、马尿酸盐和2-氧戊二酸代谢成分的降低而氨基己磺酸增高。这些代谢成分的改变说明异烟肼组和两药合用组出现了典型性肝脏损害（氨基己磺酸增高），而且各给药组影响了能量代谢中的三羧酸循环和糖酵解途径。异烟肼与利福平合用肝毒性增加不仅与过氧化反应增加有关，而且还与利福平增加细胞色素P450和P4502E1活力有关，为阐明药物的肝脏毒性作用机制提供了科学依据。

4. 药物临床安全性评价　根据全球规模最大的生物技术行业组织之一BIO（Biotechnology Innovation Organization）、制药情报智库（Informa Pharma Intelligence）、量化生命科学咨询公司（QLS Advisors）联合发布的药物临床开发成功率的最新报告显示：2011—2020年，药物开发项目从Ⅰ期临床到获得美国FDA批准上市的成功率平均为7.9%，而2006—2015年这一数据尚为9.6%。药物研发失败的风险不断增加，其中失败的首要原因是在人体出现的一些副作用和不良反应。

在疾病状态下，生物样品中的代谢组可能明显有别于正常状态，但经过治疗康复后代谢组极有可能向正常状态恢复。因此，通过比较治疗前后的代谢组学差异并与健康机体进行对比分析，可以对药物的临床安全性进行综合评价。例如，药物引起的肝损伤是全世界关注的健康问题，药源性肝损伤的早期诊断仍然是临床治疗肝损伤的一大难题。因此，有学者应用代谢组学的方法设计了临床实验，进行了对乙酰氨基酚引起人肝毒性早期预测的研究。健康的成年人连续7天每天服用4g对乙酰氨基酚，通过检测尿液中的代谢物来预测对乙酰氨基酚引起轻度肝损伤的应答和非应答人群。实验结果表明，与仅检测药物代谢产物的方法相比，代谢组学的方法能够得到包括一切药物代谢产物在内的所有内源与外源的代谢组，因而不仅能够在治疗的早期就敏感地检测到对肝脏有毒性的代谢产物苯醌亚胺，还能通过检测到的内源性代谢物质的不同来预测易中毒人群。例如，在有毒性应答的人群尿液中其甘氨酸的含量显著提高，说明易中毒人群其肝脏对甘氨酸的吸收较低，而甘氨酸是谷胱甘肽的组成成分，肝脏中的谷胱甘肽可以降低对乙酰氨基酚的毒性。因此，以上实验说明，代谢组学的方法可以在临床上用于药物潜在肝毒性的预测。

（二）代谢组学与老药新用

目前制药行业面临诸多挑战，比如新药折损率高、发现和开发速度缓慢、投入成本过大，重新利用老药治疗常见和罕见疾病越来越成为一个有吸引力的选择，因为利用老药可以降低风险，并且可能降低总体开发成本、缩短开发时间。

老药新用又叫药物重新定位、重新分析或重新开发，是在已经批准或研究中的药物现有适应证之外开发新用途的一种策略。这种策略相比于重新开发新药有多种优势。首先，可能也是最重要的一点是，降低失败风险，因为再利用的药物已经在早期临床试验中通过动物模型和人体进行过充分的安全性验证，在随后的有效性试验中从安全角度来说至少不太会失败；第二，缩短药物开发周期，因为大部分临床前试验、安全性评价、甚至制剂研发都已经完成；第三，降低成本，这取决于候选药物所处的开发阶段和过程，可能有很大差异。在相同适应证的情况下，再利用药物相比于新药，监管成本和临床Ⅲ期的成本可能保持不变，但是在临床Ⅰ期和临床Ⅱ期阶段仍然可以大幅降低研发费用。总体

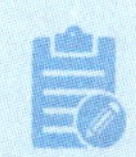

来说，这些优势主要是降低风险、增加投资回报率、降低失败的费用。有数据表明，老药新用从临床到上市平均花费大概是3亿美元，而一个新药大概是20亿~30亿美元。最后，老药新用可能揭示新的药物靶标和信号通路，可用于进一步开发利用。

随着高通量药物筛选和各种组学技术的发展，老药新用逐步摆脱“意外”发现的困境，走向“有的放矢”的高速路。比如说，维生素U常被称为甲硫氨酸衍生物，包括*S*-甲基甲硫氨酸和3-氨基-3-羧丙基二甲基硫。维生素U常用于胃溃疡的治疗。有学者用基因组、转录组和代谢组学整合的研究发现，*S*-甲基甲硫氨酸能缓解对乙酰氨基酚引起的肝损伤。对乙酰氨基酚是目前多种非处方感冒药和抗流行性感冒药物的主要成分，但该药在体内的代谢物会对肝脏产生毒性，虽然肝脏中的谷胱甘肽可以用于缓解这种毒性，但正常机体中的谷胱甘肽含量远不足以应付大剂量的对乙酰氨基酚产生的肝毒性，因此会产生严重的肝脏损伤，甚至严重到需要肝移植。研究人员通过分析对比对乙酰氨基酚在16只实验鼠中的代谢物组，以及对比对乙酰氨基酚毒性敏感与不敏感（耐药）小鼠体内的基因表达情况，发现了224个候选基因或许可用来解释耐药小鼠能够抵抗对乙酰氨基酚引起肝脏损伤的原因，从中鉴定了一个名为*Bhmt2*的具有食物摄取依赖的蛋白酶基因。Bhmt2酶能将*S*-甲基甲硫氨酸转化为甲硫氨酸，甲硫氨酸随后通过一系列步骤转化为谷胱甘肽。同时还证实，在Bhmt2通路发挥正常功能时，*S*-甲基甲硫氨酸可以缓解对乙酰氨基酚诱导的肝脏毒性。

四、动物新病理模型的建立与评价

在药物研究中大量使用各种实验动物研究药物的毒性、药效及药物作用机制。对实验动物本身的研究也是代谢组学研究的一个重要领域。生理和环境等诸多因素都会对生物体内代谢物的含量及相对组成产生影响，并会在血液和尿液等体液中得到反映。例如，动物在摄食后会有一些食物成分的代谢产物出现在体液中，更多的是体液中多种内源性代谢物含量相对细微的改变，这种细微变化的幅度取决于动物的生理状态。

（一）选择合适的实验动物

在研究药物对动物新陈代谢的影响时，首先要排除动物本身生理上的变化和环境因素的影响。同时，不同种系的实验动物本身差异也是需要考虑的。利用代谢组学手段，可以通过血液和尿液等体液中内源性代谢物特征谱图，考虑动物本身物种、性别和年龄的差异，筛选最合适的实验动物。

1. 物种本身的差异 代谢组学研究表明不同动物乃至同类动物自种间都是有差异的，即使是遗传和新陈代谢非常相似的动物，其尿液代谢指纹也还是会有区别的。例如，基于NMR技术的代谢组学平台研究了人类、家兔、大鼠、小鼠、恒河猴的尿液，采用PCA模式识别方法对代谢指纹数据进行模式识别处理，结果表明不同种生物的尿液代谢物组成具有明显的差异，其中恒河猴的尿液代谢物组成与人类最为接近。

2. 性别的差异 雄性和雌性动物由于激素种类和激素水平上的差异会使得两者在新陈代谢方面表现出不同。不同生长发育时期的动物会具有不同的代谢模式。雌性动物的生理周期的变化会使新陈代谢产生扰动，这种扰动也可以通过代谢组学的方法体现出来。雄性SD大鼠尿液连续10天，每天取样2次，结果表明雄性大鼠每3~4天为一个发情周期，在一个周期内先后经历了发情前期、发情期、后情期及间情期。采用NMR的方法对发情期的各个阶段的尿液代谢物进行分析，并采用PCA模式识别方法进行分类，各阶段的样本能够得到区分，发生变化的代谢物包括柠檬酸、氧化三甲胺、肌酸、肌酐和葡萄糖等。这一结果与前期研究相符，柠檬酸的改变与雄激素水平有关，氧化三甲胺与三甲胺的比值与月经有关。

3. 年龄的差异 对鼠类实验动物而言，尿中芳香族类物质、柠檬酸及牛磺酸等物质会随着动物年龄的改变而变化。对于年龄小于1月龄的幼鼠，尿中排泄的甜菜碱和氧化三甲胺要显著高于老龄鼠。对NMR数据采用PCA的模式识别方法可以将8周龄和13周龄鼠样本清楚地进行区分。

(二) 建立合适的疾病动物模型

作为一种全新的认识疾病的方法,代谢组学在发现并分析各类疾病中潜在生物标记物和临床药物筛选中起到了重要作用。但是由于临床结果的欠缺,为了获得更好的预测效果,在临床药物筛选靶标阶段迫切需要选择最佳的临床前动物模型。代谢组学研究可以区别不同动物模型的代谢状态,根据人体疾病状态的代谢差异,建立更适合研究人类疾病的动物模型。

1. 影响实验动物模型建立的因素

(1)饮食对实验动物的影响:野生的三种哺乳动物岸鼠、地鼠和木鼠的食物与标准实验喂养 SD 大鼠的饲料是有明显区别的,采用 NMR 技术得到四种动物的尿液代谢物指纹图谱,岸鼠尿液相对于 SD 大鼠含有更高浓度的芳香族氨基酸和相对低的马尿酸。这项研究还表明,实验用 SD 大鼠由于具有严格控制的饲养条件,个体差异比较小。

(2)肠道菌群对实验动物的影响:肠道菌群对药物的吸收、代谢和转化有着重要的影响,同时肠道菌群的失调也与许多种疾病有关。肠道菌群对尿液中代谢物的影响也是代谢组学的研究方面之一。将无菌动物从无菌的环境中取出,暴露于“正常”的环境中,环境中的微生物会进入无菌动物体内并繁殖。代谢组学结果显示,在最初的 17 天可以观测到尿中葡萄糖增高,与三羧酸循环有关的代谢物降低,同时氧化三甲胺、马尿酸、苯乙尿酸和间羟苯基丙酸增加。在第 21 天,尿中代谢物的指纹图谱与正常动物的谱图相似。这种尿液代谢物的变化反映了肠道微生物的增殖及再分布的过程。这项研究有助于识别给药后,动物尿液中哪些代谢物的变化有可能是由肠道菌群引起的,以便观测到真正由药物引起的代谢物变化。

(3)昼夜节律对实验动物的影响:鼠类动物的习性是夜间活动,昼夜节律会对鼠类的活动产生影响。在使用鼠类动物进行毒性研究或者其他生化方面的研究时,在取样时应该要考虑到这种影响。避免昼夜节律对分析结果的影响的最简单的办法就是收集动物 24 小时尿液。昼夜节律对动物代谢物组成究竟会产生何种影响也是研究人员关心的问题。采用基于 NMR 技术的代谢组学方法,考察昼夜节律对 SD 大鼠尿液代谢物组成的影响。对 SD 大鼠连续取样 10 天,分别收集日间尿样(6 点至 18 点)和夜间尿样(18 点至 6 点)。采用 PCA 的模式识别方法可以很容易地将两类样本进行区分。相对夜间尿样,日间尿样中牛磺酸、马尿酸和肌酐的含量较低,而葡萄糖、琥珀酸、二甲基甘氨酸、甘氨酸、肌酸和甜菜碱的含量较高。

2. 根据疾病代谢状态建立最合适的实验动物模型 在疾病动物模型构建的过程中,具有相似遗传背景的实验动物,接受相同的化学刺激和饮食诱导后,能够表现出不同的效应,借助代谢组学技术可筛选并建立最合适的模型动物。

(1)代谢性疾病的动物模型建立:在饮食诱导肥胖小鼠的实验研究中,不同小鼠对相同的饮食往往表现出不同的反应,部分动物能够形成明显的肥胖,而另外一些动物体重的增加不明显。在非酒精性脂肪肝动物模型中,也有类似的现象发生,如利用 NMR 的代谢组学技术,研究了高脂饲料诱导下的 129S6 小鼠和 BALB/c 小鼠非酒精性脂肪肝易感性的生理因素。研究人员利用代谢组学和病理学的手段发现,在高脂饮食喂养条件下,129S6 小鼠较 BALB/c 小鼠更容易诱发非酒精性脂肪肝。

(2)神经系统疾病的动物模型建立:阿尔茨海默病是一种不可逆、进行性发展的神经系统退行性疾病,发病机制复杂,为了更好地研究阿尔茨海默病发病机制,构建合理有效的病理模型极为重要。阿尔茨海默病的特征性病理改变主要是脑部的细胞外间隙 β- 淀粉样蛋白(β-amyloid,Aβ)沉积形成老年斑和细胞内异常磷酸化 Tau 蛋白形成神经纤维缠结。β- 淀粉样蛋白是一种由淀粉样前体蛋白经蛋白酶水解生成的多肽,被认为是多种原因导致痴呆的共同通路。因而,给予实验动物注射 Aβ 造成的脑损伤模型与人类阿尔茨海默病更为接近。研究者构建了双侧海马注射 Aβ25-35 区段多肽的阿尔茨海默病大鼠模型,对其是否成模进行评价。基于 LC-MS 技术对手术后第 2、4 和 8 周尿液代谢轮廓展开了研究。通过大鼠行为学、病理学检测和代谢组学实验证明,由 Aβ25~35 诱导的阿尔茨海

默病大鼠动物模型可在术后 8 周成功构建。

此外，因为抑郁症发病机制复杂，有些研究工作必须依靠抑郁动物模型完成，而动物模型模拟人类疾病状态的程度直接影响新药研究结果的价值。应激抑郁模型的造模手段与临床抑郁症患者的病因相似，所以成为最常用的抑郁动物模型，主要的应激抑郁模型有慢性轻度不可预知应激抑郁模型（CUMS）与慢性束缚应激抑郁模型（CRS），目前对它们的研究多从行为学及单胺类神经递质进行，不能全面反映模型大鼠整体代谢物的变化。研究人员对正常组、CRS 组和 CUMS 组大鼠尿液进行 NMR 代谢轮廓分析，发现 CRS 要比 CUMS 分离效果差，介于正常与 CUMS 组之间。与正常组相比，CUMS 模型组大鼠除水平运动外，其余各项指标均具有统计学意义。而 CRS 模型组大鼠除中央停留时间、蔗糖消耗量和糖水偏爱率与正常组相比具有统计学意义，其他各行为学指标和体重均无统计学意义。CUMS 模型无论在行为学还是代谢组学方面都优于 CRS 模型，说明 CUMS 模型的复制稳定、准确。而动物模型的稳定与准确是新药研究成功的前提，因此 CUMS 模型将用于进一步药效学及抗抑郁新药的筛选研究。

思考题

1. 试述生物体系的代谢产物分析分为哪几个层次？
2. 举例说明药物代谢组学的主要应用。
3. 代谢组学分析中，GC-MS 数据显示有的代谢物有多个峰，为什么？数据怎么处理？
4. 假设你作为一名临床医师，职责是对过度肥胖患者进行药物治疗。已知某降脂药物对某些患者群体效果极佳，但对另一些患者则丝毫不起作用。请根据代谢组学的知识，设计出一套个性化治疗的方案。

第十章
目标测试

（陈 红）

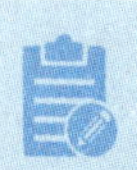

第十一章

药物生物信息学基础

学习目标

1. **掌握** 生物信息学在药学领域研究的基本内容及基本原理。
2. **熟悉** 生物信息学常用数据库的使用；蛋白质结构预测及计算机辅助药物设计的基本方法。
3. **了解** 生物信息学在药学领域研究的动态和具体应用。

第十一章
教学课件

第一节 生物信息学概述

生物信息学(bioinformatics)是随着人类基因组计划的全面开展和深入而逐渐兴起的，是综合应用生物学、数学、物理学、信息学、计算机科学等诸多学科理论方法的崭新交叉学科。它通过对生物学等数据的检索、获取、加工、存储和分析，揭示这些数据所蕴含的生物学意义。其主要研究任务包括：设计、建立和优化生物数据库并收集和管理生物数据；开发用户友好的用于数据挖掘和数据分析的新方法和工具；发展序列和结构对齐、大分子几何学、系统发育树构建、蛋白质结构和功能预测、基因发现和表达数据聚类的新算法、软件和工具；采用以上提到的工具进行准确的预测、分析等。其研究平台一般由数据库、计算机网络和应用分析软件三大部分组成。生物信息学是内涵非常丰富的学科，在生物学领域的研究内容主要涉及核酸及基因组信息、蛋白质及蛋白质组信息、分子相互作用及代谢调控网络、生物进化等。本章主要介绍生物信息学的基本技术在药物研究中的应用。

一、生物数据库及其查询

数据库及其管理系统是生物信息学工作的基础。近年来大量生物学实验数据积累，形成了种类繁多的生物信息数据库。归纳起来，分为一级数据库和二级数据库。一级数据库的数据直接来源于实验获得的原始数据，只经过简单的归类整理和注释，如核酸和蛋白质序列数据库、生物大分子三维结构数据库等；二级数据库是在一级数据库、实验数据和理论分析的基础上针对特定目标衍生而来，是对生物学知识和信息的进一步加工、提取、综合而形成的数据库。国际上著名的一级核酸数据库有 GenBank、DDBJ 和 EMBL 等；蛋白质序列数据库有 SWISS-PROT、PIR 等；蛋白质结构数据库有 PDB 等。国际上二级生物学数据库琳琅满目，针对不同的研究内容和需要而各具特色，如基因组图谱库 GDB、Ensembl、HMP、JCVI 等；蛋白质结构家族分类库 SCOP、CATH 等；核酸序列二级数据库 Refseq、dbEST、Gene 等；非编码 RNA 信息的 RNAcentral 等。下面简要介绍一些著名的生物信息数据库。

（一）核酸序列数据库

以核苷酸序列及注释信息为基本内容的数据库称为核酸序列数据库。其中 GenBank、DDBJ 和 EMBL 是国际上三大主要核酸序列数据库。

1. GenBank 数据库 GenBank 由美国国立生物技术信息中心(National Center for Biotechnology Information，NCBI)于 1982 年建立和维护的核酸序列数据库，序列来源主要通过单个实验室的提交

和大规模测序项目的批量提交获得，可使用数据提交工具 BankIt（网页版）及 tbl2asn（命令行版）进行提交。GenBank 工作人员在收到数据后分配登录号。GenBank 可通过 NCBI 核酸数据库访问，该数据库可链接到相关信息，例如分类学、基因组、蛋白质序列和结构，以及 PubMed 中的生物医学期刊文献。BLAST 工具包提供 GenBank 和其他序列数据库的序列相似性搜索。

2. DDBJ 数据库 DDBJ 核酸序列数据库（DNA data bank of Japan，DDBJ）是 1986 年日本国立遗传研究所创建，负责向研究者收集 DNA 序列信息，并向数据呈报者提供国际上承认的登记号。该数据库主要向日本研究者收集序列数据，但也不拒绝其他国家的数据呈报。DDBJ 网页也提供包括 FASTA 和 BLAST 在内的数据库查询工具。

3. EMBL（ENA）数据库 EMBL 核酸序列数据库是由欧洲分子生物学实验室（European molecular biology laboratory，EMBL）于 1982 年创建的，目前由欧洲生物信息学研究所（European bioinformatics institute，EBI）负责管理，EMBL 是国际核酸序列数据库联合中心成员。EMBL（ENA，European Nucleotide Archive）既包含保存世界公共领域序列数据输出的全球综合数据资源，又包含支持序列数据管理的丰富工具和服务组合，还提供开放且免费的数据存储和访问服务，用于管理、共享、集成、存档和传播序列数据。向 EMBL 核酸序列数据库提交序列可以通过基于 Web 的 WEBIN 工具，也可以用 Sequin 软件来完成。WEBIN 的网址是：http://www.ebi.ac.uk/ena/submit/sequence-submission。

4. 国际核酸序列联合数据库 1988 年，GenBank、EMBL 和 DDBJ 共同成立了国际核酸序列联合数据库中心（International Nucleotide Sequence Database Collaboration，INSDC），建立了合作关系。合作的目的是通过计算机网络将每天新发现的或更新过的数据进行交换共享，以保证这三个数据库序列信息完整和同步。由于三个数据库之间的数据存收格式等有差别，因此制定了共同的特征表格式标准。部分国际合作的核酸数据库资源见表 11-1。

表 11-1 部分国际合作的核酸数据库资源

数据库名称	简要描述	网址
BioSample	用作序列、结构或表达数据来源的生物样本核苷酸序列数据库	https://www.ebi.ac.uk/biosamples/
DDBJ	所有已知的核苷酸和蛋白质序列	https://www.ddbj.nig.ac.jp/index-e.html
EBI patent sequences	专利 DNA 和蛋白质序列的非冗余数据库	http://www.ebi.ac.uk/patentdata/
European Genome-phenome Archive（EGA）	欧洲基因组 - 表型档案（EGA）	https://ega-archive.org/
EMBL（ENA）	欧洲核苷酸档案	https://www.ebi.ac.uk/ena
GenBank	综合核酸序列数据库	https://www.ncbi.nlm.nih.gov/genbank/
NCBI Biosample/Bioproject	NCBI 的生物项目和生物样本数据库	https://www.ncbi.nlm.nih.gov/biosample
The Sequence Read Archive（SRA）	序列片段归档核苷酸序列数据库	https://www.ncbi.nlm.nih.gov/sra
INSDC	国际核酸序列联合数据库	http://www.insdc.org/

（二）基因组与功能基因组数据库

基因组数据库是存储生物整个基因组序列的数据库，内容丰富，包括模式生物基因组、染色体、基因突变、遗传性疾病、放射杂交、比较基因组、基因调控和表达、基因图谱等各种数据。基因组数据库主体是模式生物基因组数据库，如人、小鼠、大鼠基因组数据库等。这些数据对于认识基因组信息的奥秘、了解生物体生长发育的规律是至关重要的。基因组数据库通常为二级数据库，即从 GenBank、

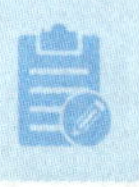

EMBL 等一级数据库中选出的有关同一物种的核酸信息加以分析，例如线虫基因组序列数据库 ACeDB 和酵母基因组数据库 SGD 等。下面介绍几个重要的基因组数据库。

1. 人类基因组数据库　目前，NCBI、UCSC（University of California at Santa Cruz）和 Ensembl 三大机构都对人类基因组序列进行独立组装和注释，并提供对注释数据的检索、可视化浏览以及比较分析等服务（表 11-2）。

表 11-2　人类基因组数据库

资源平台	简要概述	网址
NCBI Map Viewer	染色体、各种图谱和位点的查看	https://www.ncbi.nlm.nih.gov/genome/
UCSC Genome Browser	含基因组序列草图的组装	http://genome.ucsc.edu/
Ensembl	主要实现自动注释真核生物基因组的解读信息	http://www.ensembl.org./index.html

（1）NCBI Map Viewer：NCBI Map Viewer 页面可查看人类基因组中的序列和细胞遗传图谱、遗传连锁图谱、放射性杂交图谱等。在 NCBI 主页 “all databases” 选择中选择 “Genome”，在此界面选择 “Human Genome” 进入人类基因组资源界面；也可以选择 “Genome Data Viewer”，进入一系列物种基因组图谱页面（https://www.ncbi.nlm.nih.gov/genome/gdv/），选择 “Homo sapiens（human）”，进入页面查看人类基因组中的序列和细胞遗传图谱、遗传连锁图谱、放射性杂交图谱等。

（2）UCSC Genome Browser：UCSC 人类基因组浏览器是获取人类和其他脊椎动物基因组信息的主要网络资源，包含大量收集的基因组参考序列和拼接数据信息，并且还提供与基因组原件百科全书计划 ENCODE（https://www.encodeproject.org/）和尼安德特人基因组分析 Neandertal（http://genome.ucsc.edu/Neandertal/）等项目的快捷链接。导航栏和工具栏中提供了多种便利的基因组查询和注释工具：Browser 可以缩放和滚动的方式查看染色体的注释；Gene Sorter 展示表达、同源性和以多种方式关联的其他基因组信息；VisiGene 可以让用户浏览大量的检测小鼠和青蛙表达模式的原位图像；Genome Graphs 允许用户上传或显示基因组范围的数据集等。UCSC 基因组浏览器支持文本和序列检索，也可以用类似 BLAST 的比对工具 BLAT 进行检索，提供的注释包括：重叠群和缺口的组装信息；mRNA 和 EST 的比对以及从 SAGE 或微阵列获得的基因表达数据；多种方法预测得到的基因；跨物种的同源性数据；单核苷酸多态性（SNP）数据；DNA 重复片段信息；放射性杂交数据等。

（3）Ensembl：Ensembl 由英国 Sanger 研究所 Wellcome 基金会及欧洲分子生物学实验室所属分部欧洲生物信息学研究所（EBI）共同协作运营，是一种能够对真核生物基因组进行自动注释并加以维护的软件系统，能有效地与广泛的基因组工具进行链接，用于对基因进行注释。Ensembl 主页提供多种方式搜索，如文本搜索，还可以通过页面菜单中的 BLAST/BLAT 或 BioMart 等工具进行搜索。Ensembl 主要包括五个方面的内容：①基因组的组装，重叠群和缺口的组装等基本信息；②基因的注释，翻译水平信息，如蛋白质编码和非编码基因、剪接变体、cDNA 和蛋白质序列、非编码 RNA 等；③比较多种基因组，多个物种的同源物、基因树和全基因组比对；④基因的调控，转录水平信息，如 DNA 甲基化、转录因子结合位点、组蛋白修饰和调控功能（增强子和阻遏物等）、微阵列等；⑤表型，短序列变体和较长结构变体、疾病和其他表型。Ensembl 的特点包括：数据来源为最新的基因组数据、UniProt/SwissProt 和 UniProt/TrEMBL 的蛋白序列、NCBI 的 RefSeq 里的 DNA 和蛋白序列及 EMBL 的 cDNA 序列；是一个开源的全自动的基因注释软件系统，允许对基因和蛋白质等生物对象进行建模、编写脚本检索数据；特有的 BioMart 功能可以依据设定的要求对基因组进行条件性检索，检索的结果以图表的形式给出；与其他数据库相整合，比如 DAS（分布式注释系统）。

2. 真菌基因组数据库　第一个被完全测序的真核基因组是出芽酵母，这种酵母已经作为一种真核模式生物来用于相关研究。除了 NCBI 的 Entrez 基因组网站，还有一些专门的酵母数据库提供酵

母基因组数据，如SGD酵母基因组数据库（Saccharomyces genome database，http://www.yeastgenome.org/）是第一个完成的基因组全序列测定的真核生物基因组，包括基因及其产物、一些突变体的表型以及各种有关的注释信息。SGD酵母基因组数据库将各种功能集成在一起，用户可通过该数据库进行序列同源性搜索，对基因序列进行分析，注册酵母基因名称，查看基因组的物理图谱、遗传图谱和序列特性图谱等信息，显示蛋白质分子的三维结构，设计能够有效克隆酵母基因的引物序列等。

3. 其他真核生物基因组数据库 与人类疾病相关的原生生物基因组有疟原虫基因组数据资源PlasmoDB（http://plasmodb.org/plasmo）、Sanger研究所资源（http://www.sanger.ac.uk/Projects/P_falciparum）、锥体虫基因组资源（http://www.sanger.ac.uk/Projects/T_brucei/ 和 http://www.dbbm.Fiocruz.br/TcruziDB/index.html）和利什曼虫基因组资源（http://www.sanger.ac.uk/Projects/L_major/）。双子叶植物拟南芥和单子叶植物水稻基因组是最早被测序的植物基因组，拟南芥基因组资源有TAIR（http://www.arabidopsis.org）和位于TIGR的TDB数据库（http://www.tigr.org/tdb/e2k1/）等，水稻基因组数据库有TIGR（http://rice.plantbiology.msu.edu/）和PGSB（https://www.helmholtz-munich.de/pgsb）。线虫是第一个被全基因组测序的动物，主要的数据资源是WormBase（http://www.wormbase.org/），包括基因组序列数据，发育过程的种类，神经系统的连接方式，突变株表型，遗传标记，基因图谱数据，基因表达图谱数据以及文献资料等。ACeDB（http://www.acedb.org/）也是线虫基因组数据库。ACeDB提供很好的图形界面，用户能够从各个层次观察和分析基因组数据。Sanger中心已经将基于网络的浏览器WebAce和AceBrowser用于线虫和人类基因组数据库的浏览和搜索，库内的资源包括限制性图谱、基因结构信息、质粒图谱、序列数据、参考文献等。果蝇基因组是第一个被测序的昆虫基因组，也是一个理想的模式生物，主要的数据资源是Flybase（http://flybase.org）。此外还有河豚基因组数据资源（https://mycocosm.jgi.doe.gov/Takru4/takru4.home.html）、小鼠基因组数据库MGI（http://informatics.jax.org）以及众多的灵长类动物基因组数据资源。

4. 细菌和古核生物基因组数据库 细菌和古核生物的基因组资源可从NCBI的Entrez基因组网站（https://www.ncbi.nlm.nih.gov/genome/？term=bacteria）和Wellcome Trust Sanger Institute网站（https://www.sanger.ac.uk/）等进入访问。美国基因组研究所（The Institute for Genome Research，TIGR）致力于微生物基因组的研究，也有部分植物基因组项目。它是克莱格·凡特研究所（J.Craig Venter Institute，JCVI）的一部分，TIGR是NCBI基因组资源的有力补充，它不仅拥有已完成测序的基因组，还有测序中的基因组信息。细菌和古核生物基因组比较工具有NCBI中的COG（http://www.ncbi.nlm.nih.gov/COG），以及TIGR的MUMmer（http://mummer.sourceforge.net/）等。2007年底，美国国立卫生研究院（National Institutes of Health，NIH）启动了“人类微生物组计划”（HMP，https://commonfund.nih.gov/hmp），其目标是通过绘制人体不同器官中微生物元基因组图谱，解析微生物菌群结构变化对人类健康的影响。HMP分为两个内容：HMP1（2008—2012）和HMP2（iHMP，2013—2019）。HMP1的目标是确定没有明显疾病的情况下，研究健康微生物组是否存在共同元素，主要涉及鼻腔、口腔、皮肤、胃肠道、泌尿生殖道的宏基因组样本数据及分析流程。HMP2的目标是利用各种组学技术，阐述人类微生物组和宿主之间的相互作用，阶段性成果表明，人类共生的部分微生物与怀孕和早产、炎症性肠病、糖尿病前期等情况密切相关。

（三）蛋白质序列数据库

蛋白质序列数据库收集实验测定的序列和根据DNA等核酸序列预测的蛋白质序列。PIR、SWISS-PROT、TrEMBL是应用广泛的蛋白质序列数据库，目前已并入UniProt中。

1. PIR数据库 蛋白质信息资源（protein information resource，PIR）由美国国家生物医学研究基金会（National Biomedical Research Foundation，NBRF）于1984年建立，用于支持基因组、蛋白质组和系统生物学和科学研究的蛋白质序列数据库，2002年，加盟联合蛋白质数据库。PIR蛋白质序列数据库条目分为超家族、家族和同源域，可对其进行序列比对和比较基因组学研究等。注释中还包括对

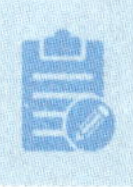

许多序列、结构、基因组和文献数据库的交叉索引，以及数据库内部条目之间的索引，这些内部索引帮助用户在包括复合物、酶-底物相互作用、活化和调控级联和具有共同特征的条目之间方便地检索。PIR 提供 3 类序列搜索服务：基于文本的交互式检索；标准的序列相似性搜索，包括 BLAST、FASTA 等；结合序列相似性、注释信息和蛋白质家族信息的高级搜索，包括按注释分类的相似性搜索、结构域搜索等。

2. SWISS-PROT 数据库　SWISS-PROT 提供了最全面和可靠的注释信息，被称为是蛋白质序列数据的“黄金标准”，主要由瑞士生物信息研究所（Swiss Institute of Bioinformatics，SIB）和欧洲生物信息学研究所（EBI）合作维护。数据库由蛋白质序列条目构成，包括了从 EMBL 翻译而来的蛋白质序列，所有序列条目都经过有经验的分子生物学家和蛋白质化学家通过计算机工具并查阅有关文献资料仔细核实，每个条目包含蛋白质序列、引用文献信息、分类学信息、注释等，注释中包括蛋白质的功能、序列及结构域的结构、转录和翻译后修饰、特殊位点和区域、突变体、二级结构、四级结构、与其他序列的相似性、序列残缺与疾病的关系等信息。SWISS-PROT 数据库的特点是：可靠性与可信度高、序列注释详细、冗余序列低、专家注释结构对进一步实验具有指导意义。

3. TrEMBL 数据库　TrEMBL 包含从 EMBL 核酸数据库中根据编码序列翻译而得到的蛋白质序列，并且把已包含在 SWISS-PROT 中的序列剔除。TrEMBL 有两个部分：SP-TrEMBL（SWISS-PROT TrEMBL）包含最终将要集成到 SWISS-PROT 的数据，所有的 SP-TrEMBL 序列都已被赋予 SWISS-PROT 的登录号；REM-TrEMBL（REMaining TrEMBL）包括所有不准备放入 SWISS-PROT 的数据，如一些免疫球蛋白、T 细胞受体、少于 8 个氨基酸的碎片、合成序列、具有专利的序列和不能编码真正蛋白质的密码子，因此这部分数据都没有登录号。TrEMBL 数据库的结构与 SWISS-PROT 数据库一样，具有很好的可查询功能。

4. 全球蛋白质资源数据库（UniProt）　2002 年，为了整合全球的蛋白质序列资源，使信息共享，美国的蛋白质信息资源（PIR）数据库、欧洲生物信息学研究所（EBI）和瑞士生物信息学研究所（SIB）在美国国立卫生研究院（NIH）资助下，把 PIR、SWISS-PROT 和 TrEMBL 数据库的信息综合管理起来，构建了一个全球性的蛋白质序列和功能数据库——全球蛋白质资源数据库（universal protein resource，UniProt）（http://www.uniprot.org/）。UniProt 包含 3 个部分：UniProt 知识库（uniProt knowledgebase，UniProtKB）是有详细注释的蛋白质序列、功能、分类、交叉引用等信息存取中心，分为 UniProtKB/SWISS-PROT 与 UniProtKB/TrEMBL 两部分；UniProtKB/SWISS-PROT 收录非冗余的、高质量的专家手工注释数据，注释过程对每一个蛋白质可用的序列信息进行分析、比较、整合，严格审核与本条目相关的文献发表的实验和计算分析。UniProtKB/TrEMBL 收录的蛋白质信息是经高质量计算分析获得的自动化注释和分类信息，也是 Swiss-Prot 的资源储备库，一经手工注释后即转入 Swiss-Prot；UniProt 参考资料库（uniProt reference clusters，UniRef）是归纳 UniProt 几个主要数据库并将重复的序列去除后的数据库（见表 11-3）。目前，根据序列相似程度形成 3 个子库，即 UniRef100（去除完全重复的序列的数据库）、UniRef90（去除相似性在 90% 以上的相似序列的数据库）和 UniRef50（去除相似性在 50% 以上的相似序列的数据库）；UniProt 档案（uniProt archive，UniParc）是收录所有 UniProt 数据库子库中的蛋白质序列的资源库，记录所有蛋白质序列的历史。

蛋白质序列数据库还有很多，如 GenPept，是由 GenBank 中的 DNA 序列翻译得到的蛋白质序列，与 TrEMBL 相似；NRL-3D 是已知三维结构蛋白质的一级结构序列数据库，数据库的序列来自三维结构数据库 PDB 等。其他数据库可以在 https://www.oxfordjournals.org/nar/database/subcat/3/5 中搜索。

（四）蛋白质结构数据库

蛋白质结构数据库是随 X 射线晶体衍射分子结构测定技术的出现而建立的数据库，其基本内容为实验测定的蛋白质分子空间结构原子坐标。随着越来越多的蛋白质分子结构被测定，蛋白质结构分类的研究也不断深入，出现了蛋白质家族、折叠模式、结构域、回环等结构分类数据库。其中 PDB、

MMDB、SCOP、CATH 等数据库是几个较重要的蛋白质结构数据库。

表 11-3 UniProt 主要子库的用途

数据库名	全名	用途
UniProtKB/SWISS-PROT	protein knowledgebase(review)	高质量的、手工注释的、非冗余的数据库
UniProtKB/TrEMBL	protein knowledgebase(un review)	自动翻译蛋白质序列,预测序列,未验证的数据库
UniParc	sequence	非冗余蛋白质序列数据库
UniRef	sequence clusters	聚类序列减小数据库,加快搜索的速度
Proteomes	protein sets from fully sequenced genomes	为全测序基因组物种提供蛋白质组信息

1. PDB 数据库 蛋白质资料库(protein data bank,PDB)(https://www.rcsb.org/)是国际上著名的生物大分子结构数据库,1971 年由美国 Brookhaven 实验室建立。PDB 中含有通过实验(X 射线晶体衍射、核磁共振等方法)测定的生物大分子的三维结构,其中主要是蛋白质的三维结构,还包括核酸、糖类、蛋白质与核酸复合物的三维结构。对于每一个结构,包含名称、参考文献、序列、一级结构、二级结构和原子坐标等信息。目前 PDB 数据库的维护由结构生物信息学研究合作组织(Research Collaboration for Structural Bioinformatics,RCSB)负责。PDB 规定拒绝接收依靠计算机三维建模获得的结构数据。在 PDB 中登记的每一个结构都对应唯一的 PDB-ID,包含 4 个字符串,由大写字母 A~Z 和数字 0~9 组合而成。使用 Rasmol 等可视化软件可以在计算机上显示生物大分子的三维结构。与核酸序列数据库一样,研究者可以通过网络直接向 PDB 数据库递交数据。

2. MMDB 数据库 蛋白质分子模型数据库(molecular modeling database,MMDB)(https://www.ncbi.nlm.nih.gov/Structure/)是 NCBI 开发的生物信息数据库集成系统 Entrez 的一个部分。其中包括了由晶体衍射和核磁共振得到的所有生物分子的三维结构,与 PDB 数据库相比,MMDB 数据库中的每一个生物大分子结构具有更多的附加信息,如分子的生物学功能、产生功能的机制、分子的进化历史、生物大分子之间关系的等信息。此外,MMDB 还提供生物大分子三维结构模型显示、BLAST 检索、结构 - 序列匹配、文件格式转换、编程界面等服务,也可以根据 PDB 和 MMDB 的 ID 编码利用 Entrez 检索工具进行自由文本查询,并可与其他数据库及应用工具建立联系。

3. SCOP 数据库 蛋白质结构分类数据库(structural classification of proteins,SCOP)(http://scop.mrc-lmb.cam.ac.uk/scop)由英国医学研究委员会(Medical Research Council,MRC)的分子生物实验室和蛋白质工程研究中心开发和维护。该数据库对已知三维结构的蛋白质进行分类,描述了它们之间的结构和进化关系。此外,SCOP 数据库将计算机程序自动检测和人工验证结合起来,将数据库中的蛋白质按传统分类方法分成 α 型、β 型、α/β 型(α 螺旋和 β 折叠交替出现)、α+β 型(α 螺旋和 β 折叠连续出现)、多结构域蛋白、膜蛋白和细胞表面蛋白、小蛋白等单独分类,一共分成 7 大类型,再将属于同一结构类型的按折叠类型(描述空间几何结构的关系)、超家族(描述远源的进化关系)、家族(描述近源的进化关系)3 个层次逐级分类。这些层次之间的边界是主观划定的,但是通常越是高层次越能清晰地反映结构的相似性。

4. CATH 数据库 CATH 数据库(http://www.cathdb.info)是一个有关蛋白质结构的等级结构域分类数据库。在 1997 年由英国伦敦大学生物化学与分子生物学系创立。CATH 根据结构与同源性将蛋白质结构域分为类型(class,C)、构架(architecture,A)、拓扑结构(topology,T)、同源性超家族(homologous superfamily,H)、序列家族(sequence family,S)等几个层次结构。其中按空间结构分为 C、A、T 层次,按同源性分为 H、S 层次。第一结构层次为类型,即把蛋白质分为 4 类,即 α 主类、β 主类、α&β 主类和低二级结构主类。低二级结构类是指二级结构成分含量很低的蛋白质分子。第二结

构层次为构架，分类依据为由 α 螺旋和 β 折叠形成的超二级结构排列方式，而不考虑它们之间的连接关系，该层次的分类主要靠人工方法。第三结构层次为拓扑结构，即二级结构的形状和二级结构间的联系，也就是折叠类型。第四结构层次为结构同源性，它先通过序列比较，然后再用结构比较来确定。最后一个层次为序列层次，在这一层次上，只要结构域中的序列相似性大于 35%，就被认为具有高度的结构和功能的相似性。对于较大的结构域，则至少要有 60% 与小的结构域相同。

更多蛋白质结构相关数据库可以在 https://www.oxfordjournals.org/nar/database/cat/4/ 中进行检索。

（五）蛋白质功能域数据库

蛋白质功能域指的是蛋白质分子中能够独立存在的功能单位，即是蛋白质中负责行使蛋白质功能的区域。一个功能域可能由一个结构域组成，也有可能由两个或两个以上结构域组成。在分子进化上，不同功能域可以作为一个单元被重组，产生新的蛋白质序列，行使不同的功能。因此，一个功能域可能在许多不同蛋白质序列中存在。目前蛋白质功能域数据库国际上主要包括 SUPFAM（http://supfam.mbu.iisc.ernet.in/）、Pfam（http://pfam.xfam.org/）、ProDom（http://prodom.prabi.fr/）、SMART（http://smart.embl.de/）、PROSITE（http://www.expasy.org/prosite/）等，它们都属于 InterPro 功能域联盟，其中 Pfam 数据库是一个广泛使用的资源，用于将蛋白质序列分类为家族和域。其中包括蛋白质家族的注释以及通过隐马尔可夫模型产生的多序列联配结果。Pfam 蛋白家族按质量高低被分为两类：Pfam-A 和 Pfam-B。Pfam-A 是高质量的人工注释的蛋白质家族，其中条目来自 Pfamseq（Pfam 序列数据库），这个数据库基于最新发布的 UniprotKB 数据进行整理和加工。Pfam-B 是未经注释的，从最新发布的 ADDA 的非冗余聚类算法自动计算产生的蛋白质家族。ADDA 是一个自动对所有蛋白质家族进行结构域分解和聚类的算法，专门用于建立 Pfam-B。虽然 Pfam-B 的质量不高，但是在功能保守性区域且在 Pfam-A 中找不到结果的时候就可以发挥作用。

更多蛋白质功能域相关数据库可在 https://www.oxfordjournals.org/nar/database/subcat/3/9/ 中检索到更多。

（六）蛋白质组数据库

随着蛋白质组学技术的发展和研究的深入，生物信息学相关数据库技术和分析软件也应运而生，发展成为蛋白质组学研究不可缺少的重要工具，用于蛋白质组学数据的存储、管理与分析。

蛋白质组数据库（proteome database）被认为是蛋白质组知识的储存库，包含所有鉴定的蛋白质信息，如蛋白质的鉴定、2-D PAGE、3-D 结构、翻译后的修饰等。

GELBANK 数据库（http://www.gelscape.ualberta.ca:8080/htm/gdbIndex.html）是已知基因组信息的生物体的蛋白质组的二维凝胶电泳（2DE）凝胶图像数据。GELBANK 为不想建立自己的网站来展示其 2DE 凝胶模式的蛋白质组学实验室以及希望与该领域的其他研究人员共享数据的实验室提供数据库。

SWISS-2DPAGE 数据库（http://www.expasy.org/ch2d/）汇集了在 2-D PAGE 和 SDS-PAGE 图上识别的蛋白质数据。每个 SWISS-2DPAGE 条目都包含一种蛋白质的文本数据，包括绘图程序、生理和病理信息、实验数据（等电点、分子量、氨基酸组成、肽质量）和参考文献。SWISS-2DPAGE 还提供 2-D PAGE 和 SDS-PAGE 图像，显示了实验中的蛋白质确定位置，以及从序列蛋白质计算的理论区域。SWISS-2DPAGE 数据库为 Medline 和许多其他联合 2-DE 数据库提供交叉引用，例如 World-2DPAGE Repository、UCD-2DPAGE、Plasmo2Dbase、COMPLUYEAST 2D-PAGE DATABASE、REPRODUCTION-2DPAGE、2DBase、Cornea-2DPAGE、PHCI-2DPAGE、Siena-2DPAGE 等。

GPM（global proteome machine）是由 GPMO（The Global Proteome Machine Organization）支持建立的对蛋白质组学数据进行分析、重利用和验证的蛋白质组学分析平台。GPM（http://www.thegpm.org/index.html）可针对不同类型的质谱注释信息，及时整合到分析平台中，供相关研究人员使用。平台已整合了 GO（Gene Ontology）、ENSEMBL 等的数据注释。GPM 中的 GPMDB（the global proteome machine database）通过利用 GPM 服务器的分析数据，用来辅助在 MS/MS 质谱分析和蛋白覆盖模式

的分析，允许用户快速将他们的实验结果与其他科学家之前观察到的最佳结果进行比较。

ProteomicsDB（https://www.ProteomicsDB.org）是一个内存数据库，最初开发用于探索大量基于定量人类质谱的蛋白质组学数据。包括 RNA-seq 表达数据、药物 - 靶标相互作用和细胞系活力数据。允许通过交互式表达热图实时探索和检索不同组织、细胞系和体液中的蛋白质丰度值。公开可用的以及内部生成的蛋白质组学和转录组学研究。ProteomicsDB 现支持从其他生物（比如拟南芥）收集的数据的存储和可视化。由于 ProteomicsDB 的通用设计，所有分析功能都可以无缝转移到其他生物体。此外，允许用户上传自己的表达数据集，并与存储在 ProteomicsDB 中的数据一起分析。ProteomicsDB 中的动态标识符映射促进了 ProteomicsDB 中不同数据源的自动集成。

Proteome-pI 是一个在线预测等电点分析工具（http://isoelectricpointdb.org/）。等电点是分析蛋白质组学技术如二维凝胶电泳、毛细管等电聚焦、液相色谱 - 质谱和 X 射线蛋白质晶体学的重要参数。

除此之外，还有很多与蛋白质组相关的数据库，如 Plasma Proteome Database（关于人血浆和血清中蛋白质的定性和定量信息的数据库）；PepSeeker（关于蛋白质组实验中的肽鉴定和离子信息的数据库）、ProteomeScout（翻译后修饰的蛋白质组学数据库）、ProteomeXchan（蛋白质组学资源门户）等。更多蛋白质组相关的数据库可在 https://www.oxfordjournals.org/nar/database/cat/10 中检索。

（七）蛋白质相互作用数据库

大量的蛋白质相互作用的数据汹涌而至，对应的数据库应运而生，比如 BindingDB、DIP、BioGRID 等。

BindingDB 数据库（http://www.bindingdb.org）是加州大学圣地亚哥分校 Michael K.Gilson 实验室发布的一个可公开访问的主要收集药物靶标蛋白质和类药小分子之间相互作用亲和力的数据库。BindingDB 的数据来自 PDB 相关文献报道数据、专利信息、PubChem BioAssays 数据和 ChEMBL 记录数据。其中，亲和力数据来自多种测量技术，包括酶抑制活性和酶动力学、等温滴定量热法、核磁共振以及放射性配体竞争测定法等，数据的类型包括 K_i、IC_{50}、K_d、EC_{50} 等。BindingDB 同时提供通路信息、化合物 ZINC 编号等信息。除此之外，BindingDB 与 PDB、PubMed、DrugBank 等多个外部数据库网站进行整合，提供数据互访链接，同时 BindingDB 也是 PDB 数据库中受体 - 配体结合亲和力的数据来源之一。用户可以通过靶点名称、靶点序列、药物名称、药物结构和通路信息等多种方式进行检索。

DIP 数据库（https://dip.doe-mbi.ucla.edu/dip/Main.cgi）收录实验来源的蛋白质相互作用信息，数据为经过专家手工挖掘或通过计算方法获得最可靠的蛋白质相互作用。该数据库旨在为科学界提供一个全面和集成的工具，用于浏览和有效提取有关生物过程中蛋白质相互作用和相互作用网络的信息。除了注释蛋白质 - 蛋白质相互作用的细节之外，DIP 还可用于了解蛋白质功能和蛋白质 - 蛋白质关系、研究相互作用蛋白质网络的特性、对蛋白质 - 蛋白质相互作用的预测进行基准测试，以及研究蛋白质 - 蛋白质相互作用的演变。此外，DIP 还可通过序列相似性（Blast）、模式（Pattern）等查询。

BioGRID 数据库（http://www.thebiogrid.org）是一个可免费访问的物理和遗传相互作用数据库，包括来自酿酒酵母、秀丽线虫、黑腹果蝇等物种的超过 116 000 种相互作用，其内部超链接网络界面允许快速搜索和检索交互数据。交互的预计算图形布局以各种文件格式提供。用户定制的嵌入蛋白质、基因和相互作用属性的图表可以用一个名为 Osprey 的可视化系统构建，该系统动态链接到 BioGRID。

STRING 数据库（https://string-db.org/）是已知和预测的蛋白质 - 蛋白质相互作用的数据库。相互作用包括直接（物理）和间接（功能）关联，来源于高通量实验、计算预测、文本挖掘相互作用数据库的蛋白质相互作用数据整合于该数据库。数据库利用打分系统对不同方法得到的相互作用分配不同权重，提供每对蛋白质相互作用的可靠性评分。研究者通过蛋白质名称或序列进行查询，查询结果以可点击的互动网络图进行展示。STRING 数据库不仅存储试验确定的蛋白质相互作用数据，还存放预测得到的蛋白质相互作用数据。

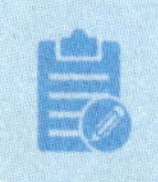

IntAct 数据库（http://www.ebi.ac.uk/intact/）是欧洲生物信息学研究所数据库系统的重要组成部

分，数据来源于文献挖掘和用户直接提交。收录包含人、小鼠、果蝇、线虫、大肠埃希菌和拟南芥等物种的相互作用信息，并提供来自实验的二元相互作用的可靠性评分（MIscore）。用户可通过基因 / 蛋白质名称、UniprotKB 号等多种方式获取数据。此外，IntAct 网站提供高级查询的功能，用户可以选择多重控制词汇组合进行查询，如基因名、文献 ID 号、生物学作用等结果展示工具显示图形化的蛋白质相互作用网络。

UniHI 数据库（http://www.unihi.org/）是将可用的人类蛋白质相互作用数据整合到一个易于访问的在线数据库中，称为 UniHI（统一人类互动组）。UniHI 为研究人员提供了探索人类互动基因组的灵活的集成工具。它能够组合蛋白质相互作用的全面列表并提供灵活的、面向网络的搜索工具。如果单独分析单个图谱，则可以识别出无法检测到的网络结构。对于高度定向的搜索，UniHI 提供了几个工具显示的交互信息。此外，还根据相互作用蛋白的共注释和共表达给出了质量评估的分数。此外，UniHI 与其他数据库的各种超链接便于用户跟踪 UniHI 检索到的结果。

更多的相互作用数据库资源也可以在 https://www.oxfordjournals.org/nar/database/subcat/6/26 中检索到。

（八）代谢组数据库

代谢组数据库主要收集生物化学反应途径及相关生化信息网络，包括各种生物化学的反应途径、酶的催化反应、代谢途径、蛋白质 - 蛋白质相互作用等信息。

京都基因与基因组百科全书（Kyoto Encyclopedia of Genes and Genomes，KEGG）（https://www.kegg.jp/kegg/）是一个整合了基因组、化学和系统功能信息的综合生物信息数据库，旨在揭示生命现象的遗传与化学蓝图，也是最完整、使用最广泛的生物代谢途径数据库。它是由人工创建的一个知识库，具有强大的图形功能，利用图形来介绍众多的代谢途径以及各途径之间的关系。它还包含各种各样的代谢途径参考、代谢途径和蛋白质代谢产物的信息，可用于研究代谢途径和化合物的分子反应网络。KEGG 目前含有 18 个数据库，分为三大类（系统信息、基因组信息、化学信息）。其中最核心的为 KEGG PATHWAY 和 KEGG ORTHOLOGY 数据库。在 KEGG ORTHOLOGY 数据库中，将行使相同功能的基因聚在一起，称为 Ortholog Groups（KO entries），每个 KO 包含多个基因信息，并在一至多个 pathway 中发挥作用。而在 KEGG PATHWAY 数据库中，将生物代谢通路划分为 6 类，分别为：细胞过程（cellular processes）、环境信息处理（environmental information processing）、遗传信息处理（genetic information processing）、人类疾病（human diseases）、新陈代谢（metabolism）、生物体系统（organismal system），其中每类又被系统分类为二、三、四层。第二层目前包括有 46 种子 pathway；第三层即为其代谢通路图；第四层为每个代谢通路图的具体注释信息。KEGG 提供了 java 图形工具用于浏览基因组图谱，比较两个基因组图谱，操作表达图谱，还可作为比较序列、图表、通路的计算工具。

BioCyc（http://biocyc.org/）路径 / 基因组数据库集合（PGDB）提供了数百种具有完整基因组序列的生物途径和基因组的电子参考源。每个数据库都包含基因组、预测的代谢途径、预测的编码代谢途径中缺失的酶的基因，以及预测的操纵子（仅限细菌）。BioCyc 提供的工具包括基因组浏览器、单个路径和整个代谢图的显示工具、用于将组学数据绘制到代谢图和基因组图上的“组学查看器”，以及用于比较基因组学和比较路径分析的广泛工具集合。

此外，EcoCyc 数据库（http://www.ecocyc.org/）提供了大肠埃希菌及相关物种的代谢通路；MetaCyc 数据库（https://metacyc.org/）阐明了代谢途径及定位酶相关信息；Reactome 数据库（http://www.reactome.org/）是以蛋白质及信号通路为主，同时包括 knowledgbase 生物途径、代谢途径等的数据库；HumanCyc（https://humancyc.org/）数据库为生物信息学数据库，其描述了人体新陈代谢的途径和人类基因组；MACiE 数据库（http://www.ebi.ac.uk/thornton-srv/databases/MACiE/）主要描述酶及酶的各种催化反应；人类代谢物数据库 HMDB（Human Metabolome Database）（http://www.hmdb.ca/）包含人体中含有的小分子代谢物数据；BiGG Models 数据库（http://bigg.ucsd.edu）是平衡代谢的代谢通

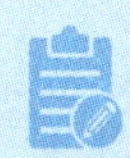

量建模和重建人体代谢模拟设计的系统生物学数据库等。

（九）疾病数据库

疾病数据库是专门收集与疾病相关的生物大分子信息的数据库。例如，在线人类孟德尔遗传（online Mendelian inheritance in man，OMIM）数据库（http://www.ncbi.nlm.nih.gov/omim），它是一个持续更新的关于人类基因和遗传紊乱的数据库。主要着眼于以孟德尔方式遗传的或遗传性的基因疾病，包括文本信息和相关参考信息、序列记录、图谱和相关其他数据库。基因突变是了解人类疾病的机制、传递方式以及诊断的基础，人类基因突变数据库（human genome mutation database，HGMD）（https://www.hgmd.cf.ac.uk/ac/index.php）包括疾病相关的碱基替换、缺失、复制、插入及重排等突变，但只包含胚胎细胞变异。癌症是严重威胁人类健康的重大疾病之一，目前，也有专门收集癌症相关信息的数据库，如英国 sanger 研究所开发和维护的癌症基因普查库（cancer gene census，CGC，http://www.sanger.ac.uk/genetics/CGP/Census），此外还有 NCBI 中的 CGAP（http://cgap.nci.nih.gov/）等。另外，还有一些 SNP 数据资源，如 NCBI 的 dbSNP（http://www.ncbi.nlm.nih.gov/SNP）以及 The SNP Consortium TSC（http://snp.cshl.org/）是提供高质量人类单核苷酸多态性图谱信息的数据库，这些信息可以与临床化验检测结果相对应，对于寻找致病基因很有价值。OncoMine（https://www.oncomine.com/）是收集用生物芯片研究癌症与基因表达的数据库，是基础医学研究的宝贵资源。此外，DO 数据库 Disease Ontology（http://diseaseontology.sf.net/）旨在提供标准化疾病分类系统，其中就包含引发人类疾病的基因的信息；dbGaP（genotype and phenotype database）对海量研究资源中的受试者基因、健康状况和生活方式等进行了收集和整理，形成了一个包含丰富的疾病相关信息的数据库，还允许研究人员在一定限度内对其中的数据进行下载和使用；HuGE Navigator（the human genome epidemiology navigator，https://phgkb.cdc.gov/PHGKB/hNHome.action）则是一个提供基因流行病学相关信息导航的数据库。其他与疾病相关数据库还有很多，可以在 https://www.oxfordjournals.org/nar/database/cat/8 搜索。

（十）与药物有关的分子设计数据库

药物与分子设计数据库的实用性强，为制药行业提供了宝贵的信息也带来了丰厚的利润。其中，DrugBank 数据库是阿尔伯塔大学提供的一个生物信息学和化学信息学数据库，是一种独特的生物信息学和化学信息学资源，它将详细的药物数据和全面的药物目标信息结合起来。每个 DrugCard 条目包含 200 多个数据字段，其中一半用于药物 / 化学数据，另一半用于药物靶标或蛋白质数据。DrugBank 最大的特色是它支持全面而复杂的搜索，结合 DrugBank 可视化软件，这些工具能让科学家们非常容易地检索到新的药物靶标、比较药物结构、研究药物机制以及探索新型药物。药品标准查询数据库（drug standard database）（http://www.drugfuture.com/standard/index.html）收载国内外药品标准及药典目录及全文。还有一些与药物设计相关的网络资源，如药物不良反应分类系统 ADReCS 数据库（http://bioinf.xmu.edu.cn/ADReCS）、降血压肽数据库 AHTPdb（http://crdd.osdd.net/raghava/ahtpdb/）、抗菌肽数据库 APD-Antimicrobial Peptide Database（http://aps.unmc.edu/AP/main.php）、抗病毒肽数据库 AVPdb（http://crdd.osdd.net/servers/avpdb/）、综合抗生素研究数据库 CARD（http://arpcard.mcmaster.ca）、多物种药物靶标知识库 Drug2Gen（http://drug2gene.com）、药物和药物靶标的综合信息 DrugBank（https://go.drugbank.com/）；批准药品的活性成分、适应证以及作用方式数据库 DrugCentral（http://drugcentral.org）；PDB 蛋白质结构中潜在的药物结合位点数据库 sc-PDB（http://bioinfo-pharma.u-strasbg.fr/scPDB/）；毒素和毒素靶标数据库 T3DB（http://www.t3db.org）；提供化学结构和有机小分子生物活动信息的数据库 Pubchem（https://pubchem.ncbi.nlm.nih.gov/）；治疗靶点数据库 TTD-Therapeutic Target Database（http://db.idrblab.net/ttd/）；配体设计的分子替换数据库 SwissBioisostere（http://www.swissbioisostere.ch/）等。更多的与药物有关的分子设计数据库可以通过 https://www.oxfordjournals.org/nar/database/subcat/11/35 搜索。

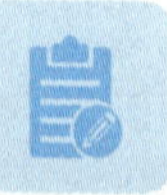

知识链接

国家基因组科学数据中心建成生命健康多维数据资源体系

基因数据是国家重要基础性战略资源。针对我国基因组科学数据"存管用"的实际需求，为解决数据安全、数据主权、数据孤岛等重大问题，中国科学院北京基因组研究所(国家生物信息中心)、上海营养与健康研究所和生物物理研究所在国家科技部、财政部支持下于2019年6月共同建设"国家基因组科学数据中心"(National Genomics Data Center，NGDC)(https://ngdc.cncb.ac.cn/)。NGDC面向我国人口健康、生物安全和重要战略生物资源，建立基因组科学数据汇交共享平台和多维组学数据资源系统，支撑我国科研项目数据的统一汇交和安全管理，形成基因组科学数据-信息-知识的多层次资源体系，为我国公益性科学研究与产业创新发展提供基础数据资源和共享平台。

二、序列分析

(一) 序列比对和相似性搜索

在生物信息学研究中，比对是最常用和最经典的研究手段。序列比对，又称序列联配，即将两个或多个核酸或者蛋白质序列进行相似性比较，是推测蛋白质结构、功能及不同蛋白质之间进化上的联系，研究基因识别、分子进化、生命起源的基础。最常见的序列比对是核酸序列之间或蛋白质序列之间的两两比对，通过比较两个序列之间的相似区域和保守位点，寻找二者可能的进化关系；将多个蛋白质或核酸同时进行比较，寻找这些序列之间共同的保守区域、位点，探索它们共同功能的序列模式；把蛋白质序列和核酸序列相比来探索核酸序列可能的表达框架；把蛋白质序列与具有三维信息的蛋白质结构比对，可获得蛋白质的折叠类型的信息。此外，序列比对还可以寻找序列中的特定位点，当一个基因的某一位点发生突变时，它与原基因进行比对时就能发现这个位点，这在寻找致病基因时尤为重要。此外，它还是数据库搜索算法的基础，可从数据库中获得与其最相似的序列，快速获得大量有价值的信息，进一步分析和预测基因和蛋白的功能。

序列比对可以有多种方式，不同的比对方式能够获取不同的信息。序列相似性比较大致有两类方法，第一类是点阵作图法(dot matrix ploting)，第二类是最佳比对法(optimal alignment)。这两类方法各具优点，互为补充，基本原理相通，均采用相似评分的方法评定序列间的相似性。序列比对是将同源序列位点上的匹配位点和不匹配位点按照一定的记分规则转化成序列间相似性或差异性的数值来进行相似性评分。相似值最大时的比对结果具有最多的匹配位点。序列比对实际上是根据特定的数学模型找出两个序列之间的最大匹配残基数，而数学模型一般用来描述两个序列中每一个子字符串之间匹配的情况，通过改变某些参数可以得到不同的比对结果，例如空位罚分(gap penalty)值的大小。此外，序列长度差异和字母表复杂度也会对比对结果产生影响。

序列比对的目标是寻找进化过程中的同源序列。比对分析过程是先找出相似性序列，进而分析预测其同源性。当序列间的相似性超过某个数值时，可初步认为具有同源性。通常蛋白质序列之间的氨基酸残基的一致性超过30%，它们就很有可能是同源的。常用序列比对程序通常给出一些统计值，统计分析是把具有相同长度的随机序列进行比对，将所得分值与最初的比对分值相比，看看比对结果是否具有显著性。相关参数E代表随机比对分值不低于实际比对分值的概率，E值应低于一定的阈值才能说明比对的结果具有足够的统计学显著性。

记分规则由取代矩阵(substitution matrix)的选择和空位罚分的参数设置决定，规则的核心是奖励匹配的位点、惩罚不匹配的位点及具有空位的位点。取代矩阵(计分矩阵)包括了在比对中各种

匹配方式如何赋予分值的信息。两个最有名的蛋白质取代矩阵是PAM（point accepted mutation）矩阵和BLOSUM（blocks substitution matrix）矩阵。基础的PAM-1矩阵反应的是进化产生的每一百个氨基酸平均发生一个突变的量值。PAM-1自乘*n*次，可以得到PAM-*n*，表示发生了更多次突变。BLOSUM矩阵是通过对大量符合特定要求的序列计算而来的。亲缘关系较近的序列之间的比较，用PAM数小的矩阵或BLOSUM数大的矩阵；而亲缘关系较远的序列之间的比较，用PAM数大的矩阵或BLOSUM数小的矩阵。如果关于要比较的序列不知道亲缘关系远近，用BLOSUM62。空位罚分是基于进化过程中来源于共同"祖先"的序列中可能会发生位点的插入或删除，是为了补偿插入和缺失对序列相似性的影响。一般的处理方法是用两个罚分值，一个对插入的第一个空位罚分，另一个对空位的延伸罚分。对于具体的比对问题，采用不同的罚分方法会取得不同的效果。

1. 两两序列比对　两两序列比对按照所比对序列的长度，分为全局比对和局部比对。全局比对（global alignment）是待研究序列的全部符号参与比较，最后也是序列的全部符号进行排列和计分。在比对的结果中，各序列长度相同，适用于比较相似性水平较高同源序列。局部比对（local alignment）是序列的全部符号参加比较，最后只将各序列中得分高的片段中的符号进行排列与计分，即只排列局部的序列片段，是相似性水平较高的局部片段进行比对的方法，适用于比较相似性水平较低的同源序列。目前常用的BLAST和FASTA等数据库搜索程序均采用局部比对的方法，具有较快的运行速度，采用某些优化算法可进一步提高速度。局部比对主要用于分子结构与功能进化研究，如酶的催化位点等，它们通常只有一个或几个残基具有较高的保守性，并且不受序列中其他部分的插入和突变的影响。从这个意义上说，局部比对比全局比对更加灵敏，也更具有生物学意义。

典型的全局比对算法是Needleman-Wunsch算法，适用于全局水平上相似性程度较高的两个序列。典型的局部比对算法有Smith-Waterman算法、FASTA算法和BLAST算法。Smith-Waterman算法的基本思想是：使用迭代方法计算出两个序列的相似分值，存于一个得分矩阵中，然后，根据这个得分矩阵，通过动态规划的方法，回溯寻找最优的比对序列。FASTA算法基本思想是：序列比对得出结果后，至少有一段片段是两条序列共有的，把查询序列中的所有片段编成Hash表，在数据库搜索的时候查询Hash表，就可以把结果确定出来。BLAST算法基本思想是：采用一种短片段匹配算法和一种有效的统计模型，找出目的序列与数据库之间的最佳局部比对效果，通过产生数量更少但质量更好的增强点来提高速度。三者比较，Smith-Waterman算法获得最佳比对结果的敏感性最强，但算法的复杂度最高，需要在具有极高计算能力的超级计算机上实现；FASTA算法比Smith-Waterman算法快速而精确性相近；BLAST算法运算速度最快，但敏感性最差。

2. 多序列比对　多序列比对就是把两条以上可能有系统进化关系的序列进行比对的方法。目前，大多数实用的多序列比对程序采用基于渐进思想的启发式算法，这类方法降低运算的复杂度。虽不能保证产生一个最优比对，但可以找出一个近似最优的比对。其中，使用最广泛的是CLUSTAL算法。它是一种渐进的比对方法，先将多个序列两两比对构建距离矩阵，然后，根据距离矩阵计算产生系统进化指导树，对关系密切的序列进行加权，最后，从最紧密的两条序列开始，逐步引入邻近的序列并不断重新构建比对，直到所有序列都被加入为止。常用的多序列比对软件有：Clustal（http://www.clustal.org/）分析工具，包括Clustal Omega，ClustalW/ClustalX、Tcoffee（http://tcoffee.crg.cat/apps/tcoffee/index.html）、MUSCLE（http://www.drive5.com/muscle/）。多序列比对编辑工具有：Jalview（http://www.jalview.org）、ESPript（https://espript.ibcp.fr/ESPript/ESPript/index.php）、MView（http:/bio-mview.sourceforge.net）。

3. 基于相似性分析的数据库搜索　目前有很多工具都可以进行数据库搜索并进行序列比对分析，尤其以BLAST和FASTA使用最为频繁。

（1）BLAST：BLAST（basic local alignment search tool，http://blast.ncbi.nlm.nih.gov/Blast.cgi）既是一种算法，也是基于局部比对的序列相似性搜索工具。在美国NCBI网站上的BLAST系列主要包括

BLASTN、BLASTP、BLASTX、TBLASTN、TBLASTX、PSI-BLAST、PHI-BLAST 等。BLASTN 是用待检测的核酸序列搜索核酸序列数据库，适合寻找分值较高的匹配，不适合远源关系；BLASTP 是用一个待搜索的蛋白质序列与蛋白质序列数据库的序列进行比对，可能找到具有远源关系的匹配序列；核酸序列 - 蛋白数据库检索工具——BLASTX 是将一个待搜索的核酸序列翻译成 6 种可能的蛋白质序列，再将这 6 个蛋白质序列分别与蛋白质序列数据库的序列进行比对；蛋白序列 - 翻译数据库检索工具——TBLASTN 是将核酸序列数据库中的每条序列都翻译成 6 种可能的蛋白质序列，再将待搜索的原蛋白质序列与翻译的蛋白质序列进行比对；TBLASTX 是将核酸序列数据库中的每条序列都翻译成 6 种可能的蛋白质序列，再将待搜索的原核酸序列翻译成 6 种可能的蛋白质序列，最后将 6 种待搜索的翻译的蛋白质序列与核酸数据库翻译的蛋白质序列进行比对；PSI-BLAST（Position-Specific Iterated BLAST，位点特异性迭代 BLAST）是先通过一般的 BLAST（BLASTN 或 BLASTP）搜索到结果后，将这些结果进行多序列比对分成组，得出打分矩阵 PSSM（position-specific score matrix），再以此打分矩阵作新一轮的搜索，这一过程可不断循环，适合检索弱同源的目标；PHI-BLAST（Pattern-Hit Initiated Blast，模式识别 BLAST）能找到与输入序列相似，并符合某种特定模式（pattern）的序列。

（2）FASTA：FASTA（Fast All，http://fasta.bioch.virginia.edu/fasta_www2/fasta_down.shtml）是可以用于蛋白质序列与核酸序列快速相似性搜索的程序系列，由 Pearl 与 Lipman 在 1988 年开发并不断更新。EBI 网站上的 FASTA 系列主要包括 FASTA3、FASTX/Y3、TFASTX/Y3、FASTS3、FASTF3。其中，FASTA3 是用一个待搜索的原 DNA 序列与 DNA 序列数据库中的序列进行比对，或者用一个待搜索的原蛋白质序列与蛋白质序列数据库的序列进行比对；FASTX/Y3 是将一个待搜索的原 DNA 序列从左到右正向翻译成 3 种可能的蛋白质序列，再将这 3 个蛋白质序列分别与蛋白质序列数据库的序列进行比对；TFASTX/Y3 是将 DNA 序列数据库中的每条序列都翻译成 6 种可能的蛋白质序列，再将待搜索的原蛋白质序列与翻译的蛋白质序列进行比对；FASTS3 是将有顺序的多肽片段与蛋白质序列数据库中的蛋白质序列进行比对；FASTF3 是将混合的不知顺序的多肽片段与蛋白质序列数据库中的蛋白质序列进行比对。FASTA 对核酸序列更为敏感。

（二）核酸序列分析

1. 启动子的识别和分析　启动子的结构会影响 RNA 聚合酶与启动子的相互作用，从而影响基因表达的水平，因此识别启动子对于基因辨别至关重要。Eukaryotic Promoter Database（http://epd.vital-it.ch/）是比较全的基因启动子数据库；Promoter2.0（https://services.healthtech.dtu.dk/service.php？Promoter-2.0）可预测 DNA 序列中脊椎动物 pol Ⅱ 启动子的转录起始位点；Tfsitescan（http://www.ifti.org/cgi-bin/ifti/Tfsitescan.pl）为哺乳动物、酵母、果蝇、植物、原核生物等启动子序列的预测；对于原核生物的启动子，BDGP（http://www.fruitfly.org/seq_tools/promoter.html）利用神经网络法预测启动子。另外，还有用于查找转录因子结合位点的，如 PatSearch（http://itbtools.ba.itb.cnr.it/patsearch）。此外，还有一些程序用于启动子的识别，如 GRAIL、Geneld 和其他基因识别工具。

2. 对可读框的识别和分析　可读框（ORF）是从起始密码子到终止密码子可编码完整的多肽链的阅读框，DNA 序列可以按 6 种框架阅读和翻译（每条链 3 种，对应 3 种不同的起始密码子）。ORF 识别包括检测这 6 个阅读框架并决定哪一个以启动子和终止子为界限的 DNA 序列而其内部不包含启动子或终止子，符合这些条件的序列有可能对应一个真正的单一的基因产物。ORF 的识别可以使用 NCBI ORF Finder（https://www.ncbi.nlm.nih.gov/orffinder/），它可以将以 FASTA 格式提交的序列按六个相位翻译为蛋白序列。uORFbd 数据库（https://www.compgen.uni-muenster.de/tools/uorfdb/overview.hbi？ lang=en）是有关真核生物中 uORF（Upstream open reading frame）生物学的所有文献，包括病毒转录本。可以查询 uORF 的多种结构和功能相关属性，以便有针对性地检索 uORF。

3. 内含子和外显子的识别和分析　真核生物基因断裂结构的一个重要特点是外显子 - 内含子连接区的高度保守性和特异碱基序列，据此可对内含子和外显子进行识别和分析。目前常用的是

GRAIL 套装软件，内含子序列数据库有 IDB（https://www.census.gov/data-tools/demo/idb）；Yeast Intron Database（https://compbio.soe.ucsc.edu/yeast_introns.html）包括酿酒酵母核基因组中剪接体内含子的位置、结构和功能信息；U12 内含子数据库 U12DB（https://genome.crg.es/cgi-bin/u12db/u12db.cgi）；其他还有 GenScan（http://hollywood.mit.edu/GENSCAN.html）、NetGene2（https://services.healthtech.dtu.dk/service.php？ NetGene2-2.42）等。外显子注释数据库 Hollywood（http://hollywood.mit.edu/），人类外显子剪接数据库 HEXEvent（http://hertellab.mmg.uci.edu/cgi-bin/HEXEvent/HEXEventWEB.cgi）等。SpliceosomeDB（http://spliceosomedb.ucsc.edu/）提供了基于几个特征搜索剪接体基因 / 蛋白质的工具，包括名称、复杂名称、特定质谱实验中的识别、源生物和保守基序 / 域特征。

4. 限制性酶切位点的识别和分析 限制性酶切位点是限制性内切酶在 DNA 双链上所识别的一些特殊序列，大多数为回文对称结构。由于具有高度特异性，成为研究基因组成、功能及表达非常有用的工具。限制性酶切分析最好的资源是限制酶数据库 REBASE（http://rebase.neb.com）。此外，也有许多其他资源如 WebCutter 2.0（http://heimanlab.com/cut2.html）、NEBcutter v2.0（http://nc2.neb.com/NEBcutter2）、RestrictionMapper v3.0（http://www.restrictionmapper.org/）等。很多软件也可以用于限制性酶切分析，如 BioEdit、DNAMAN（https://www.lynnon.com/dnaman.html）、WONDERFUL 等。

5. CpG 岛的识别和分析 CpG 岛（CpG island）覆盖 5′ 启动子区域，是基因组中长度为 300~3 000bp 的富含 CpG 二核苷酸的一些区域，以岛的形式分布。CpG 岛经常出现在真核生物的看家基因的调控区，很少出现在不含基因的区域。因此，CpG 岛有利于真核基因的识别，可帮助确定基因 5′ 端。分析 CpG 岛可以使用网络资源 WebGene（https://www.itb.cnr.it/sun/webgene/）或 EMBOOS Cpgplot（http://www.ebi.ac.uk/emboss/cpgplot/）。

6. 对重复序列的识别和分析 重复序列是真核生物染色体基因组中重复出现的核苷酸序列。中度重复序列一般不编码多肽，但在基因调控中起重要调节作用，如开启和关闭基因的活性、促进或终止转录、DNA 复制的起始等。中度重复序列有些是 rRNA 和某些 tRNA 基因。某些高度重复序列与细胞分裂时染色体运动有关。对重复序列的分析能为基因定位提供重要信息。因此，相应的数据库和分析工具也应运而生，如，RepBaseRepBase（https://www.girinst.org/repbase）是真核生物 DNA 中重复序列数据库，也可通过在线 RepeatMasker（http://www.repeatmasker.org/）程序进行分析。

（三）蛋白质序列分析

1. 蛋白质的基本性质分析 蛋白质的一些基本性质，如氨基酸组成、分子量、等电点（pI）、亲水性和疏水性、信号肽、跨膜区等，可通过分析其一级结构而获得。

（1）蛋白质的分子量和等电点：蛋白质的分子量和等电点可以通过 ExPASy 工具包中的程序 Compute pI/Mw（https://www.expasy.org/resources/compute-pi-mw）、ProtParam（https://www.expasy.org/resources/protparam）进行在线计算，需要注意的一点是，对于碱性蛋白质，计算出的等电点偏差较大。另外 ProtParam 还可以计算蛋白质的相对分子质量、氨基酸和原子组成、吸光系数、稳定指数、半衰期等。除此之外还可用本地化软件如 DNAMAN、BioEdit 等进行分析。

（2）蛋白质的疏水性分析：疏水性是决定蛋白质最终折叠成何种三维空间构象的重要因素。为方便预测蛋白质的疏水性进而研究蛋白质的功能，研究人员开发了各具特色的蛋白质疏水性分子软件和工具。例如，在线程序 ProtScale（http://expasy.org/tools/protscale.html）可进行蛋白质的疏水性分析，也能计算蛋白质的相对分子质量、极性、预测二级结构等；FASTA 工具包中的程序 TGREASE 可沿蛋白质序列长度计算分析其疏水性，该工具还可以发现膜蛋白的跨膜区和高疏水性区的明显相关性，在预测球状蛋白内埋区以及判断待定跨膜序列等方面都有应用；蛋白质序列统计分析工具 SAPS（http://www.ebi.ac.uk/Tools/saps/），对提交的序列给出大量全面的分析数据，包括氨基酸组成统计、电荷分布分析、电荷聚集区域、高度疏水区域、跨膜区段、重复结构及周期性分析等信息。

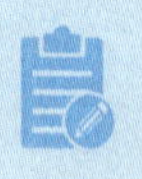

(3)蛋白质的酶切位点的分析：各种分解蛋白质的酶可以各自识别自己的酶切位点，并且在酶切位点将对应蛋白质分解。其中，PeptideCutter(http://us.expasy.org/tools/peptidecutter)可以分析蛋白质在特定的酶或试剂作用下的断裂点。工具 PeptideMass(http://expasy.org/tools/peptide_mass.html)也可针对肽段图谱进行分析，主要用来预测分析蛋白质在与特定的蛋白酶或化学试剂作用下的内切产物。

2. 蛋白质辨识　蛋白质的辨识往往通过多肽序列分析、蛋白质测序、生物质谱分析、二维电泳分析以及核磁共振等方法，与之相应的一些生物信息学的数据库和分析工具也发展起来。

(1)组成的蛋白质辨识：PROPSEARCH(http://abcis.cbs.cnrs.fr/propsearch)提供基于氨基酸组成的蛋白质辨识功能，利用未知蛋白质的氨基酸组成确认未知蛋白质，可对分子质量、巨大残基含量、疏水性、电荷分析，并能有效发现同一蛋白质的家族成员。

(2)蛋白质的质谱分析：Expasy 的 PeptideMass(https://web.expasy.org/peptide_mass/)是常用的在线肽质指纹图谱分析工具，即应用蛋白酶将胶上或膜上分离出来的蛋白断裂成肽片断，通过 MALDI-MS 或 ESI-MS 得到肽质指纹图谱，搜索数据库，可对蛋白质进行鉴定。ProteinProspector(https://prospector.ucsf.edu/prospector/mshome.htm)是一个由 UCSF 所提供的多样性质谱分析工具，包括各种工具(MS-Fit、MS-Tag、MS-Digest 等)，用于结合质谱实验挖掘序列数据库的蛋白质组学工具。还有用于肽质量指纹、序列查询和 MS/MS 离子搜索 MASCOT(http://www.matrixscience.com/)数据库。

(3)二维聚丙烯酰胺凝胶电泳(2D-PAGE)：蛋白质经 2D-PAGE 分离后，用激光光密度计进行扫描成像。对同一来源的蛋白质在不同实验条件下得到的 2D-PAGE 图像进行比对，可从中发现和鉴定出特定功能的蛋白质。在严格标准化状况下，得到的二维凝胶电泳图谱可结合 SWISS-2DPAGE(http://expasy.org/ch2d/)数据库鉴定蛋白质。

3. 跨膜蛋白质的跨膜区分析　跨膜蛋白在生物体扮演着重要的功能，它们的结构与功能的研究具有重要意义。但是，强疏水性的跨膜蛋白质难以形成 X 射线衍射所需的晶体。因此，需要有效的、准确度高的算法和工具来预测跨膜区域和跨膜方向，从而指导跨膜蛋白的研究。PHDhtm 是基于人工神经网络算法预测跨膜区的软件，此外还有 MEMSAT 和 TMAP。基于隐马尔可夫模型(Hidden Markov Model)的预测软件有 TMHMM 和 HMMTOP。TMHMM Server v.2.0(https://services.healthtech.dtu.dk/service.php？TMHMM-2.0)是一个基于马尔可夫模型预测跨膜螺旋的程序，综合了跨膜区疏水性、螺旋长度和膜蛋白拓扑学限制等性质，可对跨膜区及膜内外区进行整体预测。此外还包括：预测跨膜蛋白数据库 THGS-Transmembrane Helices in Genome Sequences(http://pranag.physics.iisc.ernet.in/thgs/)、Transmembrane Prediction Server(https://sbcb.bioch.ox.ac.uk/TM_noj/TM_noj.html)；膜蛋白识别工具 MINNOU(http://minnou.cchmc.org/)；预测蛋白质中的跨膜区域 PRED-TMR(http://athina.biol.uoa.gr/PRED-TMR/input.html)等。

4. 信号肽的分析　信号肽是分泌蛋白新生肽链 N 端的一段 20~30 个氨基酸残基组成的肽段，可使正在翻译的核糖体附着到粗面内质网膜上，指导新生肽链在细胞中的运输和定位。SignalP(https://services.healthtech.dtu.dk/service.php？SignalP-5.0)是信号肽及其剪切位点检测工具，该算法基于人工神经网络方法，用已知信号序列的革兰氏阴性原核生物、革兰氏阳性原核生物及真核生物的序列分别作为训练集来预测。另外，TargetP(https://services.healthtech.dtu.dk/service.php？TargetP-2.0)是预测准确度较高的蛋白质在细胞内定位分析软件。

5. 卷曲螺旋结构区的分析　蛋白质的卷曲螺旋结构是由于相邻分子的侧链之间的相互作用和紧密堆积的需要，其分子链为正、反式和左、右式不同交替方式的构象排列形成的结构。比较常用的卷曲螺旋预测算法是 COILS，它将序列与已知的平行双链卷曲螺旋数据库进行比较并给出评分，进而算出序列形成卷曲螺旋的概率。相关网址有 COILS(http://www.ch.embnet.org/software/COILS_

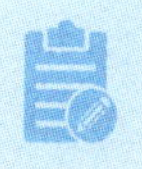

form.html)、Coiled-coil(https://en.wikipedia.org/wiki/Coiled_coil)、Marcoil(https://www.expasy.org/resources/marcoil)等。

6. 蛋白质结构分析 蛋白质结构分析相关的工具主要包括:结构比对工具,如Dali、CE、MAMMOTH和VAST;蛋白质结构品质分析工具,如PROCHECK(http://www.ebi.ac.uk/thornton-srv/software/PROCHECK/);蛋白质表面计算工具,如MSMS(https://www.ks.uiuc.edu/Research/vmd/current/ug/node75.html);蛋白质中残基以及整个蛋白质溶剂可接近表面积计算Naccess(http://www.bioinf.manchester.ac.uk/naccess/);蛋白质功能位点分析工具,如SURFNET(https://www.iucr.org/resources/other-directories/software/surfnet);用于配基和对应的结合位点分析工具,如LIGPLOT(https://www.ebi.ac.uk/thornton-srv/software/LIGPLOT)。

三、常用的生物信息学技术

在生物信息学研究中,随着计算性能的提高和算法的改进,生物信息学技术也得到了极大的发展。利用生物信息学技术,研究人员可以从海量的生物数据中提取出有价值的数据进行计算分析,以此揭示生物数据中所包含的生物学意义。目前常用的生物信息学技术方法主要涉及以下几个方面。

(一) 生物分子数据库技术及数据挖掘

数据库技术是生物信息学的最基本的技术。生物分子信息的存储、管理、查询等功能建立在数据库管理系统之上。从数据库中发现并提取隐藏在其中的信息,对数据进行分析归纳,寻找数据的内在联系,发掘出对数据预测和决策行为起关键作用的模式,称为数据挖掘(Data Mining)或数据库的知识发现。一般分为数据选择、数据转换、数据挖掘和结果分析四个步骤。目前的分子信息数据库大都采用关系数据库管理系统,而开发/构建相关数据库及web server等,也成为了生物信息学方向的一个主要研究模块。《核酸研究》(*Nucleic Acids Research*)杂志具有数据库及web server专辑(Database Issue and web server Issue),发表生物医学相关的数据库,为相关研究人员提供数据基础。

(二) 机器学习和模式识别技术

机器学习(machine learning)是一门研究计算机怎样模拟或实现人类的学习行为,以获取新的知识或技能,重新组织已有的知识结构使之不断改善自身的性能的多领域交叉学科。它是人工智能核心,是使计算机具有智能的根本途径。模式识别是机器学习的一个主要任务,利用计算机对客体进行鉴别,将相同或相似的客体归入同种类型中,有根据对象的统计特征进行识别和根据对象的结构特征进行识别两种方法。机器学习方法例如神经网络、遗传算法、决策树和支持向量机等适用于处理数据量大、含有噪声并且缺乏统一理论的生物数据的处理分析。

(三) 人工神经网络技术

人工神经网络(artificial neural network,ANN)是通过模拟神经元的特性以及脑的大规模并行结构、信息的分布式和并行处理等机制建立的一种数学模型,使用最多的是反向传播神经网络(back propagation neural network),简称BP网,稳定性和鲁棒性较强,属于有监督学习的网络模型,由输入层,隐藏层和输出层组成。从应用来看,神经网络计算在优化和模式识别方面具有非常强的能力,如AlphaFold通过结合新的神经网络结构和基于蛋白质结构的进化、物理和几何约束的训练程序,大大提高了结构预测的准确性。

(四) 分子模型化技术

分子模型化(molecular modeling)是利用计算机分析分子结构的一种技术,包括显示分子的三维结构,显示分子的理化或电子学特性,将分子小片段组装成更大的分子片段或完整的分子结构。利用分子图形化方法和计算化学方法如分子动力学相结合的方式研究分子间的相互作用是进行分子设计的基础。如今很多大型的分子模拟实验技术平台比如Discovery Studio、Maestro、MOE、Sybyl等,以及各种在线的生物信息学工具如Pharmit等,都采用了分子模型化技术。

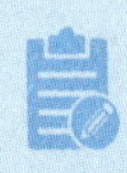

（五）分子力学和量子力学计算技术

分子力学（molecular mechanics，MM）是一种非量子力学的计算分子结构、能量与性质的方法，应用经验势能函数模拟分子的结构，计算分子的性质，在进行分子模拟等一系列结构分析研究中应用。量子力学（quantum mechanism，QM）主要研究原子、分子、凝聚态物质以及原子核和基本粒子的结构、性质的基础理论。

（六）生物分子的计算机模拟技术

生物分子的计算机模拟技术是从分子或原子相互作用出发，建立分子体系的数学模型，利用计算机进行模拟实验，预测生物分子的结构和功能，预测动力学和热力学方面的性质。常用方法有分子动力学、蒙特卡洛法（Monte Carlo method）和模拟退火法。其中，分子动力学模拟（molecular dynamics simulation）是一种重要的统计物理方法，通过模拟真实的物理环境，可以研究蛋白质等生物大分子在真实环境下构象的动态变化情况，利用各种分析方法，可以对蛋白质的动态变化进行详尽的分析和研究，对蛋白质的性质研究具有重要作用。

（七）专家系统

专家系统将有关专家的知识和经验以一定的知识表示形式（如产生式规则、语义网络等）存放在计算机中，在用户需要时智能地帮助解决问题，提供参考性决策。专家系统是人工智能领域里的一个重要分支，在生物信息学研究中也有应用，如用于基因识别。

（八）动态规划方法

动态规划（dynamic programming）是一种解决多阶段决策过程的优化方法或复杂空间的优化搜索方法，其基本过程是：在状态空间中，根据目标函数，通过递推，求出一条从状态起点到状态终点的最优路径（代价最小的路径）。动态规划在生物信息学研究中大量使用的方面是DNA序列或者蛋白质序列的两两对比排列。

（九）数学统计方法

数学统计在生物信息学中是一种最常用的分析方法。常用的假设检验、贝叶斯推断、随机森林、支持向量机（support vector machine，SVM）、回归分析、PCA等在很多生物学软件中都有所应用。如在分析DNA语言中的语义、分析密码子使用频率、利用马尔可夫模型进行基因识别等，隐马尔可夫模型在90年代初开始在生物信息学领域崭露头角，如今常用于DNA模型构建，多重序列比对，蛋白质二级结构预测，基因预测等方向。隐马尔可夫模型之所以在序列分析中普遍应用是由于它正好模拟了生物基因的突变、插入、缺失和匹配过程。

知识链接

经典物理和量子物理结合创建QM/MM模拟方法

2013年获得诺贝尔化学奖的三位科学家——Martin Karplus、Michael Levitt和Arieh Warshel所做的贡献使得化学家、生物学家得以借助计算机通过分子模拟揭开化学的神秘面纱。

经典物理的优势在于其计算过程相对简单，可以模拟分子层面的运动行为，探索各种分子内部变化。但是它无法模拟化学反应过程，这也是其致命的缺点。而量子物理学方法可以在原子层面观察到化学反应过程，但是相对地也需要庞大的计算量，因此它只能局限于非常有限的小分子上。这两种看似无法兼容的理论被2013年诺贝尔奖的获得者创造性地结合在一起，创造了QM/MM方法，使得生物学家、化学家能够在大体系中观察到关键的反应，促进蛋白质工程尤其是酶工程得以迅速发展。

第二节 生物信息学在生物医药领域的应用

药物生物信息学是对海量生物信息进行整理和分析，探讨发现药物的新靶点、新方法、促进药物研究进程的一门新的交叉学科，是一门应用性、实践性强的学科。它以基因组DNA序列信息分析为源头，在获得蛋白质编码区的信息后，进行蛋白质空间结构的预测和模拟，然后依据蛋白质的功能进行必要的药物设计。生物信息学提供了大量的数据资源(包括表达序列标记、微生物基因组序列、模式生物序列、单核苷酸多态性、基因表达数据、蛋白质组数据等)、各种算法和数据软件工具，使得它在新药设计的各个环节，如初始阶段筛选、药物作用靶位的选定、药物分子模拟设计，以及药物的临床前评价、临床评价和改善等开发阶段发挥着越来越重要的作用，为药物设计和新药研发提供了崭新的研究思路和手段，对于加快新药发现，缩短新药的研发周期起着非常重要的作用。

一、基因及其突变与疾病关联性

人类疾病的发生发展往往与基因的结构或其变化有直接或间接的关联，生物信息学能够对海量的生物数据进行存储、管理和分析，通过高效率的工具、算法等深入解读遗传信息及表达，进一步理解疾病相关基因及其机制。

(一) 疾病相关基因的发现

以基因为基础，可将人类疾病分为单基因病、多基因病和获得性基因病三类。在大多数多基因病中，遗传因素都有决定性作用。生物信息学是发现疾病相关基因的重要手段。目前较为常用的方法包括：①基因的电脑克隆，就是以计算机和互联网为手段，发展新算法，对公用、商用或自有数据库中存储的表达序列标签进行修正、聚类、拼接和组装，获得完整的基因序列，以期发现疾病相关的新基因；②通过多序列比对从基因组DNA序列中预测新基因，这种方法的本质是把基因组中编码蛋白质的区域和非编码蛋白质的区域区分开来，找到在编码区和非编码区数学、物理学特征不同，将这些序列与已知基因数据库进行比较，就可以发现新的基因；③发现单核苷酸多态性(single nucleotide polymorphism，SNP)，SNP是人类基因组变异的主要类型，与个体表型差异和疾病易感性有关。SNP具有在人群中数量丰富、分布广泛、易于分型的特点，使以其为目标的研究更易于产生强有力的分析工具，助力高危群体的发现、疾病相关基因的鉴定、药物的设计和测试以及生物学的基础研究等。

除此之外，生物信息学还能够帮助人们在基因层面上揭示疾病的发生发展机制。例如，功能基因组学就是利用结构基因组学提供的信息，系统地研究基因组的功能，认识基因与疾病的关系以及基因产物在细胞生命活动中的作用。不同发育阶段的不同组织、疾病状态及体外培养的细胞，基因表达模式存在差异。基因表达的时空差异性是功能基因组学研究的理论基础。例如，在毒理基因组学中，研究毒理学效应以及细胞调控网络与基因和接触剂量的关系，将毒理学、病理学与基因表达谱、蛋白质组学和SNP分析有机结合，从而筛选有效的生物标志物；在肿瘤表观基因组学中，研究细胞系基因的表达差异，从而揭示肿瘤的易感基因、发病基因、肿瘤基因转录的调控和基因表达的抑制，为新的抗肿瘤靶向药物的设计和研究提供科学依据等。

(二) 疾病诊断与预防

疾病发生和转归的本质是遗传信息在一定环境条件下的外在表达，人类的一切疾病都可能是基因受损引起的。因此，疾病相关的基因和基因群是疾病发生和转归根本，因而利用生物信息学相关知识对基因异常即基因突变的明确诊断——基因诊断就显得尤为重要。基因诊断是通过分析受检者的某一特定基因结构(DNA水平)或功能(RNA水平)是否异常来对相应疾病进行诊断，其特异性和灵敏度远高于传统诊断方法，甚至能够揭示尚未出现症状的疾病，从而起到预防作用。

1. 复杂疾病的遗传定位研究　复杂疾病易感位点的遗传定位研究对精准定义疾病、特别是细

化疾病的分类层次来获取特异性致病因子意义非凡,也是指导实验样本选取的先决因素。生物信息学中统计分析方法的应用发挥着重要作用,又以连锁分析、关联分析等较为常见。连锁分析(linkage analysis)是根据家系中遗传标记重组率来计算两等位之间距离的方法,主要是通过分析已知的性状或疾病表型与基因型在家系中遗传模式,来定位新的易感位点和易感区域;关联分析(association analysis)根据研究表型的不同,可将其分为质量性状关联分析和数量性状关联分析,前者是指能观察但无法测量的属性性状,比如疾病分类,同一性状在不同表型间呈现质的中断性变化;后者是指一个群体内每个个体间表现的连续性的数量变化,比如心跳速率、血压、身高等,与质量性状相比,数量性状的遗传研究更加困难,因此质量性状关联分析比数量性状关联分析更为常见。

2. 全基因组关联研究 全基因组关联分析(genome wide association study,GWAS)就是通过阵列技术检测其遗传变异多态性,对全基因组中百万计的位点进行基因分型,从而筛选出与表型和疾病关联的基因或遗传位点。多年来,GWAS已经成功辨识了数以万计疾病或形状的SNP关联位点,这些位点涉及了大多数人类复杂疾病或形状。通过GWAS挖掘疾病相关SNP和基因的策略主要有两种:一是meta分析法,即提高某个疾病的研究样本量,从而增加风险SNP的显著性水平;二是先在较低样本量情况下通过基因组范围关联分析找到潜在的风险区域,然后再针对该区域加大样本量,进行精细的SNP分型,如此往复,达到精准定位风险位点的目的。此外,还有第二代关联分析策略,借助已知的通路、网络、互作、功能等知识进行位点和基因层面之外的更高层次的信息发现,将关联分析作为疾病风险权重,这也有利于对疾病发生机制的理解。

基于生物信息学的测序分析及功能筛选来助力疾病诊断可达到事半功倍的效果,通过预测相关疾病的风险性,做到早检测、早预防、早治疗。从而使人类更好地了解疾病的发病机制,找到更好的疾病诊断和预防的策略,不仅能为探索人类疾病机制提供参考,也可进一步发展相应的治疗手段。

(三)基因治疗

基因治疗的三大共性步骤包括:核酸序列的设计与合成、将目标序列递送至细胞中(体内或体外)和工业化生产。依托于生物信息学的飞速发展及与其密切相关的合成生物学的日益成熟,核酸序列的设计与合成相较于传统的化合物和单抗类药物而言难度反而可能更小,在开发出安全高效的递送系统后,基因治疗产品的开发难度可能更低。基因治疗在肿瘤和罕见病领域、慢性病领域正逐步拓展。生物信息学方法已经被用于识别多种癌症指示性表达谱,鉴定分子标记和表达谱正被人们用于肿瘤分类、诊断和临床结果的预测。癌细胞依赖的特殊基因、蛋白质和细胞路径的鉴定,加速了人们对更有效的治疗药物的研发进程。通过设计、整合来自多个应用和平台的资料,解决生物学方面的基因组、遗传学、蛋白质组和生物标志物筛选的交叉问题,还能够提供全面的统计分析、数据挖掘和可视化工具。

二、药物靶标筛查与预测

生物信息学所提供的数据信息,可以用来指导药物靶标的选择和药物分子的设计。从现代药物研发的角度来看,发现并验证具有自主知识产权的药物靶标应该成为产生"重磅炸弹"式创新药物的源头,对于创新药物的研制具有决定性意义,可缩短新药发现的时间,提高药物发现的成功率。

药物靶标是指具有重要生理或病理功能,能够与药物相结合并产生药理作用的生物大分子及其特定的结构位点。例如,利用HMG-CoA还原酶作为药物靶标导致了一系列他汀类降脂药物的发现。应用生物信息学技术寻找新的药物靶标,主要是通过对目前获得的大量基因和蛋白质数据进行分析和计算,发现新的功能基因或蛋白质的结构,为进一步研究提供有价值的信息。生物信息学在以下三个方面使得靶位的选择更易于进行:一是靶位的特征,例如蛋白质家族的分类及亚分类;二是靶位的理解,如它们在较大的生化或细胞环境中的行为;三是靶位的发展,如对摄取与重摄取的预测、解毒、患者的分类以及其他基于基因的多态性。

应用生物信息学技术发现药物靶标方法很多，主要包括表达序列标签（EST）数据库搜寻、综合分子特征方法以及结构生物学方法。从EST数据库搜寻靶标的方法主要有同源搜寻和组织表达差异搜寻两种。同源搜寻是在数据库中搜寻与新序列具有相同结构的已知基因或蛋白质，从而可以预测新基因的功能并判断它是否适合作为药物作用的靶标。组织差异表达搜寻是建立在EST数据库中基因在不同组织的表达差异信息基础之上的，有些具有组织特异性的基因有可能成为特异性的、副作用小的靶标。综合分子特征法是通过细胞的蛋白质、mRNA的成分特征确定新的靶标，其中一种方法是利用基因微阵列对疾病组织的转录表达进行整体分析，以确定细胞中所有的基因序列，进一步确定疾病相关的靶标。另一种是利用蛋白质组学通过从整体上研究蛋白表达差异确定靶标。蛋白质组学在药物靶标的发现和筛选模型的建立上，有其独特的优越性。

药物发现的现代方法依赖于通过组合化学得到的靶标是否能代表多数人的药物靶标非常重要，尤其在知道单核苷酸多态性能影响氨基酸结构和蛋白质功能的情况下。这时可使用生物信息学来决定一个基因的变异是否改变一个氨基酸能带来的影响。如当一种新基因被发现时，可以通过与已知的可作为药物靶向位点的基因结构上的同源性的比较，快速地判断新基因是否能够被用来作为新的药物靶向，避免盲目的、费时费力的试验。

药物靶标相关的数据资源有很多，其中重要的有Therapeutic Target Database（http://db.idrblab.net/ttd/ttd-search/custom）。此数据库提供了已知或正在探索的可用作治疗的蛋白质靶点和核苷酸靶点的信息，以及与这些靶点对应的靶疾病、靶通路和相应的药物/配体信息，该数据库也包含这些靶点在其他数据库中的相关链接，包括靶点的功能、序列、3D结构、配体结合性质、酶的命名以及相关文献等信息的链接。此外还有天然植物抗癌复合靶点数据库NPACT（http://crdd.osdd.net/raghava/npact/）、药物和化合物与其靶点的相互作用数据库ChEMBL（https://www.ebi.ac.uk/chembldb/）、Kyoto Encyclopedia of Genes and Genomes（KEGG，https://www.genome.jp/kegg/）、National Center for Biotechnology Information（NCBI，https://www.ncbi.nlm.nih.gov），另外与靶标发现相关的数据库有Genecard、、GDB、Locuslink、OMIM等。

三、蛋白质类药物结构模拟与设计

蛋白质结构是合理药物分子设计的基础，许多药物分子作用的靶点是蛋白质或者酶，其活性部位或结合部位是药物作用的目标。这些部位具有特定的空间形状，只能和特定的分子相结合。在新的药物分子设计中，所设计的药物分子要与靶的活性部位互补结合而发挥疗效。这就要知道相应蛋白质的活性部位的结构。但在现有的条件下，能通过实验测定方法确定的蛋白质结构只是少数，更多的结构需用预测的方法获得。

蛋白质结构预测是指从蛋白质的氨基酸序列预测出其三维空间结构。在基础研究中，蛋白质结构预测以及得到的模型有助于发现蛋白质可能的功能，并更好地理解此功能可能的机制和特异性，从而为表达、变异和重组实验及理解遗传变异提供可能的解释；在药物研究方面，应用研究的范围涉及从复杂调控网络中发现功能蛋白质到识别可能的药物分子靶标，以及模建详细的结构用于合理地指导和设计新的药物分子。

（一）蛋白质结构预测的一般流程

1. 序列比对 在数据库中搜索与问询序列同源的蛋白质序列，如果可以找到，则建立多重序列比对关系寻找已知的功能模体。

2. 二级结构预测 利用各种现有的方法结合多重序列比对信息进行预测并确认是否为跨膜结构。

3. 三级结构预测 ①如果能够找到序列同源的实验测定结构，则可以利用比较预测的方法；②如果没有明显的同源性，可以利用折叠模式识别的方法来寻找远源的同源性或类似的折叠模式；

③如果找不到同源或类似结构，对于小蛋白质可尝试进行二级结构堆积计算或简化模型的从头折叠计算；④如果是跨膜片段，确定跨膜片段以及片段间的拓扑结构。

4. 蛋白质结构模建　①利用能量优化的算法可以对预测所得的结构进行优化，也可以研究实验所得结构中局部结构的构象变化；②利用实验结构甚至是预测结构可以进行蛋白质 - 蛋白质、蛋白质 - 配体结合的研究。

5. 蛋白质结构预测的检验　①将预测结构与实验结构或其他实验数据相对照；②在预测的各个环节根据研究者的经验进行人工干预；③利用结构合理性软件和工具进行评估。

（二）蛋白质二级结构预测

蛋白质二级结构是联系其一级结构和三维空间结构的桥梁和纽带。通过对大量已知空间结构的蛋白质分子的研究和分析，人们发现虽然一条多肽链可能采取的构象有许多种，但在蛋白质分子中由二级结构组装而形成一定空间结构却是有限的。因此，蛋白质的二级结构预测也是从蛋白质的一级结构预测其空间结构的最关键的步骤。一般认为，如果二级结构的预测准确率能达到 80%，那么便可以基本准确地预测一个蛋白质分子的三维空间结构。蛋白质二级结构的预测就是为氨基酸链指定一种局部结构，预测的基本依据是：每一段相邻的氨基酸残基具有形成一定二级结构的倾向。所有的蛋白质中约 85% 的氨基酸残基处于 3 种基本二级结构状态，即 α 螺旋（helix，H）、β 折叠（extended β-strand，E）或卷曲（coil，C）三种状态，所以二级结构预测也常称为三态预测。蛋白质二级结构的预测难点在于氨基酸残基在三级结构中的相互作用的分析。目前广泛认为基于神经网络的模型算法具有最高的准确度。

二级结构预测的方法主要有：① DSc 算法，先预测基本概念，然后利用简单线性统计方法结合概念预测二级结构，其准确率较高；② PHDsec 算法，基于神经网络系统进行预测，先检索获得得到同源序列，再筛选并进行多序列比对，结果作为神经网络的输入值进行计算，同时结合 20 种氨基酸描述蛋白质序列的全局信息，根据局部序列间关系和整体蛋白质性质来预测残基二级结构；③ SOPMA 算法，用 GOR（gamier-gibrat-robson）、Levin 同源预测方法、DPM、PHD 和 CNRS 的 SOPMA 这五种相互独立方法预测，并整合出“一致预测结果”，准确率达 69.5%；④ MLRC 算法，集 GOR4、SIMPA96 和 SOPMA 为一体，处理蛋白质二级结构预测结果，并估计分类的后验概率；⑤ DPM 算法，对氨基酸组分预测蛋白质结构分类，用简单算法初步预测二级结构，比对两个独立预测，最后优化参数得到二级结构；⑥ Jpred 算法，运用 net 神经网络算法，准确率可达到 76.4%。

二级结构预测方法针对不同蛋白质所给出的准确度可能会有很大差别。总的来讲，单序列的预测准确度在 60%~85%。许多蛋白质二级结构预测程序包含在标准的分子生物学软件或商业软件中，常用的二级结构预测软件有：PSIPRED（http://bioinf.cs.ucl.ac.uk/psipred/）、Jpred（http://www.compbio.dundee.ac.uk/jpred/index.html）、SOPMA（https://npsa-prabi.ibcp.fr/cgi-bin/npsa_automat.pl?page=npsa_sopma.html）及 Predict Protein（https://www.predictprotein.org/）等。

（三）蛋白质三级结构预测

蛋白质三级结构预测是生物信息学的一个重要任务之一，目前蛋白质的三级结构预测方法一般分为同源模建、折叠模式识别（或称为线穿法）及从头预测等方法。

1. 同源模建　同源模建（homologous modeling）也称比较模建（comparative modeling），是目前为止最为成功及实用的蛋白质预测方法，它是基于在进化过程中蛋白质的三维结构的保守性远大于序列的保守性原理，在蛋白质序列一致性大于 30% 的前提下，一个未知结构的蛋白质可以利用另一个或一个以上与其同源的蛋白结构来构建三维结构。蛋白质间的序列一致性越高，所建立的三维结构的准确性越高。通过同源模建可快速获得三维结构，用于指导如定点突变、理性药物设计和蛋白质相互作用等研究。同源蛋白质结构预测的方法有很多，目前以片段组装法的 SWISS-MODEL（http://swissmodel.expasy.org/）和距离几何法的 MODELLER（http://www.salilab.org/modeller/）较为常用，此

外还有HHpred服务器和软件(https://toolkit.tuebingen.mpg.de/tools/hhpred)以及以及商业软件Accelrys Discovery Studio、MOE等。同源蛋白质结构预测的主要步骤为(图11-1):①数据库的搜索及模板的选择,根据目标蛋白质的一级序列搜索参考蛋白,搜索策略的掌握直接关系到以后模建的成功与否。一般方法是将目标序列作为查询序列来搜索PDB等已知蛋白质结构数据库,从而找到相似性较高且具有三维结构的蛋白质,确定和识别一个同源模板或选择已知结构的同源序列作为建模的模板;②建立目标蛋白质与模板蛋白质的序列比对,搜索到的具有空间结构的蛋白质和目标蛋白质的一级序列进行序列比对。利用多种比对方法或手工校正以改进和优化目标蛋白质与模板蛋白质序列的比对,比对中可以加入空格;③确定结构保守区,如果目标蛋白质有两个以上已知结构的参考蛋白,可通过这些参考蛋白之间的结构叠合来确定结构保守区。如果参考蛋白中只有一个有空间结构,那么结构保守区的确定就通过多重序列对比的方法来实现;④目标蛋白质主链的模建,以模板结构骨架作为模型,建立目标蛋白质骨架模型;⑤构建环区和侧链,侧链搜索的任务就是从数据库中挑选最佳的侧链构象组合;环区的模建有两种,一是片段搜索,即根据待模拟蛋白环区的断点距离及环区两端结构保守区的主链结构在已知的片段库里搜索出若干最符合条件的片段供参考;另一种是自动生成法,即利用随机搜索的方法确定环区构象,这种方法适合很小环区的模建;⑥优化处理,蛋白质分子的主、侧链都确定后只能说得到了一个初步结构,往往键角键长都不合理,需要用分子力学、分子动力学甚至是量子化学的方法进一步优化使之更加合理。模建的结构合理与否,可以通过多种不同的方法和工具检验。

SWISS-MODEL构建蛋白质结构模型(微课)

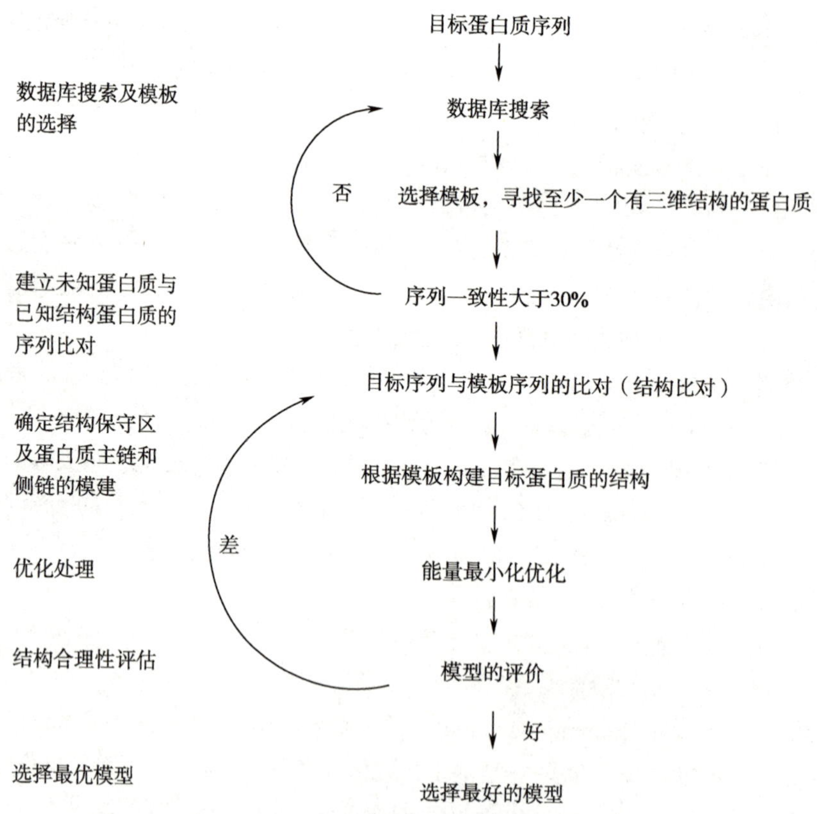

图11-1　同源蛋白质结构预测的主要步骤

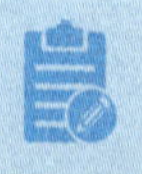

2. 折叠模式识别　同源模建方法在同源蛋白质的结构预测中取得了成功,但是在很多情况下是找不到同源蛋白质结构作为模板的,这时候折叠模式识别法显示出了它独特的优势。许多序列相似

性很低(小于25%)的蛋白质却存在相同的框架结构-折叠子(fold),以结构已知蛋白质的折叠子为模板,寻找给定氨基酸序列可能采取的折叠类型,即折叠模式识别。此方法包括两步:①将目标序列和已知的折叠进行匹配,从蛋白质结构数据库中挑选蛋白质结构建立折叠子数据库,以折叠子数据库中的折叠结构作为模板;②将目标序列放在已知结构的蛋白质骨架上进行滑动,得到目标序列的一系列构象,然后根据平均势函数对这些构象的匹配程度进行评价,其中得分最高的被认为是目标序列最可能采取的折叠结构。这一算法被形象地称为线穿法(threading)。此方法的关键仍在于:第一,新测定的蛋白质序列是否可以折叠成为已知的折叠模式;第二,给出一个结构,能否从序列库中找出所有能折叠成该结构的序列。常用折叠模式识别工具有3D-PSSM(http://www.sbg.bio.ic.ac.uk/~3dpssm/index2.html),GenTHREADER(https://genomethreader.org/download.html)。

3. 从头预测　该方法不需要已知结构信息,直接从蛋白质序列预测其空间结构,实现了从一级序列到三维空间结构的直接过渡。这种方法基于蛋白质天然结构是能量最小的构象原理,将蛋白质的残基作为最基本单元,进行蒙特卡罗(Monte Carlo)模拟、模拟退火或遗传算法优化,计算出蛋白质肽链所有可能构象的能量,从中取出能量最小的构象就是蛋白质的天然结构。从头预测包括分子学模拟、二级片段堆积等方法。这个方法的缺点是计算量很大,对计算机的要求比较高,一般都要求服务器来执行,而且由于没有模板的指导,模型准确度较低。目前,常用的工具有Robetta、TASSER和Quark等。而其中的一些方法是将线穿法、同源建模和从头预测有效整合,使弱同源模板结构的蛋白质结构预测更准确。

(四) 蛋白质结构模型评估及可视化

蛋白质结构模型构建后还需对模型质量进行自身合理性评估,以确定模型是否可靠。除大多数预测软件都有自带的模型质量评估系数以外,还有第三方的评估软件。最常用的评估软件是SAVES(https://saves.mbi.ucla.edu/)和ProQ等。其中SAVES提供了6种评估软件:① Verify3D,通过根据位置和环境(α、β、环、极性、非极性等)分配结构类别并将结果与良好结构进行比较,确定原子模型(3D)与其自身氨基酸序列(1D)的兼容性;② CRYST,该程序在蛋白质数据库中搜索具有与输入文件类似的单元格的条目;③ PROVE,使用一种算法计算大分子中原子的体积,该算法将原子视为硬球,并计算模型的统计Z分数偏差;④ WHATCHECK,它对模型中残基的许多立体化学参数进行了广泛的检查;⑤ PROCHECK:通过分析残基几何结构和整体结构来检查蛋白质结构的立体化学质量;⑥ ERRAT:分析不同原子类型之间非键相互作用的统计数据。

将分子的3D结构信息、化学信息(如电荷分布,静电特性等)通过分析和处理,以一种视觉直接的方式呈现在某种媒介上的过程被称为分子可视化。可视化软件有PyMOL、VMD、TAMS、RasMol、CHIMERA和ISOLDE等,在线分子可视化工具有IVIEW、JMOL和NGL等。

(五) 分子动力学

根据上述方法会获得分子的初始结构,可进一步通过分子动力学(molecular dynamics,MD)模拟方法对结构进行优化,分子动力学模拟是把原子的运动与特定的轨道联系在一起,通过求解原子的牛顿运动方程得到体系的热力学性质。分子动力学模拟重点在于选择合适的力场参数,即在系统中引入简单数学模型来描述原子间的结合、弯曲和二面角势及原子间的范德瓦耳斯力和静电作用,并预设实验数据或模型参数进行计算。由于是在分子力学基础上描述体系运动随时间的演化过程,分子动力学模拟可以在原子水平上提供体系运动变化的细节,为蛋白质的结构和功能研究提供重要的信息,因而广泛应用于生物研究领域。分子动力学模拟程序主要有Amber、CHARMM、GROMACS、LAMMPS、NAMD、Desmond等。

四、计算机辅助小分子药物设计

随着计算机技术及计算化学、分子生物学和药物化学的发展,药物设计进入了理性阶段,成功的

药物合理设计可大量减少化学合成和生物筛选的工作量，提高新药发现的概率，降低资金投入，其中药物分子设计是目前新药发现的主要方向。计算机辅助药物设计方法（computer aided drug design，CADD）是药物分子设计的基础。随着多种新的方法的出现，CADD 方法已经发展成为一门完善和新兴的研究领域，大大提高了药物开发的效率。目前，已有一些应用理论方法设计获得成功的药物上市，如针对 HIV 蛋白酶研制的治疗 AIDS 的药物沙奎那韦（saquinavir），以环氧化酶Ⅱ为靶标设计的消炎药塞来考昔（celecoxib）等。计算机辅助药物设计把研究的问题分成两类，一是对接问题，二是确定药效结构的问题。计算机辅助药物设计是依据酶、受体、离子通道及核酸等潜在的药物设计的靶点，参考其他内源性配体或天然产物的化学结构特征，利用量子化学、分子力学、数学、计算机科学等知识与方法，通过模拟药物与生物大分子的相互作用或通过分析已知药物结构与活性内在关系识别得到分子形状和理化性质与受体作用位点相匹配的分子，合成并测试这些分子的生物活性，合理设计新型结构先导化合物药物的方法。药物和受体相互作用是呈现药效的分子基础，这种相互作用是在三维空间实现的，因而在药物分子设计过程中，根据是否已知受体的三维结构，又可分为直接设计和间接设计。

（一）直接药物设计方法

如果受体或受体和配体相结合所形成的复合物的三维结构已经被揭晓，便可以根据受体的结构，设计从空间形状和化学性质两方面都能很好地与靶标分子“结合口袋”相匹配的药物分子，因此被称为直接药物设计的方法。例如二氢叶酸还原酶抑制剂的设计、作用于血红素的抗镰状细胞素化合物的设计以及根据 PDB 晶体结构库中得到的数据进行新的化合物分子设计，都属于直接设计。直接药物设计方法有活性位点分析、数据库搜寻和全新药物设计。

1. 活性位点分析法 活性位点分析法可以用来探测哪些原子或基团能与生物大分子的活性位点较好地相互作用。用于分析的探针可以是一些简单的分子或碎片，例如水或苯环，通过分析探针与活性位点的相互作用情况，最终找到这些分子或碎片在活性部位中的可能结合位置。属于活性位点分析法的软件有 GRID、GREEN、HSITE 及相关程序，还有一些基于蒙特卡罗、模拟退火技术的软件如 MCSS、HINT 和 BUCKETS 等，也属于活性位点分析法。

2. 数据库搜寻法 目前数据库搜寻法分为两类，小分子靶点的基于配体药物设计（ligand-based drug design，LBDD）和大分子靶点的基于结构药物设计（structure-based drug design，SBDD）两大类。LBDD 主要根据现有药物的结构、理化性质与活性关系的分析，建立定量构效关系或药效团模型，再根据药效团模型进行三维结构数据库搜寻，预测新化合物的活性。该类方法一般需先建立一系列活性分子的药效构象，抽提出共有的药效团，进而在现有的数据库中寻找符合药效团模型的化合物。该类方法中比较著名的软件有 Catalyst 和 Unity。SBDD 是根据受体生物大分子蛋白质、核酸等的三维结构，用理论计算和分子模拟方法建立配体 - 受体复合物的三维结构，预测配体 - 受体的相互作用，在此基础上设计与受体结合的新分子。SBDD 的核心是分子对接（molecular docking）技术，所谓分子对接就是受体和药物分子之间通过几何匹配和能量匹配而相互识别的过程，使得配体与受体的形状和相互作用匹配最佳。目前具代表性的分子对接软件主要有 DOCK、FlexX 和 GOLD 等。虚拟筛选（virtual screening technique，VST）是分子对接方法的延伸和推广，它覆盖了 CADD 的大部分研究领域。VST 的目的是从几十到上百万个分子中，发现有潜在活性的化合物，集中目标，大大降低实验筛选化合物数量，缩短研究周期，节约研究成本。

3. 全新药物设计法 全新药物设计法又称从头设计法，是根据受体活性部位的形状和性质要求产生一系列的片段，通过这些片段的连接，让计算机自动构建出形状、性质与受体活性部位很好地契合互补的新分子。目前，实现全新药物设计法主要有碎片连接法和碎片生长法。碎片连接法首先根据靶标分子活性部位的特征，在其“结合口袋”空腔中的相应位点上放置若干与靶标分子相匹配的基团或原子，然后用合适的连接片段将其连接成一个完整的分子。碎片生长法是先要从靶标分子的结

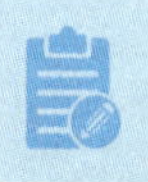

合空腔的一端开始，逐渐“延伸”药物分子的结构。在“延伸”过程中，每一步都要对其延伸的片段的种类及其方位进行计算比较，选择最优的结果，再向下一步延伸，直至完成。全新药物设计的一般步骤为定义活性位点、产生配体分子、配体分子的评估以及结构验证。全新药物设计法的主要软件有LUDI、Leapfrog、GROW、SPROUT 等。

（二）间接药物设计

这类方法是针对缺乏受体结构的情况发展的、基于配体的药物分子设计方法。主要从一组小分子化合物的结构和生物活性数据出发，进行结构 - 活性关系规律的研究，在此基础上预测新化合物的生物活性（药效）和进行高活性分子结构设计。主要包括定量构效关系和药效团模型等方法。

1. 定量构效关系　定量构效关系（quantitative structure-activity relationship，QSAR）分析的目的是采用数理统计方法研究和揭示化合物活性与其分子结构或物理化学特征之间的定量变化规律，预测具有相似结构的化合物的生理活性或某些性质，指导设计出具有更高活性的化合物。QSAR 方法有 Hansch 法和模式识别 Free Wilson 法，因没有考虑化合物的空间结构也被称为 2D-QSAR 方法。3D-QSAR 方法是基于三维结构基础上发展的，比较重要的方法有距离几何法、比较分子力场分析（CoMFA）和比较分子相似性指数分析（CoMSIA）。随着技术的发展和多变量解析技术的引入，定量构效关系方法发展异常迅速，目前已经出现 4D-QSAR 甚至 5D-QSAR。

2. 药效团模型　为了解释药物的作用机制，分析药物的构效关系，提出了药效团（pharmacophore）的概念。对于同一种受体，一系列化合物所共有的原子或基团对分子与受体的结合起重要作用，则称这些共有的原子或基团为药效团元素，所有药效团元素的集合叫药效团。建立药效团模型方法是对一组具有生物活性的化合物进行化学结构的分析和比较，找出其共同的特征结构，建立药效团模型。得到药效团模型后，即可以此作为提问结构的模板，搜寻现有的小分子数据库，筛选出符合药效团要求的其他分子，进行药理测试。

目前药物设计的发展主要趋势如下：充分利用基因组和蛋白质组研究结果，从基因组和蛋白质组数据库中寻找药物作用新靶点线索；超级计算机在药物设计中的应用越来越广泛；发展了许多并行算法，包括高通量蛋白质结构预测方法、高通量虚拟筛选方法和快速分子模拟方法；从过去的单一分子设计转向团队研究，研究工作由分子生物学、结构生物学、分子设计、化学合成（包括组合化学合成）和药理筛选研究工作者协同进行；发现新先导结构的速度越来越快，并注重成功率，将发现药物的失败因素控制在先导结构的发现阶段，而不是药物的开发阶段，这大大节约了药物研究的周期和经费。

（三）药物设计实例

随着药物设计方法的逐步建立、发展和完善，药物设计研究的深度和广度都有了空前的发展。目前已有一些应用理论方法设计而获得成功的药物上市或进入临床研究阶段，标志着药物设计的研究已迈进实用化方向。下面，列举几个药物分子设计的成功例子。

1. HIV-1 蛋白酶抑制剂的设计　HIV 损害人体免疫系统需通过多个环节。阻断这些环节，有可能找到治疗 AIDS 的药物。HIV 蛋白酶、逆转录酶、整合酶是其中的三个重要靶点。Hoffmann-La Roch 的研究人员首先设计了 HIV-1 蛋白酶的底物模拟物。通过分子模拟，确定了该酶的抑制剂所需的最短长度，并确定了该抑制剂中心带羟基的碳原子倾向于 R 构型。在此基础上，成功设计了抗 AIDS 药物沙奎那韦（saquinavir），该化合物具有很强的 HIV-1 蛋白酶抑制作用（K = 0.12nm），1995 年经美国 FDA 批准上市。Abbott 的研究人员通过 HIV-1 蛋白酶三维结构的研究，发现该酶具有一个二重旋转轴的对称性（C2）。针对这一特点，研究人员设计了一种对称性的抑制剂。分子对接模拟计算的结果发现，所设计的对称性抑制剂实际上以一种不对称的结合方式与 HIV-1 蛋白酶结合。于是研究人员重新设计了不对称的抑制剂，并考虑了抑制剂末端对口服生物利用度的影响，终于得到了抗 AIDS 药物利托那韦（ritonavir），该药于 1996 年经美国 FDA 批准上市。

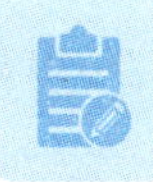

2. 基于药效团的 COX-2 抑制剂的设计　COX 存在两种同工酶：环氧合酶 -1（COX-1）和环氧合酶 -2（COX-2）。其中，COX-1 是一个组成酶，存在于大多数组织中，COX-1 的表达促进具有生理意义的 PG 的生物合成，维持内环境的平衡，调节细胞的正常生理活动，保护胃黏膜。COX-2 是一个诱导酶，正常组织中较少表达，而在炎症组织中高水平表达。COX-1 和 COX-2 都是与膜结合的蛋白，有大致相似的结合位点，但形状和容积不同，COX-2 含有 His90、Arg513 和 Val523 结合腔，而 COX-1 没有。与 COX-2 相比，COX-1 的 Mle523 取代了 COX-2 结合腔中 Val523 的位置。这个差异成为设计选择性 COX-2 抑制剂的结构基础。塞来昔布（celecoxib，25）作为第 1 个昔布类药物于 1999 年上市，成为重磅炸弹式的原创性药物。几乎同时，由默克公司推出的罗非昔布（rofecoxib）也于 1999 年上市，是选择性更强的抑制剂，在 2001 年首次进入销售排行榜前十名，2003 年全球销售额达 25 亿美元。依他昔布和伐地昔布也于 2002 年上市。模拟创新药物的设计原则是基于已有的药物或活性化合物的药效团特征，或者根据与受体靶标的结合特征，通过变换骨架，构建新结构类型的药物。基于这种研发模式，分析塞来昔布、罗非昔布等选择性 COX-2 抑制剂的结构，归纳出药效团特征，以此设计合成了一系列的化合物，综合评价后筛选出一个化合物，定名为艾瑞昔布（imrecoxib），于 2011 年上市。

3. 神经氨酸酶抑制剂的研究　引起禽流感（avian influenza，AI）的病原为禽流感病毒（AIV），它是对呼吸道系统有致病性的负链 RNA 病毒。神经氨酸酶（neuraminidase，NA）是 AIV 的一个重要的表面抗原，由 RNA 第六节段编码。NA 由四个结构相同的亚单位构成，其中每两个亚基通过一个二硫键相互链接，每两对单体即四个单体组成一个四聚体。其具有唾液酸酶活性，并在病毒出膜时起到释放位于被感染区细胞表面的子代病毒作用。该功能不仅可以避免释放过程中病毒的聚集，而且还可能有助于病毒穿透上皮组织的黏液层以完成对细胞的吸附。神经氨酸酶的这个特性也使其成为抗病毒药物的靶标。奥司米韦（Oseltamivir）是一种作用于神经氨酸酶的特异性抑制剂，通过抑制神经氨酸酶的作用，可以抑制成熟的流感病毒脱离宿主细胞，从而抑制流感病毒在人体内的传播以起到治疗流行性感冒的目的。奥司米韦是基于结构的合理药物设计的成功案例，在这种药物的研发过程中大量应用了 CADD 的方法，根据受体靶酶的三维结构有针对性地设计了高效低毒专一性强的神经氨酸酶抑制剂。奥司米韦是利用天然底物唾液酸类似物与流感病毒神经氨酸酶活性位点相结合的结晶 X 衍射结构进行合理化药物设计发现的。同时为了使药物可用于口服，对唾液酸类似物骨架进行修饰（包括加了亲脂侧链）。随着抗奥司米韦病毒株的出现，以奥司米韦为先导化合物进行结构修饰以期获得新的、有效的化合物的研究仍在继续。

五、生物信息学对药物相关基因筛选与分析

基因多态性是个体差异的重要原因，同时也是药物基因组学的重要内容，其主要研究遗传变异如何影响个体对药物的反应，根据遗传变异的特点选择治疗指标高、毒副作用低的药物，确保药物治疗的安全性和有效性。然而，药物的有效性和安全性并不是由单基因或多态位点决定的，基因 - 基因和基因 - 环境相互作用的研究是药物基因组学未来的发展方向。然而，如何选择药物相关反应的基因和多态位点是大多数研究者在临床研究中面临的难题。虽然全基因组或外显子测序可以涵盖更全面的基因和多态位点，但其成本昂贵，在临床上应用困难。从文献中筛选基因和位点也困难重重，不足以筛选出证据水平高、与临床药物反应相关性强的潜在基因和位点。令人欣慰的是，生物信息学的出现有助于解决这些问题。生物信息学专业从事与基因组研究相关的生物信息的获取、处理、存储、分配、分析和解释。如果能从数据库中方便、快速地检索到证据级别较高、临床相关性较大的药物相关基因和位点，不但可以节约时间和经费，还能一定程度上降低数据维度，为研究者进行基因 - 基因、基因 - 环境的研究设计和后期数据统计处理提供一定的便利。

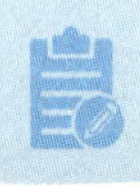

随着基因组学研究的逐渐深入，cDNA 微阵列、DNA 芯片、微流控芯片、分子指纹图谱和 SAGE

分析等新型技术会产生高通量、大规模的基因组信息，因此需要功能强大的软件和算法处理这些海量数据。生物信息学技术刚好能够满足这一需求。在庞大数据库的支持下，对基因组序列中代表蛋白质和 RNA 基因的编码区进行分析和挖掘，并对基因组中与遗传信息表达和调控相关的转录谱和蛋白谱数据进行总结和整理。生物智能数据库的发展需要一种新的数据处理、数据集成和计算机仿真模型。该模型必须准确反映网络水平上的分子表达和系统水平上的生物效应之间的联系。还需要整合许多毒物基因组学研究的数据，以形成一个全面的跨基因和跨物种信息数据库。这些数据库中收集的信息不是原始数据，而是经过处理并具有一定生物学意义的研究结果。通过查询化学结构、应激源类型、基因、蛋白质、代谢产物分子标记或表型变化等数据库信息，研究被试物质的毒理学效应。综合的基因表达数据库和用于数据分析的软件对毒理基因组数据的解析有重要的作用。

六、生物信息学在中药研发中的应用

中药是全世界人类的瑰宝，但中药治病的机制一直无法与国际普遍接受的现代医学理念兼容。生物信息学技术在中药药物的设计、筛选、机制阐明等多方面都有广泛的应用，这为中药走向世界提供了巨大的推动作用。

1. 确定中药作用的靶点　利用基因芯片、蛋白组学和生物信息学等技术平台将中药复方多组分、多靶点、多途径作用与基因、蛋白表达关联起来，比较各自不同的表达差异谱，确定不同配伍组方对应的基因及蛋白表达靶点，并根据表达器官差异性及表达水平与复方的“君、臣、佐、使”理论及用药剂量相关联，同时根据不同配伍组方对应基因及蛋白靶点的相互作用，分析各组成复方单药之间的密切关系，阐明药物作用的物理基础及内在的配伍规律性。

2. 构建中药信息学研究平台和中药数据库　数千年来积累的中医药数据繁多复杂，生物信息学技术可将这些经验和数据如活性成分、药理作用、毒性、临床表现等提炼整理成数据库，利用生物信息学的方法，实现中医药的现代化、信息化、数字化。生物信息学能将中医药中一些在现代科学中难以理解的表述重新整理翻译表达，比如，结合计算机辅助新药研发技术，合理设计、筛选与研究中草药天然产物有效成分和配伍关系；建立药物资源、分类、化学成分、活性成分三维结构、生物活性、药理作用、作用机制等专业数据库和筛选平台；建立道地药材地理信息系统、基因图谱、中药质量多指标综合评价系统。中国科学院上海药物研究所研制的中国天然产物数据库（Chinese Natural Product Database，CNPD）是当前国内较成熟的中药数据库之一。该数据库系统地将国内植物中分离鉴定出的天然产物的物理性质、生物活性及化学结构等信息进行收集、整理和分析，结合中国传统中草药的应用，利用计算机化学信息管理的手段，建立面向相关领域的学科且易于使用的中国天然产物数据库系统。

3. 治疗机制分析和预测　采用文本挖掘方法，以常用治疗的中西药联合、中药配伍用药为研究对象，分析总结中成药、西药及中西药联合、中药配伍用药规律的临床研究现状，是一种快捷、客观、全面系统的总结，为临床医生临床用药提供客观参考依据。将数据库查找到的几种配伍药物分别筛选与之相关的人类药物靶标蛋白及获得的患者与健康人差异表达的基因，导入分析平台，把两者相关的药理网络、规范生物学途径等进行比较，进而得到中药配伍治疗的最佳效果和可能机制。中药中有效的部位或成分的作用首先是靶点的识别，以蛋白质表达为指标，以蛋白质调控改变和功能修饰为研究方向，进行中药复方有效部位或有效成分多组分、多环节、多靶点治疗调整作用的研究，通过蛋白质表达谱和表达产物的差比性分析，揭示证候发生和发展的分子水平调控规律，进而可能揭示中药复方的作用靶点、作用环节和作用过程，对中药配伍的合理性提供参考。基于神经网络计算方法，结合中药本身特点，已开发出了适合中药的相互作用评价模型。还有研究者基于中药生物功效网络调控的研究模式能代表中药作用的整体性和系统性，提出“信息整合→计算建模→产生假设→观测验证”的研究模式。该研究模式的特色在于：当研究对象是与中医药特色关系密切的一些复杂的、系统的问题

时，能更有效地组织实验，获得规律性的认识；在迅猛发展的海量数据基础上，针对中医药的系统内涵，通过“计算”产生假设，通过“实验”验证假设，则一方面能够弥补单纯实验观测方法的不足，降低单纯实验研究的消耗；另一方面，又能够促使系统科学、复杂性科学的理念与方法论深入到中医药的具体实践中去。

七、生物信息学在医疗器械研究与开发中的应用

广义的医疗器械包括有源医疗器械、无源医疗器械和体外诊断试剂。生物信息学在这些领域的应用主要涉及生物材料的设计和体外诊断中生物标志物的发现。

1. 生物材料的设计 无论是有源器械还是无源器械，无论是植入物还是非植入物，其材料的安全性和生物相容性都应该是首要被考虑的。生物材料科学与生物信息学的交叉融合在一定程度上加速了新生物材料的发现、验证和最终的应用。如，成功合成超分子 - 共价杂化医用材料之后，为了验证加入超分子后系统刚性增强的原因，研究人员首先假设这种增强是由于超分子本身的刚性以及超分子与共价网络成分之间化学键的连接，然后双管齐下，通过实验验证以及粗粒度（CG）Martini 力场进行分子动力学模拟理解与驱动相关的化学过程。为了进一步理解超分子 - 共价杂化物如何相互作用，又对由共价网络矩阵键接的两种超分子纤维进行了模拟。实验以及模拟结果都证明了其假设。由此可见，分子模拟方法的应用有助于机制的阐释，从而为合成更优质的材料提供思路和策略。

2. 体外诊断中生物标志物的发现 体外诊断产品诊断的对象是生物标志物，因此生物标志物的发现是研发体外诊断产品的前提。生物信息学技术是快速发现和验证生物标志物的有力工具，如，研究者认为差异表达的 lncRNA 可能具有潜在的生物学功能，对大肠癌的诊断具有重要意义。通过综合分析微阵列数据集中差异表达的 LncRNA 和 mRNA、构建 linRNA-mRNA 共表达网络、GO 和 KEGG 路径分析等生物信息学技术最终确定了 9 个差异表达的 lncRNA 及其潜在的 mRNA 靶点，筛选出与上调转录本和下调转录本相关的重要途径和 GO 项，用定量 RT-PCR 等方法进行验证，发现其中一个 lncRNA（BLACAT1）对结直肠癌的诊断具有重要意义，可能成为直肠癌诊断的一个新的辅助生物标志物。体外诊断一直是医疗器械领域销售额最高的领域，而从大量的实例来看，体外诊断技术的快速发展需要结合生物信息学技术，尤其在发现和验证生物标志物方面，生物信息学技术功不可没。生物信息学在理论上能够代替大量的实际实验从而降低大量的研究成本。例如医疗器械的生物相容性的验证，研究人员完全可以利用生物信息学技术建立一个适当的人体模型，再导入医疗器械的物理化学性质以及它的分子结构在模型中进行模拟。

八、生物信息学在药物相互作用中的应用

药物相互作用（drug-drug interaction，DDI）研究相关的临床数据主要包括药物不良反应的自发报告和电子病历。药品不良反应报告制度是世界上最重要的药品不良反应监测方法，也是目前 DDI 研究的重要数据来源。许多国家相继建立了自发报告系统（spontaneous reporting system，SRS）体系。最初，SRS 数据通常通过人工方法筛选，随着不良事件报告迅速增加，数据挖掘逐渐成为主要方法。

1. 基于临床数据挖掘的 DDI 发现方法 常用的数据挖掘方法主要基于比例不平衡测量方法，主要有美国 FDA 采用的多项伽马 - 泊松分布缩减法、WHO Uppsala 监测中心采用的贝叶斯判别置信区间传播神经网络法、英国药品管理局使用的比例报告比值比法，以及其他国家自发报告中心和药品安全研究机构使用的报告比值比法和发病率比值等。比如利用单一药物作用数据作为训练集，通过机器学习方法建立严重不良反应预测模型，再利用药物相互作用数据进行预测。

2. 整合基因信息和药物结构信息 DDI 预测方法 除数据挖掘方法外，许多研究成果利用药物的化学结构和分子生物学信息预测潜在的 DDI。它们主要依靠药物本身的信息，对临床信息的依赖性较小，可以应用于药品上市前的大规模 DDI 检测。其中一些方法是基于分类器的。例如，Gottlieb

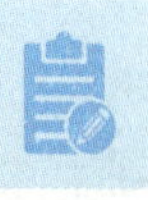

等设计 INDI 系统，利用 Drug Bank 和 Drug.com 数据库用作 DDI 的训练集，提取出 7 种特征包括药物化学结构、目标靶点和药物作用网络 PPI，然后用这些特征来训练预测模型并验证 FAERS 数据。此外，网络药理学或毒理学方法也广泛应用于这类方法中。

3. 基于生理药动学模型的 DDI 预测方法　生理药动学（physiologically based pharmacokinetics, PBPK）模型是根据药物的理化性质和生物学性质、动物的解剖生理学和生物化学知识模拟机体循环系统的血液流向，将与药物处置相关的组织器官连结成一个整体，表现人体处理药物的动力学过程，评估药物对人体的作用的研究模型，是药物生物信息学重要研究内容之一。Quinney 等通过建立 PBPK 模型，综合考虑克拉霉素在小肠和肝的失活机制，准确地预测了该药的非线性药动学特性，评价了其对于 CYP3A 的抑制作用。基于 PBPK 模型的 Simcyp 软件通过整合 CYP 表达水平的差异、基因多态性、肠相关代谢、药物肝摄取和人口统计学等信息既可预测群体 DDI，又可对特定目标人群的 DDI 进行预测。

思考题

1. 某实验克隆表达了灰葡萄孢霉菌的 HMG-CoA 还原酶，该菌中这一酶此前未被研究过，现在拟通过定点突变实验研究该酶的性质和功能，请问使用哪些生物信息学手段设计合适的突变位点。
2. 试举例说明生物信息学在药物研制中的应用。
3. 试列举应用生物信息学技术发现药物靶标的方法。

第十一章
目标测试

（宋永波）

第十二章

外源基因表达与基因工程药物

第十二章
教学课件

学习目标

1. **掌握** 基因表达的基本原理，外源基因表达的基本过程。
2. **熟悉** 外源基因表达的基本类型，外源基因表达载体的基本组成与功能。
3. **了解** 外源基因表达在基因工程药物的应用，基因工程药物的发展。

外源基因表达最重要的目的之一，是制备难以或无法从自然界直接提取、分离、纯化所获得的，或制造成本、产量、规模等受限制的，或利用化学方法无法合成的多肽、蛋白质、酶等生物大分子。利用细胞或生命体的复制、转录、翻译及其调控系统以及真核细胞的转录翻译后加工修饰等体系，按人类的意愿生物合成或表达这些生物分子和药物，并将表达产物分离纯化至预期的纯度，最终加工成药品。例如，临床治疗糖尿病的药物之一——胰岛素，早期是从动物的胰腺中分离纯化获得的，但动物来源胰岛素的结构与人类的不同，具有一定的免疫原性，易产生胰岛素耐药。为此，需要利用基因工程技术——外源基因表达系统表达重组人源性胰岛素及其相应的突变体，以满足临床的需求。

第一节 概 述

利用细胞内相关酶系及其调控系统，将外源基因转录成 mRNA，进而翻译加工成肽链 / 蛋白质的过程，称为外源基因的表达。具体来说，利用分子生物学技术，在体外将编码外源蛋白质的基因重组至合适的表达载体上，再通过相关技术将其导入宿主细胞内，借助宿主细胞的转录（或真核细胞转录后加工）、翻译（或真核细胞翻译后加工）以及相应的转录、翻译调控系统，在宿主细胞合成或分泌至细胞外并具有原有生物活性的蛋白质（也称重组蛋白）。

一、基因表达基本原理

基因表达（gene expression）是一个完整又复杂的体系。通过细胞自身的转录、翻译系统以及相应的调控元件、调控因子等协调作用，将基因的转录单位首先转录或转录后加工为成熟 mRNA，随后以 mRNA 为模板，指导所编码多肽的生物合成（翻译）。转录模式有两种：原核生物和真核生物基因转录模式。前者的转录产物通常是基因的原始转录产物，该产物就是成熟 mRNA，不需要进行相应的 RNA 加工；后者则首先转录成无活性的产物，经过一系列的剪接（去除内含子、连接外显子）、加工修饰后，才转变成具有翻译模板功能的成熟 mRNA。翻译模式也存在两种：原核生物和真核生物翻译模式。前者通常是转录与翻译相偶联，由于原核生物细胞不具有核膜，所以当转录在类核区发生后，首先转录出来的部分 mRNA 就可直接作为模板来指导肽链的生物合成；后者的转录与翻译是在不同的时间与空间分隔进行的，这是因为真核生物细胞具有核膜，转录是在核内进行的，而翻译则是在细胞质中进行的，且原初转录物需要经过剪接、加工修饰成为成熟 mRNA 后，才能够指导蛋白质的翻译。此外，原核生物的一个独立转录单位，可以包含多条肽链的编码信息，并可以分别实现各自肽链的翻译；而真核生物的转录单位，通常只有编码一条肽链的信息，且翻译产物需要翻译后加工、修饰，

比原核生物的更为复杂。

为了实现外源基因的高效表达,需要根据外源目的蛋白的属性,选择相适应的表达宿主细胞。外源蛋白的属性主要涉及:①目的蛋白是否是糖基化蛋白;②个别氨基酸残基的修饰;③真核生物蛋白三维结构的复杂程度。如果目的蛋白是一种单纯的单链结构,首先应考虑原核细胞表达系统;如果目的蛋白是一种糖蛋白,且糖基化与蛋白的生物活性密切相关,则必须应用真核细胞表达系统,因为原核细胞对表达产物没有糖基化修饰功能;如果目的蛋白含有修饰氨基酸残基或具有复杂的三维结构,利用各种原核细胞表达系统最终均无法获得具有生物活性的三维结构,此时,则可以利用真核细胞表达系统来实现这一目标。不同的真核细胞表达系统,也具有种属差异,其中最主要的是肽链糖基化位点、糖基化程度、糖基化成分等的不同。

二、基因表达基本类型

外源基因表达宿主细胞,主要有原核细胞表达系统(prokaryotic expression system)和真核细胞表达系统(eukaryotic expression system)两大系统:前者主要包括大肠埃希菌、芽孢杆菌等表达系统;后者主要包括酵母细胞、昆虫细胞、哺乳动物细胞等表达系统。

(1) 根据表达产物在宿主细胞的部位不同,分为胞内表达、定位表达和分泌表达。以大肠埃希菌宿主细胞为例,如果表达产物存在于细胞质中,称之为胞内表达(intracellular expression);如果表达产物通过宿主细胞定位系统最终分布于周间质等特定位置,称为定位表达(specific expression);如果表达产物通过宿主细胞的分泌系统而被分泌到细胞外,则称分泌表达(secretory expression)。

(2) 根据胞内表达产物的溶解状况,分为可溶性表达(soluble expression)和包涵体表达(inclusion body expression)。前者是以溶解的形式存在;后者则是以不溶的包涵体形式存在于细胞内。

(3) 根据表达产物的结构状况,分为非融合表达(non-fusion expression)和融合表达(fusion expression)。在构建外源基因表达模式时,前者只是在目的基因的可读框最前端含有或者加上一个翻译起始密码子——AUG,利用该表达载体的翻译起始调控区,直接从该AUG开始进行翻译;后者是将具有特定功能的肽链基因与外源基因,在一个转录单位中重组形成同一个可读框(两个功能肽链的融合基因)。这个可读框基因表达后,特定功能的肽链,或者与外源基因表达产物的N端形成一个融合蛋白,或者与外源基因表达产物的C端形成融合蛋白。这个具有特定功能的肽链,可以是另一个功能肽链(功能化结构域),从而通过融合表达形成了一个双功能肽链或蛋白质,甚至三功能融合蛋白质;或促使融合的外源基因表达或高效表达;或使外源基因实现可溶性表达、定位表达或分泌表达等。在定位或分泌表达时,通常利用宿主细胞的相关蛋白酶系以及转运系统,将外源基因表达产物从融合蛋白分子中切割释放出来。

此外,利用转基因生物技术也能够实现外源基因的表达,包括转基因植物和转基因动物,实现其表达的原则、目的、策略等,与细胞表达一样。动、植物表达系统的实现,主要是将外源基因整合至动、植物细胞的染色体上,不仅呈现了外源基因在动、植物的遗传性,也实现了外源基因的表达。当然,利用转基因动、植物不仅可以获得预期的医药重组蛋白,也可以通过外源蛋白的生物学功能,实现转基因生物的新性能。如抗病虫害、增产增收、抗旱、抗盐等;再如,将有益于人体健康的离子(元素)富集蛋白,在奶牛乳腺实现转基因表达,通过牛奶摄取有益于人体健康的离子(元素)。

第二节　外源基因表达基本流程

实现外源基因的表达,就是利用基因工程技术或称重组DNA技术,将编码外源蛋白的基因与特定的表达载体重组,运用相应技术将重组表达载体导入特定的宿主细胞内。重组表达载体以游离形式存在于宿主细胞内;或者通过细胞内DNA重组过程将外源基因整合到宿主细胞染色体DNA分子

上，利用特定诱导表达单元及其调控系统，实现外源蛋白的诱导表达，或者依据宿主细胞的自然状况实现表达。其基本流程如图 12-1 所示。

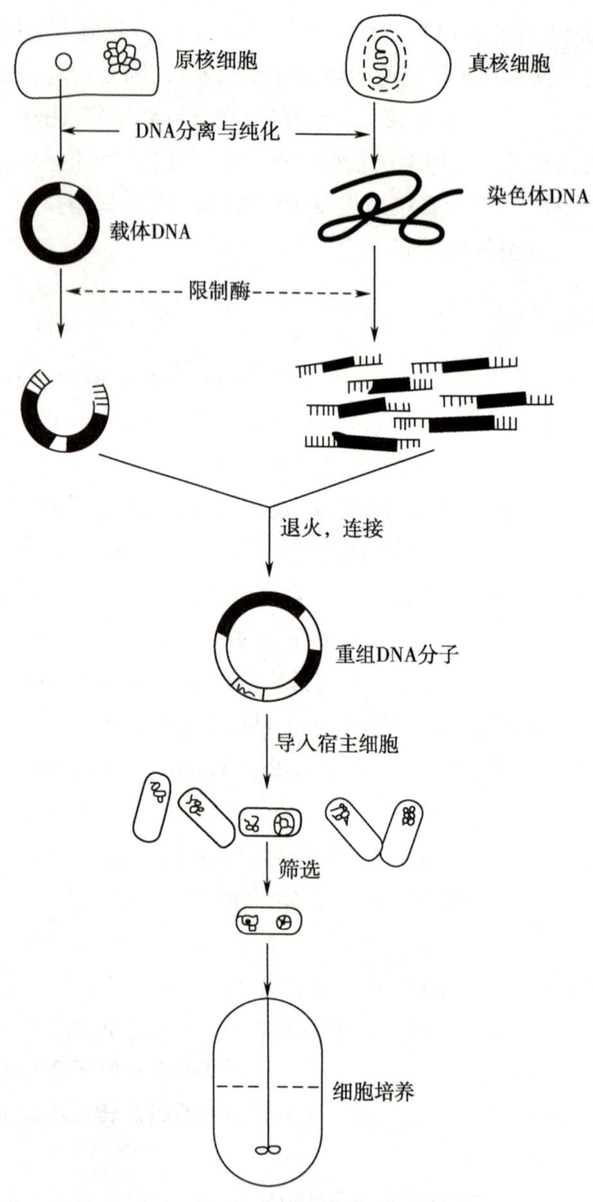

图 12-1　外源基因表达基本流程示意图

一、目的基因获得

外源基因表达的首要问题是获得目的基因。在实验室研究和产品研发等工作中，获得目的基因的方法与技术主要包括：①化学合成法，人工合成碱基序列或氨基酸序列已知的目的基因；②PCR 扩增技术，从含有目的基因生物材料的 cDNA 或染色体 DNA 样本以及 cDNA 文库（cDNA library）或基因组文库（genomic library）中，通过 PCR 扩增目的基因；③RT-PCR 扩增技术，从含有目的基因的生物材料总 RNA 或 mRNA 样本中，首先通过逆转录获得单链 DNA，而后通过 PCR 扩增目的基因；④各种杂交技术，从含有目的基因的生物材料的 cDNA 文库或基因组文库中钓取目的基因；⑤适宜的筛淘技术，从各种类型分子文库（molecular library）中，筛淘获得符合预期要求的目的基因，如噬菌体表面展示文库、细胞表面展示文库、抗体文库、合成抗体文库、核糖体展示文库等。有关技术内容，

可参阅本教材第六章以及其他论著、技术手册等。

在利用化学合成法合成氨基酸序列已知的目的基因时，需要注意的是不同种属宿主细胞在翻译时，使用密码子的偏爱性不同。因此，依据所选择的表达宿主细胞种属性及其使用密码子的偏爱状况，优先选择宿主细胞偏爱密码子来合成目的基因，以实现目的基因的高效表达。再者，由于密码子的简并性，一种氨基酸可以有多个密码子，因此需要考虑合成基因的碱基序列，在转录、翻译时的 mRNA 局部可能形成稳定的三维结构，该结构极有可能会对目的基因的表达水平产生影响。从染色体 DNA 样本、基因组文库获得目的基因时，需要注意的是目的基因中不应含有内含子，否则无法实现其表达。

二、目的基因与表达载体重组

基因表达的第二个问题是选择适宜的表达载体，并将目的基因重组至表达载体上。基因表达载体主要有质粒载体、噬菌体、病毒载体等，表达载体是实现目的基因在宿主细胞中遗传（复制）、转录、翻译以及可能的翻译后加工修饰的保障。对于重组蛋白药物，早期多应用原核细胞表达系统获得单纯肽链重组药物；后期一般利用低等真核细胞（如酵母细胞）表达的优势，以解决原核细胞表达系统的不足、缺陷等；目前，因技术体系的不断完善、制造成本持续降低等，哺乳动物细胞表达系统已成为重组蛋白药物表达的主流，尤其是单克隆抗体类药物的制造。在具体的基因工程中，选择什么类型的表达载体？取决于目的基因的性质与来源、表达的目的以及制造成本等。

（一）载体及其使用选择

1. 克隆质粒载体　质粒（plasmid）是指在细菌内独立于细菌“染色体”之外的能自主复制的共价闭合环状双链 DNA，随着细菌分裂，能够稳定地把遗传特性传递给子代细胞。经过人为改造用于基因克隆的质粒载体（图 12-2A），其基本组成包括：①含有可利用宿主细胞复制系统的复制起始区域；②含有一个或多个抗性筛选基因的表达区域；③含有用于插入外源基因的 DNA 限制内切酶作用位点（也称多克隆位点），该位点可位于抗性筛选基因区域外，也可位于抗性筛选基因区域内，当目的基因通过多克隆位点插入重组后，该抗性基因失活。有的克隆质粒载体，携带有能够在宿主细胞表达，且用于重组克隆质粒筛选的标记基因（marker gene）区域（图 12-2B）。例如，β- 半乳糖苷酶基因，在该基因中加入克隆外源基因的位点，目的基因的插入会使该酶失活，利用该原理对重组克隆质粒进行筛选。克隆质粒导入宿主细胞后，利用宿主细胞的复制酶系统，通过复制起始区，使其在宿主细胞内进行复制而扩增。此类型载体常用于外源基因的扩增、测序和文库构建以及对外源基因进行改造（插入或删除一段 DNA 序列）等。

2. 表达质粒载体　表达质粒（expression plasmid）载体一般是在克隆质粒载体的基础上，携带有受宿主细胞转录、翻译调控系统调控的转录以及翻译的起始、终止区域（图 12-3）；使其在宿主细胞中不仅能够复制，还能表达目的蛋白。表达的外源基因，通常被重组在转录起始区和翻译起始区下游，利用宿主细胞转录、翻译系统，由 AUG 起始外源目的基因的翻译。有的表达质粒载体的翻译区上游，预先设置一个特定蛋白或多肽基因，而外源基因将连接在这一特定蛋白或多肽基因的下游，形成一个融合蛋白基因。利用该特定蛋白或多肽自身功能，实现外源基因的特定表达。如，使外源基因高效可溶性表达、定位表达（周间质或分泌性表达）等。

如果重组质粒不仅能够在原核细胞（如大肠埃希菌）中表现出稳定的遗传性和外源基因的可表达性，也能够在低等真核生物（如酵母）或高等真核生物（如哺乳动物细胞）中实现稳定的遗传性和外源基因的可表达性，这种质粒称之为穿梭质粒（shuttle plasmid）。穿梭质粒实际上携带有多个复制起始区（原核、真核或不同种属细胞的复制起始区），如果需要外源基因表达，则在穿梭质粒上同时携带有原核和真核生物转录、翻译调控系统的起始、终止区域。由于在大肠埃希菌宿主细胞中，很容易实现基因重组的多种目的，而在真核细胞中则较难实施，因此，通过穿梭质粒，首先在大肠埃希菌中完成预

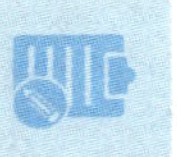

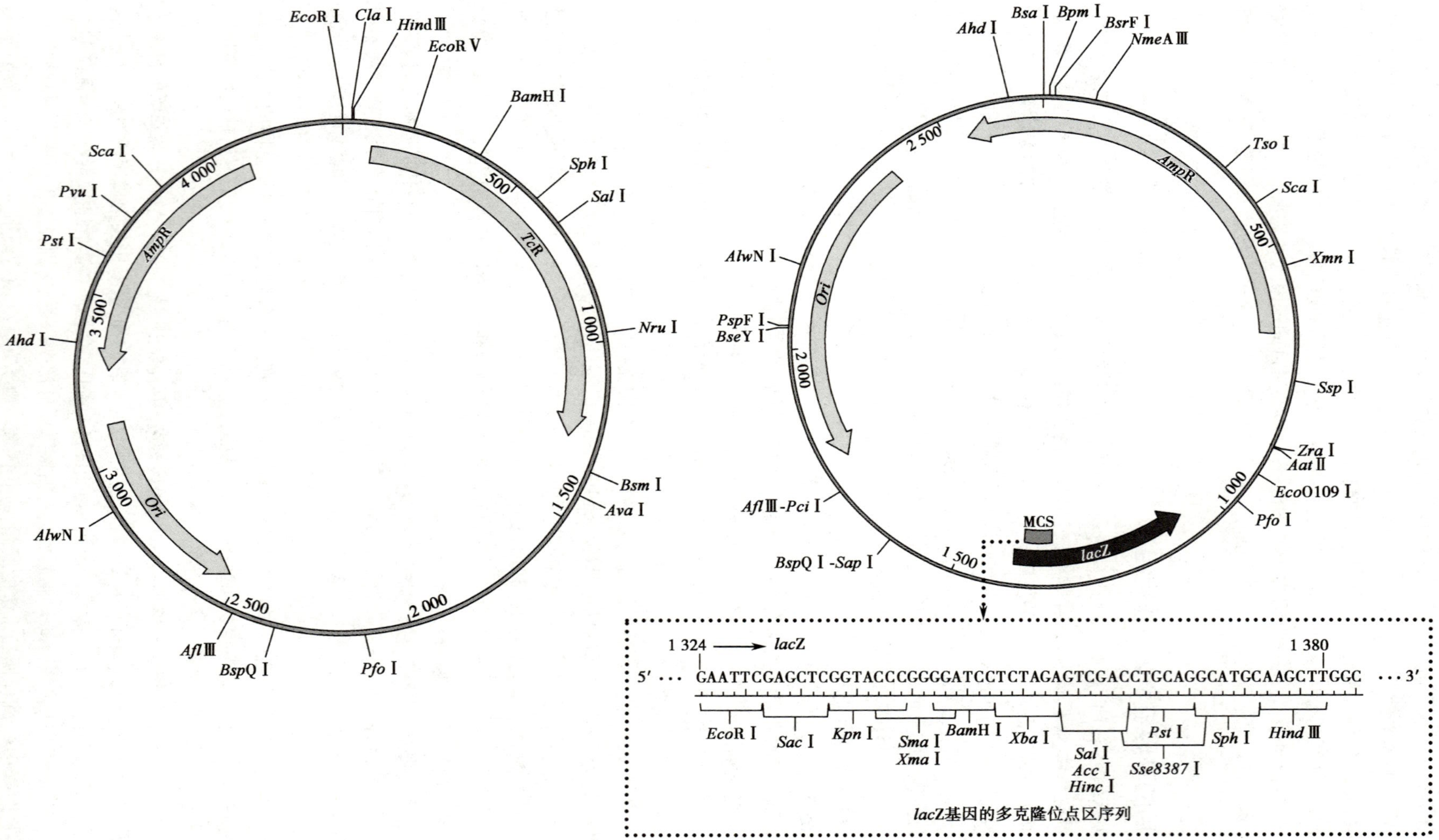

(A)

(B)

lacZ基因的多克隆位点区序列

*Amp*R，氨苄西林抗性基因；*Tc*R，四环素抗性基因；*Ori*，复制起始区；*lacZ*，β-半乳糖苷酶α乳肽链基因；MCS（Multiple Cloning Sites），多克隆位点区。

图 12-2 克隆质粒载体基本组成结构示意图

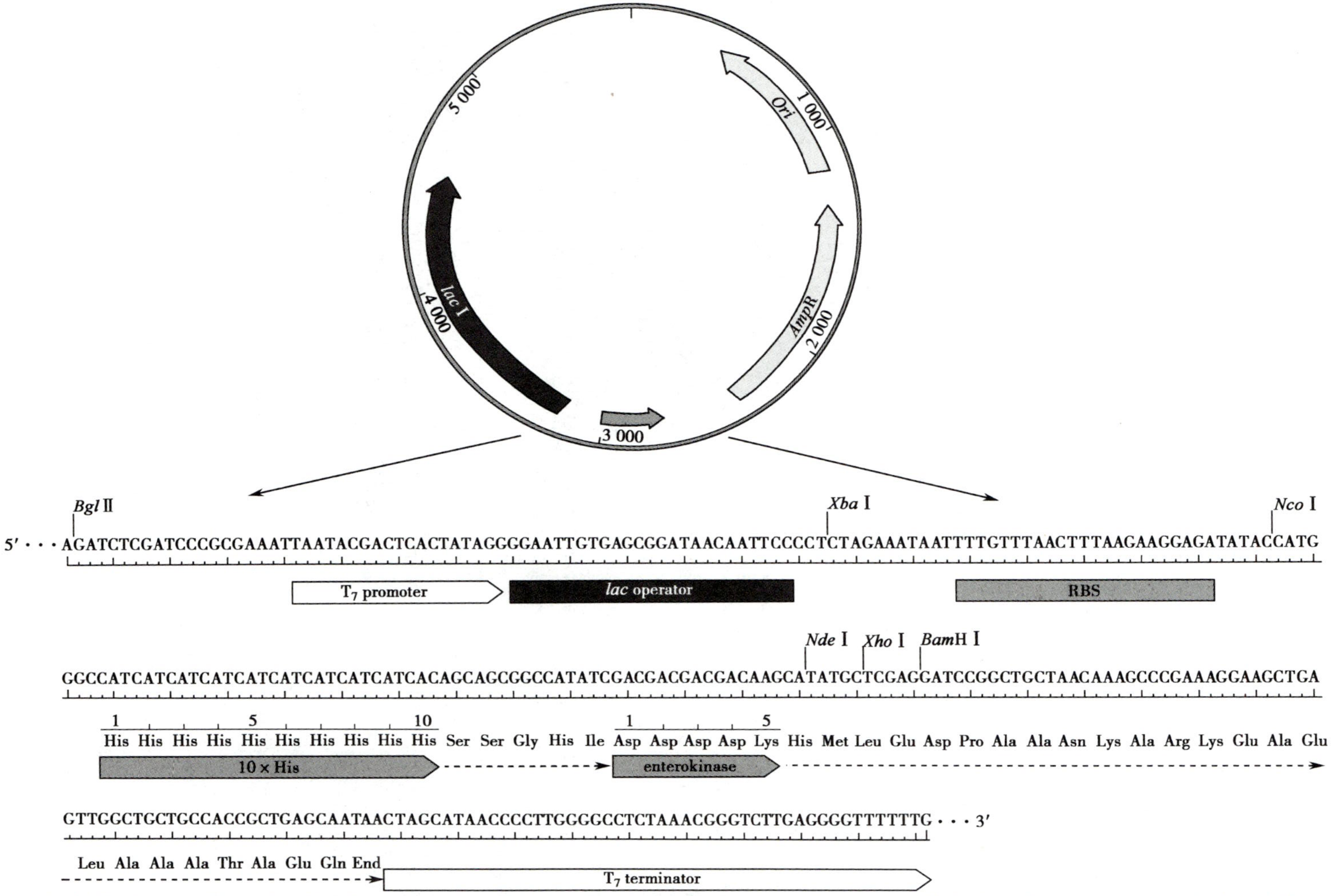

*Amp*R，氨苄西林抗性基因；*Ori*，复制起始区；*lac* Ⅰ，乳糖代谢调节基因（编码阻遏蛋白）；T_7 promoter，T_7 启动子序列；*lac* operator，乳糖操纵序列；RBS，核糖体结合位点；His，组氨酸亲和标签；enterokinase，肠激酶水解位点；T_7 terminator，T_7 终止子序列。

图 12-3　表达质粒载体基本组成结构示意图

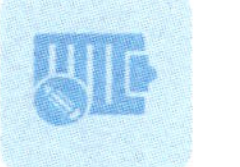

期的外源基因的重组、扩增、鉴定等，最后在真核细胞中实现预期基因工程目的。此外，还可以在外源基因转录单位的上、下游区域，分别加上一段与宿主细胞同源的重组序列，当重组表达质粒进入宿主细胞后，利用质粒上的同源重组序列，将该转录单位重组整合到宿主细胞染色体上，从而实现外源基因的遗传性和表达性。

无论如何，人为改造的质粒，应满足最基本的需求：①使质粒变小，以便能够容纳更大的外源基因；②引入适当的选择标记以利于筛选；③改变质粒 DNA 限制性内切酶的酶切位置，增加适宜的单一酶切位点和多个酶切位点；④增加特定功能的基因及其调控系统，如调控并表达外源基因、定位表达外源基因、筛选目的基因、DNA 重组单元等。此外，表达载体对外源基因表达的调控多采用强效作用元件，如，启动子、终止子等，以实现高效表达。简而言之，质粒改造的目的，是使其易插入外源 DNA、易转化、易在宿主细胞筛选重组质粒、质粒处于高拷贝、易于测序以及外源基因高效表达等。

3. 噬菌体和病毒载体　噬菌体是一类以细菌、真菌、藻类等为宿主的"病毒"总称；而通常所说的病毒，则是以动、植物细胞为宿主。与其宿主细胞相比，它们的结构、组成、功能等较为简单，但比质粒又复杂得多。质粒只是一个裸露的 DNA 分子，而噬菌体、病毒不仅具有其遗传物质 DNA 或 RNA，其核酸还编码自身的外壳蛋白等。由于外壳蛋白保护噬菌体、病毒的遗传物质免受降解，使其在脱离宿主细胞后，仍能保持生命活力，但不再生长、繁殖。噬菌体、病毒只有转(感)染进入宿主细胞内，利用宿主细胞的各种酶系，才能实现其生长、繁殖等生命活动。依据噬菌体、病毒含有的核酸类型，分为：双链线性 DNA、双链环型 DNA、单链线性 DNA、单链环型 DNA、单链 RNA 等。

噬菌体、病毒 DNA 需要人为改造后，才能作为基因工程的载体加以应用，主要包括：①消除或改变基因组必需区内的不必要的限制性内切酶位点；②在可替代区构建所需的内切酶位点以便外源基因的重组；③加入便于区分重组体和非重组体的鉴定系统；④其他结构上的改建，以满足特殊的需求，如插入一个外源启动子，使载体具有表达外源基因的功能等。如果病毒载体用于人体内的基因治疗、基因疫苗等，除了上述改造外，还需将病毒的致病基因失活或者敲除。例如，腺病毒载体疫苗就是利用人为改造的无致病性腺病毒 DNA 作为载体，在机体内表达病毒感染蛋白为抗原，刺激人体产生中和抗体，从而起到预防病毒感染或及降低感染的病毒丰度。

腺病毒载体疫苗(拓展阅读)

(二) 表达载体的重组

体外重组技术的建立，得益于一系列可在体外应用的 DNA 限制性内切酶和 DNA 连接酶的发现以及 PCR 的推广。目的基因与载体 DNA 分子体外重组的关键，是选用合理的重组位点、剪切位点以及适当的内切酶。酶切后再通过适当的条件把目的基因与载体 DNA 分子连接起来，以获得预期的重组表达载体。

1. DNA 限制性内切酶　DNA 限制性内切酶(DNA restriction enzymes)是一类能识别双链 DNA 分子中特异核苷酸序列的 DNA 水解酶。这类酶的发现、应用和不断完善，极大地促进了基因工程技术的发展，并已成为不可或缺的工具酶。DNA 限制性内切酶的发现，是源于大肠埃希菌存在一种限制修饰现象，是对入侵体的一种防御反应 - 限制体系。随后证实这种体系使入侵体的 DNA 被酶降解，即细菌中存在一类 DNA 水解酶，对侵入的外源性 DNA 实施降解，这就是所说的"限制"。

DNA 限制性内切酶主要来源于微生物，酶的命名原则：①按来源的微生物学名，取其属名的第一个大写字母和种名的第一、二个字母(小写)组成酶的基本名称；②若微生物有不同的株系，取其株系的第一个字母加到酶名称之中；③用大写的罗马数字(Ⅰ、Ⅱ、Ⅲ等)区分存在于同种微生物，但具有不同识别和水解特异性的内切酶。如，*Eco*R Ⅰ、*Eco*R Ⅴ 均来源于大肠埃希菌(*Escheerichia coli*)RY，其中 *Eco*R Ⅰ 识别位点的 DNA 序列是 GAATTC，并水解 GA 间的磷酸二酯键，产生 5′ 端突出黏性末端的水解产物；*Eco*R Ⅴ 识别位点序列是 GATATC，水解 TA 间的磷酸二酯键，产生平头末端的水解产物(参阅图 12-2，图 12-3)。DNA 限制性内切酶具有共同的特性：①只降解双链 DNA 分子，不水解单链

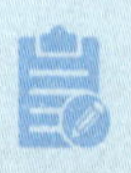

DNA 或 RNA 分子；②每种酶有其特定的核苷酸序列识别位点；③酶的活性需要二价金属离子 Mg^{2+} 来激活。但不同的限制性内切酶也有许多差别，因此主要分为Ⅰ、Ⅱ、Ⅲ三种类型。Ⅱ型 DNA 限制性内切酶，是基因重组使用最主要的工具酶。它的识别位点特异，识别长度一般是 4~8bp，水解位点在识别位点内部或其近端，大多数识别位点序列是回文结构。

能够识别相同序列，但来源不同的 DNA 限制性内切酶，称为异源同工酶或同裂酶。异源同工酶的水解位点可以相同，也可以不同。如 *Bam*H Ⅰ与 *Bst* Ⅰ就属于异源同工酶。根据内切酶水解产物末端结构，可分为黏性末端酶与平头末端酶、3′突出末端酶与 5′突出末端酶以及同尾酶。所谓黏性末端酶是水解产物的两个末端均为单链形式，且两个单链末端之间表现碱基互补的关系；平头末端酶是水解产物的两个末端均为钝型，不含有单链区域。3′突出末端酶是水解产物的黏性末端单链区域在 3′端；5′突出末端酶则产生的黏性末端单链区是在 5′端。同尾酶是指 DNA 限制性内切酶识别位点序列不同，但其水解产物的黏性末端序列是相同的，如 *Bam*H Ⅰ、*Bcl* Ⅰ、*Xho* Ⅱ、*Mbo* Ⅰ等属于同尾酶，其产生的黏性末端单链序列均为 CTAG。DNA 限制性内切酶水解双链 DNA 分子，不论水解产物是黏性末端，还是平头末端，其水解位点是两个核苷酸之间磷酸二酯键的 3′酯键，也就是水解位点产生的两个末端，其 3′位均是自由羟基，而 5′位均带有磷酸基。

DNA 限制性内切酶，尤其是Ⅱ型，除了用于大分子量染色体 DNA 的片段化外，最主要的用途是赋予目的基因、载体 DNA 用于重组的可操作位点。如果目的基因和载体 DNA 的末端均为黏性末端，且末端单链之间表现碱基互补的关系，在进行退火处理后，黏性末端自然可以形成双链结构而有利于 DNA 连接酶将它们连接起来，因此黏性末端 DNA 分子间的重组效率会更高（图 12-4）。

2. DNA 连接酶　DNA 连接酶（DNA ligase）是将双链 DNA 分子中单链的任意切割通过催化形成 3′,5′- 磷酸二酯键，将切割位点共价连接封闭起来；也可将平头末端的两段 DNA 分子，通过 3′,5′- 磷酸二酯键，将它们共价连接起来（图 12-4）。DNA 连接酶对底物的要求是双链 DNA 分子，其 5′端核苷酸需带有磷酸基，而 3′端核苷酸是自由羟基，反应需要 $NADH+H^+$ 或 ATP 提供能量。由于 DNA 连接酶能催化双链 DNA 黏性末端的切割或平末端，形成 3′,5′- 磷酸二酯键，因此，通过 DNA 连接酶就可以实现目的基因与载体的共价连接——重组。

目前使用的连接酶主要有两种。一是来源于大肠埃希菌，称 DNA 连接酶；另一个是来源于 T_4 噬菌体，称 T_4DNA 连接酶。前者是利用 $NADH+H^+$ 作为能源，对平头末端双链 DNA 分子的连接效率较低；后者是以 ATP 为能量物质，且 T_4DNA 连接酶，不仅作用于双链 DNA 分子的黏性末端，也能使两个 DNA 分子的平头末端连接起来。

3. 基因与载体重组及其策略　目的基因与载体分别经 DNA 限制性内切酶剪切，再通过 DNA 连接酶，将目的基因与载体以 3′,5′- 磷酸二酯键连接形成重组载体——重组子，称基因重组（gene recombination）。基因重组的实施及效率，取决于目的基因末端的重组位点及其类型，以及载体克隆位点及其类型。

构建外源基因末端重组位点最常采用的方法是 PCR，在体外扩增目的基因的同时引入内切酶水解位点。具体来说，在扩增目的基因的上、下游引物的 5′端，人为地加上一个或多个内切酶水解位点，PCR 体外扩增后的目的基因的两个末端，均携带上了具有各自特定内切酶水解位点的引物区。同时或分别通过相应 DNA 限制性内切酶的酶切作用，使目的基因的两个末端，分别产生具有相同或不同内切酶水解位点的、序列已知的重组末端。

目的基因和载体使用同一种限制性内切酶剪切，或用同尾型限制性内切酶剪切，均会产生可以互补的黏性末端，这些互补的黏性末端经过退火，在 DNA 连接酶的催化下，共价连接形成重组子（图 12-4）。具体来说，目的基因的一个黏性末端单链区，与载体的一个黏性末端单链区之间表现为碱基互补关系，通过退火（碱基互补单链区之间的核苷酸形成双链的复性）处理，使这两个黏性末端单链区碱基互补配对，在匹配单链区形成的双链区域前后各有一个切割，在 DNA 连接酶作用下，在切

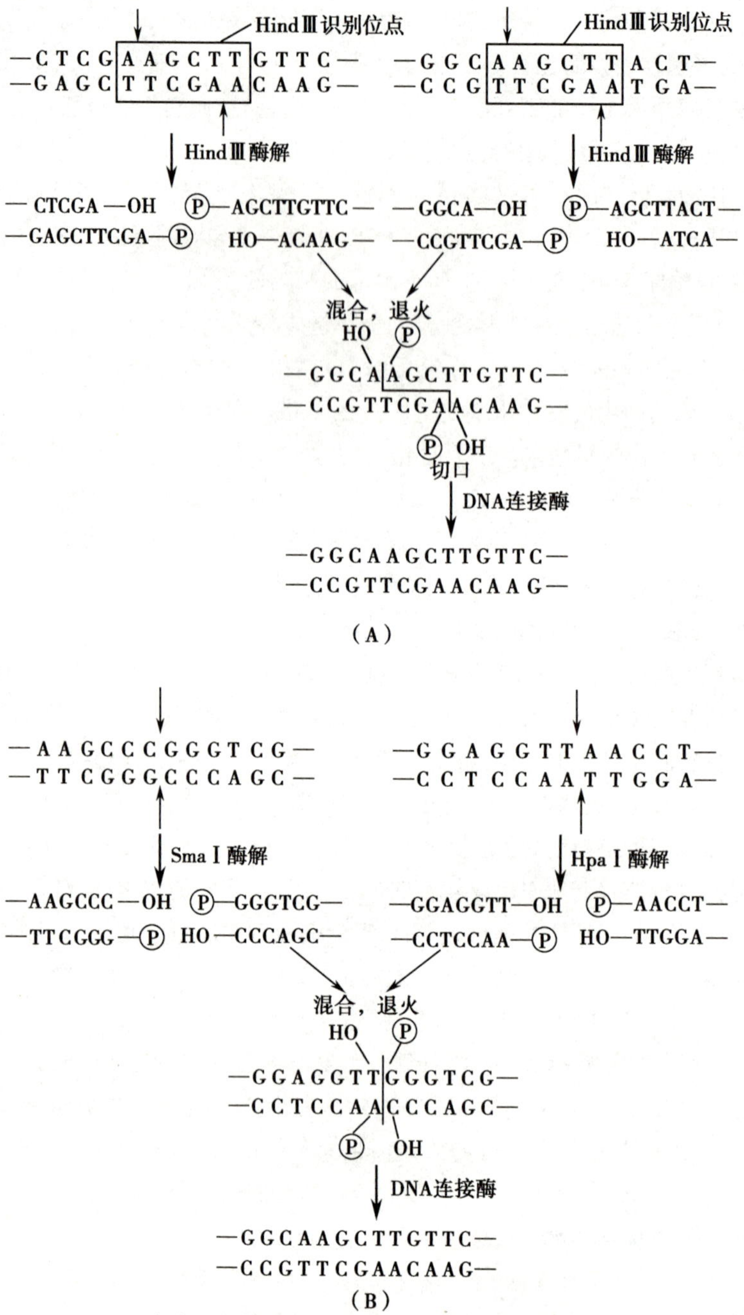

Hind Ⅲ识别位点　　Hind Ⅲ识别位点

—CTCG AAGCTT GTTC—　　—GGC AAGCTT ACT—
—GAGC TTCGAA CAAG—　　—CCG TTCGAA TGA—

Hind Ⅲ酶解　　Hind Ⅲ酶解

—CTCGA—OH　Ⓟ—AGCTTGTTC—　　—GGCA—OH　Ⓟ—AGCTTACT—
—GAGCTTCGA—Ⓟ　HO—ACAAG—　　—CCGTTCGA—Ⓟ　HO—ATCA—

混合，退火

HO　Ⓟ
—GGCA AGCTTGTTC—
—CCGTTCGA ACAAG—
Ⓟ　OH
切口

DNA连接酶

—GGCAAGCTTGTTC—
—CCGTTCGAACAAG—

（A）

—AAGCCCGGGTCG—　　—GGAGGTTAACCT—
—TTCGGGCCCAGC—　　—CCTCCAATTGGA—

Sma Ⅰ酶解　　Hpa Ⅰ酶解

—AAGCCC—OH　Ⓟ—GGGTCG—　　—GGAGGTT—OH　Ⓟ—AACCT—
—TTCGGG—Ⓟ　HO—CCCAGC—　　—CCTCCAA—Ⓟ　HO—TTGGA—

混合，退火

HO　Ⓟ
—GGAGGTT GGGTCG—
—CCTCCAA CCCAGC—
Ⓟ　OH

DNA连接酶

—GGCAAGCTTGTTC—
—CCGTTCGAACAAG—

（B）

（A）两段黏性末端DNA的形成及互补配对；
（B）两段平头末端DNA的产生及互补配对。

图12-4　DNA限制性内切酶剪切方式与连接示意图

割处形成3′,5′-磷酸二酯键，从而使目的基因的一个末端与载体的一个末端共价连接起来；目的基因的另一个黏性末端单链区，与载体的另一个黏性末端单链区之间也表现为碱基互补关系，再经历上述同样的过程，使目的基因的第二个末端与载体的第二个末端共价连接起来，从而使目的基因与载体环化形成重组子。如果用单一的内切酶，分别剪切目的基因和载体，此时，目的基因与载体的两侧末端单链区之间的碱基序列，不仅是相互匹配的，而且目的基因自身的两侧末端单链区、载体自身的两侧末端单链区的碱基系列，也是相互配对的。在这种情况下，目的基因与载体不仅可以共价连接，目的基因之间、载体之间也可以自连或形成聚体，从而增加非特异重组的概率。另外，目的基因重组至载体上的方向是随机的，可以是按预期方向重组，也可以是反方向重组。解决上述问题的策略，可利

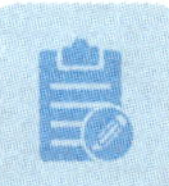

用碱性磷酸酯酶，对线性化载体的5′端进行去磷酸化处理，以消除载体的自连。但这种磷酸化处理的重组模式，仍无法保证目的基因在载体的定向性。因此，在常规的重组策略中，通常采用两种DNA限制性内切酶进行酶切处理，即目的基因、载体各自的两个末端，均产生不同碱基序列的黏性末端。此外，有的DNA限制性内切酶，其产物是平头末端，但这往往只是针对外源基因以及载体的一个末端，被剪切成平头末端，而两者的另一个末端，还是保留被剪切成单链区碱基互补的黏性末端。如果目的基因和载体的两端均为平头末端，其重组的效果，同单一内切酶形成黏性末端的重组效果一样，且重组连接的效率比较低。DNA重组的连接效率，除了与重组位点类型、连接反应温度及时间密切相关外，还与目的基因和载体的大小、浓度、两者比例等有关。DNA分子越大，其重组连接效率越低；DNA分子浓度越高，理论上的重组连接效率就越高，但低浓度的DNA分子间相互作用概率小，有利于重组环化作用，高浓度的DNA，则易于形成聚合体DNA分子；目的基因与载体的比例，理论上摩尔数相等时连接重组效率最高，但在实际操作中，依据目的基因与载体的大小比，适当控制两者质量比例以获得较高的重组效率。

三、重组表达载体导入宿主细胞及其筛选与确认

基因表达的第三个问题是外源基因与载体在体外重组形成重组子。重组子只有被导入宿主细胞后，才能利用宿主细胞的复制、转录、翻译酶系统，使重组子得以复制，目的基因得以表达。将重组子导入宿主细胞的途径有多种，包括转化、转导(染)、显微注射、电穿孔等。重组子导入宿主细胞后，需要能够快速、有效地从大量的宿主细胞中，筛选出含有重组子的宿主细胞——基因工程细胞。目前，主要是利用表达载体的筛选标记基因的表型，来甄别宿主细胞是否含有表达载体，再通过PCR扩增目的基因并结合琼脂糖凝胶电泳，确定表达载体是否重组了外源目的基因。同时，也需要对重组子是否按预期要求模式重组进行验证与确认，最直接、最有效的策略是针对目的基因及其前后区域进行碱基序列分析确认。

(一) 宿主细胞

宿主细胞(host cell)是接纳重组子并实现重组子的外源基因转录扩增或翻译表达的受体细胞。在基因工程中有原核和真核细胞两大类。原核宿主细胞包括大肠埃希菌、芽孢杆菌等，主要以大肠埃希菌为主；真核宿主细胞包括酵母细胞、昆虫细胞、哺乳动物细胞。

基因工程使用的宿主细胞，除了基本的人为改造外，还会针对具体目的加以改造，主要表现在：①限制性内切酶缺陷型，以降低宿主细胞对外源基因的降解；对于非同源重组型的重组子，最好是DNA重组缺陷型细胞；②易于重组子的导入；③遗传稳定性好，易于扩大培养或发酵；④安全性高，如，氨基酸营养缺陷型，只有细胞在补充了该氨基酸的条件下才能存活，否则因缺乏营养而无法存活；⑤功能互补，宿主细胞的特定功能基因的缺陷，通过载体的这种缺陷补充而与宿主实现功能互补，以便快速、有效筛选导入重组子的工程细胞；⑥ 对于表达细胞，具有较好翻译后加工机制；⑦蛋白水解酶基因缺陷或其表达水平低，以便减少蛋白水解酶对外源蛋白的降解，实现高效表达。

(二) 重组子导入宿主细胞

以大肠埃希菌为宿主细胞的外源重组子导入方法，主要有转导、转化、电转化等。

1. 转导　转导(transduction)是指噬菌体颗粒感染宿主细胞，通过特定的途径，将噬菌体核酸注入宿主细胞内的过程，并使噬菌体核酸在宿主细胞内实现复制、转录、翻译以及子代噬菌体的繁殖。转导的核心是依据噬菌体颗粒的属性，建立的一种噬菌体DNA体外包装技术系统。转导的基本过程是：重组了外源基因的噬菌体载体或黏性载体，在体外包装成具有感染能力的噬菌体颗粒，然后经由宿主细胞表面上的接受器位点，使重组的噬菌体载体或重组的黏性载体DNA进入宿主细胞，从而实现目的基因的转录、翻译以及子代的繁殖。经过良好的体外包装体系制得的噬菌体颗粒，每微克野生型λDNA经转导，可形成大于10^8个噬菌斑形成单位(plaque forming unit，pfu)，但对于重组了外源

基因的噬菌体载体或黏性载体，包装的转导率要比野生型的下降 10^2~10^4。

2. 转化　转化(transformation)是指感受态的细胞接纳外源 DNA 分子的过程，并使其在宿主细胞内实现复制扩增及转录与翻译。感受态细胞是经人工处理而使细胞膜的通透性上调，处于容易接纳外源 DNA 分子的敏感状态细胞。经典的转化流程是：将重组子与经过二价金属离子(如 Ca^{2+}、Mn^{2+} 等)处理的大肠埃希菌感受态细胞混合，置于冰浴中一定时间后，转至 42℃水浴进行短暂的热刺激(热休克)，使重组子进入大肠埃希菌细胞内，将转化的宿主细胞，置培养液中保温培养一段时间，以使接纳了重组子的受体细胞获得新表型并得到充分表达，继而将该菌液涂布在选择性培养基上，以便筛选含有重组子的大肠埃希菌。用 $CaCl_2$ 制备的感受态细胞，转化质粒的效率(转化率)在 10^6~10^8 转化体 /μg DNA。然而，当使用重组质粒分子时，尤其是含有较大外源基因时，其转化率一般要下降 10^2~10^4。其原因主要有两点：一是载体 DNA 分子同外源 DNA 分子间的连接是无效的；二是插入外源基因使重组质粒分子变大，也就是说外源基因越大，其转化效率就越低。为此，人们不断建立并改进 DNA 分子导入宿主细胞的技术系统，主要表现在：①在含有 $CaCl_2$ 的情况下，加入其他二价金属离子(如 Mn^{2+}、Mg^{2+} 等)并进行组合和优化；②单独使用 Mn^{2+} 或 Mg^{2+} 等二价金属离子并优化条件；③在上述体系中，加入一种或多种一价金属离子(如 Li^+、K^+、Rb^+ 等)进行组合和优化；④在金属离子制备感受态细胞体系中，加入聚乙二醇 / 还原剂 / 氯化六氨合高钴 / 二甲基亚砜作为溶剂，并进行各种形式的组合与优化。通过上述体系的组合与优化，可使转化率提高 10^2~10^3。此外，在制备感受态宿主细胞时，常常采用生长对数期的大肠埃希菌细胞，而且活细胞数应少于 10^8 个细胞 /ml，以便达到最高的转化效率。

3. 电转化　电转化是利用电穿孔法，将外源 DNA 或载体 DNA 导入宿主细胞，并使载体 DNA 在宿主细胞内实现复制、转录、翻译等，该方法也称电穿孔转化法。高压电穿孔是指在高压电脉冲的作用下，使细胞膜上出现微小的孔洞——电穿孔，从而导致不同细胞之间的原生质膜发生融合作用，电穿孔也可以促使细胞吸收接纳外源 DNA 分子。目前的实验表明，几乎所有类型的细胞，包括植物的原生质体、动物的初生细胞等，都可以使用电穿孔技术进行基因转移或导入。电转化具有操作简便、基因转移或导入效率高等优点。因此，在基因工程和细胞工程研究工作中，电转化技术得到了普遍的应用。

细胞在高压电场的作用下，细胞膜因发生临时性破裂而形成微孔，这种微孔足以使大分子从外部进入细胞内部，或是反向流出细胞。细胞膜上微孔的关闭是一种天然衰减的过程，在 0℃条件下，这种过程会被延缓进行。在微孔开启期间，细胞外环境中的核酸分子便会穿孔进入到细胞内。具有游离末端的线性 DNA 分子，易于发生重组，因而更容易整合到宿主染色体 DNA 分子上，形成永久性的转化整合子。电转化的基本程序，是将盛有宿主细胞和外源 DNA 或重组子混合液的电转杯，置于电脉冲仪的正负电极之间，(电极距离 0.1/0.2cm)，在 0℃条件下，加高压(2.0~4.0kV) (200Ω~400Ω) 电脉冲几毫秒后，将处理过的宿主细胞转移到新鲜培养基中培养一段时间，再从中筛选接纳了外源 DNA 或重组子的宿主细胞。

影响电转化效率的因素主要有：①电转化参数，如电场强度、电脉冲的长度。电压更高或电脉冲更长时，转化效率会有所提高。但由于高电压或长脉冲会使宿主细胞存活率降低，其转化率的提高将被抵消。因此，需要将电场强度和脉冲长度进行优化组合，能使在 50%~70% 宿主细胞死亡的电转化条件下的转化效率最高。②转化 DNA 分子浓度，理论上讲，待转化 DNA 分子浓度越高，其转化效率也越高。但在具体的实验中，需优化 DNA 分子浓度。③转化温度，因为低温可以延缓宿主细胞膜上电脉冲产生微孔的关闭程度，因此，电转化需要在低温条件下(0~4℃)进行。如果在室温条件下进行，其转化效率可能会下降到低温条件下的百分之几。④电转化溶液离子强度，进行电转化的宿主细胞需用低盐缓冲液充分清洗，以降低宿主细胞悬液的离子强度，否则会使转化效率下降。⑤宿主细胞状态，进行电转化的宿主细胞，以对数生长中期的细胞为佳。清洗除盐的宿主细胞悬浮在 5%~10%

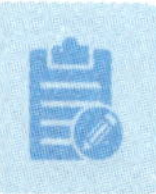

甘油中，可以直接冰浴后进行电转化，也可以用干冰速冻并储存于 -80℃，电转化前解冻即可。电转化的效率一般可达 10^9~10^{10} 转化体 /μg DNA，高于转导和转化模式效率的几个数量级。

（三）宿主细胞内重组子的筛选与确认

重组子导入宿主细胞后，首先根据载体的选择性标记基因的生物活性表现状况，进行初步的甄别筛选。如果外源基因插入选择性标记基因内部后，会使其失活而不表现原有的生物活性。例如，外源插入载体的选择性标记基因——β- 半乳糖苷酶基因的内部，会使含有重组子的宿主细胞，不表现 β- 半乳糖苷酶的生物活性；而含有未重组载体的宿主细胞，则表现 β- 半乳糖苷酶的生物活性。如果载体携带有抗性基因，且目的基因不因插入而破坏该抗性基因时，当宿主细胞表达了抗性基因后，便会在含有相应抗生素的培养平板中生长而形成菌落，反之则并不形成菌落。在此状况下，宿主细胞含有的载体，不论是重组了目的基因，还是未重组目的基因，宿主细胞均表现出对抗相应抗生素的生物活性。常用的抗性基因有氨苄西林（Ap^r）、四环素（Tc^r 或 Tet^r）、氯霉素（Cm^r）、卡那霉素（Km^r）、新霉素（Neo^r）等。由于抗性基因编码的酶，可对抗生素进行乙酰化、腺苷化、磷酸化等化学修饰或水解，破坏了抗生素的生物活性，从而使宿主细胞具有了相应的抗性。

通过载体的选择性标记进行初步的甄别筛选是非常有效的，但这种筛选的假阳性概率较大，尤其是只含有表达载体的宿主细胞。因此，还需要通过其他几种检测分析体系，或者交叉实验来进一步验证。较常用的方法有两种，一是利用 PCR，扩增来源于宿主细胞染色体 DNA 或载体重组的目的基因，或直接利用宿主细胞作为样本进行扩增（此策略可能会有被干扰风险），再结合琼脂糖凝胶电泳，检测分析扩增产物的分子量是否与其理论值一致。二是针对目的基因与载体重组位置的内切酶水解位点，利用相应 DNA 限制性内切酶水解来源于宿主细胞的载体，再结合琼脂糖凝胶电泳，检测分析水解产物分子量是否与其理论值相符。此策略对于分子量较大的目的基因的检测分析，有时会比第一种策略更为有效与实用。

尽管上述各种甄别、筛选、确定宿主细胞的重组子或染色体 DNA 重组了目的基因的方法有效与实用，但仍无法确认外源基因在体外基因重组的过程中是否发生了突变。此外，也无法确认外源基因在载体上的重组位置，是否符合预期实验设计和要求。因此，在大多数的情况下，均需要通过基因测序技术检测重组表达载体中的外源基因序列及其与载体 DNA 连接区域的序列，进而确定外源基因是否能够得到正确的表达。

此外，也可以利用目的基因表达产物及其性质进行筛选确认。一是原位杂交，将每个克隆细胞所表达的目的基因产物吸附到固体薄膜材料上，选用针对表达产物的标记抗体，对固体薄膜材料上的表达产物进行免疫杂交分析，筛选确认基因工程细胞是否实现了表达。二是十二烷基磺酸钠 - 聚丙烯酰胺凝胶电泳（SDS-PAGE），通过 SDS-PAGE，分别分析表达产物以及其分子量是否与其理论值相符。三是蛋白质印迹法（Western blotting），当目的基因表达量较低，无法从 SDS-PAGE 分析结果中辨别确认，则将凝胶中分离的所有蛋白转移并吸附到固相支持膜上，选用表达产物的抗体进行免疫杂交分析，筛选确认工程细胞是否实现了外源基因的表达。上述筛选确认的策略，优点是直接检测到外源基因的表达；缺点是实验周期长、操作烦琐、成本高、一次处理样本少等。

四、目的基因表达

基因表达的第四个问题是确认含有外源基因的表达载体被导入宿主细胞后（或整合到染色体 DNA 上），通过宿主细胞的转录、翻译及其调控系统或及翻译后加工、修饰酶系，实现外源基因的表达。

（一）原核细胞目的基因表达

1. 外源基因转录　外源基因在宿主细胞内实现表达的核心——第一步，是外源基因在细胞内实现转录。该转录是通过表达载体重组外源基因的转录单位所含转录调控单元——启动子、转录单

位的终止调控单元——终止子以及宿主细胞内相关转录因子和 RNA 聚合酶共同完成的。外源基因表达产物，往往会对宿主细胞产生毒害作用，影响宿主细胞的繁殖——菌体浓度，从而影响外源基因的总体表达水平。为此，表达载体调控外源基因的转录，通常采用诱导型操纵子调控模式。首先，将基因工程菌培养到较高菌体浓度并处于最佳生长状态后，通过诱导物（或诱导条件）启动外源基因的高水平转录，随着工程菌的进一步培养，使外源基因的总体表达水平达到最高。有时，培养的基因工程菌，在没有诱导物情况下发生外源基因的表达，这种状况称泄露表达。为了严格控制表达载体的外源基因转录，通过双重诱导型操纵子调控模式，来实现外源基因转录的严谨控制。这种模式，一方面调控外源基因的转录，另一方面调控转录外源基因的 RNA 聚合酶的转录。启动转录的第一步，是 RNA 聚合酶识别并结合到表达载体上重组外源基因的调控单元启动子上。因此，载体上外源基因转录效率和强度，实际上取决于该载体启动子的结构，也就是说，启动子的 -10 序列和 -35 序列的有无及其碱基序列、-10 序列与 -35 序列间的距离及其碱基序列，均会显著影响启动子起始转录的效率与强度。此外，基因表达载体通常采用一些强启动子，以便能够使外源基因得以高水平转录。再则，外源基因的碱基序列的结构也会影响其转录水平，这种影响是由转录单位 mRNA 形成局部三维结构而产生的。在原核细胞表达系统中，广泛使用乳糖操纵子的启动子。通过乳糖操纵子的更为有效诱导物——异丙基 -β-D- 硫代半乳糖苷（isopropyl-beta-D-thiogalactopyranoside，IPTG），使宿主细胞能够持续、高水平转录表达载体的外源基因。此外，表达载体也使用其他一些类型的转录调控系统。比如，温度敏感型调控系统，在正常工程菌培养温度条件下，外源基因是不转录的，当培养温度提升后，温度敏感型调控系统就启动了外源基因的转录。（一些具体概念等参阅第三章内容）

2. 外源基因的翻译 外源基因在宿主细胞内实现表达的另一个核心——第二步，是 mRNA 在胞内的翻译。原核细胞外源基因转录后，生成的部分 mRNA（5′ 端区域）立即与胞内相关的翻译起始因子、fMet-$tRNA^{fMet}$ 等相互作用，并与核糖体的大小亚基形成翻译起始三元复合物，随后以各种氨基酰 -tRNA 为底物，由核糖体翻译出相应的肽链——外源基因表达产物。mRNA 作为模板进行翻译的效率和强度等，主要与 SD 序列（也称 RBS，核糖体结合位点）的碱基排序和组成以及其与起始密码子 AUG 的间隔密切相关。外源基因在宿主细胞是否表达以及表达强度，与宿主细胞本身和外源基因的结构密切相关。如果外源基因 mRNA 的碱基序列，在宿主细胞内能够形成稳定的局部二级结构，该结构会阻碍核糖体在 mRNA 分子上的移动而影响翻译效率，甚至会使目的基因得不到翻译。另外，由于密码子的简并性，不同种属的宿主细胞，在翻译时使用密码子的频率不同——密码子的偏爱性，外源基因密码子的使用状况自然会影响翻译效率。如果目的基因含有较多宿主细胞不常使用的密码子，由于胞内缺乏这些密码子的氨基酰 -tRNA，在这种状况下，外源基因的翻译效率就会下调，甚至会使目的基因得不到翻译。（一些具体概念等参阅第四章内容）

此外，在基因表达工程中，充分利用外源基因转录、翻译调控系统中的一些关键因素，如操纵子中的调控序列结构（包括启动子、操纵序列等）、相关蛋白（包括 RNA 聚合酶、阻遏蛋白等）以及 SD 序列结构与起始密码子间距等，来提高目的基因的转录、翻译效率与强度，从而为实现外源基因在宿主细胞内的高效表达奠定基础。

（二）真核细胞目的基因表达

真核细胞的基因表达远比原核细胞复杂，它的三种 RNA 聚合酶中，只有 RNA pol Ⅱ负责转录蛋白基因。位于 mRNA 转录起点之前的 5′ 上游区，存在着许多调控基因转录的信号区域，包括确定 mRNA 转录起点、决定转录起始效率、调节对环境信号应答等的作用信号元件。例如，参与转录起始的 TATA 盒，会影响转录水平；在 TATA 盒上游还有两个参与决定转录效率的 CAAT 盒（-75 序列）和 GC 盒；对 cAMP 应答的调控元件；对糖皮质激素应答的调控元件，或对特异信号应答的调控元件；上调基因转录活性或水平的增强子；下调基因转录活性的沉默子；终止转录作用的终止子；调控成熟 mRNA 3′ 端 poly A 加工修饰的作用元件等。对于一个特定基因，是否转录及效率与强度，不仅需要

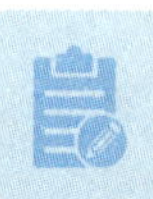

自身的相应转录调控顺式作用元件的结构、种类、组合等，也需要相关的各种转录因子协同参与。

真核细胞mRNA作为模板指导翻译时，其过程基本上与原核细胞类似，但也有一些差异。如真核细胞mRNA上没有原核细胞的SD序列，而是首先由帽子结合蛋白与mRNA的帽子结构结合，在起始因子的参与下，Met-tRNA$_i^{Met}$、核糖体小亚基，在mRNA的5′端形成二元起始复合物，随后帽子结合蛋白从二元复合物上脱落，核糖体-Met-tRNA$_i$复合物沿mRNA链向下游滑动，直到遇到Kozak序列（翻译起始密码子的区域有一个保守序列-CCACCAUGG，这段保守序列的存在能增加翻译起始的效率），并使小亚基上的Met-tRNA$_i^{Met}$反密码子对准mRNA起始密码子，在相关翻译起始因子的参与下，大亚基结合上来形成三元起始复合物并启动翻译过程。

知识链接

Kozak规则

Kozak是一位美国女科学家，她曾深入研究了始密码子AUG周边碱基对翻译的影响，并总结出在真核生物中，起始密码子AUG两端序列为：GCC(A/G)CCAUGG时，翻译效率最高。该序列被后人称为Kozak序列，并被应用于真核表达载体的构建中，通常真核引物设计需在AUG前加上GCCACC序列，以增强真核基因的翻译效率。

所谓Kozak规则是指第一个ATG侧翼序列的碱基分布所满足的统计规律，若将第一个ATG中的碱基A、T、G分别标为1、2、3位，则Kozak规则可描述如下：①第4位的偏好碱基为G；②ATG的5′端约15bp范围的侧翼序列内不含碱基T；③在-3、-6和-9位置，G是偏好碱基；④除-3、-6和-9位，在整个侧翼序列区，C是偏好碱基。Kozak规则是基于已知数据的统计结果，不一定全部满足，一般来说满足前两项即可。

真核细胞肽链合成后，需要较原核细胞更为复杂的翻译后加工修饰过程。如合成的肽链正确折叠成天然三维结构、二硫键的形成与正确配对；利用前导肽并通过特殊方式定位于细胞内亚单位或部位；利用信号肽并通过特定转运系统分泌到胞外；利用特定蛋白水解酶，将N端氨基酸残基或N端特定功能肽段（信号肽或前导肽等）水解掉，或将翻译肽链内的某些肽段切掉，以便能够形成具有活性的蛋白质；肽链经过糖基化、脂化、磷酸化、羟基化、C端酰胺化等修饰；非蛋白部分与蛋白部分组装成具有生物活性的结合蛋白（如色蛋白、含有辅助因子的酶类等）。

第三节 原核细胞表达系统

原核细胞表达系统主要有：大肠埃希菌表达系统、芽孢杆菌表达系统、链霉菌表达系统等。由于大肠埃希菌具有遗传背景清楚、易于转化、生长迅速、培养基简单等优点，除了广泛应用于实验室各种研究目的以外，也大量使用于多种重组基因工程药物的生产。如，重组人胰岛素、重组人生长素、系列重组人干扰素、系列重组人白介素，以及各种人源细胞因子等。

一、表达载体

表达载体（expression vector），是携带外源基因在宿主细胞实现表达的载体。不论是胞内表达、定位表达或是分泌表达，都通过表达载体来实现。表达载体的启动子能否有效起始转录及其转录强度，是外源基因能否在宿主细胞高效表达的关键步骤，也可以说，有效转录起始及其转录速率是基因表达的主要限速步骤。因此，选择强的、可调控的启动子及相关的调控序列，是外源基因表达及其高效性的首要问题。最理想的、强的、可调控的启动子应该是：在早期阶段，启动子被严密的阻遏，这样可以

避免出现表达载体不稳定、细胞生长缓慢或由于产物表达而引起细胞死亡等问题，当细胞达到一定的密度，通过诱导（如温度、化合物等）而使阻遏作用失效，RNA 聚合酶快速转录。

（一）大肠埃希菌表达载体

大肠埃希菌宿主细胞，常用含有乳糖（*lac*）、色氨酸（*trp*）、λ 噬菌体（λP_L、λP_R）、*tac*、*phoA* 等操纵子的启动子，作为表达外源基因载体的启动子。应用较为广泛的是大肠埃希菌的 *lac* 和 *trp* 操纵子的启动子，以及不同启动子的功能区杂合构建的组合型启动子。如，*tac* 和 *trc* 组合型启动子，均含有来自于 *trp* 启动子的 –35 区和来自 *lac* 的 –10 区，可被 IPTG 诱导，而且它们启动转录的能力要远大于单独的 *trp* 或 *lac* 启动子的强度。

在不含乳糖的培养基中，表达载体外源基因的 *lac* 启动子受到大肠埃希菌宿主细胞的 *lac* 阻遏蛋白的抑制，阻止了目的基因的转录。通过在培养基中加入诱导物，如 IPTG，阻止 *lac* 阻遏物与 *lac* 操纵区的结合，从而使转录能够发生。*lac* 启动子的转录，还受到分解代谢产物基因激活蛋白（CAP）的调控，当 CAP 与启动子结合时，增加启动子与 RNA 聚合酶的亲和力，从而提高启动子下游目的基因的转录水平。

trp 启动子调控表达载体外源基因的转录，是通过 *trp* 阻遏蛋白复合物指导的负调控，复合物与 *trp* 操纵区结合，从而阻遏表达载体外源基因的转录。在培养基中，去掉色氨酸或者加入吲哚丙烯酸，就能去除阻遏蛋白复合物的阻遏效应。然而，这一启动子的抑制作用并不是很有效，常常表现出本底表达（也称泄露表达）现象，即在基因应该被关闭时，也会产生低水平的持续转录。

p^L 启动子受到 λ 噬菌体的 *c*I 阻遏蛋白控制。一种 *c*I 阻遏蛋白温度敏感型的突变体 *c*I857，常常用于调节 p^L 启动子指导的外源基因的转录。带有温敏型 *c*I 阻遏物的宿主细胞，首先在 28~30℃进行培养，此时，*c*I 阻遏物阻止 p^L 启动子调控的目的基因转录；当细胞培养达到理想的生长阶段时，将温度调整到 42℃，此时，热敏感的 *c*I 阻遏物失活，p^L 启动子调控的目的基因开始转录。

T_7 噬菌体启动子是另一种类型的启动子，只能被 T_7 噬菌体的 RNA 聚合酶全酶所识别，而其他种类的 RNA 聚合酶全酶，则对 T_7 噬菌体启动子不具有启动转录的作用。当 T_7 噬菌体进入宿主细胞繁殖时，被 T_7 RNA 聚合酶所起始的转录非常活跃，使得宿主细胞 RNA 聚合酶的转录根本无法与其竞争，使细胞中几乎所有的转录，都是由 T_7RNA 聚合酶所操纵的。T_7 噬菌体的启动子及其 RNA 聚合酶的高水平转录效率，对于外源基因的高效表达十分有利，但在一般的大肠埃希菌宿主细胞中没有 T_7RNA 聚合酶基因及其产物。为了使表达载体能够利用 T_7 噬菌体启动子高效转录这一特性，通过将 T_7RNA 聚合酶基因插入 *lac* 启动子控制、λ 噬菌体溶源状态下的大肠埃希菌染色体上，使宿主细胞能产生 T_7RNA 聚合酶来实现。如，JM109（DE3）、BL21（DE3）等菌株。T_7 启动子调控下的表达载体进入宿主细胞，因没有诱导 *lac* 启动子，宿主细胞内没有也不表达 T_7RNA 聚合酶，表达载体上的外源基因自然也就不转录；当经 IPTG 诱导宿主细胞后，T_7RNA 聚合酶基因经诱导开始表达，同时，T_7RNA 聚合酶自然针对表达载体上的外源基因进行转录。在基因工程表达体系中，T_7 启动子调控的表达载体，在宿主细胞内经 1~3 小时的诱导，目的基因的转录产物可达 rRNA 类型的转录水平。

由不同类型启动子所构建的大肠埃希菌表达载体，主要有：pGEM 系列载体、pET 系列载体、PinPoint™Xa-1 载体、pMAL 载体、pBV221/pBV220 载体、pTA1529 载体等。上述表达载体，有的用于胞内表达，有的用于定位表达，当然也有的用于分泌表达。在胞内表达模式中，有的表达载体适用于非融合表达，有的适用于融合表达。

（二）芽孢杆菌表达载体

芽孢杆菌是革兰氏阳性细菌，细胞壁不含内毒素，该属性对于重组基因工程药物的生产尤为重要。自 1958 年 Spizizien 发现带抗性标记的质粒能转化至金黄色葡萄球菌以来，芽孢杆菌作为外源基因表达宿主的研究工作不断深入和发展。

最初的芽孢杆菌载体，主要来自革兰氏阳性菌的质粒，特别是金黄色葡萄球菌，其中使用广泛

的有 pUB110、pC194、pEl94 等。它们的主要优点是相对分子质量小、有唯一的酶切位点、较高的拷贝数、适合筛选的抗性标记等。此后，又在这些质粒的基础上，构建了双标记质粒，如 pKT1、pKC1、pGK12 等。它们可根据抗性基因的唯一酶切位点，用插入失活的方式进行重组子的筛选。后续开发的载体是穿梭质粒，即由上述天然质粒与各种大肠埃希菌质粒构成的双功能载体，便于在大肠埃希菌中进行前期的克隆等工作。上述质粒载体的复制位点序列都是利用金黄色葡萄球菌质粒的复制子序列，经常表现出结构与分离上的不稳定性，当有外源基因存在时则表现得更为明显。这种不稳定性是由于上述质粒的滚环复制模式产生的大量单链 DNA（ssDNA），在细胞分裂时易出现单链中间体而引起质粒的丢失。目前，短小芽孢杆菌的复制子被广泛应用于质粒表达载体中，虽然在宿主细胞中拷贝数低，但稳定性好，甚至在没有抗生素选择压力下，也不易造成质粒的丢失。由枯草芽孢杆菌隐性质粒与大肠埃希菌质粒构成的嵌合载体，如 pHB201，是由枯草芽孢杆菌隐性质粒 pTAl060 与 pCC19 构成的穿梭质粒，这类载体在连续传代和发酵罐培养中都比较稳定。

不少噬菌体也用作构建枯草芽孢杆菌的表达载体，其中 Φl05 噬菌体应用较多，并由该噬菌体发展了系列载体，如 Φ105J27，Φ105dcM 等。这类噬菌体的优点是整合位点特异且稳定，在合适条件下，可诱导外源基因的表达。溶源型的 Φl05 系列载体（如 Φ105J27），在温度诱导下可由溶源态转为溶菌态，以便于噬菌体 DNA 的制备及重组子的筛选。Φl05 系列表达载体含有来自大肠埃希菌的氯霉素抗性基因和受噬菌体自身启动子（Pw）控制的 *lacZ* 基因，它为外源基因的表达提供了合适的翻译起始元件。

整合质粒（integrated plasmid）将克隆的外源基因整合到宿主染色体 DNA 上，是克服枯草芽孢杆菌质粒不稳定性的一个有效途径。这种质粒的基本结构，是在大肠埃希菌质粒的基础上增加一个枯草芽孢杆菌的抗性标记（如 Kan^r、Em^r、Cm^r）以及同源重组等相关序列。在大肠埃希菌中进行基因克隆或亚克隆操作后，当重组质粒导入枯草芽孢杆菌后，由于没有枯草芽孢杆菌的复制起点而不能自主复制，只有插入到宿主染色体 DNA 后，随着宿主细胞复制而复制。从含有相应抗生素的培养基中，很容易筛选出这种整合体。除了用同源重组方式将外源基因整合到染色体 DNA 上以外，金黄色葡萄球菌的 pE194 质粒能以非常规重组的方式进行染色体整合。pE194 质粒有一个温度调节的复制子，在允许的温度时，该质粒能以自主复制质粒的形式在枯草芽孢杆菌中进行复制，也能在多个位点整合到宿主染色体 DNA 中。当温度升至 45°C 以上时，为复制子的非许可温度，这时质粒不能自主复制，可用抗生素（如红霉素）将整合子筛选出来。由于 pE194 质粒的上述特性，已被广泛用于向枯草芽孢杆菌染色体上整合外源基因。

与大肠埃希菌的载体相似，芽孢杆菌的表达质粒也具有外源基因表达的可控制性。这些载体的可诱导性操纵子有三种类型：①大肠埃希菌的 *lac* 系统，包括 *lac* 阻遏蛋白编码基因；②噬菌体的操纵子区域及其温度敏感型阻遏蛋白基因；③枯草芽孢的蔗糖可诱导基因 *sacB* 的调控序列，*sacB* 基因编码胞外果聚糖酶。*PsacB* 启动子的上游，存在一个 DegQ 和 sacU 蛋白的正调控位点，而在启动子与 SD 序列之间有一个终止子型结构，它对 *PsacB* 启动子介导的转录启动是抑制作用，然而这种作用可被控制终止蛋白 sacY 解除，强化 *dagQ*、*sacU*、*sacY* 基因的表达，可大大加速由 *PsacB* 启动子介导的外源基因转录启动。

早期芽孢杆菌的转化，常采用类似于大肠埃希菌转化的感受态法或原生质体法。但这两种经典方法，并不适用于所有的芽孢杆菌宿主。如枯草芽孢杆菌 NB22，短小芽孢杆菌等。现在常用的是碱性金属离子诱导法和电穿孔转化法。碱性金属离子诱导法转化枯草芽孢杆菌的基本程序：对数生长中期的菌体置于 30℃，用 KCl 溶液处理后加入质粒；30℃静止一段时间后，加等体积 70% 的 PEG6000 溶液，混匀后短暂置 30℃再转至 42℃保温一段时间，30℃冷却；离心收获的菌体，用新鲜培养基悬浮并置 37℃振荡培养一段时间，扩增后的菌体培养液即可涂板进行筛选。电穿孔转化法是细菌质粒转化中比较常用的一种方法，特别是对于革兰氏阳性菌以及很多用常规方法不能转化的宿主

细胞。对于枯草芽孢杆菌和短小芽孢杆菌而言，电穿孔转化法的转化率大都在 10^4~10^6 之间，与原生质体转化法大致相同，但比碱性金属离子转化法的效率要高 100 倍以上。此外，上述转化的方法也在不断进行改良与优化。

二、表达宿主细胞

（一）大肠埃希菌表达宿主

用于表达外源基因的大肠埃希菌细胞，均需要进行人为改造。比如，染色体带有 T_7 噬菌体 RNA 聚合酶基因的大肠埃希菌细胞，通过诱导即可开始表达外源基因。上述表达宿主菌株，均是噬菌体 DE3 的溶源菌，而 DE3 是 λ 噬菌体的一种衍生噬菌体，带有噬菌体 21 抗性区、*lacI* 基因、*lacUV5* 启动子以及 T_7 RNA 聚合酶基因。当形成 DE3 溶原状态，就只有受 IPTG 诱导的 *lacUV5* 启动子，可以指导 T_7 RNA 聚合酶基因转录，继而使表达质粒上的外源基因开始转录。此外，有的表达宿主菌株，还可以选用带有蛋白酶缺陷、氨基酸营养缺陷型、表达产物溶解性增强、补充稀有密码子等特性的 DE3 溶源菌。

一些表达宿主菌株，由于缺乏降解蛋白的 lon 蛋白酶及 ompT 外膜蛋白酶，当表达产物为可溶性时，在这些宿主菌株中的表达产物稳定性，要高于带有这些蛋白酶的菌株。BL21（DE3）是应用较多的表达宿主菌株，它是 BL21 *recA* 衍生菌，能稳定表达某些带有重复序列的外源基因。Tuner™ 及其衍生菌（Origami™ B 和 Rosetta™）是 BL21 lacY1（*lac* 透性酶）删除突变的衍生菌，能够使整个培养体系中的蛋白表达水平，受到均一的调节。*lacY1* 的突变，使得 IPTG 能够均一地渗透到所有细胞中，以便获得浓度依赖的、均一水平的诱导。通过调节 IPTG 的浓度，蛋白表达水平可以从很低上调到较高水平；而低水平表达时，则更有利于提高溶解难度较大的目的蛋白的溶解度和活性。

许多表达的蛋白，只有形成稳定的、天然状况的二硫键，才能形成天然三维结构。如果二硫键没有正确的形成，表达的目的蛋白就可能在宿主细胞内被降解或者形成包涵体。带有谷胱甘肽还原酶（*gor*）的突变菌株或硫氧还蛋白还原酶（*trxB*）的突变菌株（如 AD494、BL21*trx*B、Origami、Origami B、Rosetta-gami™），都能增加细胞质中表达产物二硫键的形成。AD494（DE3）、BL21 *trx*B（DE3）具有 *trx*B 突变；Origami（DE3）、Origami B（DE3）和 Rosetta-gami（DE3）菌株带有 *trx*B 和 *gor* 双突变（Origami 和 Rosetta-gami 是 K-12 菌株，Origami B 是 B 菌株，它们均带有 *omp*T 和 *lon* 蛋白酶和 *lac*Y1 突变）；拥有 *trx*B 和 *gor* 双突变的菌株，要比 *trx*B 单突变的菌株更能促进二硫键的形成，使表达的蛋白可溶性更好。

许多氨基酸不只有一个密码子，而不同的生物，使用这 61 种密码子的偏爱性不同。每种细胞里，tRNA 种类和数量，直接反映了其 mRNA 对使用密码子种类和数量的偏爱。当外源基因 mRNA 在宿主细胞高效表达时，由于密码子偏爱性不同，会因为缺乏某种或几种 tRNA，直接导致翻译终止或错误。Rosetta™ 菌株是经过修饰，适用于真核基因表达的菌株。该菌株能够与 pET 系列表达载体相容，通过载体，向宿主细胞提供 AUA、AGG、AGA、CUA、CCC 和 GGA 的 tRNA，这些 tRNA 基因有自身的启动子。通过提高稀有 tRNA 水平，使外源基因在 Rosetta™ 菌株的表达量大幅度提高。B834 菌株，是一种甲硫氨酸缺陷型菌株，适用于高效特异活性 ^{35}S-Met 标记和硒代甲硫氨酸标记的表达。该菌株表达外源基因时，其表达水平明显高于 BL21（DE3）菌株。

（二）芽孢杆菌表达宿主

芽孢杆菌自身能产生并分泌多种胞外蛋白酶。如枯草芽孢杆菌分泌两类主要的酶：丝氨酸蛋白酶类和金属蛋白酶类。其中，中性蛋白酶和枯草芽孢杆菌蛋白酶是主要蛋白酶，两者的酶活加起来占其总酶活的 95% 以上。这些蛋白酶具有一些特性：①具有共同的分泌和成熟机制；②丝氨酸蛋白酶类的 N 端氨基酸序列高度相似，但有的 C 端有缺失，金属蛋白酶类组成差异较大，有的组成与真核生物的酶更相似；③蛋白酶基本上在稳定期形成；④主要蛋白酶由相同的调节基因族调控。野生型芽

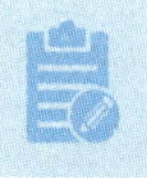

孢杆菌用于外源基因表达时，自身原有的大量胞外蛋白酶，会直接影响表达产物的稳定性。为此，通过基因转换或替代技术，获得一些蛋白酶突变的菌株，以使一种或数种蛋白酶失活或根本不表达，从而用于外源基因表达的宿主细胞。

目前，枯草芽孢杆菌、短小芽孢杆菌和地衣芽孢杆菌等，已被开发成为具有广泛应用前景、用于表达外源基因的宿主细胞。作为表达宿主，具有许多优点：①非致病的土壤微生物，不像大肠埃希菌具有内毒素成分；②遗传学背景清楚，全基因组 DNA 测序已完成，许多基因的功能得以鉴定，很多噬菌体和质粒适于作为表达载体；③分泌蛋白能力强，当分泌蛋白跨细胞膜后，被加工并直接释放到培养基中，在大多数情况下具有天然三维结构和生物活性，因此表达产物的制备工艺较为简单；④具备良好的发酵基础和生产技术。

第四节　真核细胞表达系统

真核细胞表达系统同样也采用了上述策略，实现外源基因的表达。目前的表达系统主要有：酵母细胞表达系统、昆虫细胞表达系统、哺乳动物细胞表达系统等。由于原核细胞对表达产物没有糖基化修饰功能，因此，应用原核细胞表达系统表达的产物应该是一种单纯的单链蛋白。如果糖基化与目的蛋白的生物活性密切相关，则必须应用真核细胞表达系统。其次，目的基因在原核细胞进行胞内表达，尤其是高效表达时，表达产物往往形成包涵体（inclusion body），需通过体外的变复性，才能制备具有生物活性的表达产物。如果目的蛋白具有复杂的三维结构，包涵体变复性的活性收率较低，则考虑应用真核细胞表达系统。再次，如果大肠埃希菌表达系统的外源基因表达水平较低，优化其他类型表达载体以及不同宿主细胞仍达不到高效表达的目的，则可以考虑应用真核细胞表达系统。

一、酵母细胞表达系统

酵母是一类单细胞低等真核生物，具有完整的亚细胞结构和调控基因表达较严密的调控机制。酵母细胞不仅能通过有丝分裂进行无性繁殖，也能通过减数分裂进行有性繁殖。酵母细胞繁殖迅速，可以廉价地进行大规模发酵培养。此外，人类在日常生活和工农业生产等方面，酵母的广泛利用已有数千年历史，实践表明酵母对人类没有毒性，是一个非常适宜作为基因工程表达的宿主细胞。在 20 世纪 70 年代，人们先后建立并发展了以酵母为宿主细胞的基因表达系统，并使众多外源基因在酵母细胞中实现了高效表达，特别是一些在原核细胞表达系统中无法表达、表达水平不佳或表达产物无生物活性的真核生物基因。此外，在酵母宿主细胞中，建立了多种具有分泌功能的表达系统，可以将表达产物直接分泌到酵母细胞外，从而大大简化了表达产物的分离纯化工艺。

（一）表达载体

酵母表达系统的载体，通常是既能在酵母菌中复制扩增，也能在大肠埃希菌中复制扩增的穿梭载体，是以大肠埃希菌质粒为基本框架，并辅以适合酵母菌内复制、转录、翻译等的顺式作用元件。载体的酵母 DNA 复制起始区，通常是来自酵母菌天然 2μ 质粒的复制起始区序列和酵母染色体 DNA 的自主复制区序列。

载体上的选择标记有两类：一是酵母宿主细胞营养缺陷型基因；二是显性选择标记基因。①营养缺陷型基因是最常使用的选择标记，是某些氨基酸或核苷酸合成酶系基因。这类基因突变产生的营养缺陷型菌株，是很容易通过诱变筛选得到的。如，亮氨酸合成酶系中的 *leu2* 基因突变产生的 *leu2-* 营养缺陷型菌株；色氨酸合成酶系中的 *trp1* 基因突变产生的 *trp1-* 营养缺陷型菌株；尿嘧啶合成酶系中的 *ura3* 基因突变产生的 *ura3-* 营养缺陷型菌株等。在不含亮氨酸的培养基中培养 *leu2-* 营养缺陷型菌株时，由于 *leu2* 基因失活不能合成亮氨酸，需要引入带有野生型 *leu2* 基因的载体，使之恢复合成亮氨酸的能力才能生长；②显性选择标记，是利用对抑制酵母菌生长的药物具有抵抗力的抗

性基因构成选择标记。其性质类似同大肠埃希菌的抗氨苄西林、抗四环素等抗性标记。如，将氨基糖苷转磷酰酶的基因引入酵母载体，就构成抗 G418 或抗新霉素、卡那霉素等选择标记；将二氢叶酸还原酶基因引入载体，就构成抗氨基蝶呤的选择性标记。载体的有丝分裂稳定区，是当宿主细胞进行有丝分裂时，能够将载体在母细胞和子细胞之间平均分配。也就是说，有丝分裂稳定区能够使游离于宿主细胞染色体 DNA 分子外的载体，在宿主细胞进行有丝分裂时，能否有效分配到子细胞，是形成稳定转化子的主要控制因素之一。常用的有丝分裂稳定区序列，是来自酵母染色体的着丝粒序列片段和酵母 2μ 质粒的 STB（stability）序列片段。载体的整合介导区，是与宿主细胞染色体 DNA 有某种程度同源性的一段 DNA 序列，能够有效地通过载体，与宿主细胞染色体 DNA 之间发生同源重组，从而使载体上特定区域 DNA 整合到宿主细胞染色体 DNA 分子上。一般来说，酵母染色体 DNA 分子的任何区域，均可以作为整合介导区，通过特定的整合介导区序列，人为地将载体特定区域 DNA 整合在宿主染色体 DNA 分子上的预期整合位置。最方便、最常用、最有效的单拷贝整合介导区，通常选择营养缺陷型选择标记基因的内部。有时，也选择酵母染色体 DNA 的高拷贝重复序列区的内部，作为多拷贝整合介导区。因此，依据外源基因在宿主细胞存在的状况，酵母表达载体有两大类型：整合体型载体（integrative vector）和附加体型（非整合的游离型）载体（additional vector）。

酵母表达载体的转录、翻译调控作用元件——表达盒，主要由转录启动子和终止子组成。对于需要分泌的表达产物，通过载体的分泌信号肽以及宿主细胞分泌输送系统，实现分泌性表达。表达载体启动子通常采用酵母细胞一些基因的启动子。上游有各种调控转录顺式作用元件，如激活序列、阻遏序列、组成型调控元件等；下游有转录起始位点和 TATA 序列，通过与 RNA 聚合酶形成转录起始复合物，决定外源基因的基础表达水平。位于上游的转录调控顺式作用元件，分别与一些调控因子识别结合，并与转录起始复合物相互作用，激活、阻遏调控基因的转录效率，从而实现外源基因的组成型、诱导型等类型的表达。载体的终止子序列保证了转录产物（mRNA）在适当部位终止和加上 poly A 尾巴，这样形成的 mRNA 可以比较稳定并被有效地翻译。在重组的表达载体上，外源基因通常借助外加的终止子序列或载体上现成的终止子序列，如果对终止子序列进行不适当地删除，会导致其终止功能显著下调。

（二）表达宿主

酵母表达系统中用于表达外源基因的宿主菌，主要有常规酵母和非常规酵母两类。前者主要是酿酒酵母和粟酒裂殖酵母，后者是常规酵母以外的酵母，包括乳酸克鲁维亚酵母、烷烃利用型耶鲁酵母、西方许旺氏酵母、多形汉逊酵母和巴斯德毕赤酵母等。目前，使用最为广泛的是酿酒酵母和巴斯德毕赤酵母。酿酒酵母是最先作为基因表达的宿主酵母，但在工业化规模下，整合外源基因后的重组载体，表现出稳定性差、拷贝数下降、表达量下降等缺陷。甲基营养型酵母作为新一代的酵母表达宿主，可以克服酿酒酵母的种种局限。其中，以巴斯德毕赤酵母和多形汉逊酵母为主要宿主菌，建立的基因表达系统得以迅速地发展和广泛地应用。其突出特点是易于高密度发酵、培养基廉价、外源基因在宿主细胞中稳定存在、能适度对表达产物进行糖基化修饰等，从而实现外源基因的高效表达。此外，由酿酒酵母宿主细胞分泌的多数目的蛋白过度糖基化，或为高甘露糖型，这种糖蛋白具有较强的免疫原性，因此，酿酒酵母不太适合作为重组糖蛋白药物的表达宿主。甲基营养型酵母的显著优点，是工程菌很容易从摇瓶培养水平过渡到大批量产业化规模的高密度发酵，而且这种过渡对外源基因的表达水平影响不大。发酵开始时，使酵母在甘油中快速生长，醇氧化酶（alcohol oxidase，AOX）基因的启动子被抑制，目的蛋白不表达；用甲醇替换甘油，目的蛋白得到诱导表达。由于酵母在诱导表达状态生长较为缓慢，甲醇诱导 150~200 小时后，外源蛋白的表达才能达到峰值，这种长时间的诱导表达，使表达产物容易降解。为此，应用蛋白水解酶缺陷型菌株，以降低表达产物的降解程度。

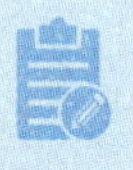

酵母宿主细胞对外源基因的表达水平影响较大，对于表达用的酵母宿主细胞，应该追求：①生长力强的菌株，使用非分泌型表达载体，表达量直接与酵母菌密度有关，生长力强的菌株，即使在一定

的选择压力下，也容易达到高密度；②内源蛋白酶活性较弱的菌株，表达产物易受到酵母胞内的蛋白酶降解，因其蛋白酶活力低的菌株，造成的降解程度较小；③性状稳定的菌株，常用的宿主菌株几乎都是突变株，其性状的回复突变显然对表达不利，故应避免回复突变率高的不稳定株系；④分泌能力强的菌株，不同菌株分泌能力有差别，对于分泌型表达载体，分泌能力强的株系的价值就能更好显现。此外，使用某种表达载体或启动子对菌株有特殊要求时，如某些选择性标记，就要求菌株为相应的营养缺陷型；使用 α 接合因子或 a 接合因子启动子，就要求菌株为 α 型或 a 型。

重组的表达载体，需要选择一种适宜的方法和方式，将其导入宿主细胞。主要有：①原生质体法；②直接转化法，一价碱性金属离子 Li^+、Cs^+ 等，能明显增加酵母细胞接纳外源 DNA 分子的能力，从而实现完整酵母细胞的转化；③电穿孔转化法；④粒子轰击转化法。原生质体转化法，是利用适宜的酶（如蜗牛酶）处理对数生长期的酵母细胞，去除细胞壁后成为原生质体，悬浮于山梨醇及 $CaCl_2$ 溶液中，借助聚乙二醇使重组子进入细胞在内，而后使受体酵母细胞壁再生。直接转化法，是利用一价碱性金属离子（如 Li^+、Cs^+ 等）处理对数生长期的酵母细胞，在 PEG、DMSO 等存在下，重组子经热刺激进入酵母细胞，28~30℃培养 2~3 天，在营养缺陷型的平板上长出重组转化子。

二、昆虫细胞表达系统

昆虫细胞表达系统，最早是利用杆状病毒科中的核型多角体病毒的多角体蛋白基因强启动子，构建立了苜蓿尺蠖核型多角体病毒——秋黏虫细胞杆状病毒表达系统。目前，广泛使用的是家蚕核型多角体病毒——家蚕表达系统。通过将外源基因重组至特定的转移载体，再与病毒 DNA 共转染宿主细胞，经同源重组而获得重组病毒，感染昆虫宿主细胞后实现外源基因的表达。

（一）表达载体

昆虫细胞表达系统载体与酵母细胞、哺乳动物细胞表达系统载体的功能组成基本一致，最主要的区别是关键功能顺式作用元件来自昆虫细胞。该系统载体的启动子，最常用的是核型多角体病毒多角体蛋白基因的启动子，在其感染晚期，多角体蛋白可占细胞内总可溶性蛋白的 1/5 左右。多角体蛋白基因作为晚期基因，其表达时相较迟（感染后 72 小时），有时不利于表达产物的后加工过程。病毒 DNA 结合蛋白基因的启动子，也是常采用的强启动子，它将外源基因表达产物峰值提高到感染后 12~15 小时之间。此外，家蚕肌动素基因的启动子等，也作为表达外源目的基因的启动子。

（二）表达宿主

昆虫细胞作为外源基因表达的宿主，其主要优势有：①杆状病毒可携带较大的外源基因；②利用多元共表达载体或不同重组病毒实现多个外源基因的共表达；③利用晚期基因启动子高效表达对宿主有毒害作用的目的产物；④杆状病毒表达系统对脊椎动物、哺乳动物等在遗传学上是安全的；⑤利用宿主细胞全面的真核生物翻译后加工修饰系统，使外源真核基因表达产物实现预期的翻译后加工，如肽链糖基化、酰基化、N 端氨基乙酰化、C 端酰胺化、磷酸化等。

三、哺乳动物细胞表达系统

同上述表达系统一样，要使外源基因在特定的宿主细胞中表达，首先是选择一个适合于宿主细胞遗传特征和生理生化等条件的表达载体，将外源基因重组至表达载体中，即外源基因处于适用于该宿主细胞转录和翻译调控系统的转录单位之中。随后，导入宿主细胞的重组表达载体或游离于宿主细胞内，或随转录单位整合至宿主细胞染色体 DNA，借助于宿主细胞的转录和翻译系统，实现外源基因的表达。有的表达系统，利用宿主细胞翻译后加工修饰系统，使表达产物经历了一系列的翻译后加工修饰过程，最终符合人们的预期。

根据哺乳动物细胞表达外源基因的时效性，分为瞬时表达、恒定（稳定）表达和诱导表达系统。瞬时表达系统是重组表达载体导入宿主细胞后不经选择培养，载体 DNA 随细胞分裂而逐渐丢失，目的

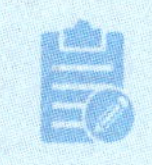

蛋白表达的时限短暂，一次性完成表达载体导入、目的基因表达、目的产物收获等整个过程。瞬时表达系统的优点是整个操作简捷、周期短等，但存在其技术条件要求高（质粒的纯度、转染效率等）、重复性较难掌控、表达水平不高等不足。恒定表达系统是重组表达载体导入宿主细胞后，经多轮选择培养以筛选稳定表达的工程细胞株，外源重组目的基因及其涉及转录、翻译等顺式调控作用元件 DNA 分子，整合到了工程细胞染色体中并稳定存储于宿主细胞内，目的蛋白的表达持久、稳定。恒定表达系统的优点是可筛选出高表达水平的工程细胞株（单克隆抗体表达水平可达到 5g 蛋白 /L 培养液，甚至更高）、工程细胞株可长期保存、随时复活工程细胞而启动目的蛋白的表达等，但整个操作存在烦琐复杂、周期长、细胞易回复初始状态等不足，尤其是筛选稳定的高水平表达细胞株，需要消耗大量的人力、物力、财力。诱导表达系统是在恒定表达系统的基础上，融入了诱导表达模式，目的基因的转录受外源分子诱导后才得以启动。如糖皮质激素、重金属离子等诱导体系调控的基因表达，但存在特异性低和毒性高等诸多缺点。此类表达模式，特别适合在细胞水平建立体外模型（额外表达作用靶点）、验证候选基因的功能及其作用机制等研究工作。

（一）表达载体

哺乳动物细胞表达系统使用的载体有两大类。一类是病毒载体，如痘苗病毒、腺病毒、逆转录病毒、疱疹病毒等；另一类是表达质粒——穿梭质粒。表达质粒不仅含有真核细胞转录调控元件，如，启动子、增强子、终止子、poly A 修饰信号，也含有适用于重组筛选（原核细胞）和外源基因整合（哺乳动物细胞）的选择性标记。有时，质粒也携带有选择性增加拷贝数的扩增系统。

基于对病毒的遗传性、基因表达及其调控等的了解和认识，人们可以使病毒以相对高效、稳定、安全的方式实现基因的转移和表达。为此，经过基因工程改造的许多病毒，已作为哺乳动物细胞的表达载体。最早发展的是采用一种乳多瘤空泡病毒——SV40，以后陆续开发并发展了其他动物病毒载体。如腺病毒、牛乳头瘤病毒、疱疹病毒和牛痘病毒等，它们均为 DNA 病毒。而 RNA 病毒载体，如鸟类和鼠类的逆转录病毒，在动物细胞表达中也具有重要的地位。

哺乳动物细胞表达质粒中的各种顺式作用元件，均来自动物病毒基因。表达质粒的基本结构包含：能在 COS 细胞（SV40 转化的非洲绿猴肾细胞）中复制，并具很高拷贝数的 SV40 复制点；用于转录起始的强启动子；mRNA 加工修饰信号，包括 mRNA 的剪接信号、多聚腺苷酸化序列等；用于重组外源基因的多克隆位点；用于筛选已被转化了的细胞选择标记。如，CDM8 载体包含：SV40 和多瘤病毒的复制点，使该载体在 COS 细胞和多瘤病毒转化的鼠成纤维细胞中能有效地复制；含有一个巨细胞病毒（CMV）的启动子，用于调控外源基因的转录起始，此外，还有一个 T_7 启动子；在 CMV 启动子的下游，有来源于 SV40 的剪接信号和 poly A 位点。pMT2 载体：含有 pUC18 的序列，使其能在大肠埃希菌中扩增并用于氨苄西林筛选；载体上携带有 SV40 的复制点和增强子序列；启动子是腺病毒主要晚期启动子；启动子下游有一小段内含子的 5′ 端和 3′ 端剪接位点；随内含子剪接位点之后，是 *Pst* Ⅰ 和 *Eco*R Ⅰ 的外源基因插入位点。pMT2 载体上插入的外源基因，与选择和扩增作用的 *DHFR* 编码基因，一同被转录为双顺反子结构的 mRNA 前体。pMT2 载体转染 *DHFR* 缺陷型的中国仓鼠卵巢细胞后，可直接筛选出转化细胞株，并利用氨甲嘌呤（MTX）进行基因拷贝数的扩增。pMT2 还含有一段腺病毒的 *VAI* 基因，该基因能防止双链 RNA 引起的 EIF-2 失活而导致的翻译水平下降。

（二）表达宿主

用于外源基因表达的哺乳动物细胞，一般为传代细胞而非原代细胞。原代细胞因生活代较短，不适于导入的外源 DNA 筛选、基因工程细胞系的建立以及通过连续传代合成表达产物等。表达的宿主细胞，按选择标记分为两大类：一类是营养缺陷型细胞，如，小鼠胸苷激酶基因缺失细胞、中国仓鼠卵巢二氢叶酸还原酶基因缺失细胞等；另一类是非营养缺陷型细胞，如，绿猴肾 CV-1、Vero 细胞，小鼠 3T3、C127-1 细胞等。目前，哺乳动物细胞宿主使用较多的是 CHO 细胞（中国仓鼠卵巢细胞），BHK-21 细胞（地鼠幼鼠肾脏分离的成纤维样细胞）、CHO-K1 细胞（CHO 上皮样细胞）、C127 细胞

（RⅢ小鼠乳腺肿瘤细胞）、MDCK 细胞（西班牙长耳狗肾脏上皮样细胞）、Namalwa 细胞（来自 Burkitt 淋巴瘤患者的类淋巴细胞）、Vero 细胞（绿猴肾成纤维细胞）、鼠骨髓瘤细胞、COS 细胞（用复制起点缺失的 SV40 基因组转化 CV-1 细胞所获得的细胞系）等。

哺乳动物细胞表达系统相对其他表达系统的最大优势，是表达产物经过翻译后，在更加贴近哺乳动物细胞的环境条件下，完成了翻译后的加工、修饰、改造等过程，从而使表达产物在结构上更加接近或与天然状态的完全一致的功能蛋白质。

知识链接

重组 DNA 技术的诞生

1865 年，奥地利神父孟德尔利用菜谱里常见的豌豆进行实验总结出遗传定律；1902 年，萨顿发现染色体与遗传基因的关系；1910 年，摩尔根首次将一个特定基因与特定染色体相连接；1953 年，沃森、克里克发表 DNA 双螺旋模型，分子生物学由此诞生；1966 年，64 个遗传密码被破译；1971 年，限制性核酸内切酶被发现。在这些研究成果基础上，1972 年，美国科学家保罗·伯格在研究分离基因的过程中，设计了多种方法，以在选定位点分裂 DNA 分子并使该分子的片段连接到病毒 DNA 或质体上，然后使 DNA 或质体进入细胞或动物细胞。外来 DNA 被结合到宿主细胞中去，并使宿主合成在正常情况下不能合成的蛋白质。首次成功地重组了世界上第一批 DNA 分子，标志着重组 DNA 技术——基因工程作为现代生物工程的基础，成为现代生物技术和生命科学的基础与核心。他因研究出 DNA 重组体技术而与桑格、吉尔伯特共同获 1980 年诺贝尔化学奖。

重组外源基因导入哺乳动物宿主细胞的方法，主要有物理法、化学法和生物学法。物理法主要有：光穿孔法、冲击波法、基因枪法、电穿孔法、超声波法和显微注射法等；化学法主要有：磷酸钙共沉淀法、脂质体法、DEAE- 葡聚糖法等；生物学法主要有：原生质体融合法、抗体介导法、逆转录病毒感染法等。

第五节　重组基因工程药物案例

重组基因工程药物生产技术包括上游和下游技术。上游技术主要涉及：依据基因工程药物的结构以及物种来源等，选择适宜的外源基因表达系统（包括表达载体、宿主细胞及其类型）的基础上，利用体外重组技术，将基因工程药物基因（外源基因）重组至表达载体上；通过相应技术，使重组的表达载体导入表达宿主细胞中；筛选含有表达载体的宿主细胞，通过调控表达载体的启动子，从而实现外源基因的表达。上游技术的核心，是如何实现外源基因的高效、功能化表达。目前，用于基因工程药物生产的主要表达系统有原核和真核细胞表达系统两大类。此外，转基因动物和转基因植物技术，也越来越广泛地应用于基因工程药物的生产研发中。下游技术主要涉及：基因工程细胞在大规模产业化水平的高密度发酵或培养以及外源基因的高效表达；在产业化水平的表达产物分离纯化，使表达产物——重组基因工程药物的纯度与质量等，达到原料药规定的质量标准。

目前，已有多种多肽、蛋白质、酶类药物——重组基因工程药物以及基因工程重组疫苗，通过各式各样的基因表达系统实现了表达并获准上市，并广泛服务于人类的健康。此外，对于上市的重组基因工程药物的改良替代品——突变体新药的研究、开发与产业化，也是通过基因表达来实现的。毫不夸张地说，任何蛋白质类药物，均可利用基因表达系统及其相关技术实现产业化。针对一些上市的重组基因工程药物案

EPO 制剂及其长效化（拓展阅读）

例的简单介绍，有利于对基因表达在制药领域的应用有更好的认知。

一、多肽类药物——重组人胰岛素及其突变体

(一) 概述

胰岛素自1923年在美国上市，一直是从猪、牛等动物的胰脏中，经提取、分离、纯化制备（猪胰岛素、牛胰岛素）而得。但这类产品与人胰岛素结构有所不同，故在20世纪70年代开始研发利用基因工程技术生产人胰岛素。重组人胰岛素于1982年获准上市，这是最早产业化并上市的基因工程药物。同时，针对胰岛素临床应用的一些缺陷与弊端，许多人胰岛素突变体不断在研发，并有胰岛素突变体获准应用于临床。目前，重组人胰岛素尤其是其突变体产品，在市场销售份额逐年快速递增。在我国，已有重组人胰岛素及其突变体产品获准临床应用。

胰岛素是控制糖尿病最有效的药物之一。糖尿病属内分泌代谢疾病，其临床初期表现为高血糖，而高血糖又引起脂肪和蛋白质代谢异常，故糖尿病患者会随病情的持续和发展而产生一系列的并发症，如动脉粥状硬化、视网膜和肾脏病变以及外周神经病等。糖尿病依据其病理学特点，分胰岛素依赖型（Ⅰ型）和非胰岛素依赖型（Ⅱ型）糖尿病两类。前者因胰岛素分泌绝对不足所导致；后者则是胰岛素分泌相对不足或存在胰岛素抗性所引起的。两者均可以使用外源性胰岛素进行治疗，但前者需要终身、定时使用外源性胰岛素；后者在使用其他降糖药效果不理想、肝肾功能不全、明显消瘦、出现酮症酸中毒等症状的情况下，需要使用胰岛素。

由于环境的pH、溶液Zn^{2+}浓度以及胰岛素浓度的不同，胰岛素可以以单体、二聚体或六聚体的状态存在。胰岛素聚合体的形成和维持，依赖于胰岛素分子之间的非极性作用力和氢键的作用。在水溶液中，当pH在2~4时，胰岛素主要以二聚体的形式稳定存在；当pH在4~8，且胰岛素的浓度大于0.01mmol/L时，三个胰岛素二聚体，可以与Zn^{2+}共同组成更稳定的含锌胰岛素六聚体；当pH大于9时，胰岛素聚合体则解聚并失活；当pH大于10的情况下，胰岛素二聚体完全解聚为单体。由于胰岛素只有在单体形式，才具有生物学活性。因此，经皮下和肌内注射的外源胰岛素二聚体或六聚体，是传统长效胰岛素（锌胰岛素聚体）的基础。随着基因工程技术的不断发展，胰岛素的结构与功能关系以及系列新型人胰岛素类似物或“类胰岛素”的研究与开发也不断深入。例如，胰岛素的A_1(Gly)、A_5(Gln)、A_{19}(Tyr)和A_{21}(Asn)以及B_{10}(His)、B_{16}(Tyr)、B_{23}(Gly)、B_{24}(Phe)和B_{25}(Phe)等氨基酸残基，与胰岛素的受体相互识别以及胰岛素的生物活性密切相关。A_2(Ile)、A_6(Cys)、A_{11}(Cys)、A_{16}(Leu)以及B_{11}(Leu)、B_{15}(Leu)、B_{18}(Val)等疏水性氨基酸残基，是维持胰岛素三维结构的重要因素。A_{21}(Asn)、B_8(Gly)、B_9(Ser)、B_{12}(Val)、B_{16}(Tyr)、B_{20}(Gly)、B_{21}(Glu)、B_{23}(Gly)、B_{24}(Phe)、B_{25}(Phe)、B_{26}(Tyr)、B_{27}(Thr)、B_{28}(Pro)、B_{29}(Lys)等氨基酸残基，参与了胰岛素二聚体和多聚体的形成。将天然胰岛素上的一个或几个氨基酸残基进行突变，使胰岛素突变体的活性更高、作用时间更长、吸收更快（快速起效），相对于天然结构的胰岛素，突变体在某些方面的应用更具临床价值，有的已应用于临床。如胰岛素类似物——赖脯胰岛素突变体，是将胰岛素B链末端的两个氨基酸顺序颠倒，由原来的“脯氨酸-赖氨酸”转变成“赖氨酸-脯氨酸”。该胰岛素类似物较天然胰岛素相比，加快了药物进入血液的速度（用药时间从原来餐前的40分钟缩短到15分钟），同时，控制血糖接近正常水平的作用也有所增强。胰岛素类似物——甘精胰岛素突变体，是将胰岛素A_{21}和B_{27}上的天冬酰胺和苏氨酸，分别改为甘氨酸和精氨酸，B_{27}精氨酸成为B链的羧基末端。该胰岛素类似物的血浆半衰期达35.3小时（正常胰岛素的血浆半衰期为4~8小时），从而可以减少患者每天的用药注射次数。将赖脯胰岛素突变体、人胰岛素、甘精胰岛素突变体制成混合制剂，该类产品较动物来源胰岛素、重组人胰岛素等产品具有更好的临床依从性。

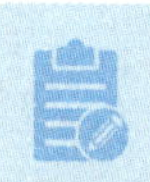

知识链接

中国人工全合成牛胰岛素，永远被铭记的历史

胰岛素是目前治疗糖尿病最有效的药物之一。如今人们对胰岛素并不陌生，但在20世纪50年代，人工合成蛋白质还是一座从未有人攀登上的科学高峰。1958年，在国民经济基础和科研条件还十分薄弱的情况下，中国的科学工作者敢于大胆设想，提出合成一个结构复杂、具有生物功能的蛋白质——胰岛素。在党和国家的大力支持下，经国内不同学科、不同单位的研究人员协作，从自主生产氨基酸开始，到在显微镜下看到一个个完美的闪闪发光的六面体结晶，历经了6年9个月的艰辛，闯过了异乎寻常的难关，1965年9月17日，中国科学院上海生物化学研究所、上海有机化学研究所和北京大学化学系的科学家成功获得人工合成的牛胰岛素结晶。1965年11月，这一重要研究成果首先以简报形式在《科学通报》《中国科学》上分别以中英文语言发表，之后于1966年4月全文发表。

中国人工有机合成牛胰岛素是生命科学前沿的里程碑式成果，这不仅开创了人工合成蛋白质的新纪元，对我国随后的生物大分子研究起到了积极的推动作用，还充分体现了团队协作的集成优势，展示了中国老一辈科学家们锐意创新、追求卓越、敢为人先的民族气概，极大地增强了民族自豪感。

（二）制备方法

重组人胰岛素生产的方法，主要有：

1. 包涵体表达　以大肠埃希菌为宿主细胞，分别诱导工程菌表达人胰岛素A链和B链，并从中分离纯化A链和B链包涵体。由于大肠埃希菌表达的肽链N端总是甲酰甲硫氨酸，因此需要将A、B链N端的甲酰甲硫氨酸或包含甲酰甲硫氨酸的多余部分去除。而后再经体外变复性、化学氧化等加工处理，将A、B两条链形成人胰岛素故有的二硫键连接方式——重组人胰岛素。

2. 胰岛素原表达　诱导大肠埃希菌工程菌表达人胰岛素原或人胰岛素中间体。人胰岛素中间体，是将天然胰岛素原分子中的35个氨基酸残基的C肽替换成只含2个氨基酸残基的连接点，此中间体的二硫键结构与天然结构胰岛素的二硫键结构一样。从工程菌中分离纯化天然结构的胰岛素原，或分离纯化人胰岛素中间体、胰岛素原包涵体，通过体外变复性形成正确的二硫键及三维结构后，在一定条件下，利用胰酶和羧肽酶等有关蛋白酶，将胰岛素原的C肽、N端的甲酰甲硫氨酸或包含甲酰甲硫氨酸的多余部分去除，或人胰岛素中间体的连接点区域、N端的甲酰甲硫氨酸或包含甲酰甲硫氨酸的多余部分去除，纯化后获得有生物活性的产物——重组人胰岛素。

3. 酵母菌表达　同上策略，诱导工程菌分泌表达人胰岛素原或人胰岛素中间体。与大肠埃希菌宿主不同，酵母菌分泌表达的优点：①人胰岛素原或人胰岛素中间体的N端，就是人胰岛素的天然N端氨基酸残基，不需额外加工处理；②人胰岛素原或人胰岛素中间体包含了人胰岛素的天然结构，不需要进行体外变复性加工处理，只是将胰岛素原的C肽、胰岛素中间体的连接点区域去除即可。

与人胰岛素表达的策略一样，利用各种类型表达系统，实现诸如赖脯胰岛素、甘精胰岛素等各种胰岛素突变体的功能性表达。目前，重组人胰岛素及其突变体药物制造的产业化生产，大多采用分泌型酵母菌表达系统。

二、酶类药物——重组人凝血因子Ⅷ

（一）概述

血友病是遗传性凝血功能障碍引起的出血性疾病，其中80%的血友病为A型，是由凝血因子Ⅷ（FⅧ因子）基因缺陷所导致。临床的主要表现为深部软组织（如关节，肌肉）和内脏的自发性出血，

可致患者残疾，严重者可威胁生命。1937 年证实人凝血因子Ⅷ与血友病具有非常密切的关系，随即研究认知了血友病发生、发展的分子机制。FⅧ因子作为凝血 X 因子的辅助因子，被活化的Ⅸ因子（F Ⅸa）所激活，通过依赖蛋白水解作用的级联放大系统，继而将血液凝固的信号放大，从而产生凝血作用。FⅧ因子基因发生突变，导致 FⅧ因子的生理功能下调或丧失，从而使机体出现凝血障碍。FⅧ因子突变的类型主要包括：①基因重排；②单碱基被置换，导致错义突变、无义突变以及 mRNA 剪接缺陷等；③缺失，缺失范围由几个碱基至整个基因；④插入。

1983 年分离纯化了 FⅧ因子，1984 年获得了 FⅧ因子基因。FⅧ因子可读框编码一个由 2 531 个氨基酸残基所组成的前体，N 端的信号肽由 19 个氨基酸残基组成，成熟分泌的 FⅧ因子由 2 332 个氨基酸残基组成，分子量约 265kDa。成熟分泌的 FⅧ因子氨基酸序列分成 6 个区域，排列顺序为：A1 区（1~336）；A2 区（375~719）；B 区（741~1 648）；A3 区（1 691~2 025）和 C1 区与 C2 区（各含约 155 个氨基酸残基）。在 A1 和 A2 之间、A2 和 B 之间以及 B 和 A3 之间富含酸性氨基酸残基的短肽。FⅧ分子含有的 25 个半胱氨酸残基，主要存在于 A 区（A1、A2、A3）和 C 区（C1、C2），B 区则富含糖基化位点。FⅧ因子的氨基酸顺序有一个明显的重复结构，不论在分泌前或分泌后，因其对蛋白水解酶均非常敏感，由长度可变的重链（包括 A1、A2 区及长度不等的 B 区）以非共价键的形式与轻链（包括 A3、C1、C2 区）结合，而活化的 FⅧ因子完全不含 B 区。

（二）制备方法

补充外源性 FⅧ因子，是临床治疗 A 型血友病的最主要途径。因此，早期传统的治疗方式，是给患者补充新鲜血液或由人血浆制备的 FⅧ因子，临床上的这种方法称替代治疗。早期的天然 FⅧ因子，是以人血浆为原料，利用中性盐沉淀法等制备了 FⅧ因子，最终制得冻干剂型。替代治疗虽然有较好的疗效，但费用昂贵。同时，由于人血浆的来源受限，使得人血浆 FⅧ因子的产量无法满足临床的需求。因此，通过基因表达系统，使生产规模与产量不受限制的重组人凝血因子Ⅷ产品，得以满足临床的需求。1992 年第一个重组人 FⅧ因子（完整的人 FⅧ因子）制品上市，1999 年另一种重组人 FⅧ因子（缺失掉 B 结构域的人 FⅧ因子）用于临床。

由于 FⅧ因子的分子量较大、分子二硫键多（25 个半胱氨酸残基），且是一个糖蛋白，利用原核细胞、酵母细胞等表达系统，很难获得具有生物活性的重组人 FⅧ因子。因此，针对人 FⅧ因子的性质（目的蛋白属性），需要应用哺乳动物细胞表达系统，以获得具有生物活性的重组人 FⅧ因子。对于重组完整的人 FⅧ因子或缺失掉 B 结构域的人 FⅧ因子，最早是利用重组表达载体转染仓鼠肾细胞系，获得具有活性的表达产物。目前，已在多种不同细胞系的哺乳动物细胞表达系统获得表达，如，CHO、3T 3 等表达宿主细胞。

三、酶类药物——重组人尿激酶与尿激酶原

（一）概述

尿激酶是一种纤溶酶原激活剂，由肾小管上皮细胞产生并被分泌到尿中，主要存在于人及哺乳动物的尿液中，人尿平均含量 5~6U/ml。尿激酶原是尿激酶的前体形式，1973 年首次被发现，1979 年从人尿中将其提纯，随后分别从人胚胎肾细胞培养液、部分肿瘤细胞培养液和人血浆等纯化得到。

尿激酶也称尿激酶型纤溶酶原激活剂。首先以单链的尿激酶原形式被细胞分泌出来，经纤溶酶、激肽释放酶、某些非专一性的蛋白酶或自催化降解，形成一种双链高分子量（54kDa）尿激酶（HUK）和一种双链低分子量（33kDa）尿激酶（LUK），两者差别在于 A 链的水解程度不同。尿激酶的生物活性与其分子量高低无关，但 HUK 在体内的半衰期较长，与 LUK 相比具有较小的出血倾向。因此，美国 FDA 及在《欧州药典》（EP）中都明确规定尿激酶制剂中，HUK 的含量必须大于 90%。尿激酶的纤维蛋白结合位点位于尿激酶的 A 链上，催化活性中心则位于尿激酶的 B 链，能激活纤溶酶原转变成纤溶酶，使后者表现纤溶作用。故尿激酶作为一种溶栓药物，在临床用于治疗心、脑血管血栓栓塞性疾

病，还可以清除抑制因子对纤溶酶的抑制作用。

尿激酶原作为尿激酶的前体，是后来研发的一种新型溶栓药物，其溶栓效果和尿激酶相似，作为第二代溶栓药物（也称单链尿激酶型纤溶酶原激活物），可选择性地在纤维蛋白表面活化纤溶酶原而溶解血栓，而对血液中的纤溶酶原、纤维蛋白原和抗纤溶酶原等作用较小。因此，在溶栓治疗中出血副作用很小。在体外血凝块溶解系统中，尿激酶原和尿激酶诱导的凝块溶解作用均与作用时间有关。后者在给药后立刻出现溶解凝块作用；而前者在给药后 2 小时，凝块溶解作用才逐步加强。此外，尿激酶原对外周血浆中纤维蛋白原的降解作用不明显，下降 10%~20%；而尿激酶对外周血浆中纤维蛋白原的含量下降 30%~60%，即血浆纤溶系统，在尿激酶作用下非特异性地被激活，纤维蛋白原降解明显。

（二）制备方法

由于天然材料（主要是人的尿液）中尿激酶原含量甚微，难以大量制备。而且利用天然原料制备人尿激酶或尿激酶原时，产品携带病原微生物的风险总是存在。因此，可以利用原核或真核细胞表达系统，表达获得重组人尿激酶或尿激酶原以补充临床的需求。由于原核宿主细胞表达产物，多为不溶性的包涵体形式，烦琐的变复性以及复性的极低活性收率，使其产品的制造成本过高。因此，目前大多利用真核细胞来表达。

大肠埃希菌表达人尿激酶原的水平都不高，主要原因是基因中含有较多的真核细胞偏爱的密码子，相对于大肠埃希菌来说也就是稀有密码子。为了在大肠埃希菌中获得高效表达，通过在宿主细胞中引入能转录成稀有 tRNA 的基因，以增加大肠埃希菌中稀有 tRNA 的含量，从而提高对转录产物 mRNA 中稀有密码子的识别。如，BL212CodonPlusTM2RIL 菌株整合了编码（Arg、Ile、Leu）tRNA 的基因，表达人尿激酶原时，相对 BL21 宿主，其表达量提升了近 7 倍。此外，可以将人尿激酶原基因中的一些密码子转换成大肠埃希菌的偏爱密码子，以实现高效表达。重组人尿激酶原在大肠埃希菌中高效表达时，形成不溶性包涵体，需经体外变复性后，才能获得应有的生物活性。通过对 pH、温度、变性剂种类及浓度、表达产物蛋白浓度以及氧化还原对的比率等的定性定量分析，来提高包涵体中变性重组人尿激酶原的复性效率，其复性效率可达 20%~30%，甚至更高。

由于人尿激酶或尿激酶原中含有 12 对二硫键，大肠埃希菌宿主细胞的表达产物不能正确折叠，以不溶的包涵体形式存在。为此，利用巴斯德毕赤酵母表达系统，实现重组人尿激酶或尿激酶原的分泌表达，表达产物保持了其天然的生物活性。此外，利用重组杆状病毒 AcNPV 感染 sf9 昆虫细胞，表达人尿激酶原，表达产物的活性可达到 1 065IU/mL。

CHO 细胞作为表达宿主，尿激酶原被该细胞分泌的半胱氨酸类内肽酶降解成双链尿激酶。人淋巴瘤 Namalwa 细胞作为表达宿主，表达产物——尿激酶原没有被降解。Namal2wa、Vero 和 Sp2/0 宿主细胞，表达人尿激酶原的水平，分别是 200IU/（10^6 细胞·24h）、1 215IU/（10^6 细胞·24h）和 50IU/（10^6 细胞·24h）。

四、激素类药物——重组人生长激素

（一）概述

生长激素是促进机体生长和代谢所必需的一种蛋白质类激素。最早是从牛和猪脑垂体提取分离出来的（1936 年），1956 年从人脑垂体经提取分离纯化获得人生长激素，是由 191 个氨基酸残基组成的一条肽链、单纯的酸性蛋白质，分子量为 21kDa，第 53 位与第 165 位以及第 182 位与第 189 位的半胱氨酸残基间形成两条链内二硫键。在临床上，生长激素对由脑垂体生长激素分泌不足所引起的矮人症具有疗效，也用于慢性肾衰竭以及其他原因引起的生长障碍、慢性肝脏疾病、烧伤及创伤等。

早期临床使用的生长激素，是从猪、牛、马、羊等动物脑垂体提取分离纯化制备的。1985 年第一代重组人生长激素——重组人甲硫氨酸生长激素在美国上市，它在 N 端比正常人的生长激素多一个

氨基酸残基——甲硫氨酸，该产品对垂体性侏儒症的治疗具有良好的效果，但患者容易产生免疫反应而影响其临床应用。1986 年上市了 N 端不含甲硫氨酸的第二代重组人生长激素，其一级结构与天然人脑垂体生长激素完全一致。

（二）制备方法

由于生长激素是非糖基化修饰的蛋白质，因此，多采用原核细胞表达系统制备重组人生长激素。利用大肠埃希菌表达有两种方法：一种是在宿主细胞内表达甲硫氨酸 - 人生长激素，在后续的加工中，将表达产物 N 端的甲硫氨酸残基除掉。1979 年，人生长激素基因重组到大肠埃希菌表达载体的 *lac* 启动子后面进行诱导表达，获得的是 N 端多一个甲硫氨酸残基的重组人生长激素，该表达产物的生物活性与天然产物的相当。但在临床应用中，该类产品极容易诱发患者机体的免疫反应，即使是高纯度的产品，仍有 50%~80% 患者体内会产生抗体。而重组人生长激素，临床上产生抗体的比例为 5%~20%。另一种是采用分泌型表达载体，把人生长激素肽链连接在分泌信号肽的后面，在诱导、分泌表达的过程中，工程菌细胞膜上的蛋白水解酶将信号肽切去，分泌的人生长激素一级结构与天然的一致，胞内表达量可达细胞总蛋白的 6%~10%，其中 50% 被分泌到宿主细胞外。

除大肠埃希菌外，用于临床的重组人生长激素，还由芽孢杆菌表达系统生产，重组人生长激素的产量可达 1.5g/L。此外，利用酵母菌表达系统、昆虫细胞表达系统以及哺乳动物细胞表达系统，分别实现了重组生长激素的表达及其产业化。

五、疫苗类制品——重组乙型肝炎疫苗

（一）概述

肝炎病毒是以肝细胞感染增殖为主要场所，感染后而引发肝组织等炎症的一类病毒。如果不能控制好病毒性肝炎转为慢性肝炎，后期有发展成肝硬化、肝癌的风险，此外，肝炎也能累及损伤其他组织器官正常生理功能。目前已发现确认人类肝炎病毒有甲型、乙型、丙型、丁型、戊型等病毒，分属于不同病毒科，性状显著不同。除乙型肝炎病毒的遗传分子为 DNA 外，其他类型肝炎病毒的遗传物质为 RNA；除甲型、戊型肝炎病毒无包膜外，其他类型病毒外层均存在包膜（脂质层）；除了甲型、戊型病毒通过肠道感染外，其他类型病毒均通过密切接触、血液、注射等方式传播。

病毒性肝炎属于传染性疾病，其流行的历史久远，可追溯到公元前。因对它的病因不了解，但临床多有表现黄疸症状，故称“黄疸炎症”，“军营黄疸”，““流行性黄疸”，“传染性黄疸”等。随着科技的发展以及人们长期不懈地努力，对其传染（感染）、病因（病原体）、机制、防治等的认知与应对不断完善。20 世纪 40 年代，证实了肝炎两种传播途径，分别称为“传染性肝炎”和“血清性黄疸”，前者比后者潜伏期短，经消化道传播引起的肝炎称为“甲型肝炎”，因污染血液经输血传播引起的称为“乙型肝炎”。20 世纪 60 年代，从人类血液中发现了肝炎病原体的抗原成分，也就是乙肝病毒的表面抗原（HBsAg）。70 年代第一个肝炎病原体被确认，在人血中观察到完整的乙肝病毒颗粒并得到分离，了解了病毒感染性、致病性及其机制等。随着分子生物学及其技术的应用，人们陆续确认了病毒性肝炎的其他病原体，即甲型、丁型等肝炎病毒。

对于病毒性肝炎，人类发现时就开始了漫长的防控与治疗求索。在不清楚病因的远古时期，人们利用草药、饮食、消毒等各种手段进行防治探索。当认知了病原体及其感染性、致病性及其机制以及临床检测诊断与分型等，对于病毒性肝炎的防控与治疗体系及其规范化得到快速发展与完善。如乙型肝炎临床症状分为：无症状携带者、急性肝炎、慢性肝炎、重症肝炎（肝纤维化、肝硬化）等。目前，随着抗病毒药物不断的精细化研发与上市，病毒性肝炎临床治愈率也显著提高，但对于某些类型病毒性肝炎，尽管临床达到治愈标准指标，因大多数抗病毒药物对活跃状态下的病毒有效，患者体内的病原体没有被彻底根除而潜伏在体内，如乙型肝炎，可被各种诱因使“潜伏病毒”复活而再次增殖引发乙型肝炎病症。

对于某些传染性疾病，尽管临床已有有效药物的治疗手段，但使用疫苗是最有效的预防措施。疫苗是利用无生物活性、无致病性或低致病性病原体（病毒、细菌、真菌等致病微生物以及类毒素），或者病原体感染（致病）功能活性成分作为抗原（主要是蛋白质类），诱导机体产生特异性体液或细胞免疫，使机体获得保护或消灭病原体的生物制品。即病原体抗原在体内刺激机体产生免疫应答反应（主要产生中和抗体），并保持其一定的免疫记忆，当病原体感（传）染进入体内后，立即启动之前已形成的免疫应答反应体系，重新产生大量的中和抗体与病原体特异性结合，这种结合，不仅屏蔽病原体的感染增殖（致病）功能，也能通过激活的机体免疫系统将病原体去除掉。通过机体接种（主要是皮下注射）疫苗产生足够的免疫应答反应，能够有效地从病因初始源头切断病原体对机体的感（传）染，尤其对具有"潜伏病毒"特质病原体的初次感（传）染防控，其意义更显重大。

依据抗原的来源，疫苗分为：减毒活疫苗、灭活疫苗、亚单位疫苗、基因工程疫苗、基因缺失活疫苗、核酸疫苗。①减毒活疫苗是利用人工诱变、重复培养等手段以及从自然界筛选出的毒力显著降低或者无毒（致病性）的活病原微生物——病原体制成的产品，该病原体也可模拟自然发生隐性感染，诱发理想的免疫应答而又不产生原有病原微生物的临床致病性；②灭活疫苗又称死疫苗，是用物理或化学方法，将具有感染性的完整病原微生物——病原体杀死，使其失去传染性而保留抗原性制成的产品；③亚单位疫苗是针对病原微生物感染密切关联组分，从中提取分离纯化多种或一种组分作为抗原，利用佐剂制成的产品；④基因工程疫苗是利用重组 DNA 技术，表达病原微生物感染功能密切关联组分——重组抗原，利用佐剂制成的产品；⑤基因缺失活疫苗是利用分子生物学技术，去除病原微生物的毒力（或毒力相关）基因或及片段突变，使其毒力显著减低或丧失，以该缺失毒力的突变病原体制成的产品。基因缺失活疫苗，比减毒活疫苗具有突变性状明确、稳定、不易发生毒力返祖等优势；⑥核酸疫苗分为 DNA 疫苗和 RNA 疫苗。DNA 疫苗是将与病原微生物感染、致病密切关联功能蛋白（抗原）的基因，利用重组 DNA 技术，将其重组到人为改造病毒（改造的病毒仍具感染性，但不具有致病性）基因组中，随后包装"病毒"制成疫苗—病毒载体疫苗，该疫苗进入体内后，利用机体细胞作为其宿主进行转录、翻译产生抗原，诱发特异性免疫应答，如新冠疫苗中的腺病毒载体疫苗；RNA 疫苗也称 mRNA 疫苗，与 DNA 疫苗类同，以病原微生物感染性功能蛋白作为抗原，以此制备能在哺乳动物细胞内翻译并分泌蛋白（抗原）的功能化 mRNA（成熟 mRNA）——人工编辑 mRNA，进而加工制造成产品—mRNA 疫苗。将 mRNA 疫苗注入体内，利用机体细胞的翻译、分泌系统合成、分泌抗原，诱发特异性免疫应答。

核酸疫苗制造的主要核心技术有：①核酸稳定性；②适宜递送系统；③高效表达。RNA 在体内外是不稳定的，尤其是环境中存在的 RNA 酶，通过特殊的结构设计可增加其体外内稳定性。此外，可与碱性蛋白结合形成稳定结构，以抵抗 RNA 酶的降解。通过适宜的药物递送系统，不仅能够更好保护 mRNA 免遭降解，助力提升 mRNA 细胞膜的通透性，还要使 mRNA 进入细胞到达溶酶体前释放至细胞质中，最终的目的是实现抗原的高效表达。

（二）制备方法

理论上，只要有乙肝病毒宿主细胞，就能够研发制造乙型肝炎疫苗——减毒活疫苗、灭活疫苗、亚单位疫苗。目前，仍没能找到适宜产业化生产的乙肝病毒宿主细胞，故乙型肝炎疫苗经历了血源疫苗、基因工程疫苗阶段。乙型肝炎血源疫苗是从带毒者（乙肝病毒携带者）血浆中提取纯化的 22nm 小颗粒乙型肝炎表面抗原，经灭活后加入氢氧化铝吸附剂制成。22nm 小颗粒为小球形颗粒，不含乙型肝炎病毒 DNA 和 DNA 聚合酶，由过剩的外衣壳组成（含有乙型肝炎表面抗原），无传染性。该疫苗由于安全、来源和成本等原因，已逐步被淘汰。基因工程疫苗是利用基因工程表达重组乙型肝炎表面抗原，经分离纯化后与佐剂制成。

乙型肝炎病毒颗粒在体内的形态有大球形颗粒、小球形颗粒和管形颗粒三种形态。大球形颗粒（也称 Dane 颗粒）直径为 44nm，由核心区（双股不完全闭合的 DNA 和 DNA 聚合酶）、内衣壳（20 面

立体对称）和外衣壳（病毒的囊膜）构成，是病毒的完整颗粒，具有传染性以及致病性；小球形颗粒直径为 22nm，不含 DNA 和 DNA 聚合酶，由过剩的外衣壳组成，该颗粒无传染性，但是具有免疫原性；管形颗粒直径为 22nm，长度 100~500nm 不等，由小球形颗粒串联而成。乙型肝炎病毒基因组（负链 DNA）包含 S、C、P 和 X 四个开放读码框：S 区编码 s 蛋白、前 s_1 蛋白和前 s_2 蛋白；C 区编码 c 蛋白和前 c 蛋白；P 区编码依赖 DNA 的 RNA 聚合酶（逆转录酶）；X 区编码 x 蛋白，激活原癌基因，与肝癌发生发展相关。乙型肝炎病毒抗原包括 s 蛋白——表面抗原（HBsAg）、c 蛋白——核心抗原（HBcAg）、前 c 蛋白经酶切割的 e 蛋白——e 抗原（HBeAg）与核心抗原（HBcAg）以及 x 蛋白（HBxAg）。HBsAg 是乙肝病毒感染的主要功能蛋白，可刺激机体产生抗 -HBsAg（保护性抗体，或称中和抗体），对乙肝病毒的感染具有免疫保护作用，是制备疫苗最主要成分。

乙肝病毒的囊膜蛋白即 HBsAg，由 S 区基因编码 LHBsA、MHBsAg 和 SHBsAg 组装形成。这三种蛋白具有不同的 N 端区和共同的 C 端区基，分别由三个起始密码子启动翻译。LHBsAg（大 HBsAg）由前 S1 区域、前 S2 区域和 S 区域编码；MHBsAg（中 HBsAg）由前 S2 区域和 S 区域编码；SHBsAg（小 HBsAg）由 S 区域单独编码。HBsAg 为一种糖蛋白，由约 300 个氨基酸残基组成，含有近 20 个 Cys。蛋白的糖基化不仅支持 HBsAg 能够形成稳定的多聚体，也是体内产生体液免疫和细胞免疫所必需的。

基因工程乙肝疫苗，是利用重组 DNA 技术，在真核细胞表达 HBsAg，经特异加工处理，使重组 HBsAg 形成近似乙肝病毒小球形颗粒的直径（20nm 左右）；或经分离纯化的重组 HBsAg，加佐剂氢氧化铝后制成（铝佐剂吸附重组 HBsAg 形成模拟的病毒颗粒）。依据表达宿主细胞，分为重组酵母乙肝疫苗和重组哺乳动物细胞乙肝疫苗。

六、蛋白质类药物——曲妥珠单抗

（一）概述

治疗性单克隆抗体药物是近年来深刻影响传统医药行业的一颗璀璨新星。据统计，在国际的单品种年销售额排名前十位的药物中，治疗性单克隆抗体药物占据 2/3。曲妥珠单抗（trastuzumab）是 1998 年获得美国 FDA 批准上市的治疗性单克隆抗体，是第一个上市的用于治疗实体肿瘤的人源化单抗，主要用于 HER2/neu 过表达的乳腺癌患者，每周或每 3 周静脉注射一次。

在 20%~30% 的浸润性乳腺癌患者中，人表皮生长因子受体 HER2 会过度表达。HER1、HER2、HER3 及 HER4 是具有部分同源性的跨膜酪氨酸激酶受体，对细胞生长起正常调节作用。每种受体都是由胞外结合部位、跨膜亲脂区以及功能性胞内酪氨酸激酶部位（HER3 除外）所组成。当配基与受体结合后，酪氨酸激酶可被同源或异源二聚体激活。HER2 受体的胞外部位与 HER1、HER3 及 HER4 有所不同，前者有一种类似配基激活状态的固定构象，在配基缺失的情况下允许其形成二聚体，从而激活受体，受体一旦被激活，信号转导级联反应可加速细胞的增生和存活。

曲妥珠单抗含有特异性抗原结合部位，能够与 HER2/neu 受体的细胞外近膜区域结合，从而阻止胞内酪氨酸激酶的激活，致使细胞在 G_1 期阶段的生长终止，复制能力被减弱。此外，也可通过下游 PI3K 通路的信号转导及其关联性信号通路网络，发挥治疗作用。

（二）制备方法

根据单克隆抗体来源的不同，大致可分为四类：鼠源单克隆抗体、人鼠嵌合抗体、人源化单克隆抗体、全人源化单克隆抗体。

1. 鼠源单克隆抗体 第一代单克隆抗体诞生于 1975 年，来源于小鼠的 B 淋巴细胞杂交瘤，称为鼠源单克隆抗体。在研究开发治疗性药物时曾寄予了很高的期望，但随后临床研究阶段出现的问题却令人失望，主要问题之一是鼠源性带来的临床安全和疗效问题。鼠源单克隆抗体可诱导机体产生抗鼠源单克隆抗体的抗体，不仅影响疗效，而且增加患者后续应用的临床风险。1980—1987 年进入

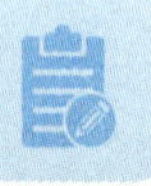

临床研究的鼠源单克隆抗体药物占同期总数的89%，但基本没有成功；1987年至90年代中期，进入临床研究的鼠源单克隆抗体药物显著减少，至2003年起再没有新的鼠源单克隆抗体药物进入临床研究。

2. 人鼠嵌合抗体 随着分子生物学技术的迅猛发展，为克服鼠源单克隆抗体的异源性免疫反应（免疫原性），人工改造鼠源单克隆抗体成为现实。1984年出现了嵌合重组抗体技术，1994年美国FDA批准第一个嵌合抗体药物上市，嵌合抗体药物包括Abciximab，Basiliximab，Pdtmximab，Cetuximab等。嵌合重组抗体技术是利用重组DNA技术，将鼠源单克隆抗体的轻、重链可变区基因插入含有人源抗体恒定区的表达载体中，转化哺乳动物细胞表达出人鼠嵌合抗体，其人源化程度达到70%左右，完整地保留了异源单抗的可变区，最大限度地保持了其亲和性，降低了免疫原性。但由于人鼠嵌合抗体仍保留了30%的鼠源性，仍可诱发人体产生抗鼠源抗体的异源性免疫反应。

3. 人源化单克隆抗体 人源化单克隆抗体较嵌合抗体有所进一步改进，目的仍是降低单抗分子中的鼠源成分含量。抗体重链和轻链可变区（VR），各有3个区域的氨基酸组成和排列顺序特别易变化，这些区域称为高可变区（HVR），它们构成了抗体分子的抗原结合位点，该位点与抗原表位结构相互补，所以该高变区又称为抗体分子的互补决定区（complementarity-determining region，CDR）。利用CDR移植技术，将鼠源抗体的CDR替换掉人源抗体的CDR，该抗体既具有鼠源抗体识别结合抗原的高特异性和高亲和力，又保持了人抗体的功能（C区功能—激活补体系统、介导免疫细胞活性等）。与鼠源单克隆抗体相比，具有以下的优点：特异性较强；应用于人体时，因具较高同源性的免疫球蛋白，不易发生过敏反应及免疫复合性疾病；在人体内维持的时间较长，鼠源单克隆抗体在人体内半衰期为1~2天，人鼠嵌合抗体的半衰期为4~15天，人源化单克隆抗体的半衰期为3~24天，全人源化单克隆抗体的半衰期为24天以上；可制备用于人的抗独特型抗体。1997年美国FDA批准第一个人源化单克隆抗体药物上市。

4. 全人源化单克隆抗体 20世纪90年代发展起来的噬菌体展示技术等，为全人源化抗体药物的产生奠定了技术基础。2003年美国FDA批准了第一个用此技术生产的针对肿瘤坏死因子的全人源化单克隆抗体药物Humira。全人源化单克隆抗体是转基因技术的产物，是先灭活小鼠内源免疫球蛋白基因，再将人免疫球蛋白基因嵌于其基因组后产生的。

5. 人源化单克隆抗体的制备 人源化单克隆抗体的制备技术主要涉及噬菌体抗体库（Surface display phage antibody library）技术、核糖体展示技术、转基因小鼠技术等。

噬菌体抗体库技术是模拟抗体多样性的机制，把人B淋巴细胞谱中的VH和VL基因片断，通过逆转录聚合酶链反应（RT-PCR）技术进行克隆和扩增，并随机组合入表达载体，建立了容量巨大的单链抗体（single-chain antibody fragment，scFv）或Fab的抗体库。

核糖体展示技术是通过聚合酶链反应（PCR）扩增DNA文库，同时引入T7启动子、核糖体结合位点及茎-环结构，将其转录成mRNA，在无细胞翻译系统中进行翻译，使目的基因的翻译产物展示在核糖体表面，形成“mRNA-核糖体-蛋白质”复合物，构成核糖体展示的蛋白文库。然后用相应的抗原，从“mRNA-核糖体-蛋白质”翻译混合物中进行筛选，并从中分离mRNA。通过（RT-PCR）提供下一轮展示的模板，所得DNA进入下一轮富集，部分DNA可通过克隆进行测序分析等。

转基因小鼠技术是将人抗体基因微位点转入小鼠体内，产生能分泌人抗体的转基因小鼠。采用细胞融合法，将YAC的酵母细胞与鼠胚干细胞（ES）融合，将整合有目的基因的ES细胞导入小鼠囊胚，形成嵌合体小鼠，通过反复筛选，最后获得分泌完全人抗体的转基因小鼠。再用传统的杂交瘤技术，将产生人抗体转基因鼠的B细胞与骨髓瘤细胞融合，获得杂交瘤细胞系，产生高亲和力的人源抗体。

单克隆抗体药物研发与产业化的基本过程，与利用哺乳动物细胞表达系统制造的一般性重组药物一样。首先获得目的基因，通过重组表达载体导入表达细胞中，筛选高表达水平的工程细胞株（恒定表达），进而进行工程细胞的高密度培养与高水平表达，分离纯化制备纯度与质量等达到原料药规定质量标准的单克隆药物。

在利用哺乳动物细胞表达系统产业化生产单克隆抗体药物（也包括其他重组药物）中，主要关键技术问题：一是工程细胞的高密度培养，一是高水平表达。为实现单克隆抗体药物在工程细胞高表达，首先要筛选高表达的工程细胞株，此外，通过优化细胞培养液的组成、含量、比例等，优化培养模式、条件及其参数，补充添加物（组成、含量、比例）并改变其添加模式等，也可以有效提升产物的表达水平。工程细胞的高密度培养是通过优化细胞培养液的组成、含量、比例来实现的。尤其是利用哺乳动物细胞表达系统制造的各种重组药物，目前已开始推进不含有或者不添加各种类血清及其组分的培养液，无血清培养基已是各生产企业的核心技术之一。此外，优化工程细胞的培养模式、条件及其参数，补充添加物（组成、含量、比例）并改变添加模式等，也能有效且显著地提升工程细胞的培养密度。

随着单克隆抗体药物研发、产业化技术的不断完善、提升以及新技术的融入，治疗性单克隆抗体药物也不局限于上述经典范围。目前，利用抗体片段，如抗原结合片段（Fab）、双特异性抗体（bsAb）——同时特异性结合两个靶标、单链抗体可变区片段（scFv）等，研发上市了拓展性抗体药物。抗体偶联药物（antibody drug conjugates，ADC）由单克隆抗体与小分子药物（细胞毒素）共价偶联而成，通过单克隆抗体的靶向作用特异性地识别肿瘤细胞表面抗原，利用细胞本身具备的内吞作用使小分子药物进入肿瘤细胞体内产生作用，从而达到杀死肿瘤细胞的目的。由于小分子药物进入肿瘤细胞体内才释放，因而不仅显著提高了药物的安全性，大幅度地降低了副作用，而且极大地增强了有效性，疗效远高于同靶标的普通单克隆抗体。抗体融合蛋白是将抗体分子片段与其他功能蛋白融合，该融合蛋白既有抗体的功能也表现功能蛋白的生物活性。这种多样性生物功能的抗体融合蛋白的融合，可通过 Fv、Fc 段与某些毒素、酶、细胞因子等功能蛋白拼连，也可将 ScFv 与某些细胞膜蛋白分子融合，该融合蛋白表达于细胞表面（称为嵌合受体），由其介导呈现杀伤效应。

思考题

1. 以一种基因工程药物为例，说明如何根据目的蛋白的特性选择适合的表达宿主？
2. 哺乳动物细胞表达系统相对其他表达系统的最大优势是什么？
3. 在哺乳动物细胞表达系统中，人为改造的表达质粒应满足最基本的需求有哪些？
4. 非融合表达和融合表达的区别是什么？融合表达的优点有哪些？
5. 可以通过哪些策略对大肠埃希菌进行改造，从而使得外源基因实现高效的表达？

第十二章
目标测试

（张景海）

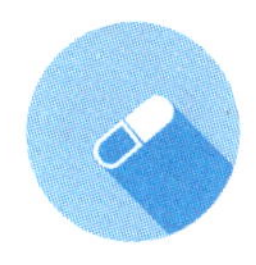

参考文献

[1] 周春燕, 药立波. 生物化学与分子生物学. 9 版. 北京: 人民卫生出版社, 2018.

[2] 全国科学技术名词审定委员会. 生物化学与分子生物学名词. 北京: 科学出版社, 2009.

[3] 田余祥, 秦宜德. 医学分子生物学. 2 版. 北京: 科学出版社, 2019.

[4] 韩骅, 高国全. 医学分子生物学实验技术. 4 版. 北京: 人民卫生出版社, 2020.

[5] GREEN M R, SAMBROOK J. 分子克隆实验指南. 4 版. 北京: 科学出版社, 2017.

[6] 朱玉贤, 李毅, 郑晓峰, 等. 现代分子生物学. 5 版. 北京: 高等教育出版社, 2019.

[7] 詹启敏, 陈超, 方向东. 精准医学出版工程·转录组学与精准医学. 17 版. 上海: 上海交通大学出版社, 2017.

[8] 李金明. 高通量测序技术. 18 版. 北京: 科学出版社, 2018.

[9] 陈铭. 生物信息学. 3 版. 北京: 科学出版社, 2018.

[10] ALBERT B, JOHNSON A, LEWIS J, et al. Molecular biology of the cell. 6th Edition. New York: Garland science, 2014.

[11] FOUQUEREL E, OPRESKO P. Convergence of the nobel fields of telomere biology and DNA repair. Photochem Photobiol, 2017, 93 (1): 229-237.

[12] RONNEBAUM T A, LAMB A L. Nonribosomal peptides for iron acquisition: pyochelin biosynthesis as a case study. Cuur Opin Struct Biol. 2018, 53: 1-11.

[13] LM E H AND CHOI S S. Synonymous codon usage controls various molecular aspects. Genomics Inform, 2017, 15 (4): 123-127.

[14] LODISH H, BERK A, KAISER C A, et al. Molecular cell biology. 9th Edition. New York: W. H. Freeman and Company, 2021.

[15] MEFTAHI G H, BAHARI Z, ZAREI MAHMOUDABADI A, et al. Applications of western blot technique: From bench to bedside. Biochem Mol Biol Educ, 2021, 49 (4): 509-517.

[16] CHAWLA A, NAGY C, TURECKI G. Chromatin profiling techniques: Exploring the chromatin environment and its contributions to complex traits. Int J Mol Sci, 2021, 22 (14): 7612.

[17] DING J R, ADICONIS X, SIMMONS S K, et al. Systematic comparison of single-cell and single-nucleus RNA-sequencing methods. Nat Biotechnol, 2020, 38 (6): 737-746.

[18] DAI M, XIAOLI C,MO S, et al. Meta-Signature LncRNAs serve as novel biomarkers for colorectal cancer: integrated bioinformatics analysis, Experimental validation and diagnostic evaluation. Scientific Reports, 2017, 7 (4): 1-11.

[19] LI C, AYSENUR I,SAI H, et al. Supramolecular-covalent hybrid polymers for light-activated mechanical actuation. Nature Materials, 2020, 19 (8): 900-909.

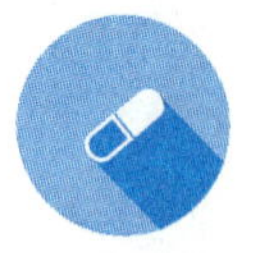

中英文对照索引

A

B

C

G

H

J

T

W

X

Y

Z

10